常见输入性和新发传染病
防控手册

主　编　梁启军　　甘肃省疾病预防控制中心
副主编　魏孔福　　甘肃省疾病预防控制中心
　　　　董茂星　　甘肃省疾病预防控制中心
　　　　吴　刚　　甘肃省疾病预防控制中心
编　委（按姓氏笔画排序）
　　　　马成霞　　甘肃省人民医院
　　　　张　睿　　甘肃省疾病预防控制中心
　　　　尚龙业　　张掖市中心血站
　　　　赵亚栋　　甘肃省疾病预防控制中心
　　　　辜吉秀　　甘肃省疾病预防控制中心

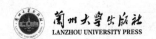
兰州大学出版社
LANZHOU UNIVERSITY PRESS

图书在版编目（CIP）数据

常见输入性和新发传染病防控手册 / 梁启军主编
. -- 兰州 : 兰州大学出版社，2018.8
ISBN 978-7-311-05441-0

Ⅰ．①常… Ⅱ．①梁… Ⅲ．①传染病防治—手册
Ⅳ．①R183-62

中国版本图书馆CIP数据核字(2018)第196848号

策划编辑	田小梅
责任编辑	佟玉梅
封面设计	陈　文

书　　名	常见输入性和新发传染病防控手册
作　　者	梁启军　主编
出版发行	兰州大学出版社　（地址:兰州市天水南路222号　730000）
电　　话	0931-8912613(总编办公室)　0931-8617156(营销中心)
	0931-8914298(读者服务部)
网　　址	http://press.lzu.edu.cn
电子信箱	press@lzu.edu.cn
印　　刷	兰州银声印务有限公司
开　　本	889 mm×1194 mm　1/16
印　　张	35.25
字　　数	965千
版　　次	2018年8月第1版
印　　次	2018年8月第1次印刷
书　　号	ISBN 978-7-311-05441-0
定　　价	65.00元

前　言

近年来，国际新发烈急性传染病疫情的频率大大增加。随着全球一体化进程的加快，经济贸易的无国界化，打破了疾病暴发流行的生态地域限制，为传染病及其媒介生物的传播提供了极大的空间，传染病的传播更为迅速。在我国输入性和新发传染病疫情数逐年增加，疾病负担不断攀升，时刻面临着各种输入性和新发传染病的威胁，其防控形势日趋严峻。为此，探索有效的防控技术和措施，是广大疾病防控工作者义不容辞的使命。

本书从防控的角度入手，针对近年来我国发生的输入性和新发传染病以及在我国尚未发生但具有一定传入风险的传染病，如登革热、疟疾、黄热病、埃博拉出血热、马尔堡出血热、基孔肯雅热、西尼罗热、拉沙热、裂谷热、朊粒病、发热伴血小板减少综合征、中东呼吸综合征和寨卡病毒病等，从病原学特点、流行特征、临床表现与体征、诊断与鉴别诊断、实验室检查、预防控制措施以及应急处置等角度进行介绍。本书资料翔实、内容丰富、重点突出、条理清晰，集实用性与可读性为一体，有着较强的实用性和可操作性，可提高广大读者和医疗卫生人员对输入性和新发传染病的敏感性，提升防治水平，促进诊疗与防控措施的及时实施起到积极的作用。

本书主编梁启军编写了第二十八、二十九章，第三十章第一节、第三节，附录1（共约13.1万字）；副主编魏孔福编写了第一、二、三、七、八、十五、十六、十七、二十二章，第二十一章第二节（共约13.7万字）；副主编董茂星编写了第四、五、六、九、十、十一、十三、十四章，第十九章第一、三节（共约13.2万字）；副主编吴刚编写了第三十一章，附录12（共约7.2万字）；编委马成霞编写了第二十五章，第十八章第一、三、五节，附录5（共约13.3万字）；编委张睿编写了第二十、二十三、二十六、二十七章，第十八章第七节（共约7.2万字）；编委尚龙业编写了第十八章第二、四、六节，附录11（共约7.3万字）；编委辜吉秀编写了第十二、二十四章，第十九章第二节，第二十一章第一节，第三十章第二节，附录4、7、8（共约7.3万字）；编委赵亚栋编写了第三十章第四节，附录2、3、6、9、10（共约7.3万字）。

由于时间仓促，知识水平所限，疏漏、不足之处在所难免，希望此书在为广大医疗卫生人员提供帮助的同时，也能得到各位传染病防控同仁和专家的批评指正，以便日后改进。

编者

2018年2月

目　录

第三部分　方案、标准和指南

第一部分

传染病总论

第一章　传染病概述

　　传染病是病原微生物感染机体后所产生的有传染性的疾病，一般来说凡具有病原体且具有传播可能的疾病均可称为传染病，而我们平时所说的传染病是指法定管理传染病的病种。由原虫或蠕虫感染人体后产生的疾病称为寄生虫病。传染病学是研究传染病和寄生虫病在人体内、外环境中发生、发展、传播和防治规律的科学。其重点是研究这些疾病的发病机理、临床表现、诊断和治疗方法，同时兼顾流行病学和预防措施的研究，以求达到防治结合的目的。

第一节　国内外传染病流行形势

一、传染病的历史和威胁

（一）传染病的历史

　　传染病是由病原微生物引起的具有传染性的一种疾病。有史以来，传染病就是人类健康的大敌，人类健康的发展史就是一部与传染病的斗争史。20世纪前叶，鼠疫、天花和霍乱等烈性传染病，以及伤寒和副伤寒、血吸虫病、疟疾、性病等常见传染病肆虐人类，死于传染病的人不计其数，传染病一度成为威胁人类健康的"杀手"。

　　在人类历史上曾发生过无数次传染病大流行。13世纪鼠疫在欧洲肆虐流行，使欧洲人口锐减，16～18世纪，天花流行于世界各地，60%的世界人口遭受威胁，在天花疫区，每4个病人中就有1人死亡。1817年以来，霍乱曾先后7次世界性大流行。1918年世界性流感暴发，恐惧笼罩着世界的每个角落，在持续近一年的疫情中，估计全球因流感死亡的人数达2100万。1992年10月开始由O139霍乱弧菌引起的新型霍乱席卷印度和孟加拉国的许多地区，也波及包括我国在内的许多国家，至今也未完全消灭，有人将其称为霍乱的第8次世界性大流行。2001年美国发生炭疽事件，5人在短时间内暴死，另有13人受到感染。炭疽恐慌逐渐散播到全世界，几乎各国都发现了病例，令人谈之色变。2003年暴发的"非典"（SARS）是全球众多国家和地区面临的一场疫病危机，其中中国内地是重灾区。根据世界卫生组织的统计，日内瓦时间2002年11月1日至2003年6月9日下午2时，席卷30余个国家和地区的SARS疫情，已经导致全球累计临床报告病例8421例，其中中国内地5328例，占63%；全球死亡病例784例，其中中国内地340例，占44%。

1976 年埃博拉出血热（EBHF）在非洲首次发现，主要在刚果、乌干达、塞拉利昂、苏丹、利比里亚、科特迪瓦、南非、几内亚等非洲国家流行，给人类健康和经济发展带来极大危害。2014 年西非再次暴发了埃博拉疫情。截至 2015 年初，世界卫生组织统计数据显示全球共报告埃博拉出血热病例 21296 例，死亡 8429 人，病死率达 40%，感染数和死亡数均达历史最高。世界卫生组织已将埃博拉病毒（EBOV）列为第 4 级病毒，即对人类危害最严重的病毒之一。

非洲的埃博拉疫情还没有完全结束，美洲就出现了一种虫媒病毒的暴发流行，这种虫媒病毒为寨卡病毒（zika virus）。2014 年 2 月，智利在复活节岛发现了寨卡病毒感染的首位本土病例。2015 年 5 月，巴西开始出现寨卡病毒感染疫情。截至 2016 年 1 月 26 日，有 24 个国家和地区有疫情报道，其中 22 个在美洲，目前欧洲多国也有报道，有蔓延全球之势。

2012 年，中东呼吸综合征（MERS）首先在沙特阿拉伯发现，2013 年 5 月国际病毒分类委员会（ICTV）将该病毒命名为中东呼吸综合征病毒（MERS-CoV）。自此，该病毒在沙特阿拉伯、阿拉伯、阿联酋、卡塔尔、阿曼、约旦、科威特等中东地区肆虐。随着世界贸易、旅游、宗教等活动的发展，MERS-CoV 也从中东地区传播至欧洲、非洲、亚洲及北美洲二十多个国家，确诊病例发病前多有中东地区工作或旅游史。2015 年 5 月 27 日晚 10 时世界卫生组织通报韩国一例确诊 MERS 病例的密切接触者经我国香港入境广东省惠州市，已出现发热症状；5 月 28 日广东省卫生计生委通报出现首例输入性 MERS 疑似病例，惠州市卫生计生局于当日凌晨 2 时将其转送至定点医院隔离治疗，对密切接触者就地隔离观察；5 月 29 日，国家卫生计生委组织专家诊断患者为 MERS 确诊病例。同年 5～7 月，韩国发生了除中东国家外最大规模的 MERS 疫情，共报告确诊病例 185 例，死亡 36 例，病死率达 19.35%。自 2012 年 9 月以来至 2015 年 7 月，全球共报告 1365 例 MERS 实验室确诊病例，其中死亡 487 人，病死率达 36%。

2010 年以来，我国河南、湖北、山东、安徽等省相继发现并报告一些以发热伴血小板减少为主要表现的感染性疾病病例，其中少数重症患者可因多脏器损害，救治无效死亡。2011—2014 年我国 23 个省份报告发热伴血小板减少综合征（SFTS）病例 5352 例，其中 16 个省份有实验室确诊病例 2750 例，主要集中于河南、山东、湖北、安徽、辽宁、浙江和江苏 7 个省份。病例主要分布于河南、湖北和安徽交界处以及山东和辽宁的部分山区和丘陵地带。

在传染病的肆虐横行中，带给人类的损失和恐慌是巨大的，但是人类在和传染病的斗争过程中，从未屈服，也取得了很多辉煌的胜利。在这场战斗中挑战和机遇是共存的，也正因为如此，传染病学是实验室技术更新最快的学科之一。

（二）传染病的威胁

1.生化武器

近年来随着生物恐怖战剂概念的提出，人们逐渐发现，很多病原体生物体，可以作为生物恐怖战剂潜在威胁着人类，比如埃博拉病毒，患者的死亡率高达 90%。

2.对生命及健康的威胁

传染病对人类的威胁是无处不在的，例如流感，SARS，以及在太平洋岛国发生的人群流感，发生在上海的甲肝大流行，都在时刻提醒我们传染病对人类存在的威胁，仅 1995 年全世界死于传染病的人数就有 1700 万人，占全世界同年因病致死人数的三分之一。再如近年来流行的埃博拉出血热、中东呼吸综合征等，因其具有发病急、传播快、病死率高和传染性强的特点，给人类带来了巨大灾难。

3.对经济发展的影响

1991年秘鲁霍乱造成的损失约7.75亿美元；1994年，印度鼠疫直接、间接损失高达20亿美元；1997年，香港禽流感损失几亿美元；2013年，H7N9禽流感疫情给我国也造成了相当大的经济损失。2014年暴发的埃博拉出血热疫情仅在2015年底已给西非国家造成超过330亿美元的经济损失。

4.对社会稳定及安全的影响

通常可导致社会秩序混乱，甚至引起危机，造成社会的不稳定。

5.对公共卫生体系的影响

一般使卫生保健费用逐步增加等。

二、我国传染病防治的主要成就

人类医学发展历史是一部壮美的史诗，显微镜的发现和完善，使我们对病原体的认识提升到一个全新的境界；巴斯德灭菌法，让外科学有了长足的进步；DNA的三维结构、狂犬疫苗、链霉素、青霉素的发现等，都为我们谱写了壮丽的诗篇。

同样，我国在和传染病的斗争当中成效显著。党和政府在各个时期提出的卫生方针都非常注重"预防为主"，经过多年努力，一些危害严重的传染病、寄生虫病得到了明显控制，有力地保障了人民群众的生命健康。自全面推行计划免疫工作以来，麻疹、白喉、百日咳、破伤风等疾病得到了有效的控制，已不再是威胁儿童健康的重要传染病。2016年12月23日，世界卫生组织宣布，由加拿大公共卫生局研发的疫苗可实现高效防护埃博拉病毒，至此，全球迎来首种可预防埃博拉出血热的疫苗，西非埃博拉疫情已不再是"国际关注的突发公共卫生事件"。在我国传染病的死因顺位已经在心脑血管疾病和恶性肿瘤等非传染病之后，传染病已不再是严重的公共卫生问题。

三、传染病流行现状

虽然我们在传染病防控工作中取得了一点成就，但我们还是应该冷静看待这些成就。人类通过几十年的努力也仅仅消灭了几种传染病，而且消灭并非意味着将来永远不再出现。传染病仍然严重影响着政治、经济发展和社会稳定，人类与传染病斗争的任务还十分艰巨，传染病的预防控制仍是一项任重而道远的工作。

四、输入性传染病

输入性传染病是指凡本国原来不存在或尚未发现，或已消灭而由国外传入的传染病。随着经济全球化进程的加快，特别是我国"一带一路"战略的实施，使得我国对外经贸合作不断扩大，旅游、移民、留学、务工等日益增多，人员的频繁流动，增加了传染病输入的风险。目前，我国常见的输入性传染病主要有疟疾、埃博拉出血热、流行性感冒、中东呼吸综合征、寨卡病毒病、黄热病、拉沙热、裂谷热、西尼罗热和马尔堡出血热等。输入性传染病具有发病急、传播快、传染性强等特点，给人类造成了严重危害。为此，我国国家卫生健康委员会已经制定了输入性传染病预防控制指南和临床诊疗方案，以有效防控这些输入性传染病的暴发和流行。

五、新发传染病

新发传染病是由新种或新型病原微生物引发的传染病，或重新发生的古老传染病，是指一些原已得到基本控制、已不构成公共卫生问题，但近年来因某些原因又重新流行的古老传染病。有人将两者合起来简称为新发和再发传染病。

目前新发传染病大体可分为三类：

（1）疾病或综合征早已在人间存在并被人们所认知，只是近二十年来发现是传染病，如 T 细胞淋巴瘤白血病、突发性玫瑰疹等。

（2）某些疾病或综合征在人间可能早已存在，但并未被人们所认识，近二十年才被发现和鉴定，如军团病等。

（3）既往可能不存在，是人类新发现的传染病，如艾滋病等。

第二节　传染病的发病机制

一、传染病的发生与发展

（一）入侵部位

病原体的入侵部位与发病机制有密切关系，入侵部位适当，病原体才能定植、生长、繁殖及引起病变。

（二）机体内定位

病原体入侵并定植后，可在入侵部位直接引起病变，如恙虫病的焦痂；也可在入侵部位繁殖，分泌毒素，在远离入侵部位引起病变，如白喉和破伤风；也可进入血液循环，再定位于某一脏器（靶器官）引起器官的病变，如流行性脑脊髓炎和病毒性肝炎；还可经过一系列的生活史阶段，最后在某脏器中定居，如蛔虫病。

（三）排出途径

各种传染病都有其病原体排出途径，是患者、病原携带者和隐性感染者有传染性的重要因素。有些病原体的排出途径是单一的，如志贺菌只通过粪便排出；有些病原体可有多种排出途径，如脊髓灰质炎病毒既可通过粪便排出，又可通过飞沫排出；有些病原体则存在于血液中，当虫媒叮咬或输血时才离开人体（如疟原虫）。病原体排出体外的持续时间有长有短，因而，不同传染病有不同的传染期。

二、组织损伤的发生机制

组织损伤及功能受损是疾病发生的基础。在传染病中，导致组织损伤的发生方式有下列三种。

（一）直接损伤

病原体借助其机械运动及所分泌的酶可直接破坏组织，或通过细胞病变而使细胞溶解，或通过诱发炎症过程而引起组织坏死。

（二）毒素作用

有些病原体能分泌毒力很强的外毒素，可选择性损害靶器官或引起功能紊乱。

（三）免疫机制

许多传染病的发病机制与免疫应答有关。有些传染病能抑制细胞免疫或直接破坏 T 细胞，更多的病原体则通过变态反应而导致组织损伤，其中，以Ⅲ型反应（免疫复合物）及Ⅳ型反应（细胞介导）最为常见。

第三节　传染病流行过程及影响因素

传染病的流行过程是传染病在人群中发生、发展和转归的过程。流行过程的发生需要三个基本条件，即传染源、传播途径和易感人群。这三个环节必须同时存在，若切断任何一个环节，流行即告终止。流行过程本身又受社会因素和自然因素的影响。

一、流行过程的基本条件

（一）传染源

传染源是指体内有病原体生存、繁殖并能将病原体排出体外的人和动物。传染源主要包括四个方面，即患者、隐性感染者、病原携带者和感染动物。

（二）传播途径

病原体离开传染源到达另一个易感者的途径称为传播途径，同一种传染病可以有多种传播途径。常见的传播途径有：呼吸道传播，消化道传播，接触传播，虫媒传播，血液、体液传播。这些传播统称为水平传播，母婴传播属于垂直传播。婴儿出生前已从母亲或父亲获得的感染称为先天性感染，如梅毒、弓形虫病等。

（三）人群易感性

对某种传染病缺乏特异性免疫力的人称为易感者，他们都对该病原体具有易感性。当易感者在某一特定人群中的比例达到一定水平，若又有传染源和合适的传播途径时，则很容易发生该传染病流行。某些病后免疫力很巩固的传染病（如麻疹、水痘、乙型脑炎），经过一次流行之后，需待几年当易感者比例再次上升至一定水平时，才会发生另一次流行，这种现象称为传染病流行的周期性。开展主动免疫后，可把某种传染病的易感者水平始终保持很低，从而阻止其流行周期性的发生。有些传染病还可通过长期坚持接种疫苗而被消灭，如天花、脊髓灰质炎、乙型脑炎和麻疹等。

二、影响流行过程的因素

（一）自然因素

自然环境中的各种因素，包括地理、气象和生态等对传染病流行过程的发生和发展都有重要影响。寄生虫病和由虫媒传播的传染病对自然条件的依赖尤为明显。传染病的地区性和季节性与自然因素有密切关系，如我国北方有黑热病地方性流行区，南方有血吸虫病地方性流行区，疟疾的夏、秋季节发病率较高等都与自然因素有关。自然因素可直接影响病原体在外环境中的生存能力，如钩虫病少见于干旱地区。自然因素也可通过降低机体的非特异性免疫力而促进流行过程的发展，如低温可减弱呼吸道的抵抗力，高温可减少胃酸的分泌等。某些自然生态环境为传染病在野生动物之间的传播创造了良好条件，如鼠疫、钩端螺旋体病等，人类进入这些地区亦可受到感染，称为自然疫源性传染病或人畜共患病。

（二）社会因素

社会因素包括社会制度、经济状态、生活条件和文化水平等，这些因素对传染病的流行过程有决定性影响，应引起我们的重视。

第四节　传染病的特征

一、基本特征

（一）病原体

每种传染病都是由特异性病原体引起的。病原体可以是微生物或寄生虫。近年还证实一种不同于微生物和寄生虫、缺乏核酸结构的具有感染性的变异蛋白质，称为朊粒，是人类几种中枢神经系统退行性疾病——克雅病（CJD）、库鲁病和变异克雅病（VCJD，人类疯牛病）等的病原。

（二）传染性

这是传染病与其他感染性疾病的主要区别。例如，耳源性脑膜炎和流行性脑脊髓膜炎，在临床上都表现为化脓性脑膜炎，但前者无传染性，无须隔离，后者则有传染性，必须隔离。传染性意味着病原体能通过某种途径感染他人。传染病患者有传染性的时期称为传染期。它在每一种传染病中都相对固定，可作为隔离患者的依据之一。

（三）流行病学特征

传染病的流行过程在自然和社会因素的影响下，表现出各种流行病学特征。

1.流行性

一般可分为散发、暴发、流行和大流行。

（1）散发

一般是指某传染病在某地的常年发病情况或常年一般发病率水平，可能是由于人群对某病的免疫水平较高，或某病的隐性感染率较高，或某病不容易传播等。

（2）暴发

一般是指在某一局部地区或集体单位中，短时间内突然出现许多同一疾病的患者，大多是同一传染源或同一传播途径，如食物中毒、流行性感冒等。

（3）流行

当某病发病率显著超过该病常年发病率水平或散发发病率的数倍时称为流行。

（4）大流行

当某病在一定时间内迅速传播，波及全国各地，甚至超出国界或洲境时称为大流行或称世界性流行。

2.季节性

不少传染病的发病率每年都有一定的季节性升高，主要原因为气温的高低和媒介生物的有无。如呼吸道传染病常发生在寒冷的冬春季节，而肠道传染病及虫媒传染病好发于炎热的夏、秋季节。

3.地方性

某些传染病或寄生虫病由于中间宿主的存在、地理因素、气候因素、群众生活习惯等原因，常局限于一定的地理范围内，如黑热病、疟疾、血吸虫病等。以野生动物为主要传染源的自然疫源性疾病也属于地方性传染病。

4.外来性

一般指在国内或地区内原来不存在，而从国外或外地通过人员流动或物品传入的传染病，如霍乱。

（四）感染后免疫

一般指免疫功能正常的人体经显性或隐性感染某种病原体后，都能产生针对该病原体及其产物（如毒素）的特异性免疫。通过血清中特异性抗体的检测可知其是否具有免疫力。感染后获得的免疫力和疫苗接种一样属于主动免疫。通过注射或从母体获得抗体的免疫力都属于被动免疫。感染后免疫力的持续时间在不同传染病中有很大差异。有些传染病，如麻疹、脊髓灰质炎和乙型脑炎等，感染后免疫力持续时间较长，甚至保持终生。有些传染病感染后免疫力持续时间较短，如流行性感冒、细菌性痢疾等。在临床上，感染后免疫如果持续时间较短，可出现下列现象。

1.再感染

一般指同一传染病在痊愈后，经过长短不等的时间再度感染，如感冒、细菌性痢疾等。

2.重复感染

一般指疾病尚在进行过程中，同一种病原体再度侵袭而使机体又感染，蠕虫病（如血吸虫病、丝虫病等）常见，是发展为重症的主要原因，因其感染后机体通常不产生保护性免疫。

二、临床特点

（一）病程发展的阶段性

1.潜伏期

从病原体侵入人体起，至开始出现临床症状为止的时期，称为潜伏期。每一个传染病的潜伏期都有一个范围（最短、最长），并呈常态分布，是检疫工作观察、留验接触者的重要依据。潜伏期相当于病原体在定位、繁殖和转移引起组织损伤和功能改变导致临床症状出现之前的整个过程，其长短不一，随病原体的种类、数量、毒力与人体免疫力的强弱而定，短的仅数小时（如细菌性食物中毒），大多数在数天内（如白喉、细菌性痢疾等），有的可延至数月（如狂犬病），甚或数年以上（如麻风、艾滋病）。潜伏期的长短通常与病原体的感染量成反比。如果主要由病毒引起病理生理改变，则与毒素产生和播散所需的时间有关。潜伏期短的传染病，流行时往往呈现为暴发。有些传染病在潜伏期末已具有传染性。

2.前驱期

从起病至症状明显开始为止的时期称为前驱期。在前驱期中的临床表现通常是非特异性的，如头痛、发热、疲乏、食欲下降和肌肉酸痛等，与病原体繁殖产生的毒性物质有关，为许多传染病所共有，一般持续1～3天。前驱期已具有传染性。起病急骤者，可无前驱期。

3.症状明显期

急性传染病患者度过前驱期后，某些传染病，如麻疹、水痘患者往往转入症状明显期，在此期间该传染病所特有的症状和体征都通常获得充分的表现。而某些传染病，如脊髓灰质炎、乙型脑炎等，大部分患者可随即进入恢复期，临床上称为顿挫期，仅少部分患者进入症状明显期。

4.恢复期

当机体的免疫力增长至一定程度，体内病理生理过程基本终止，患者的症状及体征基本消失，临床上称为恢复期。在此期间，体内可能还有残余病理改变或生化改变，病原体尚未能被完全清除，但食欲和体力均逐渐恢复，血清中的抗体效价亦逐渐上升至最高水平。有些传染病患者在病程中可出现再燃或复发。

（1）再燃

当传染病患者的临床症状和体征逐渐减轻，但体温尚未完全恢复正常缓解阶段，由于潜伏于血液或组织中的病原体再度繁殖，使体温再次升高，初发病的症状与体征再度出现的情形。

（2）复发

当患者进入恢复期后，已稳定退热一段时间，由于体内残存的病原体再度繁殖而使临床表现再度出现情形。

有些传染病在恢复期结束后，某些器官的功能长期未能恢复正常，留下后遗症，后遗症多见于以中枢神经系统病变为主的传染病，如脊髓灰质炎、流行性脑脊髓膜炎等。另一类传染病则由于变态反应，出现免疫性疾病，如猩红热后的急性肾小球肾炎。

（二）常见的症状与体征

1.发热

大多数传染病都可引起发热。

（1）发热程度

临床上可在口腔舌下、腋下或直肠探测体温。

①低热：体温为37.5～38℃；

②中度发热：体温＞38～39℃；

③高热：体温＞39～41℃；

④超高热：体温在41℃以上。

（2）传染病的发热过程的3个阶段

①体温上升期：是指病人于病程中体温上升的时期。

②极期：是指体温上升至一定高度，然后持续一段较长时间的时期。

③体温下降期：是指升高的体温缓慢或快速下降的时期。

（3）热型及其意义

①稽留热：体温升高达39℃以上而且24小时相差不超过1℃，可见于伤寒、斑疹伤寒等的极期。

②弛张热：24小时体温相差超过1℃，但最低点未达正常水平，常见于败血症。

③间歇热：24小时内体温波动于高热与正常体温之下，可见于疟疾、败血症等。

④回归热：是指高温持续数日后自行消退，但数日后又再出现高热，见于回归热等。

⑤不规则热：是指发热病人的体温曲线无一定规律的热型，可见于流行性感冒、败血症等。

2.发疹

许多传染病在发热的同时伴有发疹，称为发疹性传染病。发疹时出现皮疹，分为外疹和内疹。出疹时间、部位和先后次序对诊断和鉴别诊断有重要价值。皮疹的形态可分为：斑丘疹、出血疹、疱疹和荨麻疹四类。

3.毒血症状

病原体的各种代谢产物，包括细菌毒素在内，可引起除发热以外的多种症状，如疲乏，全身不适，厌食，头痛，肌肉、关节和骨骼疼痛等。严重者可有意识障碍、谵妄、脑膜刺激征、中毒性脑炎、呼吸衰竭及休克等表现，有时还可引起肝、肾损害，表现为肝、肾功能的改变。

4.单核-吞噬细胞系统反应

在病原体及其代谢产物的作用下，单核-吞噬细胞系统可出现充血、增生等反应，临床上表现为肝、脾和淋巴结肿大。

（三）临床类型

根据传染病临床过程的长短可分为急性、亚急性和慢性；按病情轻重可分为轻型、典型（也称为中型或普通型）、重型和暴发型。

第五节　传染病的诊断

早期明确传染病的诊断有利于患者的隔离和治疗。传染病的诊断要综合考虑以下三个方面的资料。

一、临床资料

通常应详细询问发病的诱因、方式、发热类型、伴随症状和体征等。

二、流行病学资料

流行病学资料包括：传染病的地区、时间和人群分布等。此外，应了解传染病的接触史、预防接种史等资料。

三、实验室及其他检查资料

实验室检查对传染病的诊断具有特殊的意义。

（一）一般实验室检查

1.血常规检查

主要以白细胞计数和分类的用途最广。白细胞总数显著增多常见于化脓性细菌感染。病毒性感染时白细胞总数通常减少或正常，如流感、丙肝等，但肾综合征出血热、流行性乙型脑炎患者的白细胞总数往往是增加。

2.尿常规检查

主要有助于钩端螺旋体病和肾综合征出血热等的诊断。

3.粪便常规检查

主要有助于肠道细菌与原虫感染等的诊断。

4.血液生化检查

主要有助于病毒性肝炎、肾综合征出血热等的诊断。

（二）病原学检查

1.病原体检查

一般可通过显微镜或肉眼检出病原体而明确诊断，如一些寄生虫病等。从粪便涂片中可检出各种寄生虫卵和原虫等，从脑脊液离心沉淀的涂片中可检出新型隐球菌等，也可肉眼观察粪便中的绦虫节片和血吸虫毛蚴等。

2.病原体分离培养

细菌、螺旋体、真菌可以用人工培养基分离培养。立克次体需经动物接种或细胞培养才能分离。病毒分离一般需用细胞培养。

通过采集血液、脑脊液、骨髓、咽拭子、尿液、粪便、痰液和渗出物等分离病原体。采集标本时应注意无菌操作，尽量在发病早期及抗生素使用之前进行，尽可能采集病变部位的组织。此外，应注意标本的正确保存和运输，并在标本送检单上注明标本来源和检测项目，以便实验室能正确选择合适的培养环境。

3.特异性抗原检测

特异性抗原的检测可较快地提供病原体存在的证据。其诊断意义往往较抗体检测更可靠。常用方法有酶联免疫吸附试验（ELISA）、荧光抗体技术（FAT）、凝集试验（AT）、放射免疫测定（RIA）和流式细胞检测（FCM）等。

4.特异性核酸检测

常用放射性核素或生物素标记的探针做DNA印迹法或RNA印迹法，或用聚合酶链式反应（PCR）或反转录-聚合酶链式反应（RT-PCR）检测病原体核酸。必要时还可做原位聚合酶链式反应（PCR）和基因芯片技术等检查。

（三）特异性抗体检测

特异性抗体检测又称为血清学检查。传染病发病初期，特异性抗体在患者血清中往往尚未出现或滴度很低，而在恢复期或病程后期滴度则有显著升高。通常当恢复期血清特异性抗体比急性期有4倍以上增高或抗体由阴性转为阳性时有重要诊断意义。另外，特异性抗体的检出还可以评价个人及人群的免疫状态。

（四）其他检查

常用如支气管镜检查、胃镜检查和结肠镜检查等内镜检查，超声检查、磁共振成像、CT和数字减影血管造影等影像学检查，以及活体组织检查等。

第六节　传染病的治疗

一、一般治疗和支持疗法

（一）一般治疗

主要包括隔离和消毒（呼吸道隔离、消化道隔离、接触隔离等）、患者护理、心理疗法等。

（二）支持疗法

主要包括合理饮食、补充液体及盐类、给氧等疗法。

二、病原治疗

病原治疗也称为特异性治疗，是针对病原体的治疗措施，通过抑制杀灭病原体，以达到根治和控制传染源的目的。常用药物有抗生素、化学治疗制剂和血清免疫制剂等。

三、对症治疗

对症治疗不仅可以减轻患者的痛苦，而且可通过调节患者各系统的功能，达到减少机体消耗，保护重要器官，使损伤降至最低的目的。

四、康复治疗

某些传染病可引起某些后遗症，需要通过针灸、理疗、高压氧等康复治疗措施以促进机体恢复。

五、中医治疗

中医辨证施治对调节患者各系统的功能有相当重要的作用。

第七节　传染病预防控制

传染病预防是我国传染病防控的主要方针，根据不同传染病的特点，针对传播的主要环节、采取适当的措施，可以有效防止传染病的传播。

一、国内常见传染病的预防控制

（一）管理传染源

早期发现传染源并能及时进行管理，对感染个体和健康人群非常重要。

1.患者

一般应做到早发现、早诊断、早报告、早隔离、早治疗。传染病患者一经确定应按《传染病防治法》的规定实行分级管理。

2.疑似患者

甲类传染病的疑似患者必须在指定场所进行医学观察、隔离、治疗和送检病原学标本；乙类或丙类传染病的疑似患者在医疗保健机构指导下治疗或隔离治疗。

3.病原携带者

对病原携带者应做好登记并进行管理，指导督促他们自觉养成良好的卫生习惯和道德风尚；定期随访，经2～3次病原检查阴性时可予解除隔离。在食品行业、服务行业及托幼机构工作的病原携带者须暂时调离工作岗位；久治不愈的伤寒或病毒性肝炎的病原携带者不得再从事威胁性职业。艾滋病、乙肝和疟疾的病原携带者严禁作为献血员。

4.接触者

凡与传染源有过接触而且有可能受感染者都应接受检疫，检疫期限从最后接触之日算起相当于该病的最长潜伏期。检疫内容主要包括留验、医学观察、应急预防接种和药物预防等。

5.动物传染源

对人类危害较大的病畜或野生动物应予捕杀，然后焚烧或深埋，如患狂犬病的狗、患炭疽病的家畜；危害性大且无经济价值的动物应予彻底消灭，如灭鼠；危害不大而且有经济价值的病畜，可予隔离治疗；此外要做好家畜的预防接种和检疫工作。

（二）切断传播途径

传播途径是指病原体从传染源到易感人群的传播过程。切断传播途径顾名思义就是采取一定的措施，阻断病原体从传染源转移到易感宿主的过程，从而防止疾病的发生，是起主导作用的预防措施。主要措施是隔离和消毒。

1.隔离

（1）严密隔离

对传染性强、病死率高的传染病，如鼠疫、霍乱、狂犬病等，应单人单房、严密隔离。

（2）呼吸道传染病

在公共场所及家里必须保持空气流通，必要时应进行空气消毒。

（3）消化道传染病

着重在管理饮食、管理粪便、保护水源、除四害、个人卫生等方面采取措施。

（4）虫媒传播传染病

一般可采用药物或其他措施以达到防虫、杀虫、驱虫的目的，并大力开展爱国卫生运动。

（5）传播因素复杂的寄生虫病

一般应采取多种措施，包括消灭钉螺、治疗病人及病牛、管理水源、管理粪便及个人防护等措施。

（6）保护性隔离

对抵抗力低的易感者，如长期大量应用免疫抑制剂者、严重烧伤者、早产婴儿和器官移植患者等，应做保护性隔离。医务工作者在诊断、治疗和护理过程中，尤其注意避免医源性感染。

2.消毒

消毒是切断传播途径的重要措施。消毒有疫源地消毒（随时消毒和终末消毒）和预防性消毒两大类。开展爱国卫生运动、搞好环境卫生是预防传染病的重要措施。

（三）保护易感人群

保护易感人群的措施主要包括特异性和非特异性两个方面。

1.特异性措施

有重点、有计划地开展预防接种，提高人群的特异性免疫水平。人工自动免疫是有计划地对易感者进行疫苗、菌苗和类毒素的接种，使人体在1～4周内主动产生免疫力。人工自动免疫产生的免疫力可维持数月至数年，免疫次数1～3次，主要用于预防传染病。人工被动免疫采用含特异性抗体的免疫血清，包括抗毒血清、人类丙种球蛋白等，人体注射后免疫会立即出现，但仅维持2～3周，免疫次数多为1次。主要用于治疗某些外毒素引起的疾病，或与某些传染病患者接触后的应急措施，预防接种对传染病的控制和消灭起着关键性作用。

2.非特异性措施

主要包括改善膳食、均衡营养，积极参加体育运动、锻炼身体和提高生活水平等。在传染病流行期间，应保护好易感人群，避免与患者接触。对职业性高危人群，及时给予预防性措施，一旦发生职业性接触，应立即进行有效的服药或预防接种。

二、输入性传染病的监测

在人类历史上曾发生过无数次传染病的大流行，13世纪鼠疫经海陆贸易造成3次世界大流行，并使欧洲人口锐减。20世纪30年代，携带疟原虫的冈比亚按蚊从非洲传入巴西引发疟疾流行，继而引发南美洲疟疾大流行。20世纪80年代，白纹伊蚊从日本传入美国德克萨斯州后迅速扩散，到20世纪90年代的10年中扩散到20余个州，在接下来的20余年中白纹伊蚊已扩散到美洲、欧洲、非洲，成为全球重要的公共卫生问题。

随着经济全球化进程的不断深入，国际贸易的不断扩大，大批的劳务人员、商务人士、交通员工及留学生在国际的流动日益频繁，旅游和贸易打破了疾病暴发流行的生态地域限制，为传染病及其媒介生物的传播提供了便利条件，并已成为传播传染病及其媒介生物的重要途径。据统计，每年约有6000万艘（辆/架）交通工具运送货物产品进入我国，通过国境口岸的出入境人数超过2亿人次。传染病在国际的广泛传播与流行和新发传染病的不断出现，逐渐成为各国政府密切关注的问题。

（一）早期监测

新时期我国传染病防治仍面临严峻挑战。首先，防治工作面临来自传统传染病和新发传染病的双重压力。传统传染病威胁持续存在，新发传染病不断出现。近十年来，我国几乎每一两年就有一种新发传染病出现，许多新发传染病起病急，早期发现及诊断较为困难，缺乏特异性防治手段，早期病死率较高。其次，人口大规模流动增加了防治难度，预防接种等防控措施难于落实。频繁的国际商贸往来也加剧了传染病跨国界传播风险，因此，加强输入性传染病的监测，最大限度地防止传染病的传入传出就显得尤为必要和紧迫。

（二）出入境口岸监测

传染病在世界范围的肆虐，给人类健康带来了巨大威胁。一些不明原因的疾病会借助交通工具，造成远距离跨洲界、跨国界的传播，从而严重影响国门安全和公众健康，影响国民经济的健康发展。出入境检验检疫机构应在国境口岸开展传染病检疫查验和监测，防止传染病传入传出，保护国门安全和人群健康。

（魏孔福）

第二章　我国传染病监测体系

第一节　网络直报系统

我国已建成全球最大的传染病疫情和突发公共卫生事件网络直报系统。目前，全国100%的县级以上疾病预防控制机构、98%的县级以上医疗机构、94%的基层医疗卫生机构实现了法定传染病实时网络直报，医疗卫生机构发现、诊断后逐级报告的平均时间由直报前的5天缩短为4小时内，并具备了在72小时内检测300余种病原体的能力。

目前，我国共设立了3500多个传染病国家级监测点，重点监控疾病有霍乱、流行性感冒等28种传染病和蚊、蝇、鼠、蟑4种媒介生物；加强医疗机构症状监测和中小学学生因病缺勤报告；在300多个对外开放口岸和170多个国际旅行卫生保健中心开展了出入境传染病监测；动物疫病监测覆盖所有县（市、区）。

第二节　症状监测体系

近年来，症状监测作为一种新型的公共卫生监测手段引起了普遍关注。相对于公共卫生传统的基于病例诊断的手段，症状监测一般指对指定人群中特定临床症候群（如发热、腹泻、呼吸道症状等）的发生频率进行监测，强调以非特异的症状为基础的监测。实践证明，症状监测可应用于公共卫生事件应对（如自然灾害中传染病应急监测）、新发传染病的早期探测、疾病发病水平与流行趋势研判（如急性迟缓性麻痹综合征的监测和流感样病例的监测），以及大型政治集会和体育赛事等大规模人群集会的公共卫生保障。

症状监测系统的设计与建立过程复杂，需结合工作实际需求，综合考虑各种条件及可利用的资源等因素。从技术层面来讲，一项症状监测的实施主要包括明确监测目的，确定监测内容和数据收集、整理、分析、汇总，以及结果解释与相应措施实施几个部分。

目前，由中国疾病预防控制中心开发的症状监测系统已广泛应用于我国自然灾害中传染病的应急监测。

第三节　病媒生物监测

病媒生物监测是疾病预防控制中一项重要的系统性基础工作。病媒生物是指能传播疾病的生物，一般指能传播人类疾病的生物。广义的病媒生物包括脊椎动物和无脊椎动物，脊椎动物媒介主要是鼠类，属啮齿目动物；无脊椎动物媒介主要是昆虫纲的蚊、蝇、蟑螂、蚤等和蛛形纲的蜱、螨等。病媒生物不仅可以直接通过叮咬和污染食物等影响或危害人类的正常生活，更可以通过多种途径传播一系列的重要传染病。

病媒生物性传染病是人类共同面临的严峻挑战之一。随着全球气候变暖，城市化进程的加快，旅游和贸易的快速发展，生态环境的不断改变，病媒生物种类、密度和分布等发生了新的变化，不仅原有的病媒生物性传染病范围扩大、发生频率和强度增加，而且一些新的病媒生物性传染病不断出现。

在我国发现和报告的传染病中有许多疾病属于病媒生物性传染病，如鼠疫、流行性出血热、埃博拉出血热、钩端螺旋体病、疟疾、登革热、寨卡病毒病、地方性斑疹伤寒、丝虫病、裂谷热等；而一些消化道传染病则通过病媒生物的机械性传播在人群中扩散，如痢疾、伤寒等。通过对病媒生物的有效控制，可以减少对人群的骚扰和经济损失，更可以预防和控制病媒生物性传染病的发生和传播。

目前，我国已建立了由国家卫生健康委员会和各级疾病预防控制机构组成的监测系统。

第四节　风险评估制度

随着全球一体化及生态环境的改变，国际化进程的不断加快，进一步加速了传染病的传播和新发传染病的扩散。全球新发和输入性虫媒传染病疫情数逐年增加，疾病负担不断攀升。因此，引入传染病疫情风险评估理论，建立科学的风险评估机制，对国际国内传染病的流行态势进行动态评估，分析传染病传播模式和途径，确定传入传出风险等级和主要防控环节，及时发出预警提示，有针对性地在重点区域和重点环节采取措施，以有效应对输入性传染病的传播流行。

2011年4月起至今，中国疾病预防控制中心（CDC）已在全国大部分地区建立了每月视频风险评估制度，旨在对全国突发公共卫生事件及需关注的重点传染病风险进行评估。该月度风险评估，是为了及时全面回顾近期的突发公共卫生事件和传染病疫情发生情况，研判下一个月的可能发展趋势，明确需要重点关注的事件和病种，以做好监测和应对准备。

第五节　联防联控机制

　　新时期，我国传染病防控工作面临着新的挑战。因此，应该进一步加大卫生、公安、商务、旅游、教育等部门的合作联系，建立健全重大传染病联防联控机制，以提高传染病预防控制水平，从而为保护人民健康安全、推进健康中国建设做出新的贡献。

（魏孔福）

第三章　传染病的国境卫生检疫

国境卫生检疫诞生于欧洲，至今已有六百多年的历史。国境卫生检疫的目的是通过行政管理，运用卫生技术手段，预防和控制传染病的国际传播。

随着全球经济一体化进程的不断加快，世界各国经济贸易联系日益密切，也加速了一些传染病的全球化进程，新发传染病传播速度加快，一些过去得到控制的传染病死灰复燃，重新蔓延。

近年来，全球登革热、疟疾、基孔肯雅热、黄热病等虫媒传染病疫情频发，中东呼吸综合征、埃博拉出血热、寨卡病毒病等新发传染病的不断出现，已越来越成为各国政府密切关注的公共卫生事件，同时也给国境口岸卫生检疫带来了巨大挑战。2007年，新修订了《国际卫生条例（2005）》（简称《条例》），新《条例》更加侧重于保护人类健康和应对普遍关注的突发公共卫生事件，同时扩大了传染病的监测范围，加大了对新发和输入性传染病的关注力度，并对在国际航行的交通工具运营者、口岸当局也提出了明确要求。

第一节　国境卫生检疫

国境卫生检疫是一项政策性和技术性很强的工作，按照我国现有法律法规的要求，卫生检疫的内容包括检疫查验、传染病监测和卫生监督三部分。

一、检疫查验

检疫查验是出入境检验检疫机构及其工作人员依法对出入境的各种管理对象实施的医学检查和卫生检查。其目的是及早发现传染病和传播媒介、染疫及嫌疑人，以便及时采取隔离、留验和卫生处理等措施。

检疫查验的对象复杂多样，一般包括出入境的人员、交通工具、集装箱、行李、货物及邮包；出入境的尸体、骸骨；出入境的微生物、人体组织、生物制品、血液及其制品等。检疫查验的手段包括医学检查、卫生检查以及卫生处理等。

二、传染病监测

传染病监测是国家赋予出入境检验检疫机构的职责，是国境卫生检疫的内容之一。它是对特定环境、人群进行流行病学、血清学、病原学、临床症状以及其他有关影响人体健康因素的调查研究，预测有关传染病的发生、发展和流行，并采取必要的预防控制措施。传染病监测目的是及早发现传染病或传染源，并及时采取有效措施，防止传染病的传入传出、发生和流行，保护人体健康。

三、卫生监督

卫生监督是口岸卫生监管工作中的一项强制性卫生措施，是口岸卫生监管工作中的重要任务之一，目的是为了保护人体健康，保证生产和生活条件符合卫生要求。我国出境的交通工具、货物必须经口岸卫生监督合格后发给有效的卫生监督证书，否则将有可能把传播传染病的啮齿动物和媒介昆虫通过交通工具、货物经口岸传入传出，乃至引起传染病的发生甚至大流行。

第二节　传染病的国境卫生检疫策略

出入境检验检疫机构肩负着防止传染病在国境口岸的传入传出，保障出入境人员健康，维护社会稳定和经济发展等任务，有效预防和控制新发和输入性传染病经口岸传播和流行是检验检疫部门义不容辞的职责。

一、加强国境口岸检疫查验和传染病监测

全球经济一体化进程的不断发展和我国"一带一路"战略的实施，使得各国经济贸易联系日益密切、人员往来更加频繁，同时也给传染病的扩散和传播创造了有利条件。

传染病疫情形势的不断变化，迫切要求国境口岸进一步加大检疫查验和国际传染病监测的力度，并扩大国境卫生检疫和传染病监测的范围。新修订的《条例》正是为了顺应国际传染病疫情发展形势的需要，对未来的国境口岸传染病监测工作提出了更高的要求，所以出入境检验检疫机构必须在原来工作的基础上，进一步加强出入境人员、交通工具及货物等的检疫查验和传染病监测工作。

二、健全和完善国境口岸传染病监测体系

国境口岸的传染病监测系统必须是一个完善的监测体系，它需拥有完善的信息网络和快速准确的信息沟通体系；具有准确无误的疾病预警、快速筛查诊断和流行病学预测能力；能提供科学的依据，使相关部门及时做出科学合理的决策，将疫情影响限制在最小的范围内，更好地控制疫病疫情的发生和发展。

三、建立风险评估机制

传染病的传入、传出并在局部地区引发疫情的风险日益增加，因此引入风险评估理论，在国境口岸传染病防控方面探索新的思路和方法，建立科学的风险评估机制，通过对国际国内传染病疫情进行有效评估，分析传染病传播模式和趋势，确定传入、传出风险等级和主要防控环节，及时发出预警信息，然后有针对性地在重点地区口岸和重点环节采取措施，控制传染病的传播和流行。这对有效减少传染病疫情所带来的危害，保障我国口岸公共卫生安全具有重要的作用。

四、建立多部门联防联控机制

　　强化政府主导作用，建立卫生、教育、农业、林业、商业、旅游、食药监和出入境检验检疫等部门之间的合作机制。加强部门间沟通协作，建立快速反应联动机制，保障公共卫生工作有序、有效开展。

（魏孔福）

第二部分

常见输入性和新发传染病

第四章　登革热

登革热（dengue fever），俗称"断骨热"，是由登革病毒经伊蚊传播引起的急性虫媒传染病。临床表现为突起发热、头痛，肌肉、骨关节剧烈酸痛，部分患者出现皮疹、出血倾向、淋巴结肿大、白细胞计数减少、血小板减少等。

登革热主要在热带和亚热带地区流行，在世界各地曾多次发生大流行。20世纪90年代以来，该病在我国广东、福建时有发生，多为小规模流行或散发。1999年和2004年因输入性病例导致福建和浙江等地发生暴发流行，其他省区近年来也常有输入性病例的发生。

一、病原学

登革病毒属黄病毒科黄病毒属，为单股正链RNA病毒，病毒颗粒呈球形，直径45～55nm。登革病毒共有4个血清型（DENV-1、DENV-2、DENV-3和DENV-4），且均可感染人，其中2型重症率及病死率均高于其他型。

登革病毒对热敏感，56℃、30min或100℃、2min可灭活，但在4℃条件下其感染性可保持数周之久。超声波、紫外线、0.05%甲醛溶液、乳酸、高锰酸钾、甲紫等均可灭活病毒。病毒在pH7～9时最为稳定，在-70℃或冷冻干燥状态下可长期存活。

二、流行病学

（一）流行特征

登革热广泛流行于热带和亚热带的100多个国家和地区（东南亚、西太平洋地区、美洲、地中海东部和非洲等），其中以南美洲、东南亚和西太平洋地区的国家如印度尼西亚、新加坡、泰国、越南、缅甸、印度、不丹、斯里兰卡、马尔代夫、孟加拉等较为严重。

目前，输入性病例是我国登革热发生的主要原因。我国大陆近些年来不少地区都发现了来自国外流行区的输入性病例，个别地方还引发了当地病例的发生，甚至造成局部暴发。

登革热的流行与伊蚊滋生有关，主要发生于夏、秋雨季，6～11月份多发。居家待业和离退休人员发病较多。

（二）传染源

登革热患者、隐性感染者和登革病毒感染的非人灵长类动物以及带毒的媒介伊蚊。患者在潜伏期末及发热期内有传染性，主要局限于发病前6～18小时至发病后第3天，少数患者在病程第6天仍可在血液中分离出病毒。在流行期间，隐性感染者占大多数，可能是非常重要的传染源。本病尚未发现慢性患者和病毒携带者。

（三）传播途径

本病传播媒介主要为埃及伊蚊和白纹伊蚊，主要通过伊蚊叮咬传播。在太平洋岛屿和我国广东、广西地区传播媒介主要为白纹伊蚊；在东南亚和我国海南省传播媒介则以埃及伊蚊为主。曾经在三带喙库蚊中分离出登革病毒，但其蚊虫密度高峰与登革热发病高峰不一致，可能不是登革热的重要传播媒介。

（四）易感人群

人群普遍易感，但感染后仅有部分人发病。登革病毒感染后，人体可对同型病毒产生持久免疫力，但对异型病毒感染不能形成有效保护，若再次感染异型或多个不同血清型病毒，机体可能发生免疫反应。故在新流行地区，发病以成人为主；在地方性流行地区，可以在成人血清中检测到抗登革热病毒的中和抗体，本病发病常以儿童为主。

三、发病机制

登革热的发病机制迄今尚未完全阐明，一般认为登革病毒经伊蚊叮咬进入人体，在毛细血管内皮细胞和单核-吞噬细胞系统增殖后进入血液循环，形成第一次毒血症。然后再定位于单核-吞噬细胞系统和淋巴组织中复制，再次释放入血，形成第二次毒血症。登革病毒与机体产生的抗登革病毒抗体形成免疫复合物，激活补体系统，导致血管通透性增加。同时病毒可抑制骨髓发育系统，导致白细胞、血小板减少和出血倾向。

病理改变：肝、肾、心和脑均有退行性病变。心内膜、心包、胸膜、腹膜、胃肠黏膜、肌肉、皮肤及中枢神经系统有不同程度的出血。皮疹中小血管内皮肿胀、血管周围水肿及单核细胞浸润。瘀斑中广泛血管外溢血。脑型患者可见蛛网膜下腔和脑实质灶性出血、脑水肿及脑软化。重症患者可有肝小叶中央灶性坏死和淤胆、小叶性肺炎、肺小脓肿形成等。

四、临床表现

登革热的潜伏期一般为3～15天，多数5～8天。

登革病毒感染可表现为无症状隐性感染、非重症感染及重症感染等。登革热是一种全身性疾病，临床表现复杂多样。临床上将登革热分为典型、轻型和重型三型。

（一）典型登革热

典型的登革热病程分为三期，即急性发热期、极期和恢复期。

1.急性发热期

患者通常急性起病，首发症状为发热，可伴畏寒，24小时内体温可达40℃。部分病例发热3～5天后体温降至正常，1～3天后再度上升，称为双峰热型。发热时可伴头痛，全身肌肉、骨骼和关节疼痛，明显乏力，并可出现恶心、呕吐、腹痛、腹泻等胃肠道症状。

急性发热期一般持续2～7天。于病程第3～6天在颜面四肢出现充血性皮疹或点状出血疹。典型皮疹见于四肢的针尖样出血点及"皮岛"样表现等。一般可出现不同程度的出血现象，如皮下出血、注射部位瘀点瘀斑、牙龈出血、鼻衄及束臂试验阳性等。

2.极期

部分患者高热持续不缓解，或退热后病情加重，可因毛细血管通透性增加导致明显的血浆渗漏。严重者可发生休克及其他重要脏器损伤等。极期通常出现在病程的第3～8天。出现腹部剧痛、持续呕吐等重症预警指征往往提示极期的开始。

在血浆渗漏发生前，患者常表现为进行性白细胞减少以及血小板计数迅速降低。不同患者血浆渗漏的程度差别很大，如球结膜水肿、心包积液、胸腔积液和腹水等。红细胞比容（HCT）升高的幅度常反映血浆渗漏的严重程度。如果血浆渗漏造成血浆容量严重缺乏，患者可发生休克。长时间休克患者可发生代谢性酸中毒、多器官功能障碍和弥散性血管内凝血。少数患者没有明显的血浆渗漏表现，但仍可出现严重出血（如皮下血肿、消化道出血、阴道出血、颅内出血、咯血、肉眼血尿等）。

部分病例可出现胸闷、心悸、头晕、端坐呼吸、气促、呼吸困难、头痛、呕吐、嗜睡、烦躁、谵妄、抽搐、昏迷、行为异常、颈强直、腰痛、少尿或无尿及黄疸等严重脏器损害的表现。

3.恢复期

极期后的2～3天，患者病情好转，胃肠道症状减轻，进入恢复期。部分患者可见针尖样出血点，下肢多见，可有皮肤瘙痒。白细胞计数开始上升，血小板计数逐渐恢复。

多数患者表现为普通登革热，可仅有发热期和恢复期。少数患者发展为重症登革热。

（二）轻型登革热

症状体征较典型登革热轻，发热及全身疼痛较轻，皮疹稀少或不出疹，没有出血倾向，浅表淋巴结常肿大，其临床表现类似流行性感冒，易被忽视，1～4天痊愈。流行期间此型病例甚多，由于其临床表现类似流行性感冒，常被忽视。

（三）重型登革热

患者早期表现与典型登革热相似，在病程第3～5天病情突然加重，出现剧烈头痛、恶心、呕吐、意识障碍、颈强直等脑膜炎表现。有些表现为消化道大出血和出血性休克。本型病情发展迅速，多因中枢性呼吸衰竭和出血性休克在24小时内死亡。本型罕见，但病死率很高。重型登革热的预警指征如下。

1.高危人群

（1）再次感染患者；

（2）伴有糖尿病、高血压、冠心病、肝硬化、消化性溃疡、哮喘、慢阻肺、慢性肾功能不全等基础疾病者；

（3）老人或婴幼儿；

（4）肥胖或严重营养不良者；

（5）孕妇。

2.临床表现

（1）退热后病情恶化；

（2）腹部剧痛；

（3）持续呕吐；

（4）胸闷、心悸；

（5）嗜睡、烦躁；

（6）明显出血倾向；

（7）血浆渗漏征；

（8）肝大＞2cm；

（9）少尿。

3.实验室指征

（1）血小板计数低于 50 ×10⁹/L；

（2）红细胞压积升高（较基础值升高20%以上）。

五、实验室检查

（一）常规检查

1.血常规

登革热患者的白细胞总数起病时即有减少，至出疹期尤为明显；中性粒细胞百分比可见降低，淋巴细胞相对增高，有中毒颗粒及明显核左移现象，有异常淋巴细胞，退热后1周血象恢复正常。1/4～3/4病例血小板减少，最低可达 13×10⁹/L。

2.尿常规

一般可有少量蛋白、红细胞、白细胞，有时有管型。

3.血生化检查

超过半数的患者转氨酶、乳酸脱氢酶升高，部分患者CK/CK-MB、BNP、肌钙蛋白、尿素氮和肌酐升高等。丙氨酸氨基转氨酶（ALT）和天门冬氨酸氨基转氨酶（AST）呈轻中度升高，少数患者总胆红素升高，人血白蛋白降低。部分患者可出现低钾血症等电解质紊乱；出凝血功能检查可见纤维蛋白原减少，凝血酶原时间和部分凝血活酶时间延长，重症病例的凝血因子Ⅱ、Ⅴ、Ⅶ、Ⅸ和Ⅹ减少。

（二）病毒分离

一般取早期患者血液，接种于白纹伊蚊细胞株（C6/36）、分离病毒后须经特异性中和试验或血凝抑制试验加以鉴定。

（三）血清学检查

一般可采集急性期及恢复期血液标本送检。初次感染患者，发病后3～5天可检出IgM抗体，发病2周后达到高峰，可维持2～3月；发病1周后可检出IgG抗体，IgG抗体可维持数年甚至终生；发病1周内，在患者血清中检出高水平特异性IgG抗体，提示二次感染，也可结合捕获法检测的IgM/IgG抗体比值进行综合判断。用ELISA检测患者血清中特异性IgM抗体，阳性有助于登革热的早期明确诊断。

（四）病毒核酸检测

检测患者血清中登革病毒RNA，其敏感性高于病毒分离，可用于早期快速诊断及血清型鉴定，但技术要求较高。

六、影像学检查

CT或胸片可发现一侧或双侧胸水，部分患者有间质性肺炎表现。B超可见肝脾肿大，重症患者还可表现胆囊壁一过性增厚，并出现心包、腹腔和盆腔积液表现。CT和核磁共振可发现脑水肿、颅内出血、皮下组织渗出等。

七、诊断

（一）登革热诊断

根据流行病学史、临床表现及实验室检查结果进行综合判断。在流行病学史不详的情况下，根据临床表现、辅助检查和实验室检测结果做出诊断。

1.疑似病例

符合临床表现，有流行病学史（发病前15天内到过登革热流行地区，或居住地有登革热病例发生）或有白细胞和血小板减少者。

2.临床诊断病例

符合登革热临床表现，有流行病学史，并有白细胞、血小板同时减少，单份血清特异性IgM抗体阳性。

3.确诊病例

疑似病例或临床诊断病例，急性期血清检测出NS1抗原或病毒核酸，或分离出登革病毒，或恢复期血清特异性IgG抗体滴度呈4倍以上升高。

（二）重症登革热的诊断

诊断有下列情况之一者可确诊为重症登革热者。

1.严重出血

一般有皮下血肿、呕血、黑便、阴道流血、肉眼血尿、颅内出血等表现。

2.休克

一般有心动过速、肢端湿冷、毛细血管充盈时间延长＞3s、脉搏细弱或测不到、脉压减小或血压测不到等表现。

3.严重的器官损害

一般有肝脏损伤（ALT和/或AST＞1000IU/L）、ARDS、急性心肌炎、急性肾功能衰竭、脑病和脑炎等表现。

（三）鉴别诊断

登革热的临床表现多样，注意与下列疾病相鉴别。

（1）与发热伴出血疾病如基孔肯雅热、肾综合征出血热、发热伴血小板减少综合征等鉴别；

（2）与发热伴皮疹疾病如麻疹、荨麻疹、猩红热、流脑、斑疹伤寒、恙虫病等鉴别；

（3）有脑病表现的病例需要与其他中枢神经系统感染相鉴别；

（4）白细胞及血小板减低明显者，需要与血液系统疾病鉴别。

八、预后

登革热是一种具自限性倾向的传染病，无并发症患者的病程约为10天。本病通常预后良好，死亡病例多为重型患者。

九、治疗

目前对本病尚无确切有效的病原治疗，主要采取支持及对症治疗措施。治疗原则是早发现、早诊断、早治疗、早防蚊隔离。重症病例的早期识别和及时救治是降低病死率的关键。

（一）一般治疗

患者住有防蚊设备的隔离病房。急性期应卧床休息，直至体温、血小板计数恢复正常，无出血倾向，才可适当活动。饮食以流质或半流质的富含营养的易消化食物为宜。注意清洁口腔和皮肤，保持粪便通畅。

（二）对症治疗

1.降低体温

高热患者宜先用物理降温，如冰敷、酒精拭浴，慎用止痛退热药物。高热不退及毒血症状严重者，可短期应用小剂量肾上腺皮质激素，如口服泼尼松。

2.补液

出汗多、腹泻者，先做口服补液，注意水、电解质与酸碱平衡。必要时应采用静脉补液，纠正脱水、低血钾和代谢性酸中毒，但应时刻警惕诱发脑水肿、颅内高压症、脑疝的可能性。

3.降低颅内压

剧烈头痛、出现颅内高压症的病例应及时应用20%甘露醇注射液快速静脉滴注。同时静脉滴注地塞米松，有助于减轻脑水肿、降低颅内压。对呼吸中枢受抑制的患者，应及时应用人工呼吸机治疗。

4.止血

有出血倾向者，给予卡巴克洛、维生素K等一般止血药物，出血量大时可输全血或血小板。

十、预防控制

1.控制感染源

地方性流行区或可能流行地区要做好登革热疫情监测预报工作，做到早发现，早诊断，及时隔离治疗。同时尽快进行特异性实验室检查，识别轻型患者。对可疑患者应进行医学观察，患者应隔离在有纱窗纱门的病室内，隔离时间应不少于5日。加强国境卫生检疫。

2.切断传播途径

防蚊、灭蚊是预防本病的根本措施。改善卫生环境，消灭伊蚊滋生地，清理积水。喷洒杀蚊剂消灭成蚊。

3.保护易感人群

提高人群抗病力，注意饮食均衡营养，劳逸结合，适当锻炼，增强体质。在流行期间对易感人群涂布昆虫驱避剂，以防蚊虫叮咬。

（董茂星）

第五章　疟　疾

疟疾（malaria）是由人类疟原虫引起的寄生虫病，主要由雌性按蚊叮咬传播。临床以周期性寒战、发热、头痛、出汗和贫血、脾肿大为特征。不同原虫可引起间日疟、三日疟、恶性疟及卵形疟，间日疟及卵形疟可出现复发，恶性疟发热常不规则，病情较重，并可引起脑型疟等凶险发作。

本病在夏、秋季发病较多。在热带及亚热带地区一年四季都可以发病，并且容易流行。

一、病原学

疟原虫是疟疾的病原体。寄生于人体的疟原虫共有4种：

（一）间日疟原虫（plasmodium vivax）

为全国性分布的虫种，是各地疟疾流行的常见虫种。

（二）恶性疟原虫（plasmodium falciparum）

主要是我国西南部、南部疟疾重流行区的常见虫种。

（三）三日疟原虫（plasmodium malariae）

主要散在分布于各主要疟疾流行区，现极少发现。

（四）卵形疟原虫（plasmodium ovale）

仅先后曾在云南省西南部、南部以及海南省发现，贵州亦曾有发病的记录。现未再发现。四种疟原虫的生活史基本相同，其发育过程分为两个阶段，即在人体内进行无性增殖、开始有性增殖和蚊体内进行有性增殖与孢子增值。

1.在人体内的发育和增殖

按其在人体内发育增殖的进程，先在人体的肝细胞内发育增殖称为红细胞外期；之后在人体的红细胞内发育增殖，包括红细胞内期和有性期的开始，即配子体的形成。

（1）红细胞外期

当涎腺内含有疟原虫成熟子孢子的雌性按蚊叮吸人血时，此子孢子即随蚊的涎液进入人体末梢血液。约经30min随血流陆续侵入肝细胞。1个子孢子侵入1个肝细胞后，虫体逐渐由长变圆，核开始分裂，形成1个红外期裂殖体。裂殖体在肝细胞内继续长大的同时，随核的分裂，细胞质也分裂，并且分别包绕着每一分裂的核，发育为成熟裂殖体，内含有许多圆形或椭圆形的小体，称为裂殖子。

间日疟和卵形疟既有速发型子孢子，又有迟发型子孢子。速发型子孢子在肝细胞内的发育较快，只需经12～20天就能发育为成熟的裂殖体。迟发型子孢子则发育较缓慢，需经6～11个月才能发育成成熟的裂殖体。迟发型子孢子也称为休眠子，是间日疟和卵形疟复发的根源。三日疟和恶性疟无迟发型子孢子，故无复发。

部分疟原虫裂殖子在红细胞内经3～6代增殖后发育为雌性配子体与雄性配子体。配子体在人体内的存活时间为30～60天。

（2）红细胞内期

由红细胞外期肝细胞释出的裂殖子进入血流后即侵入红细胞内，首先发育形成环状体（又称小滋养体）。8～10小时后，虫体逐渐长大，伸出伪足，有一定活动力，此称为大滋养体。40小时左右，其核开始分裂，大滋养体发育成裂殖体前期（或称早期裂殖体）。当核分裂达12～24小时，细胞质也随之分裂，每一个核周围被分裂的胞质包绕，形成1个新的个体即裂殖子时，此即称为成熟裂殖体。约48小时，成熟裂殖体胀破红细胞，裂殖子释放入血流，一部分被吞噬细胞吞噬消灭，另一部分则侵入其他红细胞，继续进行红细胞内期的发育和增殖。红细胞内期的原虫经历几代裂体增殖后，其中部分裂殖子不再进行裂体增殖而进入有性期，分别发育形成有性别之分的雌（大）配子体和雄（小）配子体。发育成熟的配子体如被适宜的雌性按蚊吸入后，便在蚊胃中完成配子生殖和孢子增殖。否则经10～20天即逐渐变性而被吞噬细胞消灭。

2.在蚊体内的发育和增殖

当雌性按蚊叮吸患者的血液时，红细胞内期的各期疟原虫随之进入蚊胃。仅雌雄配子体不被消化破坏且能继续发育，到达蚊胃几分钟后，雄配子体的核即分裂成4～8块，细胞质伸展出4～8条细丝，然后，每一小块核进入1条细丝中，称此为出丝现象。最后细丝脱离母体在蚊胃中游动，成为雄（小）配子，此时，雌配子体的核经染色体的减数分裂，发育成为雌（大）配子，当雄配子游近雌配子并钻进其体内后，两者融合在一起，通过受精，形成合子。合子呈圆球形，约经过5小时，伸展成香蕉状或腊肠状能蠕动的动合子。约在蚊吸血后16～24小时，动合子穿过蚊胃上皮细胞，停留在蚊胃的弹性纤维膜下，虫体变圆。并分泌囊壁形成球形的卵囊。约经过2～3天后，核开始分裂，6～7天后卵囊分化为成孢子细胞，其表面长出许多子孢子芽，再经8～9天后，形成子孢子，并脱离成孢子细胞体。子孢子可因卵囊壁破裂而释出；也可主动从卵囊壁钻出，从而游离于蚊血腔的血淋巴中，随血淋巴到蚊涎腺内。当此受染的蚊虫再叮吸人血时，涎腺中的子孢子即随涎液侵入人体。人由此而感染。

二、流行病学

（一）流行特征

疟疾分布范围广，全球有106个国家发生疟疾流行，其中45个是非洲国家。

疟疾主要流行于热带和亚热带地区，其次为温带地区。这主要是因为本病的流行与传播媒介的生态环境密切相关。流行区以间日疟为最广，恶性疟主要流行于热带地区，三日疟和卵形疟相对较少见。我国除云南和海南两省为间日疟及恶性疟混合流行外，主要以间日疟流行为主。热带地区全年均可发病，其他地区发病以夏、秋季较多。

此外，随着我国对外开放、旅游和人员交流的不断发展，国内也发现了不少输入性疟疾病例。

（二）传染源

病人和带疟原虫者。

（三）传播途径

疟疾的传播媒介为雌性按蚊，经叮咬人体而传播。少数患者可因输入带有疟原虫的血液或经母婴传播后发病。母婴传播的疟疾称为先天性疟疾或经胎盘传播的疟疾。

在我国，疟疾最重要的传播媒介是中华按蚊（anopheles sinensis），是平原地区间日疟的主要传播媒介。疟疾在山区的传播媒介以微小按蚊（anopheles minimus）为主。在丘陵地区，嗜人按蚊（anopheles anthropophagus）为传播疟疾的重要媒介。在我国海南省的山林地区，疟疾的主要传播媒介为大劣按蚊（anopheles drius）。另外，在我国传播疟疾的媒介还有多斑按蚊（anopheles maculates）、巴拉巴按蚊（anopheles balabacensis）和嵌斑按蚊（anopheles tessellates）等。

（四）易感人群

人群普遍易感。感染后人群虽可获得一定程度的免疫力，但不持久。再次感染同种疟原虫时，患者临床表现较轻，甚至无任何症状。非疟疾流行区的外来人员被疟原虫感染后，其临床表现常比较严重。各型疟疾之间无交叉免疫性。

三、发病机制

疟原虫在红细胞内发育时一般无症状。在红内期裂殖子胀破红细胞，释放出裂殖子、虫体代谢产物、变性的 Hb 和红细胞碎片等，它们作为致热源，可刺激机体产生强烈的保护性免疫反应，引起临床上的寒战、高热、继之大汗的典型发作症状。释放出来的裂殖子部分被多形核白细胞和巨噬细胞吞噬，部分则侵入新的红细胞，并继续发育、繁殖，不断循环，导致周期性临床发作，患者可获得一定的免疫力，此时虽仍有少量疟原虫增殖，但可无疟疾发作的临床表现，而成为带疟原虫者。

疟疾患者临床表现的严重程度与感染疟原虫的种类密切相关。恶性疟原虫能侵犯任何年龄的红细胞，且其在红细胞内的繁殖周期较短，只有 36～48 小时，贫血和其他临床表现较严重。间日疟和卵形疟原虫常仅侵犯较年幼的红细胞，其在红细胞内的繁殖周期为 48 小时。三日疟仅感染较衰老的红细胞，贫血和其他临床表现较轻。

四、临床表现

疟疾是以周期性发冷、发热、出汗等症状和脾肿大、贫血等体征为特点的寄生虫病。由于患者感染疟原虫的种、株差异以及感染程度的高低、个体免疫状态的强弱等因素，造成疟疾的临床表现轻重不一，可从略感头痛、不适直至谵妄、昏迷，甚至死亡。

（一）一般特点

疟疾的一般发病规律为初起症状较轻，发热亦低，之后渐趋加重；随患者免疫力的产生，临床表现则由重而轻，甚至可自愈。

1.前驱期

发作前数天可有轻度的畏寒，低热伴疲乏、头痛、全身不适等。

2.潜伏期

潜伏期的长短主要取决于疟原虫种、株的生物学特性。疟原虫在有免疫力的患者体内不易大量繁殖，潜伏期往往延长，甚至可成为带虫者。婴幼儿等由于缺乏免疫力，则疟原虫繁殖迅速，发作出现较早，病情亦较重。经输血、血制品或受污染的手术器械等感染疟原虫者，由于进入人体的疟原虫无须经肝细胞期发育，因而发作比按蚊叮刺者为早。此外，预防服药或混合感染等亦可影响潜伏期的长短。

3.发作期

典型的疟疾发作包括周期性的发冷、发热和出汗退热三个连续的阶段。发作的基本动因是患者血液中的疟原虫达到了一定数量，即发热阈值。发热阈值因疟原虫种、株，患者的免疫力的差异而不同。一般而言，间日疟原虫为10～500个原虫/μL血，恶性疟原虫为500～1300个原虫/μL血。

（1）发冷

患者开始四肢和背部发冷，继而周身寒战、面色苍白、口唇等发绀，同时伴剧烈头痛、肌肉和关节酸痛，恶心、呕吐常见，体温开始迅速上升。常持续数分钟至2小时不等。

（2）发热

脸色潮红，周身燥热，结膜充血，口渴，头痛加剧，常伴恶心、呕吐，呼吸急促，脉宏大，体温常可达40℃以上。儿童、特别是5岁以下的患儿甚至出现谵妄、惊厥等症。此期一般持续2～4小时。

（3）出汗

开始面颊部和双手微汗，继而波及全身，衣被尽湿，体温迅速下降，甚至有降至35℃者。发热时的各种症状随之消失，患者顿感通体舒适，唯乏力疲劳，常安然入睡。此期一般持续2～4小时。

初发患者症状较轻，发作2、3次后症状趋重，但在多次、反复发作后症状又渐次减轻，甚至仅出现周期性的微寒、低热伴头痛、四肢酸痛等症状。整个发作历时6～10小时。发作多见于午后和傍晚。

4.间歇期

前一次发作结束至后一次发作开始之间为间歇期，其长短主要取决于所感染的疟原虫完成1次裂体增殖周期所需时间。此外，双重或多重感染、患者的免疫力等亦可影响间歇期的长短。间歇期患者自感良好，体温常在正常范围内，偶见低热者。

5.再燃

患者在经一定的治疗或机体免疫力等因素作用下，发作停止，体内尚存少量红细胞内期疟原虫，在并无新感染且条件适宜时，残存的疟原虫再次大量增殖，至原虫数量超过发热阈值，又可出现疟疾发作，称为再燃。感染人体的4种疟原虫均可出现再燃。

6.复发

患者在适当治疗后，停止发作，症状消失，外周血中已检不出原虫，在无新感染的情况下，肝细胞内迟发性子孢子经过一段休眠后复苏，进行裂体增殖，产生的肝期裂殖子侵入红细胞大量繁殖，达到发热阈值后，再次出现疟疾发作，称为复发。复发见于间日疟、卵形疟患者，恶性疟、三日疟患者无复发。

（二）4种疟疾的特点

感染人体的疟原虫有恶性疟原虫、间日疟原虫、三日疟原虫和卵形疟原虫4种，可分别引起相应的疟疾。

1.间日疟

（1）潜伏期

根据所感染的间日疟原虫株的不同，潜伏期长短不一。目前认为，间日疟的潜伏期可分为3种类型：

①Ⅰ型，潜伏期短，为12～30天，以溪桑株为代表，在氯喹控制急性发作后，随之出现潜隐期甚短的频繁复发，近期或远期复发界限不清，主要分布于热带地区，如东南亚诸国；

②Ⅱ型，潜伏期短，为12～30天，以朝鲜株和伊丽莎白株为代表，在急性发作控制后无频繁复发，近期复发和远期复发界限清晰，初发后3个月内出现近期复发者约占8%，初发后8～10个月出现远期复发者约占90%以上；

③Ⅲ型，潜伏期长，为6～9个月，以北欧株为代表，在延迟出现的初发后，可出现短潜隐期的数次复发，在经过较长的潜隐期后可再次复发。

有的研究者认为我国3种类型间日疟均存在。

（2）发作与发作周期

初次发作的患者仅感轻微发冷，发热亦不明显，但在其后的发作可出现寒战、高热等典型症状。发作多见于中午前后，少有夜间发作者。根据患者发作的体温曲线，间日疟的热型可分为2种：间日热型和每日热型转为间日热型，且呈下次发作在时间上往往比前一次提前1～2小时。

（3）预后

经适当治疗后，预后颇佳。在整个病程中，由于间日疟原虫虫株不同的生物学特性，一些患者复发频繁，复发的病情一般较轻，发作持续的时间亦短。

2.恶性疟

（1）潜伏期

一般为9～14天，平均约为12天，在感染大量恶性疟原虫子孢子时，潜伏期趋短。

（2）发作与发作周期

①发作：初期常见发冷，寒战可不明显。发热热型欠规则，但发热数天后趋规律。发热时间较长，皮肤干燥、潮红，结膜充血，酷似重症流行性感冒。出汗常见，没有规律。在发热不明显或低热时，出汗呈持续性。发热呈周期性时，出汗较多，时可见高热患者出汗反而不明显者。

②发作周期：一般为36～48小时。由于恶性疟原虫红内期发育不同步，因而发作周期不如其他3种疟疾有规律，在间歇期，患者的体温可不恢复正常，呈稽留型或双峰型。

（3）预后

恶性疟原虫红内期的发育、增殖较迅速，红细胞感染率高，破坏亦严重，这是患者在短时期内出现中毒症状和贫血的重要原因之一。感染红细胞可黏附于微血管内，使局部血流阻塞，造成多器官损害。婴幼儿或无免疫力人群，如未及时治疗或治疗不当易发展为重症疟疾，甚至为脑型疟而死亡。但对于多次、反复感染的流行区居民或经适当治疗的无免疫力患者，预后一般均理想。

3.卵形疟

主要流行于西非，我国海南、云南曾有个别病例报道。卵形疟原虫的裂体增殖周期与间日疟原虫相似，卵形疟的临床表现亦酷似间日疟者。

4.三日疟

在我国疟疾流行区，三日疟病例呈散在分布，多见与其他疟原虫双重或多重感染，主要发病季节为秋末、冬初，近年已少见。

（三）重症疟疾

重症疟疾患者可出现以下一项或多项临床表现或实验室指征：

一般有昏迷、重度贫血（血红蛋白<5g/dL，红细胞压积<15%）、急性肾功能衰竭（血清肌酐>265μmol/L）、肺水肿或急性呼吸窘迫症、低血糖症（血糖<2.2mmol/L或<40mg/dL）、循环衰竭或休克（成人收缩压<70mmHg，儿童收缩压<50mmHg）、代谢性酸中毒（血浆碳酸氢盐<15mmol/L）等。重症疟疾以脑型疟多见。

1.脑型疟

疟疾患者出现意识障碍或昏迷，绝大部分由恶性疟发展而成，以儿童，特别是幼儿及无免疫力的患者为多见。预后凶险，治疗不当常致死亡。

（1）临床表现

①神经系统：脑型疟患者均出现神经系统的症状、体征，常见的有昏迷、惊厥、去皮层僵直等。

a.昏迷：是脑型疟最明确的症状，100%出现，患者始感剧烈头痛、呕吐，继而谵妄、昏迷。约有70%的昏迷患者始于癫痫样发作。典型症状为对称性脑损伤，但一过性（数分钟至数小时）偏瘫亦不少见，少部分儿童在昏迷过程中出现持续性偏瘫，可在数天内恢复，但亦可能造成较长时间的肢体功能障碍，角膜反射减弱或消失。瞳孔对光反射迟钝或一侧异常是预后欠佳的先兆。

b.惊厥：患儿中约有80%出现惊厥，成人约为20%。多发性的或持续性的惊厥常是预后险恶的预兆。

c.去皮层僵直：部分患儿可出现去皮层或去脑僵直状态，尤其是持续存在时，为预后不良的指征；时可见角弓反张，可能与颅内压升高有关。

②呼吸系统：约有40%的患儿可出现一种或数种呼吸异常。

a.呼吸加深多见，且往往是代谢性酸中毒的指征；

b.过度换气见于僵直状态的患儿；

c.换气降低常伴有眼球震颤和流涎，是隐匿性脑病变的最常见体征；

d.间歇性呼吸常伴有瞳孔对光的反射减弱甚至消失，表示持续性心输出量的剧减，是呼吸停止的危险信号，可能与脑疝形成后压迫呼吸循环中枢有关。

③视网膜：检眼镜观察的视网膜病变包括以下内容。

a.出血、水肿（中央小凹及外周），约有70%的患儿出现此体征，出血可能与贫血有关，而水肿则与高原虫血症或低血糖有关；成人患者如出现视网膜大面积突发性出血预示病情恶化甚至死亡。

b.动脉搏动、静脉扩张和外周血管萎陷。

c.乳头水肿较为少见，可能与颅内压升高有关，为预后欠佳的指征。通常认为，视网膜病变是由缺氧或代谢紊乱造成的细胞功能障碍而非血管的阻塞所致。

④发热：大部分达39～40℃，但亦有体温正常甚至偏低者，伴重度贫血和高原虫血症，病情重笃，死亡率亦高。

（2）预后

脑型疟的病情复杂、危重，但经适当治疗后，预后颇为乐观。

（3）康复

不同的患者由昏迷而逐渐康复取决于病情轻重。不少患者在昏迷后24小时内恢复神志，绝大部分亦可在48小时内清醒。昏迷的持续时间长短与神经系统的损伤程度直接相关，特别是昏迷持续超过48小时者，意识缓慢恢复的患者一般难以完全复原。

（4）后遗症和死亡率

主要后遗症依次为：偏瘫（占42%），语言障碍（占28%），行为失常（占24%），癫痫（占24%）；其余为失明（占8%），一般性抽搐（占6%）。

由于不同的地区、流行季节差异和使用不同的评判标准，世界各地实验室或医疗机构对于脑型疟的死亡率评估差别较大，一般认为，脑型疟的死亡率为11%~33%。

2.呼吸窘迫综合征和代谢性酸中毒

呼吸窘迫综合征是重症疟疾，仅次于脑型疟的第二个重要指征，预后不良。在大量的重症疟疾患者中，呼吸窘迫综合征往往反映了代谢性酸中毒的存在。呼吸窘迫综合征中突出的肋间肌收缩和呼吸加深是代谢性酸中毒敏感和特异的关键表征。

绝大部分重症疟疾患者的呼吸窘迫综合征是由代谢性酸中毒所致，但亦不应忽视可能存在的其他原因。其中最重要的可能是由于长期的严重贫血造成的充血性心力衰竭或缺铁造成的心肌病，此时如疟疾急性发作，则亦可能出现呼吸窘迫综合征。此外，在适当补液后，呼吸窘迫依然如故，则应考虑可能同时存在下呼吸道感染。

另外，重症疟疾尚可出现贫血、低血糖、高原虫血症、肾功能不全、循环衰竭等临床表现和并发症，须注意甄别和适当处理。

（四）特殊类型疟疾

根据疟原虫不同的感染途径，将其他类型的疟疾归类如下。

1.先天性疟疾

正常胎盘屏障完整，母体血液中的疟原虫不能通过胎盘。因在多种原因造成胎盘损伤或在胎儿通过产道时皮肤受损，母体血沾染胎儿伤口等可造成先天性感染。患儿的主要表现为发热，但热型欠规则，不宁、厌食、呕吐、腹泻多见，吸吮反射明显减低，时可出现肝大、贫血。

2.输血性疟疾

由输入疟疾患者或带虫者的全血或血制品造成受血者患疟疾称为输血性疟疾。由于进入血液的疟原虫红内期直接进行裂体增殖，至发热阈值，即疟疾发作，因而输血性疟疾并无传统意义上的潜伏期。自输血接种至疟疾初发，恶性疟为10.5天±4.9天，间日疟为16.6天±8.2天。患者以发热为主，兼有寒战和出汗，症状较为典型。

3.孕妇疟疾

由于妊娠过程中血内类固醇激素水平升高等因素，孕妇的免疫力下降，往往使孕妇从原来的带虫状态发展为疟疾发作。症状一般较明显，特别是在感染恶性疟原虫时，易于发展为重症疟疾伴低血糖。重症疟疾往往造成早产或死胎，产出婴儿的体重亦偏低。

4.婴幼儿疟疾

5岁以下婴幼儿，起病多呈渐进型，主要表现为行为迟钝，间或不宁、厌食、呕吐；绝大部分患儿出现发热，但热型欠规则；畏寒多于寒战，约有半数患儿高热后出汗，由于免疫系统的发育尚未健全，免疫力低，因而病程较长，恶性疟易于发展成重症疟疾甚至脑型疟。

五、实验室检查

（一）血象

外周血白细胞计数正常或减少，单核细胞分数增多；多次发作后红细胞和血红蛋白均可减少。

（二）疟原虫检查

血液的厚、薄涂片经吉姆萨染色后用显微镜油镜检查，寻找疟原虫，具有确定诊断及判断疟原虫密度的重要意义。厚血涂片待干后做吉姆萨染色，红细胞可在染色中被破裂，镜检时仅可见白细胞、血小板和疟原虫。其检出率可比薄血涂片提高10倍以上，但较难确定疟原虫的种类，最好能与先用甲醇固定再做吉姆萨染色的薄血涂片同时做参照检查，后者能区分疟原虫的种类。

评价是否为恶性疟疾或同时伴恶性疟疾对治疗的选择具有重要意义。通常恶性疟患者的疟原虫密度较高，在一个红细胞内常同时有一个以上的原虫寄生。寒战早期患者的血液图片中，常可发现环状体，发作数次后可发现配子体。间日疟原虫的环状体、大滋养体和裂殖体都较恶性疟原虫大，而且红细胞胀大、疟色素较明显。骨髓涂片的阳性率稍高于外周血液涂片。

疟疾的其他实验室检查方法有吖啶橙荧光染色法，检测疟原虫抗原的快速检测法和检测疟原虫核酸的聚合酶链式反应（PCR）等。

免疫学方法有酶联免疫吸附试验（ELISA）、放射免疫测定（RIA）等，检测血液中疟原虫的特异性抗原与特异性抗体，具有方便、快速、敏感的特点。

六、诊断

（一）诊断依据

一般应根据流行病学史、临床表现和相关病原学检查综合判断。流行病学史依据为：发病前是否到过疟疾流行区，是否被蚊虫叮咬，近期有无输血史等。

（二）临床表现

1.典型临床表现

典型的疟疾临床表现为间歇发作性寒战、高热、大量出汗，贫血和脾脏肿大。间歇发作的周期有一定的规律性，如间日疟隔天发作1次，三日疟隔2天发作1次。每次发作都经过寒战、高热，继而大汗热退的过程。脑型疟多在疟疾发作时出现神志不清、抽搐和昏迷。

2.不典型临床表现

不典型临床表现为具有发冷、发热、出汗等症状，但热型和发作周期不规律。

3.重症临床表现

重症患者可出现昏迷、重度贫血、急性肾功能衰竭、肺水肿或急性呼吸窘迫综合征、低血糖症、循环衰竭或休克、代谢性酸中毒等。

（三）诊断标准

1.无症状感染者

符合下列一项可诊断：

（1）无临床表现，同时镜检血涂片检测阳性；

（2）无临床表现，同时疟原虫抗原检测阳性；

（3）无临床表现，同时疟原虫核酸检测阳性。

2.临床诊断病例

符合下列一项可诊断：

（1）有流行病学史，同时具有典型临床表现者；

（2）有流行病学史，同时具有不典型临床表现者。

3.确诊病例

符合下列一项可诊断：

（1）临床诊断病例，同时镜检血涂片检测阳性；

（2）临床诊断病例，同时疟原虫抗原检测阳性；

（3）临床诊断病例，同时疟原虫核酸检测阳性。

4.重症病例

确诊病例，同时具有重症临床表现者。

（四）鉴别诊断

约有1/3以上临床表现不甚典型的患者，需要与以发热为主要症状的其他疾病相鉴别，以免贻误治疗，或忽视了可能与疟疾并存的其他疾病。

1.急性上呼吸道感染

由病毒引起的急性上呼吸道感染，包括感冒、咽炎等综合征。在疟疾流行区，门诊急性上呼吸道感染的患儿有可能误诊为疟疾。

鉴别要点：急性上呼吸道感染的发病季节和明显的突发性和群体性，发热伴咳嗽、鼻塞和流涕等上呼吸道感染症状，多次血涂片镜检疟原虫阴性。

2.假性急腹症

在恶性疟患者或间日疟患者中，因腹腔神经丛受累所致腹痛并不少见。此类患者常以腹痛为主诉而就诊，易与阑尾炎、胆囊炎、胃穿孔等急腹症混淆。

鉴别要点：疟疾血涂片镜检疟原虫阳性，白细胞正常或偏低，以抗疟药假定性治疗后腹痛消失。对于多次血检阴性或虽检出疟原虫但抗疟药治疗后腹痛仍不见减轻者，宜进一步进行外科学检查。

3.附红细胞体病

附红细胞体简称附红体，寄生于人或动物红细胞表面、血浆及骨髓等处，以发热，贫血、黄疸等为主要临床表现。由于其症状与疟疾相似，且血检时附红体易与疟原虫混淆，应注意鉴别。

4.巴贝西虫病

巴贝西虫与疟原虫均寄生于红细胞内，其临床表现极为相似，但巴贝西虫多感染家畜，人体感染少见，且患病时原虫血症颇高，同一红细胞可同时寄生4～8个发育不同步的虫体，虫体胞质中无色素沉积，亦无配子体。

此外，尚须与急性粟粒型结核、伤寒、回归热、败血症、艾滋病（AIDS）、钩端螺旋体病、阿米巴肝脓肿、病毒性肝炎、登革热、日本血吸虫病、丝虫病、黑热病等加以鉴别。

发病季节、地区等流行病学资料对鉴别诊断有一定帮助。上述疾病的特殊临床表现以及有关的实验室亦有较大帮助。然而，最重要的鉴别诊断依据是确定其病原体。大多数临床上误诊的疾病都是由于医生对本病缺乏警惕所造成的。恶性疟临床表现不规则，如再忽视流行病学资料，则常致延误诊断。凡是不明原因发热者，尤其是发作性、间歇性发热者，如及时做血液或骨髓涂片的疟原虫检查，绝大多数病例可获得明确的诊断。

七、并发症

（一）对血液系统的影响

本病除引起贫血外，还有血小板减少所致的血小板减少性紫癜及出血倾向，严重者甚至可出现弥漫性血管内凝血（DIC）。导致血小板减少的原因系由于疟原虫大量破坏红细胞后引起血管内凝血，使血小板大量凝聚和裂解，肝脾肿大，血小板破坏增加，自身免疫反应使血小板裂解；疟原虫还可在血小板内繁殖，直接破坏血小板。血小板多在50×10^9/L～100×10^9/L，最低为24×10^9/L。出血表现可从全身散在的针尖大小到硬币大小的紫癜及癖斑、鼻衄、便血、呕血、口腔出血、眼结膜出血，镜下血尿，束臂试验阳性，血块收缩不良，凝血酶原时间延长等；还可表现为何杰金氏病样反应，除肝脾肿大外，周身浅表淋巴结肿大。这是由于疟原虫刺激网状内皮系统反应活跃所致，易与淋巴瘤混淆。

（二）脑型疟

脑型疟患者，其发病季节以夏、秋季为多，性别及年龄组均无显著性差异，但新到疟疾疫区者明显高于久居疟疾疫区者，无疟疾流行病学史者明显高于有疟疾流行病学史者。神经系统表现依次为昏迷、颈抵抗、瞳孔改变、克氏征阳性、巴氏征阳性、布氏征阳性、抽搐、头痛、烦躁、谵妄等。

脑型疟可同时发生多种并发症，如重度贫血、酸中毒、肺炎、心肌炎、心衰、肾衰、呼吸衰竭、周围循环衰竭休克等。脑型疟的诊断取决于有疟疾发作的临床症状，血片检查找到疟原虫，能排除其他原因引起的昏迷及其他神经系统表现。

（三）对肾脏的影响

抗原抗体复合物沉积于肾小球的毛细血管基底膜上，并激活补体，产生的细胞趋化因子引起中性粒细胞的局部积聚，释放蛋白溶解酶，造成血管栓塞及局部坏死，属于M型变态反应。肾性疟疾表现除有发热外，均有尿少、水肿，尿液检查有尿蛋白、RBC、WBC及颗粒管型等。血压大多正常，脾脏肿大、贫血。只有在进行疟疾治疗后，尿蛋白和血细胞以及临床症状才会逐渐消失。

（四）黑尿热

当疟疾患者的红细胞大量溶解，血中的血红蛋白超过肾阈值（37～102mg/mL）时，血红蛋白由肾脏排出致黑尿热。黑尿热的死亡率相当高。由恶性疟原虫引起的黑尿热最常见，间日疟原虫和三日疟者引起偶尔可见。黑尿热多见于新进入高发疟疾疫区又无免疫力的重症疟疾病人。黑尿热的治疗应包括：立即停用伯氨喹、奎宁，改用青蒿素、蒿甲醚等；输液，以纠正电解质失衡；利尿，以加速药物排泄；输入5% $NaHCO_3$ 200mL左右，以碱化尿液，防止肾小管堵塞；应用激素，以减少溶血反应，改善循环机能；输血；对症治疗，尤其注意心、肾功能情况，预防衰竭发生，护肝，预防脑水肿等。

（五）疟疾对孕妇的影响及先天性疟疾

妊娠合并疟疾时，疟原虫大量破坏红细胞往往造成严重的贫血，脾肿大，还可影响到分娩，并发脑部症状也多见。在产褥期可使其抵抗力下降，易致产后感染，疟疾发作时的高热，均可致孕妇病死率上升，尤其在分娩期病死率更高。孕妇在分娩时疟疾发作，产妇体力消耗大，宫缩乏力导致难产。疟原虫感染胎盘，影响到胎儿的生长发育，致婴儿体重低，发育迟缓，甚至发生新生儿死亡。由于新生儿肌张力不够，可无寒战、出汗等表现，易误诊为感冒、遗传性溶血性贫血。诊断时应注意询问母亲病史，在怀孕期间是否患有疟疾，以检查到疟原虫得以确诊，但有时需多次检查才能查获。

（六）其他少见的并发症

肝功能严重损害是疟疾常见并发症，但极易误诊。乙肝表面抗原阴性，最易误诊为甲型肝炎。这是片面重视肝脏的临床表现，而忽视了疟疾的表现，这在不典型发作的病例中常见。疟疾致肺损害常见呼吸系统表现，常有咳嗽、气急、吐痰、呼吸困难、胸痛等。肺部检查有干、湿啰音，呼吸音减低等。疟疾致肺损害认为是疟原虫与机体过敏反应有关，疟原虫被吞噬细胞吞噬后在肺部毛细血管内发生凝集，阻塞血管，使肺部毛细血管脆性增加及通透性增加，肺组织充血水肿呈散在性出血所致；疟疾的抗原抗体复合物可引起心肌间质性水肿及炎性细胞浸润，导致急性心肌炎、心包炎。患者除有疟疾的临床表现及血片找到疟原虫外，循环系统表现有心率加快、颈静脉充盈、心音及心律的改变，如第一心音低钝、舒张期奔马率、频繁期前收缩，心电图检查有ST-T波改变、传导阻滞等。

疟疾致自发性脾破裂疟疾多次发作后可致脾脏肿大形成"疟疾脾"，肿大而质脆的疟疾脾偶尔可在疟疾发作时或排便时，由于腹肌收缩，腹内压力增高，自发引起脾破裂。大量内出血可致失血性休克，抢救不及，往往致猝死。疟疾患者在发作后可出现皮肤损害，表现为荨麻疹或麻疹样皮疹，在免疫学上属Ⅰ、Ⅳ型变态反应，且用抗过敏药物治疗无效。而用抗疟疾药物治疗后皮损均消失。

八、治疗

（一）间日疟治疗

首选磷酸氯喹片（简称氯喹）、磷酸伯氨喹片（简称伯氨喹）。治疗无效时，可选用以青蒿素类药物为基础的复方或联合用药的口服剂型进行治疗。

（二）恶性疟治疗

以青蒿素类药物为基础的复方或联合用药（ACT），包括青蒿琥酯片加阿莫地喹片、双氢青蒿素哌喹片、复方磷酸萘酚喹片、复方青蒿素片等。

（三）重症疟疾治疗

（1）青蒿素类药物注射剂，包括蒿甲醚和青蒿琥酯。
（2）磷酸咯萘啶注射剂。

九、预防控制

（一）管理传染源

开展病例监测，健全疫情报告，根治疟疾患者及带疟原虫者。

（二）切断传播途径

疟疾是蚊虫传播疾病，预防时主要采取消灭按蚊，防止被按蚊叮咬。清除按蚊幼虫滋生场所及广泛使用杀虫药物。个人防护可应用驱避剂或蚊帐等，避免被蚊叮咬。

（三）保护易感人群

疟疾疫苗接种与药物干预相结合将有望减少疟疾的发病率和病死率，但由于疟原虫抗原性的多样性，给疫苗发展带来很大的困难。理想的疫苗应能包含各阶段疟原虫的主要抗原成分，但能有效减少原虫血症的疫苗，亦能有效减轻症状和降低病死率，实现发展疫苗的目的。目前研制的重组融合蛋白疫苗已在非洲进行三期临床试验，初步显示可喜的结果。

药物预防是目前较常应用的措施。间断预防性治疗每周1次，有助于减少高危人群的感染，对高发疟疾疫区的健康人群及外来人群可酌情选用。成人常用氯喹，口服0.5g。在耐氯喹疟疾流行区，可用甲氟喹0.25g，也可选用乙胺嘧啶25mg，或多西环素0.2g。孕妇、儿童宜服用氯喹作为预防。

（董茂星）

第六章 黄热病

黄热病（yellow fever）是由黄热病毒引起，主要是通过伊蚊叮咬传播的急性传染病。临床以高热、头痛、黄疸、蛋白尿、相对缓脉和出血等为主要表现。本病在非洲和南美洲的热带和亚热带呈地方性流行，亚洲尚无本病报告。黄热病的死亡率高及传染性强，属于国际检疫传染病之一。

一、病原学

黄热病毒为单股正链 RNA 病毒，属于黄病毒科黄病毒属。病毒颗粒呈球形，直径 40～60nm，外有脂质包膜，表面有棘突，基因组长度约为 11kb。

黄热病毒只有一个血清型，根据病毒基因组序列特征可分为多个基因型。该病毒可与同为黄病毒属的登革病毒、寨卡病毒、西尼罗病毒等产生血清学交叉反应。黄热病毒有嗜内脏如肝、肾、心等（人和灵长类）和嗜神经（小鼠）的特性。

黄热病毒外界抵抗力弱，不耐酸、不耐热。60℃、30min 可灭活，70%乙醇、0.5%次氯酸钠、脂溶剂、过氧乙酸等消毒剂及紫外线照射均可灭活。

二、流行病学

（一）流行特征

黄热病在非洲撒哈拉以南地区和南美洲依然广泛流行，近来发生在安哥拉（2016年3月）的黄热病疫情甚至引起全球性的播散。亚洲、欧洲和美洲都有源自安哥拉的输入性病例报道，我国的北京、上海、福建等地也于2016年春首次报道了黄热病输入病例。

黄热病可以通过接种疫苗来预防。世界卫生组织建议广泛开展大规模的接种疫苗，以预防黄热病的传播和流行。2007—2010年，非洲10个黄热病高风险国家的5700万人接种了黄热病疫苗；另有170万人接受了紧急疫苗注射来获得保护。

现在流行区外多地已经出现了黄热病输入病例，但尚无黄热病流行区外原发病例的报道。由于我国与黄热病流行的国家/地区有人员往来，病例输入我国的风险持续存在。

（二）传染源

按照传播模式，黄热病主要分为城市型和丛林型。城市型的主要传染源为病人及隐性感染者，特别是发病5日以内的患者。丛林型的主要传染源为猴及其他非人灵长类动物，在受染动物血中可分离到病毒。

（三）传播途径

蚊媒传播为黄热病毒的主要传播途径。蚊媒通过叮咬黄热病毒感染的人或动物而被感染，再通过叮咬的方式将病毒传播。不同种类的伊蚊和趋血蚊种可传播该病毒。目前主要有城市型黄热病和森林型（或丛林型）黄热病两种类型的传播模式。

1.城市型黄热病

以人-蚊媒-人的方式循环。在既往流行地区，以埃及伊蚊为主要的传播媒介。如果受感染的人把病毒带入人口稠密、免疫覆盖率较低的地区，且该地区有伊蚊生存繁殖，伊蚊叮咬感染者后再叮咬健康人，就可导致人群感染。目前，黄热病主要通过这种方式在人群中暴发流行。研究表明，白纹伊蚊也可能具备传播能力。

2.森林型（丛林型）黄热病

以非人灵长类-蚊媒-非人灵长类的方式循环。在热带雨林中，媒介蚊种比较复杂，包括非洲伊蚊、辛普森伊蚊、趋血蚊属、煞蚊属、白纹伊蚊、白点伊蚊等。人类因为进入丛林被蚊媒叮咬而感染。

（四）易感人群

人群对黄热病毒普遍易感。感染或接种疫苗后可获得持久免疫力，尚未发现再次感染者。

三、发病机制

黄热病的发病机制尚不明确。病毒可在叮咬部位复制，通过淋巴和血液扩散至其他器官和组织，并在其中不断繁殖，然后释放入血，引起病毒血症，主要侵入肝脏、脾脏、心脏、骨髓和横纹肌等。

靶器官损害可能为病毒直接作用所致。肝脏是主要靶器官，患者由于肝脏受损而出现血清转氨酶、胆红素升高和凝血酶原时间延长等，同时可见肾脏、心脏等受累。肝脏和脾脏的巨噬细胞产生的TNF等细胞因子、氧自由基堆积、内皮细胞损伤、微血栓形成和弥漫性血管内凝血（DIC），是多脏器损害和休克的可能原因。出血可能是由于血小板减少、维生素K依赖的凝血因子在肝脏合成减少和弥漫性血管内凝血（DIC）等原因引发。

四、临床表现

潜伏期通常为3～6天，也可长达10天。人感染黄热病毒后大多数无症状或轻症感染。典型病例临床过程可分为以下4期。

（一）感染期

此期为病毒血症期，持续3～5天。急性起病，寒战、发热（可达39～41℃），全身不适，头痛、畏光、腰骶部和下肢疼痛（特别是膝关节）、肌痛、厌食、恶心、呕吐、烦躁、易怒、头晕等，但症状无特异性。体格检查可有相对缓脉，皮肤、结膜和牙龈充血，特征性舌苔改变（舌边尖红伴白苔），肝大和上腹压痛。

（二）缓解期

发病3～5天后，患者进入缓解期，体温下降，症状减轻。大多数患者开始恢复，但约15%的患者在 48 小时之内病情再次加重，进入第三期（中毒期）。

（三）中毒期（肝肾损害期）

此期特点是病情再次加重，出现多器官功能损伤表现，常累及肝脏、肾脏和血液系统等。临床表现为体温再次升高，黄疸逐渐加重，频繁呕吐，上腹痛，可出现多部位出血，如皮肤瘀点、瘀斑、鼻衄、黏膜出血，甚至腔道大出血、休克。肾功能异常，出现蛋白尿、血尿，尿量减少，甚至无尿。心电图可见 ST-T 异常，少数可出现急性心脏增大。神经系统表现为躁动、谵妄、昏迷，脑脊液检查压力明显增高，蛋白升高但白细胞升高不明显。进入中毒期的患者约有 50% 死亡。

（四）恢复期

恢复期可持续 2~4 周，体温下降至正常，症状逐步消失，器官功能逐步恢复正常，但疲乏症状可持续数周，黄疸和转氨酶升高可持续数月。有报道患者可在恢复期死亡，多死于心律失常。

五、实验室检查

黄热病的检测方法包括病毒核酸检测、血清学抗体检测（IgM、IgG 和中和抗体等）和病毒分离等。黄热病毒可与黄病毒属其他病毒如登革病毒、寨卡病毒、西尼罗病毒等产生血清学交叉反应，血清学检测易产生假阳性。

（一）血清学检查

酶联免疫吸附试验（ELISA）是目前最常用的血清学检测方法，可以检测抗黄热病病毒的特异性抗体。黄热病特异性 IgM 抗体阳性可作为近期感染的依据；IgM 抗体可在感染后 5 天内出现，可持续 3 个月以上。但近来有报道发现少数人接种了黄热病毒减毒活疫苗 17D 后，甚至 1 年后都可检测到 IgM 抗体。IgG 抗体在恢复期的 4 倍升高也作为诊断依据之一，但需要发病初期和恢复期的样本，对于危重患者使用有临床局限性。此外，也可采用空斑减少中和试验（PRNT）检测血液中和抗体，应尽量采集急性期和恢复期双份血清开展检测。

（二）病原学检查

1. 病毒核酸检测

采用反转录荧光定量 PCR 法（RT-PCR）检测黄热病毒，此方法具有更高的特异性、敏感性，可以自动化操作。

2. 病毒抗原检测

来源于猴子和仓鼠的实验数据显示，病毒首先侵袭内脏，肝脏是其主要的靶器官；淋巴结、心脏、肾脏、脾脏等也可累及。通过组织免疫组化发现，黄热病毒可导致转化生长因子-β（TGF-β）诱导的肝细胞大量凋亡，肿瘤坏死因子 α（TNF-α）和干扰素 γ（IFN-γ）可能也起了一定的作用。免疫组化可用于检测组织中的黄病毒特异性抗原，抗原的数量与疾病的严重程度相关，还可以区分黄热病感染和接种了 17D 疫苗后产生的不良反应。

3. 病毒分离培养

细胞（VERO，C6/36，BHK21 等）和乳鼠是目前常用的病毒分离体系，可将患者临床样本（全血、血清、肝脏等）和蚊虫标本接种于蚊源细胞（C6/36）或哺乳动物细胞（Vero）进行分离培养，也可使用乳鼠脑内接种进行病毒分离，分离成功率较高，但是操作相对复杂。

六、诊断

（一）诊断依据

一般根据流行病学史、临床表现和相关实验室检查综合判断。

（二）病例定义

1.疑似病例

符合流行病学史且有相应临床表现。

（1）流行病学史

发病前14天内有在黄热病流行地区居住或旅行史。

（2）临床表现

难以用其他原因解释的发热、黄疸、肝肾功能损害或出血等。

2.临床诊断病例

疑似病例且黄热病毒IgM抗体检测阳性。

3.确诊病例

疑似病例或临床诊断病例经实验室检测符合下列情形之一者：

（1）黄热病毒核酸检测阳性；

（2）分离出黄热病毒；

（3）恢复期血清黄热病毒抗体滴度较急性期呈4倍及以上升高，同时排除登革热、寨卡病毒等其他常见黄病毒感染。

（三）鉴别诊断

早期或轻型病例应与流行性感冒、伤寒、斑疹伤寒和拉沙热等鉴别，发热伴有黄疸者应与各种原因引起的肝损害、钩端螺旋体病等鉴别，发热伴出血应和肾综合征出血热及其他病毒性出血热、登革热、蜱传回归热、恶性疟疾等鉴别。本病可与疟疾、登革热同时发生。

七、治疗

（一）一般治疗

急性期病人应卧床休息，采取有效防蚊隔离措施。密切观察病情变化，监测生命体征。有频繁呕吐、消化道出血时应禁食、静脉补液，维持水、电解质及酸碱平衡。

（二）对症和支持治疗

高热时予物理降温，必要时予小剂量解热止痛剂，如对乙酰氨基酚，成人用法为250～500mg/次、每日3～4次，儿童用法为每次10～15mg/kg，可间隔4～6小时1次，24小时内不超过4次。禁用阿司匹林。

肝功能损害时，予保肝、降酶、退黄治疗，补充维生素K促进凝血因子合成，严重出血时补充凝血因子、血小板、新鲜血浆等，必要时输注红细胞。急性肾损伤，必要时可予肾脏替代治疗。上消化道出血时可予质子泵抑制剂、凝血酶等治疗。出现脑水肿时，予渗透性利尿剂（3%高渗盐水或者20%甘露醇）脱水治疗。

（三）中医治疗

1.辨证选择口服中药汤剂

（1）湿热郁阻证（多见于感染期）

临床表现：发热、恶寒，头、身痛，骨节疼痛，畏光，厌食、呕吐、恶心，烦躁、易怒，尿黄等。舌边尖红，苔白、厚腻，脉濡缓或浮数。

治法：清热化湿，透表解肌。

参考方药：甘露消毒丹合柴葛解肌汤加减。茵陈、黄芩、葛根、金银花、连翘、柴胡、苏梗、藿香、滑石、甘草等。

（2）毒扰气营证（多见于中毒早期）

临床表现：再次壮热，汗出热不解，神昏、谵语，眼黄，尿黄、短赤，皮肤斑、疹，烦渴，呕吐、上腹痛。舌红、苔白或黄，脉濡或数。

治法：清气凉营，泻火解毒。

参考方药：清瘟败毒饮加减。生石膏、黄芩、生地、连翘、紫草、栀子、青蒿、丹皮、水牛角、土茯苓、甘草等。

（3）瘀毒入血证（多见于中毒期）

临床表现：壮热不解，上腹痛，黄疸加深，可见躁扰不安或神昏不醒，肌肤瘀斑，吐血、衄血、便血或见其他出血证，少尿。舌暗红，苔薄或腻，少津，脉细数。

治法：凉血止血，解毒化瘀。

参考药物：犀角地黄汤加减。水牛角、山栀子、生地黄、赤芍、丹皮、大小蓟、白茅根、紫珠草、侧柏炭、地榆、槐花、仙鹤草等。

（4）阳气暴脱证（多见于休克）

临床表现：身热骤降，面色苍白，气短息微，大汗不止，四肢湿冷，烦躁不安或神昏谵语，肌肤斑疹或见各种出血。舌质淡红，脉微欲绝。

治法：回阳救逆，益气固脱。

参考方药：生脉散合四逆汤加减。红参（另煎兑入）、麦冬、五味子、熟附子、干姜、肉桂等。

（5）余邪未净证（恢复期）

临床表现：倦怠无力，纳可，思饮，尿黄渐轻。舌淡、苔厚少津或少苔，脉细数。

治法：清利余热，益气养阴。

参考方药：茵陈五苓散加减。茵陈、茯苓、泽泻、白术、石斛、麦冬等。

2.辨证选择中成药或静脉滴注中药注射液

一般可选择清热解毒、凉血化瘀、益气固脱、醒脑开窍类制剂。

八、预防控制

黄热病的预防控制措施主要有：接种疫苗、加强出入境检疫、规范病例报告管理、消灭蚊虫、个人防护等方面。

（一）开展疫苗接种的免疫预防

1937年，黄热减毒活疫苗研发成功。该疫苗是将病毒在细胞上连续传200多代所获得的减毒病毒，名为17D株。该病毒可以在人体内增殖，但不引起人发病，同时保留了病毒的免疫特性，接种后诱导人体产生可以中和黄热病毒的保护性抗体。接种黄热疫苗10天内，可使90%以上接种者获得免疫力，接种30天内，可使99%的接种者获得免疫力，起到免疫保护作用。接种一次黄热疫苗，可以产生长期或终身保护。黄热疫苗有些不良反应较为严重，但是发生率较低，在大规模使用时的严重不良反应率低于百万分之一。我国也生产黄热减毒活疫苗，主要供出国人员使用。黄热疫苗在全球使用了近80年，超过5亿剂，被证明是安全、有效和经济的疫苗，在全球控制黄热病中发挥了最重要的作用。

（二）加强国境卫生检疫，有效降低输入风险

去黄热疫区旅行人员务必接种黄热疫苗（疫苗接种禁忌证除外）。接种疫苗可以保护个体不患病，也防止将病毒带回国来。接种的时间为到达目的地10天以前，以保证在到达疫区时已经有针对黄热病毒的免疫力。我国目前的黄热病例均为输入性，加强对来自黄热病疫区的入境人员检疫可以尽早发现病例，予以及时隔离救治，防止疫情扩散。

（三）完善病例的报告和管理

各级医疗机构发现疑似黄热病病例后要及时报告，使卫生行政部门和疾病预防控制机构尽早掌握疫情并采取必要的防控措施。在媒介伊蚊分布区和活动季节，医疗机构应做好病例的防蚊隔离，同时做好院内的防蚊、灭蚊等蚊媒控制措施。医护人员应做好个人防护，避免接触病例的血液和体液。医疗机构对病例的分泌物和排泄物应做好消毒处理。疾病预防控制机构要及时对病例开展流行病学调查，搜索病例、评估疫情扩散风险。

卫生部门发现疑似病例后，应及时通报检验检疫部门，以便尽早掌握疫情并有效采取口岸防控措施。

（四）开展蚊媒应急监测和控制

在媒介伊蚊分布区和活动季节，当有黄热病病例出现时，应立即开展应急蚊媒监测，并采取控制措施。灭蚊主要有以下两个环节。

1.杀灭成蚊

主要是使用杀虫剂，采取喷洒、烟雾等方式杀灭环境中的成蚊。

2.杀灭幼蚊

传播黄热病的伊蚊主要在家中及其附近的清洁水中滋生，家中的积水容器和附近的废旧轮胎、用过的易拉罐和塑料瓶等都是伊蚊滋生场所，需要翻盆倒罐清除积水和使用杀蚊幼虫药物处理伊蚊的滋生地。经常性开展爱国卫生活动、治理环境，会有助于黄热病的防控。个人应尽量减少被蚊虫叮咬，如使用蚊虫驱避剂、穿长袖衣裤等。具体措施可参见中国疾病预防控制中心印发的《登革热媒介伊蚊监测指南》和《登革热媒介伊蚊控制指南》。

（五）提高黄热病发现和应对能力

建议有条件的省级疾病预防控制中心和口岸城市的疾病预防控制中心、口岸检验检疫机构建立实验室检测技术和方法，做好技术和试剂储备。

各地卫生部门应组织印发相关技术方案，开展技术培训，提高医务人员对黄热病的发现、识别能力，提高疾病预防控制人员的流行病学调查和疫情处置能力。

（董茂星）

第七章　流行性感冒

流行性感冒（influenza，Flu），简称流感，是由流感病毒引起的一种急性呼吸道传染病。主要通过空气飞沫、人与人之间的接触或与被污染物品的接触传播。典型的临床症状表现为突起畏寒、高热、头痛、全身酸痛、疲弱乏力等全身中毒症状，而呼吸道症状较轻。本病常呈自限性，病程一般为3～4天。婴幼儿、老年人、有心肺疾病及其他慢性疾病患者或免疫功能低下者可并发肺炎，预后较差。

一、病原学

流感病毒属于正粘病毒科（Orthomyxoviridae），为单股负链分节段的RNA病毒。病毒颗粒呈球形或细长形，直径80～120nm，有一层脂质囊膜，膜上有糖蛋白纤突，是由血凝素（HA）与神经氨酸酶（NA）所构成，均具有抗原性。血凝素促使病毒吸附到细胞上，故其抗体能中和病毒，免疫学上起主要作用；神经氨酸酶作用点在于细胞释放病毒，故其抗体不能中和病毒，但能限制病毒释放，缩短感染过程。

根据核蛋白（nucleocapside protein，NP）和基质蛋白（matrix protein，MP）的特性可将流感病毒分为甲、乙、丙（又称A、B、C）三型。甲型和乙型流感病毒均有8个RNA节段，编码至少10～11种蛋白，丙型流感病毒缺少一个编码神经氨酸酶蛋白的节段。由于基因组是分节段的，故易产生同型不同株间基因重配，同时流感病毒RNA在复制过程中不具有校正功能，其发生突变的频率要高于其他病毒。甲型流感病毒最容易发生抗原变异，其中包括抗原漂移（antigenic drift）和抗原转换（antigenic shift）。抗原漂移是指流感病毒亚型内部经常发生的小幅度变异，HA和NA的抗原漂移独立进行，漂移的结果是引起流感的季节性流行；而抗原转换时流感病毒的抗原变异幅度大，形成HA和/或NA不同的新亚型，转换的结果会引起流感的世界性大流行。

甲型流感病毒根据其表面血凝素和神经氨酸酶蛋白结构及其基因特性又可分成许多亚型，至今甲型流感病毒已发现的血凝素有16个亚型（H1～16），神经氨酸酶有9个亚型（N1～9）。

甲型流感病毒在动物中广泛存在，乙型流感病毒除感染人之外还没有发现其他的自然宿主，丙型流感病毒除感染人之外还可以感染猪。

流感病毒对热不耐受，易被紫外线和加热灭活，通常56℃、30min可被灭活。流感病毒在pH值<5或>9的环境中其感染性很快被破坏，对离子和非离子清洁剂、氯化剂和有机溶剂等敏感。

二、流行病学

（一）流行特征

流感的显著特点为：突然暴发，迅速扩散，从而造成不同程度的流行。流感具有一定的季节性（我国北方地区流行高峰一般发生在冬春季，而南方地区全年流行，高峰多发生在夏季和冬季），一般流行3～4周后会自然停止，发病率高但病死率低。

甲型流感：常引起暴发流行，甚至是世界大流行，2～3年发生小流行1次，根据世界上已发生的4次大流行情况分析，一般10～15年发生一次大流行。

乙型流感：呈暴发或小流行，丙型以散发为主。

（二）传染源

患者和隐性感染者是流感的主要传染源，病毒从潜伏期末到发病的急性期都有传染性。年龄较大的儿童和成人患季节性流感（无并发症）期间，病毒在呼吸道分泌物中一般持续排毒3～6天。住院的成人患者可在发病后持续一周或更长的时间散播有感染性的病毒。婴幼儿流感以及人感染H5N1禽流感病例中，长期排毒很常见（1～3周），包括艾滋病在内的免疫缺陷患者也会出现病毒排毒周期延长的现象。

（三）传播途径

流感主要通过飞沫传播，也可通过口腔、鼻腔、眼睛等处黏膜直接或间接接触传播。接触患者的呼吸道分泌物、体液和污染病毒的物品也可能引起感染。通过气溶胶经呼吸道传播有待进一步确认。

（四）易感人群

人群普遍易感。流感病毒易发生变异，例如甲型流感病毒在人群免疫压力下，每隔2～3年就会有流行病学上重要的抗原变异株出现，青少年感染率较高。

（五）易发重症病例的高危人群

人群出现流感样症状后，特定人群较易发展为重症病例，应给予高度重视，尽早进行流感病毒相关检测及其他必要检查。

（1）妊娠期妇女。

（2）伴有以下疾病或状况者：心血管系统疾病（高血压除外）、肾病、肝病、血液系统疾病、神经系统及神经肌肉疾病、代谢及内分泌系统疾病、免疫功能抑制（包括应用免疫抑制剂或HIV感染等致免疫功能低下）、慢性呼吸系统疾病及养老院人员或其他慢性病疗养机构的被看护人员、19岁以下长期服用阿司匹林者。

（3）肥胖者（体重指数BMI＞30）。

（4）年龄＜5岁的儿童（年龄＜2岁的婴幼儿更易发生严重并发症）。

（5）年龄≥65岁的老年人。

三、发病机制

带有流感病毒颗粒的飞沫（直径一般小于10μm）吸入呼吸道后，病毒的神经氨酸酶破坏神经氨酸，使黏蛋白水解，糖蛋白受体暴露。甲、乙型流感病毒通过HA结合上皮细胞含有唾液酸受体的细胞表面启动感染。

流感病毒通过细胞内吞作用进入细胞。在病毒包膜上含有M2多肽的离子通道在胞内体中被酸性pH值激活，使核衣壳蛋白释放到胞质（脱壳）。核衣壳蛋白被转运到宿主细胞核，病毒基因组在细胞核内进行转录和复制。病毒核蛋白在胞质合成后，进入胞核和病毒RNA结合形成核壳体，并输出到细胞质。病毒膜蛋白经完整加工修饰后，嵌入细胞膜内。核壳体与嵌有病毒特异性膜蛋白的细胞膜紧密结合，以出芽方式释放子代病毒颗粒（芽生）。NA清除病毒与细胞膜之间以及呼吸道黏液中的唾液酸，以便于病毒颗粒能到达其他的上皮细胞。最后，宿主的蛋白酶将HA水解为HA1和HA2，使病毒颗粒获得感染性。流感病毒成功感染少数细胞后，复制出大量新的子代病毒颗粒，这些病毒颗粒通过呼吸道黏膜扩散并感染其他细胞，被感染的细胞则发生变性、坏死、溶解或脱落，产生炎症反应，从而出现发热、头痛、肌痛等全身症状。

单纯流感病毒病变主要损害呼吸道上部和中部黏膜，一般不破坏呼吸道基底膜，不引起病毒血症。流感病毒性肺炎的病理特征为肺充血，黏膜下层局部炎性反应，细胞间质水肿，周围巨噬细胞浸润，肺泡细胞出血、脱落，重者可见支气管黏膜坏死、肺水肿以及毛细血管血栓形成。

四、临床表现

流感的潜伏期一般为1～7天，多数为2～4天。通常急性起病，体温可达39～40℃，伴畏寒，一般持续2～3天；全身中毒症状严重，如乏力、头痛、头晕、全身酸痛；持续时间长，体温正常后乏力等症状可持续1～2周；呼吸道卡他症状轻微，常有咽痛、鼻塞和流涕等；少数患者有恶心、呕吐、食欲不振、腹泻和腹痛等症状。另有少数患者以消化道症状为主要表现。老人、婴幼儿、有心肺疾病者或接受免疫抑制剂治疗者患流感后可发展为肺炎。

（一）临床分型

1.单纯型流感

急性起病，体温39～40℃，伴畏寒、乏力、头痛、肌肉关节酸痛等全身症状明显，呼吸道卡他症状轻微，可有流涕、鼻塞、干咳等。患者颜面潮红，眼结膜外眦轻度充血。如无并发症呈自限性过程，多于发病3～4天后体温逐渐消退，全身症状好转，但咳嗽、体力恢复常需1～2周。轻症者如普通感冒，症状轻，2～3天可恢复。

2.肺炎型流感

一般较少见，多发生于老人、儿童和原有心肺疾患的人群。原因：原发病毒性肺炎，继发细菌性肺炎，混合细菌病毒性肺炎。表现：高热持续不退，剧烈咳嗽、咳血痰、呼吸急促、发绀，肺部可闻及湿啰音。胸片提示两肺有散在的絮状阴影。痰培养无致病细菌生长，可分离出流感病毒。一般可因呼吸循环衰竭而死亡，病死率高。

3.中毒性流感

一般以中枢神经系统及心血管系统损害为特征。表现为高热不退、休克及弥漫性血管内凝血（DIC）等严重症状，病死率高。

4.胃肠炎型流感

一般少见，以腹泻、腹痛、呕吐为主要临床表现，儿童多于成人。

（二）特殊人群临床表现

1.儿童流感

在流感流行季节，有超过40%的学龄前儿童及30%的学龄儿童易患流感。一般健康儿童感染流感病毒可能表现为轻型流感，主要症状为发热、咳嗽、流涕、鼻塞及咽痛、头痛，少部分出现肌痛、呕吐、腹泻。婴幼儿流感的临床症状不典型，可出现高热惊厥。新生儿流感少见，但易合并肺炎，常有败血症表现，如嗜睡、拒奶、呼吸暂停等。在小儿，流感病毒引起的喉炎、气管炎、支气管炎、毛细支气管炎、肺炎及胃肠道症状较成人常见。

2.老年人流感

65岁以上流感患者为老年流感。因老年人常存有呼吸系统、心血管系统等原发病，因此老年人感染流感病毒后病情多较重，病情进展快，发生肺炎率高于青壮年人，其他系统损伤主要包括流感病毒性心肌炎导致的心电图异常、心功能衰竭、急性心肌梗死，也可并发脑炎以及血糖控制不佳等。

3.妊娠妇女流感

中晚期妊娠妇女感染流感病毒后除发热、咳嗽等表现外，易发生肺炎，迅速出现呼吸困难、低氧血症甚至急性呼吸窘迫综合征，可导致流产、早产、胎儿窘迫及胎死宫内；可诱发原有基础疾病的加重，病情严重者可以导致死亡。

4.免疫缺陷人群流感

免疫缺陷人群如器官移植人群、艾滋病患者、长期使用免疫抑制剂者，感染流感病毒后发生重症流感的危险性明显增加，由于易出现流感病毒性肺炎，发病后可迅速出现发热、咳嗽、呼吸困难及发绀，病死率高。

五、实验室检查

（一）常规检查

1.外周血常规

白细胞总数一般不高或降低。

2.血生化

部分病例出现低钾血症，少数病例肌酸激酶、天门冬氨酸氨基转移酶、丙氨酸氨基转移酶、乳酸脱氢酶、肌酐等升高。

（二）病原学相关检查

1.核酸检测

以RT-PCR（最好采用real-time RT-PCR）法检测呼吸道标本（咽拭子、鼻拭子、鼻咽或气管抽取物、痰）中的流感病毒核酸。

2.病毒分离

将起病3天内患者的标本从呼吸道分泌物接种于鸡胚或组织培养物进行病毒分离。

3.抗原检测

一般可采用免疫荧光法检测呼吸道标本（咽拭子、鼻拭子、鼻咽或气管抽取物中的黏膜上皮细胞），使用单克隆抗体来区分甲、乙型流感，一般可在数小时以内获得结果。其他还有胶体金试验，一般能在10～30min获得结果。

4.血清学诊断

检测流感病毒特异性IgM和IgG抗体水平，IgG抗体水平恢复期比急性期有4倍或以上升高的有诊断意义。

5.影像学检查

多数患者无肺内受累。发生肺炎者影像学检查可见肺内斑片状、多叶段渗出性病灶；进展迅速者，可发展为双肺弥漫的渗出性病变或实变，个别病例可见胸腔积液。

六、并发症

（一）细菌性肺炎

发生率为5%～15%。流感起病后2～4天病情进一步加重，或在流感恢复期后病情反而加重，出现高热、剧烈咳嗽、脓性痰、呼吸困难，肺部湿性啰音及肺实变体征。外周血白细胞总数和中性粒细胞显著增多，以肺炎链球菌、金黄色葡萄球菌、流感嗜血杆菌等为主。

（二）其他病原菌感染所致肺炎

主要包括衣原体、支原体、嗜肺军团菌、真菌（曲霉菌）等，流感患者的肺炎经常规抗感染治疗无效时，应考虑到真菌感染的可能。

（三）其他病毒性肺炎

常见的有冠状病毒、副流感病毒、呼吸道合胞病毒、鼻病毒等。在慢性阻塞性肺部疾病患者中高发，并可使病情加重，临床上难以和流感病毒引起的肺炎相区别，相关病原学和血清学检测有助于鉴别诊断。

（四）Reye综合征

偶见于14岁以下的儿童，尤其是使用阿司匹林等水杨酸类解热镇痛药物者。

（五）心脏损害

心脏损伤不常见，主要有心肌炎、心包炎。可见肌酸激酶升高、心电图异常，而肌钙蛋白异常少见，多可恢复。重症病例可出现心力衰竭。

（六）神经系统损伤

主要包括脑脊髓炎、横断性脊髓炎、无菌性脑膜炎、局灶性神经功能紊乱、急性感染性脱髓鞘性多发性神经根神经病（格林巴利综合征）。

（七）肌炎和横纹肌溶解综合征

一般在流感中罕见。主要症状有肌无力、肾衰竭，肌酸激酶（CK）升高。

七、诊断

（一）需要结合临床表现

1.在流感流行时期

出现下列情况之一，需要考虑是否为流感：

（1）急性呼吸道感染症状：发热、咳嗽和/或咽痛等。

（2）发热伴原有慢性肺部疾病急性加重者。

（3）婴幼儿、儿童发热，未伴有其他症状和体征者。

（4）65岁以上的老年人新发生呼吸道感染，或出现原有呼吸道症状加重，伴或未伴发热。

（5）重病患者出现发热或低体温表现。

2.在任何时期

出现发热伴咳嗽和/或咽痛等急性呼吸道症状，并且可以溯源到与流感相关的流行病学史，如患者发病前7天内曾到有流感暴发的单位或社区，与流感可疑病例共同生活或有密切接触，从发生流感的国家或地区旅行归来等。

（二）需要开展病原学检查的病例

若有条件，对出现以上情况的病例，可开展病原学检查以明确诊断。对于明确诊断与否会对临床处理产生影响的病例，宜积极安排病原学检查。这些病例一般包括：需决定是否应及时启动抗病毒治疗的高危病例，是否确诊对安排其他诊断检查有影响的病例，需决策是否应用抗生素治疗的病例，等待诊断结果来安排相应感染控制措施的病例，进行流行病学采样调查的病例等。

（三）确诊标准

具有临床表现，以下一种或以上的病原学检测结果呈阳性者，可以确诊为流感：

（1）流感病毒核酸检测阳性。

（2）流感病毒快速抗原检测阳性，需结合流行病学史做综合判断。

（3）流感病毒分离培养阳性。

（4）急性期和恢复期双份血清特异性IgG抗体水平呈4倍或以上升高。

（四）重症流感判断标准

流感病例出现下列一项或以上情况者为重症流感病例。

（1）神志改变：反应迟钝、嗜睡、躁动、惊厥等。

（2）呼吸困难和/或呼吸频率加快：5岁以上儿童和成人＞30次/min，1～5岁＞40次/min，2月龄至12月龄＞50次/min，新生儿至2月龄＞60次/min。

（3）严重呕吐、腹泻，出现脱水表现。

（4）少尿：成人尿量＜400mL/24h；小儿尿量＜0.8 mL/（kg·h^{-1}），或每日尿量婴幼儿＜200mL/m^2，学龄前儿＜300mL/m^2，学龄儿＜400mL/m^2，14岁以上儿童＜17mL/h；或出现急性肾功能衰竭。

（5）动脉血压＜90/60 mmHg（1 mmHg＝133.3Pa）。

（6）动脉血氧分压（PaO$_2$）＜60 mmHg或氧合指数（PaO$_2$/FiO$_2$）＜300。

（7）影像学检查胸片显示双侧或多肺叶浸润影，或入院48小时内肺部浸润影扩大≥50%。

（8）CK、肌酸激酶同工酶（CK-MB）等酶水平迅速增高。

（9）原有基础疾病明显加重，出现脏器功能不全或衰竭。

（五）鉴别诊断

1.普通感冒

流感的全身症状比普通感冒重；追踪流行病学史有助于鉴别；普通感冒的流感病原学检测阴性，或可找到相应的感染病原证据。

2.呼吸道感染

呼吸道感染起病较缓慢，症状较轻，无明显中毒症状。血清学和免疫荧光等检验可明确诊断。

3.流行性脑脊髓膜炎（流脑）

流脑早期症状类似流感，但流脑有明显的季节性，儿童多见。早期有剧烈头痛、脑膜刺激症状、瘀点、口唇疱疹等均可与流感相鉴别。脑脊液检查可明确诊断。

4.军团病

军团病多见于夏、秋季，临床上表现为重型肺炎，白细胞总数增高，并有肝、肾并发症，但轻型病例类似流感。红霉素、利福平和庆大霉素等抗生素对本病有效，确诊需要进行病原学检查。

5.支原体肺炎

支原体肺炎与原发性病毒性肺炎的X线检查相似，但前者的病情较轻，冷凝集试验和MG链球菌凝集试验呈阳性，可以诊断。

八、治疗

（一）根据病情严重程度评估确定治疗场所

1.住院治疗标准（满足下列标准1条或以上）

（1）妊娠中晚期妇女。

（2）基础疾病明显加重者，如慢性阻塞性肺疾病、糖尿病、慢性心功能不全、慢性肾功能不全、肝硬化等。

（3）符合重症流感诊断标准者。

（4）伴有器官功能障碍者。

2.非住院患者居家隔离，需保持室内通风

（1）患者应充分休息，多饮水，饮食应当容易消化和富有营养。

（2）密切观察患者病情变化，尤其是老年和儿童患者。

（二）尽早开始抗流感病毒药物治疗

有资料表明发病48小时后使用神经氨酸酶抑制剂，如奥司他韦和扎那米韦治疗能有效缓解流感患者的症状，缩短病程和住院时间，减少并发症，但大多数研究证明，神经氨酸酶抑制剂早期使用治疗疗效更为显著。

（三）避免盲目或不恰当使用抗菌药物

合理选用对症治疗的抗菌药物。

九、预防控制

流感在人与人间传播能力很强，与有限的有效治疗措施相比积极防控更为重要。

（一）疫情监测

通过门诊、急诊就诊的流感样病例（influenza-like illness，ILI）数及ILI占哨点医院就诊总人数百分比的动态变化，结合流感病毒实验室核酸检测和分离培养情况，可分析和判断流感活动状况和流行趋势。通过长期、系统、连续地对流感活动水平和流行动态进行监测，可及时发现流感病毒变异，开展早期预警，并为全球及我国流感流行株的预测和流感疫苗株的推荐提供可靠依据。具体参见《全国流感监测方案（2017年版）》。

（二）健康宣传

（1）保持室内空气流通，流行高峰期应减少大型集会活动。公共场所、居室应注意通风换气，进行空气消毒。可用食醋或过氧乙酸熏蒸。病人用过的食具、衣物、手帕、玩具等应煮沸消毒或阳光暴晒2小时。

（2）咳嗽、打喷嚏时应使用纸巾等，避免飞沫传播。

（3）经常彻底洗手，避免脏手接触口、眼、鼻。

（4）流行期间如出现流感样症状应及时就医，并减少接触他人，尽量居家休息。

（三）暴发流行的防控

当流感已在社区流行时，同一机构内如在72小时内有2人或以上出现流感样症状就应警惕，积极开展病原学检测。一旦确诊应要求患者入院治疗或居家休养，搞好个人卫生，尽量避免、减少与他人接触。集体场所暴发流感疫情后，应按《传染病防治法》及《突发公共卫生应急条例》的相关规定来执行。医院内发生流感暴发流行时，有关隔离防护等措施应参照相关技术指南的规定来执行。

（四）接种流感疫苗

接种疫苗对具有严重流感并发症高度风险的人以及与高危个人同住或为其进行护理的人尤为重要。疫苗需每年接种方能获有效保护，根据《中国季节性流感疫苗应用技术指南（2014—2015）》，推荐以下人群为优先接种对象：

（1）妊娠任何阶段的孕妇。

（2）<6月龄婴儿的家庭成员和看护人员。

（3）6月龄至5岁的儿童。

（4）65岁以上的老年人。

（5）慢性病患者。

（6）医务工作人员。

（魏孔福）

第八章 埃博拉出血热

埃博拉出血热（ebola hemorrhagic fever，EBHF）是一种能导致人类和灵长类动物出现发热、出血、腹泻等症状的烈性传染病，主要通过接触病人或感染动物的血液、体液、分泌物和排泄物及其污染物等而感染，其病死率高达50%～90%。

埃博拉出血热病于1976年在非洲首次发现，主要在刚果、乌干达、塞拉利昂、苏丹、利比里亚、科特迪瓦、南非、几内亚等非洲国家多次流行，给人类健康和经济发展带来极大危害。2014年西非再次暴发了埃博拉疫情，病毒通过野生动物传到人，并在人间通过人际间传播蔓延。目前预防埃博拉出血热的疫苗正在研发中，及时发现、诊断和严格隔离控制病人、加强个人防护与感染控制等是防控埃博拉出血热的关键措施。

一、病原学

埃博拉病毒属丝状病毒科，丝状病毒属，是一种包膜病毒，为不分节段的单股负链RNA病毒。病毒在形态上呈多形性，电子显微镜下呈长丝状体，可呈杆状、丝状、"L"形等形态。病毒粒子长度平均1000nm，直径约100nm。病毒有脂质包膜，包膜上有呈刷状排列的突起，主要由病毒糖蛋白组成。埃博拉病毒大小18.9kb，编码7个结构蛋白和1个非结构蛋白。

埃博拉病毒可在人、猴和豚鼠等哺乳类动物细胞中增殖，对Vero和Hela等细胞敏感。病毒可分为扎伊尔型、苏丹型、塔伊森林型、莱斯顿型和本迪布焦型。除莱斯顿型对人不致病外，其余四型感染后均可导致人发病。不同型病毒基因组核苷酸构成差异较大，但同一型的病毒基因组相对稳定。

埃博拉病毒常温下较稳定，有一定的耐热性，60℃需要1小时方能灭活，100℃、5min可被灭活；-70℃下可以长期保存；对紫外线敏感，2min即可被完全灭活；福尔马林、乙醚和次氯酸钠等化学消毒剂均可使病毒完全灭活；病毒在病人尸体或血液样本中可以存活数周。

二、流行病学

（一）传染源

研究表明，埃博拉出血热的第一代患者均有与非人灵长类和其他哺乳动物的接触史，第二代患者多为家庭内感染。目前认为埃博拉出血热的传染源为感染埃博拉病毒的病人和非人灵长类动物，果蝠是埃博拉病毒的自然宿主。埃博拉出血热是通过密切接触到感染动物的血液、分泌物、器官或其他体液而传到人类，比如感染埃博拉病毒的黑猩猩、大猩猩、果蝠、猴子、森林羚羊和豪猪等野生动物可为第一代患者首发病例的传染源。

（二）传播途径

1.接触传播

接触传播为最主要的传播途径，通过破损皮肤或黏膜直接接触感染者的血液、分泌物、器官，或其他体液及受到这些液体污染的表面和材料（如床上用品、衣物）而感染。病人家属、医护人员及其他密切接触者如果没有采取严格的防护措施进行护理、治疗病人或处理病人尸体等活动，则容易被感染。因此医疗机构和家庭是感染的高风险场所。

2.呼吸道传播

研究表明埃博拉病毒在猴子中能够通过气溶胶传播，但尚未见到人与人之间经空气传播而感染的报道。

3.消化道传播

2007年在刚果的埃博拉出血热疫情中，指示病例可能与食用果蝠有关，提示人类可能通过消化道感染埃博拉病毒。

4.性传播

研究者在埃博拉出血热患者的精液、乳汁中分离到埃博拉病毒，因此存在通过性途径传播的可能性。

（三）易感人群

人类对埃博拉病毒普遍易感。发病主要集中在成年人，易感程度主要与暴露或接触机会多少有关。尚无资料表明不同性别间存在发病差异。

三、发病机制

埃博拉病毒使人类致病的机制可能涉及病原学、细胞学、免疫学及分子生物等学科，加之感染力极强，因此目前尚不十分明确。

埃博拉病毒具有广泛的细胞嗜性。病毒侵入机体后，可能先感染单核细胞、巨噬细胞和其他单核吞噬系统的细胞。当病毒释放到淋巴或血液中，可引起肝脏、脾脏以及全身巨噬细胞感染。从单核吞噬系统细胞释放的病毒可感染相邻的包括肝细胞、成纤维细胞、肾上腺上皮细胞等，感染的单核吞噬系统细胞会被激活并释放大量的细胞因子和趋化因子，从而增加血管内皮细胞通透性，引起弥散性血管内凝血（DIC）、休克，导致机体多器官功能衰竭。

主要病理改变为皮肤、黏膜、脏器的出血，机体多器官可见灶性坏死。肝细胞点和灶性坏死是该病的典型特点，可见小包涵体和凋亡小体。

四、临床表现

本病潜伏期为2～21天，一般为5～12天。尚未发现潜伏期有传染性。人感染埃博拉病毒后可不发病或呈轻型，病例如能坚持到发病后的12天，则生存概率较高。

根据病情变化，整个病程可分为两期。

（一）初期

多呈急性起病，临床表现为高热、畏寒、头痛、肌肉痛、恶心、结膜充血及相对缓脉；2～3天后可有呕吐、腹痛、腹泻和血便等消化道症状；约50%患者有咽痛、咳嗽。患者此期内最显著的表现为低血压、休克及面部水肿。

（二）极期

病程4~5天进入极期，患者出现持续高热，感染中毒症状及消化道症状加重，有不同程度的出血，包括皮肤黏膜出血、呕血、咯血、便血、血尿等；严重者可出现意识障碍、休克及多脏器受累，多在发病后2周内死于出血、多脏器功能障碍等。病程5~7天可出现麻疹样皮疹，以肩部、手心和脚掌多见，数天后消退并脱屑，部分患者可较长期地留有皮肤的改变。

由于病毒持续存在于精液中，也可引起睾丸炎、睾丸萎缩等迟发症。90%的死亡患者在发病后12天内死亡（7~14天）。

五、实验室检查

（一）一般检查

1.血常规

早期可见白细胞和淋巴细胞减少，随后出现中性粒细胞升高和核左移，血小板可减少。

2.尿常规

早期可有蛋白尿出现。

3.生化检查

天门冬氨酸氨基转移酶（AST）和丙氨酸氨基转移酶（ALT）升高，且AST升高大于ALT。

4.凝血功能

凝血酶原（PT）和部分凝血活酶时间（APTT）延长，纤维蛋白降解产物（FDP）升高，表现为DIC。

（二）血清学检查

1.血清特异性IgM抗体检测

一般多采用IgM捕获酶联免疫吸附试验（ELISA）检测。

2.血清特异性IgG抗体检测

一般采用ELISA、免疫荧光等方法检测。

（三）病原学检查及相关检测

1.抗原检测

由于埃博拉出血热有高滴度病毒血症，可采用ELISA等方法检测血清中病毒抗原。

2.核酸检测

一般在发病后一周内的患者血清中可检测到病毒核酸，因此可采用反转录聚合酶链反应法（RT-PCR）等核酸扩增方法进行核酸检测。

3.病毒分离

采集发病一周内患者的血清标本，通过细胞培养进行病毒分离。

4.电子显微镜检查

电子显微镜可直接观察标本培养物上清液中的病毒粒子，根据病毒粒子的大小、形状及粒子内的核衣壳进行病毒鉴定。

六、诊断

（一）诊断依据

应根据流行病学史、临床表现和相关病原学检查综合判断。流行病学史依据为：

（1）发病前21天内有在埃博拉出血热传播活跃地区居住或旅行史。

（2）发病前21天内，在没有恰当个人防护的情况下，接触过埃博拉出血热患者的血液、体液、分泌物、排泄物或尸体等。

（3）发病前21天内，在没有恰当个人防护的情况下，接触或处理过来自疫区的蝙蝠或非人类灵长类动物。

（二）病例定义

1.留观病例

具备流行病学史中第2、3项中任意一项，且体温＞37.3℃者；或具备流行病学史中第1项，且体温≥38.6℃者。

2.疑似病例

具备流行病学史中第2、3中任意一项，且符合以下三种情形之一者：

（1）体温≥38.6℃，出现头痛、肌肉痛、呕吐、腹泻和腹痛等。

（2）发热伴不明原因出血。

（3）不明原因猝死。

3.确诊病例

留观病例或疑似病例经实验室检测符合下列情形之一者：

（1）核酸检测阳性。患者血液等标本用RT-PCR等核酸扩增方法检测，结果阳性；若核酸检测阴性，但病程不足72小时，应在达72小时后再次检测。

（2）抗原检测阳性。采用ELISA等方法检测患者血液等标本中的病毒抗原。

（3）培养分离病毒。用Vero、Hela等细胞对患者血液等标本进行病毒分离。

（4）血清特异性IgM抗体检测阳性，双份血清特异性IgG抗体阳转或恢复期较急性期4倍及以上升高。

（5）组织中病原学检测阳性。

（三）鉴别诊断

病原学检查与马尔堡出血热、克里米亚刚果出血热、拉沙热和肾综合征出血热等病毒性出血热、伤寒、斑疹伤寒、病毒性肝炎、钩端螺旋体病、疟疾和脑膜炎等其他传染病相鉴别。

七、病例处置流程

（一）留观病例

符合流行病学史第2、3项的留观病例，按照确诊病例的转运要求转至定点医院单人单间隔离观察，动态监测体温，密切观察病情。及时采集标本，按规定在定点医院达到生物安全2级防护水平的实验室相对独立区域内进行临床检验；按规定送疾病预防控制中心进行病原学检测。

符合下列条件之一者可解除留观：

（1）体温恢复正常，核酸检测结果阴性。

（2）若发热已超过72小时，核酸检测结果阴性。

（3）仍发热但不足72小时，第一次核酸检测阴性，需待发热达72小时后再次进行核酸检测，结果阴性。

对仅符合流行病学史中第（1）项标准的留观病例，按照标准防护原则转运至定点医院单人单间隔离观察，动态监测体温，密切观察病情。

符合下列条件之一者可解除留观：

（1）诊断为其他疾病者，按照所诊断的疾病进行管理和治疗。

（2）体温在72小时内恢复正常者。

（3）发热已超过72小时，而且不能明确诊断为其他疾病的，进行核酸检测结果阴性。

（二）疑似病例

按照确诊病例的转运要求转至定点医院单人单间隔离观察治疗。及时采集标本，按规定在定点医院达到生物安全2级防护水平的实验室相对独立区域内进行临床检验；按规定送疾病预防控制中心进行病原学检测。

（1）病原学检测阳性，转为确诊病例，进行相应诊疗。

（2）若发热已超过72小时，采样进行病原学检测，阴性者排除诊断，解除隔离。

（3）若发热不足72小时，病原学检测阴性，需待发热达72小时后再次进行病原学检测，仍阴性者排除诊断，解除隔离。

（三）确诊病例解除隔离治疗的条件

连续两次血液标本核酸检测阴性。临床医师可视患者实际情况，安排其适时出院。

八、治疗

口服补液或者静脉输液等支持性疗法以及针对特定症状的治疗可改善生存率。就埃博拉出血热而言，尚没有经过验证的治疗办法，然而，目前正在评价各种包括血液制品、免疫疗法和药物疗法在内的可能治疗办法。相关治疗可参照本书《埃博拉出血热防控方案（第三版）》。

患者应卧床休息，饮食应为少渣易消化半流质，保证充分热量。

（一）补液治疗

有证据表明，早期补液，维持水电解质和酸碱平衡可明显提高存活率。一般可使用平衡盐液，维持有效血容量；加强补充如白蛋白、低分子右旋糖酐等胶体液，预防和治疗低血压休克。

（二）保肝抗感染治疗

通常应用甘草酸制剂进行保肝抗感染治疗。

（三）出血的治疗

进行止血和输血，用新鲜冰冻血浆补充凝血因子，预防DIC。

（四）预防及控制继发感染

要减少不必要的有创操作，严格无菌操作，预防继发感染。一旦出现继发感染，应早期经验性应用抗生素。

（五）肾功能衰竭的治疗

出现肾功能衰竭要进行血液净化治疗。

（六）呼吸衰竭的治疗

出现呼吸衰竭要及时进行氧疗等呼吸功能治疗。

（七）病原学治疗

目前实验中最有效的方案是应用 siRNAs。非人灵长类（NHPs）中感染后 30min 开始给予治疗 7 天，结果全部动物存活。被动地输入 IgG 抗体疗法也被认为有一定的功效，但其确切效果尚存在争议。也有相关实验证实，在被埃博拉病毒感染的动物模型"金标准"的非人灵长类（NHPs）中，线虫重组抗凝蛋白 C2 对于埃博拉病毒引起的凝血功能异常有一定效果。一些离子通道抑制剂如 Dronedarone，Verapamil 和 Amiodarone 等被认为可能抑制病毒，但相关的药物作用机制需要进一步研究；还有一种名为 ZMapp 的药物被用来使人体对埃博拉病毒产生免疫反应。目前已有 7 人接受此治疗，5 人获得较好疗效；恢复期血清治疗曾在小范围内应用，亦似有较好的效果，但和 ZMapp 一样，还有待于在应用时机、不良反应等方面做进一步观察，目前无法推广应用。

九、预防控制

及时发现、诊断和严格隔离控制病人，加强个人防护与感染控制等是防控埃博拉出血热的关键措施。早期发现病例，及时调查处置，追踪和密切接触者管理，有效的医院感染及社区感染管理是防控的主要策略。提高对埃博拉出血热感染危险因素的认知，以及采取有效的保护性措施（包括接种疫苗）是减少人间传播的有效方法。具体措施详见本书《埃博拉出血热防控方案（第三版）》和《埃博拉出血热医院感染预防与控制技术指南（第二版）》。

（魏孔福）

第九章　马尔堡出血热

马尔堡出血热（marburg haemorrhagic fever，MHF）是一种以急性发热伴严重出血为主要表现的传染性疾病，经密切接触传播，传染性强，病死率高。1967年秋德国马尔堡、法兰克福和前南斯拉夫贝尔格莱德几家疫苗实验室的工作人员，在实验中接触一批从乌干达运来的非洲绿猴后，同时暴发了一种严重出血热。马尔堡疫苗研究所首次从上述患者的血液和组织细胞中分离出一种新病毒，因而命名为马尔堡病毒（marburg virus），其所致的疾病称为马尔堡出血热。由于马尔堡病毒来自于非洲绿猴并主要在非洲流行，因此马尔堡出血热又被称为青猴病和非洲出血热。

一、病原学

马尔堡病毒和埃博拉病毒属于丝状病毒科，为单股负链RNA病毒。在电子显微镜下观察该病毒如伸长的细丝，有时出现卷曲，呈蚯蚓状、马蹄铁形或一端弯曲成手杖形。病毒颗粒直径为80nm，长度700～1400nm，病毒表面有一层蛋白包膜，具抗原性。包膜上的刺突长度为7～8 nm。马尔堡病毒基因组为单股负链RNA，长约19kb，编码7种病毒蛋白，包括核蛋白（NP）、病毒蛋白35（VP35）、病毒蛋白30（VP30）、病毒蛋白24（VP24）、糖蛋白4（GP4）、RNA依赖的RNA聚合酶主要成分为糖蛋白7（GP7）和次要成分病毒蛋白40（VP40）。马尔堡病毒目前只发现一种血清型。

马尔堡病毒包膜上含有特异的糖蛋白，可与人体细胞表面的特异性受体结合而进入细胞内进行复制。该病毒可在多种的组织细胞中生长、复制，包括恒河猴肾细胞、人羊膜细胞和鸡胚成纤维细胞等原代细胞，以及人宫颈癌细胞系细胞、非洲绿猴肾细胞、幼地鼠肾异倍体细胞和人肝L细胞系细胞等传代细胞。

马尔堡病毒对热有中度抵抗力，56℃、30min不能完全灭活，但60℃、1小时感染性丧失。在室温及4℃下存放35天，其感染性基本不变，-70℃可以长期保存。一定剂量的紫外线、γ射线、脂溶剂、β-丙内酯、次氯酸和酚类等均可将其灭活。

二、流行病学

（一）流行特征

本病传染性强，密切接触者易成为继发病例。至今，马尔堡出血热的自然流行局限于一些非洲国家，如刚果、安哥拉等，无明显的季节性。在1998年刚果发生马尔堡出血热流行前，本病多为散发，但在家庭、医院及社区内可暴发。

（二）传染源

病人和受感染动物是本病的主要传染源。马尔堡病毒可从患病的猴子传染给人类，然后再由病人传染给其他健康人。马尔堡病毒的传染性极强，症状越重的患者传染性越强，患者在潜伏期内传染性弱。人不是病毒自然循环中的一部分，只是偶然被感染。

本病毒在自然界中的储存宿主目前尚不清楚。

（三）传播途径

主要通过接触患者含高密度病毒的血液和体液传播。若接触病人的血液和其他体液，包括粪便、尿液、呕吐物、唾液、精液、呼吸道分泌物等则可被感染。因此，密切接触病人的家属和医护人员的危险性最高。此外，医院内可通过医源性传播。性接触也可能传播该病。

（四）易感人群

人群普遍易感，大部分病人为成年人，高危人群为接触被感染的动物及病人尸体者，以及密切接触病人的亲属和医护人员。人在感染2周后可产生中和抗体，从而获得免疫力，但能持续多长时间尚不清楚。

三、发病机制

马尔堡病毒进入人体后，首先侵犯树突状细胞和单核吞噬细胞系统，继而在淋巴系统内播散，并通过血行感染肝、脾和其他器官组织。本病的发病机制主要包含以下两方面。

（一）病毒感染宿主细胞导致细胞的直接损伤

其机制是病毒和细胞表面的特异性受体结合，进入细胞内复制，通过病毒蛋白的毒性作用导致细胞凋亡。

（二）病毒和机体免疫系统相互作用导致细胞的间接损伤

其机制包括：

（1）病毒由入侵部位扩散至各系统，从而抑制机体固有免疫应答，包括树突状细胞和巨噬细胞对干扰素-α的应答。

（2）由于病毒感染，影响了体液的免疫反应。

（3）在整个感染过程中产生大量淋巴细胞凋亡，导致免疫抑制。

（4）受感染的巨噬细胞产生多种介质，细胞因子和趋化因子的释放导致血管功能失调、低血压，引发DIC和MODS。

四、临床表现

本病的潜伏期一般为3～9天，也可超过2周。人感染马尔堡病毒经过潜伏期后突然发病，通常发病第一天即出现高热，数小时内体温可上升超过39℃，呈现为稽留热或弛张热，常伴有畏寒或寒战、剧烈头痛和全身不适。高热常持续达7天以上。第3天起出现腹痛、恶心、呕吐和严重水样腹泻。腹泻可持续1周，导致严重的失水和嗜睡。病人常于病程的第2～7天全身皮肤出现不痛不痒的红色斑丘疹，随后可出现脱屑。病情进一步发展，常于第5～7天出现休克、出血的临床表现，如牙龈出血、鼻出血、尿血、阴道出血和消化道出血等。通常病程为14～16天。病人多于发病后第6～9天因休克，出血，肝、肾、心、肺、脑等器官衰竭而死亡。

五、实验室检查

（一）一般检查

外周血白细胞计数及淋巴细胞减少，中性粒细胞增多，可见幼稚淋巴细胞，ESR加快，血小板计数明显减少。常于病程的第6～12天血小板计数降至最低水平，有的病例可降至$10×10^9/L$。血浆纤维蛋白原减少，纤维蛋白降解产物增加，ALT和AST升高。

（二）特异性检查

1.血清特异性抗体检测

目前已能制备抗马尔堡病毒表面糖蛋白抗原的单克隆抗体，用ELISA法检测患者血清中的特异性IgM、IgG抗体。结合患者的流行病学资料和临床表现，特异性抗体阳性有助于明确本病的诊断。

2.血清特异性病毒核酸检测

应用反转录-聚合酶链反应（RT-PCR）和实时反转录PCR检测血清中病毒RNA，结果阳性有助于早期诊断。

3.病毒分离

在Vero细胞上接种病人的血液、咽分泌物或尿液等，进行病毒分离和鉴定，结果阳性者可以诊断；但必须注意，马尔堡病毒分离只能在生物安全4级（BSL4）实验室中进行。

六、诊断

（一）流行病学资料

发病前3周内曾到过马尔堡出血热流行区，或接触被感染的动物及病人尸体者，以及密切接触病人的亲属和医护人员。

（二）临床表现

突然发病，出现高热、畏寒、剧烈头痛、全身不适、腹痛、恶心、呕吐、腹泻、皮疹、出血、休克等的病人应高度注意患本病的可能性。

（三）实验室检查

血清中特异性IgM、IgG抗体检测阳性或马尔堡病毒分离阳性可明确本病诊断。RT-PCR检测马尔堡病毒特异性RNA阳性亦有助于本病诊断。

（四）诊断标准

本病的诊断依据流行病学史、临床表现和实验室检查，确诊依据抗原检测、病毒分离和病毒核酸检测等做出。对来自马尔堡出血热疫区或接触过新输入的非洲非人灵长类动物的人员，急骤起病，发热伴头痛、乏力、全身肌肉疼痛等全身中毒症状及出血症状，使用抗生素和抗疟药治疗效果不明显的患者，应高度怀疑为马尔堡出血热。如发现马尔堡病毒的N蛋白抗原阳性，病毒RNA阳性，以及从病人的标本中分离出病毒，即可确诊。

（五）鉴别诊断

本病要与埃博拉出血热、流行性出血热、新疆出血热、登革出血热、拉沙热、恶性疟疾、克里米亚-刚果出血热、流行性感冒、流行性脑炎、恶性疟疾、黄热病、裂谷热以及细菌感染等疾病做出鉴别。

1.埃博拉出血热

埃博拉出血热与马尔堡出血热在传染源、传播途径、疫区分布等方面都极其相似；但前者通常无融合性皮疹，可通过病原学和血清学检测与之鉴别。

2.流行性出血热

流行性出血热有明确的鼠类接触史。临床上有明显的急性肾衰竭表现，可通过病原学和血清学检测与之鉴别。

3.新疆出血热

新疆出血热为自然疫源性疾病，主要分布于有硬蜱活动的荒漠和牧场。其发病有明显的季节性，每年4～5月份为其流行高峰。患者有蜱叮咬史。

4.登革出血热

登革出血热有伊蚊叮咬史，临床表现与马尔堡出血热相似，可通过病原学和血清学检测与之鉴别。

5.拉沙热

拉沙热一般起病隐匿，主要症状为全身不适、发热、头痛、咽喉痛、咳嗽、恶心、呕吐、腹泻、肌肉疼痛、胸痛及腹痛等。早期可见淋巴细胞减少，后期中性粒细胞增多。可通过病原学和血清学检测与马尔堡出血热鉴别。

6.恶性疟疾

恶性疟疾的典型症状为间歇性寒战、高热，继之大汗后缓解，血涂片检查可找到寄生虫，应用抗疟药治疗有效。

7.细菌感染

细菌感染的血常规通常表现为白细胞计数升高，血细菌培养结果可帮助诊断，给予抗生素治疗有效。

七、治疗

目前尚无特效治疗药物，通常采用对症治疗。

（一）一般治疗

卧床休息，尽快明确诊断和隔离病人。给予病人高热量、适量维生素流食或半流食。

（二）液体疗法

补充足够的液体和电解质，输液应以等渗液和盐液为主，常用的有平衡盐液和葡萄糖氯化钠溶液等，以保持水、电解质和酸碱平衡。

（三）恢复期病人血清治疗

如果给早期病人注射恢复期患者的血清，可能有效。

（四）对症和并发症治疗

有明显出血者应输新鲜血，以提供大量正常功能的血小板和凝血因子。血小板计数明显减少者，应输注血小板。对合并DIC的患者，可给予肝素等抗凝药物治疗。心功能不全者应用强心药物。肾性少尿者，可按急性肾衰竭处理：限制入液量，应用利尿药，保持电解质和酸碱平衡，必要时采取透析治疗。肝功能受损者可给予护肝治疗。重症病人可酌情给予抗生素以预防感染。

八、预防控制

目前尚无有效的疫苗可以预防马尔堡出血热，控制传染源是预防和控制马尔堡出血热最重要的措施。密切关注马尔堡出血热的流行动态，尤其是非洲国家的流行情况，及时掌握疫情的动态信息，严防本病传入我国。

（一）预防性措施

1.国境口岸检疫

对来自疫区的人员和灵长类野生动物严格实施检疫，避免与可疑病人接触，发现疑似病人应立即在专业机构进行严格隔离和消毒，所有与患者发病后3周内有过密切接触的人，应进行密切监测，并立即通知当地卫生部门开展患者救治和疫情调查处理工作。加强对入境动物的检疫工作，特别是对从疫区输入的非人灵长类动物要严格检疫。

2.健康提示

前往马尔堡出血热疫区的旅行者应具备基本防病知识，避免接触带毒灵长类动物和患者。疫区工作人员、实验室人员和医务人员应接受防护知识培训，避免接触灵长类动物，与可疑病人接触时要采取必要的个人防护措施。离开疫区的人员在出发后3周之内，一旦出现发热性疾病，应立即就医，向医生告知疫区旅行史。

（二）疫情控制措施

1.病例和密切接触者管理

对疑似病例和密切接触者就地实行医学观察，每天测量两次体温，直至最后一次接触3周后，一旦体温高于38.3℃，则应立即进行隔离治疗。所有与患者接触的动物都应进行登记、追踪、隔离、观察。

确诊病例必须在传染病专业医院进行严格隔离治疗，隔离区内采取呼吸防护措施。男性病人必须禁止性生活至少3个月，直到精子检查无病毒为止。

2.控制院内感染

凡是接触、护理染疫动物和病例以及进行疫点处理的工作人员必须穿戴口罩、手套、眼镜、防护服和防毒面罩等个人防护用具。

在接触受感染动物或患者时，对所有的感染动物和感染者的呕吐物、排泄物、尸体以及可疑污染场所和物品等要进行严格彻底的终末消毒，防止医源性感染和实验室感染。

3.加强实验室生物安全

所有涉及马尔堡病毒的活病毒操作必须在BSL-4级实验室中进行。实验室检验应在生物安全柜内进行，如果没有生物安全三级以上的试验条件，则尽可能减少检验次数，操作时做好个人防护。

4.开展健康教育宣传

积极、广泛地宣传马尔堡出血热的防治知识，避免疫情发生后引起不必要的社会恐慌。公众应正确对待事件的发生，及时、有效地采取预防手段。

（董茂星）

第十章 西尼罗热

西尼罗热（west nile fever，WNF）是由西尼罗病毒（west nile virus，WNV）引起的急性传染病。临床特点为高热、头痛、肌肉疼痛、皮疹、淋巴结肿大等，可侵犯中枢神经系统，产生脑膜脑炎症状。本病广泛分布于非洲、中东、西亚和欧洲南部地区，近年来在北美洲亦有流行。鸟是本病的传染源，主要通过蚊虫传播。

一、病原学

西尼罗热是由西尼罗病毒所致的一种虫媒传染病。1937年，人类首次从乌干达西尼罗省的1名发热女子的血液标本中，分离出该病毒，所以称为"西尼罗病毒"。该病毒属于黄病毒科（Flaviviriade）黄病毒属（Flavivirus），是有包膜RNA病毒。与乙型脑炎、圣路易脑炎、黄热病、登革热、日本脑炎、丙型肝炎等病毒同属，病毒颗粒直径为40～60nm，有宿主来源的脂蛋白包膜，包膜内的病毒核衣壳为对称多面体状，直径约30nm。病毒包膜对维持病毒体结构的稳定性和保护病毒基因组有重要作用，因而病毒很容易被有机溶剂和去污剂灭活。病毒颗粒中包括三种结构蛋白：核衣壳蛋白（C）、包膜蛋白（E）和膜蛋白（prM/M）。

西尼罗病毒对热、紫外线、化学试剂如乙醚等敏感，加热至56℃、30min即可灭活。

二、流行病学

（一）流行特征

西尼罗热热带地区全年均有发病，温带地区发病主要在夏、秋季节。流行高峰一般为夏、秋季节，与媒介密度高及蚊体带毒率高有关。

近几十年来，西尼罗病毒病在世界范围内的流行区域不断扩大，1999年以前广泛分布在东半球，包括非洲、亚洲、中东以及欧洲的大部分地区。1999年以后，西半球开始出现西尼罗病毒的流行。近几年来该病有扩大流行之势，并在北美开始出现大面积流行。1999年8月美国纽约市首次发现西尼罗病毒脑炎病例以来，西尼罗病毒在美国和北美地区迅速蔓延，同时出现乌鸦不明原因大量死亡，经过多次采样分离，最终分离到西尼罗病毒。2007年，美国报告了3630例人感染西尼罗病毒，其中34%表现为脑炎或脑膜炎。我国目前尚未发现此种病例。

（二）传染源

鸟是该病毒的贮存宿主，也是主要传染源。目前已查明有70多种鸟与传播该病毒有关，其中有些鸟的死亡率很高，如乌鸦、大乌鸦、喜鹊、蓝鸟和灰鸟，但鸟的种类目前尚未完全清楚。病人和隐性感染者亦应该是该病毒的传染源，但还未得到证实。血清学检查提示，在一次流行中，有很多隐性感染者，但只有轻微症状或无症状。

（三）传播途径

蚊子是本病的主要传播媒介，以库蚊为主。现已从很多种蚊子中检测到了该病毒，如伊蚊、按蚊、轲蚊、脉毛蚊、鳞蚊、蓝带蚊等。蚊子自感染鸟类吸取含有病毒的血液后，病毒在蚊体内经过10～14天，病毒便存在于蚊子的唾腺中，可以经由叮咬其他动物或人类而传播病毒，病毒进入动物或人的血液后，会透过血脑屏障进入脑内，引发脑炎。人类与家禽和鸟类之间无法直接传播。研究者在越冬的蚊子体内发现了西尼罗病毒。根据欧洲和中东的经验，提示病毒通常沿着鸟迁移的路径而传播到新的地方。西尼罗病毒还可以通过胎盘、乳汁、输血、器官移植和实验室接触感染等传播。

（四）易感人群

人类对西尼罗病毒普遍易感。野外工作者，如农民、森林工人、园林工作者、旅行者皆是易感人群。部分体弱者，特别是老人和小孩感染病毒后容易引起西尼罗脑炎。免疫系统相对较弱的人（如经过化学治疗的人），四十岁以上的人和患有慢性病的人（如患有癌症、心脏病、糖尿病等的人）相对而言有更严重的反应。

三、发病机制

蚊虫叮咬人时，西尼罗病毒进入人体内，人体的特异性和非特异性免疫功能可以将病毒限制在局部并清除，临床上表现为隐性感染。当侵入的病毒量较大且人体免疫功能不足以清除病毒时，病毒入血，引起病毒血症，并可进入中枢神经系统。在动物模型以及人感染病例脑部和脊髓脊索多个位点可以同时检测到西尼罗病毒，说明病毒经血液途径传入中枢神经系统。已经证明神经元细胞是病毒在中枢神经系统中的主要靶细胞。病毒进入中枢神经系统，引起脑实质和脑膜炎症，严重者危及病人生命。

四、临床表现

西尼罗病毒感染的潜伏期一般为3～12天。人类感染西尼罗病毒后并不互相传播，通常为隐性感染。大部分感染者症状轻微，伴有发热、头痛、喉咙痛、背痛、肌肉疼痛、关节痛、疲劳、结膜炎、皮疹、淋巴结肿大、纳差、腹痛、腹泻及呼吸道症状等。对于老年人和儿童可能引起高热（≥40℃），剧烈头痛及中枢神经系统症状体征，如颈项强直、昏睡、昏迷、抽搐、麻痹等，甚至引起死亡。

近年暴发流行的西尼罗病毒感染，呈现重症病例明显增加的趋势。极个别病人表现为急性弛缓性麻痹，病人出现急性无痛、不对称性肌无力、脑脊液淋巴细胞增多，偶尔也可表现为西尼罗病毒性心肌炎、胰腺炎或肝炎等。

（一）发热型

典型病例临床表现为西尼罗热，潜伏期一般为1～6天，突然发热、头痛、倦怠、乏力、嗜睡、疲劳感加重，有或无前驱症状，1/3以上的病人发热可在38.3～40℃。高热可致颜面潮红、结膜充血。腋下及腹股沟淋巴结肿大，无明显压痛。约有半数患者出疹，出疹时间在发热期或发热期末，颈背部、躯干及四肢出现淡红色玫瑰疹或斑丘疹，尤其儿童常见，持续时间约为1周，自行消退。暴发流行中，一半病人有肝脏肿大，10%病人有脾脏肿大。重症病人偶见心肌炎、胰腺炎和肝炎，部分病人还可出现严重的眼痛、结膜水肿、充血和肌肉酸痛等症状。轻型病例仅有类似感冒过程，全身反应轻，表现为自限性，80%患者经3～5天自愈。

（二）脑炎型

少数患者尤其是老年人及部分儿童、青少年感染后可引起脑炎、脑膜炎。潜伏期为2～14天。此时病情较重，体温骤升、持续不降、剧烈头痛、抽搐、意识障碍和脑膜刺激征等脑炎或脑膜脑炎症状。严重的神经系统症状较少见，病变主要集中于丘脑、中脑和脑干等部位。儿童恢复迅速，年龄越大愈后越差。西尼罗病毒性脑炎病死率为3%～15%，主要为老年病人、免疫抑制或者损伤的病人。偶有皮肤水疱、急性脊髓前角灰质炎、心肌炎、胰腺炎、肝炎等发生。淋巴结消肿时间常需数月。

五、实验室检查

（一）血常规

外周血白细胞正常或稍高，中性粒细胞及淋巴细胞多在正常范围。

（二）病原学检查

采集患者的脑脊液、脑组织或感染早期血清，鸟及其他哺乳动物的肾、脑组织等分离病毒，用间接免疫荧光试验、核酸检测或中和试验进行确证。

（三）血清学检查

患者血清标本中检测西尼罗病毒IgM抗体阳性，急性期和恢复期双份血清或脑脊液标本中西尼罗病毒特异性IgG抗体（ELISA或HI法筛检和中和试验法确证）滴度有4倍或以上升高有诊断意义。

（四）分子生物学检查

一般可用RT-PCR或实时PCR检测脑脊液和各种组织标本中的西尼罗病毒RNA。

六、并发症

脑炎型可并发呼吸困难，直至呼吸衰竭，偶有皮肤水疱、急性脊髓前角灰质炎、心肌炎、胰腺炎、肝炎等发生。

七、诊断

根据流行病学史、临床表现和相关实验室检查综合判断。

（一）流行病学史

发病前2周内在西尼罗病毒感染的主要流行地区，如非洲、北美洲和欧洲，有蚊虫叮咬史。

（二）临床表现

有无发热尤其是同时有中枢神经系统受累的表现，如头痛、喷射样呕吐以及昏迷、抽搐、惊厥、脑膜刺激征阳性等。

（三）实验室检查

血清西尼罗病毒抗体 IgM 阳性，急性期和恢复期双份血清特异性 IgG 抗体水平呈 4 倍或以上升高，病毒核酸检测阳性。

（四）鉴别诊断

要与流行性乙型脑炎、其他病毒性脑膜脑炎、中毒型菌痢、化脓性脑膜炎、结核性脑膜炎和脑型疟疾等进行鉴别诊断。

八、治疗

尚无针对西尼罗病毒的特效治疗药物。目前的治疗主要是对症治疗和支持治疗。轻症患者呈自限性经过，但脑炎患者需积极治疗，常用措施如下。

（一）一般治疗

卧床静养。保持呼吸道通畅，昏迷病人注意定时翻身、拍背、吸痰、吸氧，防止发生褥疮。关注精神、意识、生命体征以及瞳孔的变化。给予足够的营养及维生素，保持水及电解质平衡。

（二）对症治疗

1.降温

高热者以物理降温为主，首选冰帽降温，同时酒精擦浴，放置冰袋；药物降温为辅。上述方法效果不佳时，可采用亚冬眠疗法，每次肌肉注射氯丙嗪及异丙嗪各 0.5～1.0mg/kg，4～6 小时 1 次。

2.惊厥或抽搐

由脑水肿或脑疝所致的惊厥或抽搐，应立即采用脱水剂治疗，可用 20% 的甘露醇快速静脉滴注；及时吸痰、保持呼吸道通畅，必要时进行气管切开手术。

3.镇静剂治疗

（1）安定：成人用量每次 10～20mg，小儿用量每次 0.1～0.3mg/kg，肌肉注射，必要时静脉缓注，但不超过 10mg。

（2）水合氯醛

成人用量每次 1.5～2.0g，小儿用量每次 50mg/kg（每次不大于 1g），鼻饲或保留灌肠。

（3）苯巴比妥钠

成人用量每次 100mg，肌肉注射。

4.脑水肿而无抽搐

一般可选用甘露醇治疗，用量同上述，也可选用呋塞米、高渗葡萄糖进行辅助脱水治疗。另外，糖皮质激素可减轻脑水肿症状，可短期应用。

5.呼吸衰竭

常规氧疗，静脉滴注呼吸兴奋剂洛贝林、可拉明、利他林等；必要时进行气管插管、气管切开，及时机械通气治疗。

九、预防控制

目前预防和控制西尼罗病毒的主要措施是疫情监测和防蚊灭蚊。

（一）预防措施

（1）开展旅游卫生知识宣教。
（2）加强国境检疫，预防疫情输入。

（二）控制措施

加强监测，一旦发现西尼罗病例，要及时分析传染来源。同时要降低蚊媒密度，控制疫情传播。
（1）对病人进行防蚊隔离，并开展对症治疗，切断传播途径。
（2）及时对病例进行流行病学调查，重点调查病人发病前两周的活动史，查明可疑的感染地点，寻找传染来源，开展病例搜索。
（3）发生疫情的地方要立即开展蚊媒应急监测和控制。
（4）在西尼罗病毒流行疫区，要适时开展健康提示，提醒群众户外活动或劳作时应尽量穿着长袖衣裤，裸露皮肤应涂抹蚊虫驱避剂。室内门窗要注意安装纱窗和纱门，减少蚊虫进入室内的机会，同时可以使用电蚊香和电蚊拍杀死室内的成蚊。
（5）开展卫生运动，搞好社区环境卫生，清除蚊虫滋生地。

（董茂星）

第十一章 基孔肯雅热

基孔肯雅热（chikungunya fever，CHIKF）是由基孔肯雅病毒（chikungunya virus, CHIKV）引起，经伊蚊传播，以发热、皮疹及关节疼痛为主要特征的急性传染病。1952年首次在坦桑尼亚证实了基孔肯雅热流行，1956年分离到病毒。本病主要流行于非洲和东南亚地区，近年在印度洋地区造成了大规模流行。

一、病原学

基孔肯雅病毒属于披膜病毒科甲病毒属的Semlikiforest（SF）抗原复合群。病毒直径约70nm，有包膜，含有3个结构蛋白（衣壳蛋白C、包膜蛋白E1和E2）和4个非结构蛋白（nsP1、nsP2、nsP3和nsP4）。CHIKV的基因组为不分节段的正链RNA，长度为11～12kb。病毒基因组编码顺序为5'—NS1—NS2—NS3—NS4—C—E3—E2—E1—3'。通过病毒部分E1基因的系统发生分析可将CHIKV分为3个组：第1组包含了全部西非的分离株；第2组是亚洲分离株；东、中、南部非洲的分离株构成了第3组。

基孔肯雅病毒可在Vero、C6/36、BHK-21和HeLa等细胞中繁殖并产生细胞病变。对血细胞如原代淋巴细胞、T淋巴细胞、B淋巴细胞及单核细胞等不敏感。基孔肯雅病毒可感染非人灵长类、乳鼠等动物。

基孔肯雅病毒对理化因素的抵抗力较弱，对酸、热、脂溶剂、去污剂、漂白粉、酚、70%酒精和甲醛敏感。

二、流行病学

（一）流行特征

1.地区分布

基孔肯雅热由蚊虫传播，主要分布于非洲、南亚和东南亚地区。在非洲主要流行的国家为坦桑尼亚、南非、津巴布韦、扎伊尔、塞内加尔、安哥拉、尼日利亚、乌干达、罗得西亚、科摩罗、毛里求斯、马达加斯加、马约特岛、塞舌尔及法属留尼汪岛等国家和地区。在亚洲有印度、斯里兰卡、缅甸、越南、泰国、老挝、柬埔寨、菲律宾和马来西亚等。2005—2007年本病在印度洋岛屿、印度和东南亚地区广泛流行，导致数百万人患病。其中，法属留尼汪岛的发病数高达27万，接近当地人口的40%；印度当年报告的疑似病例超过139万，部分地区的发病率超过45%。而法国和美国等非流行国家不断发现输入性病例。

2.人群分布

任何年龄均可感染发病，但新老疫区有差异。在新疫区或输入性流行区，所有年龄组均可发病；在非洲和东南亚等长期流行地区，儿童发病较多。无性别、职业和种族差异。

3.季节分布

本病主要流行季节为夏、秋季，热带地区一年四季均可流行。季节分布主要与媒介动物的活动有关。对非洲疫情的分析发现，基孔肯雅热的流行高峰一般呈循环性出现，经常间歇3～4年或更长时间后又反复发生疫情，这种情况可能与自然宿主灵长类动物间的病毒传播及动物的免疫状况有关。

4.输入性

凡有伊蚊存在地区，当伊蚊达到一定密度且自然条件适合时，如有CHIKV传入，就可能引起流行或暴发。

（二）传染源

人和非人灵长类动物是CHIKV的主要宿主。急性期患者、隐性感染者和感染病毒的非人灵长类动物是本病的主要传染源。

1.患者

基孔肯雅热急性期患者是主要传染源。人患该病时，在发病后2～5天内可产生高滴度病毒血症，有较强的传染性。

2.隐性感染者

主要是CHIKV的重要传染源。

3.非人灵长类动物

在丛林型疫源地内，亦为本病的主要传染源。已证实非洲绿猴、狒狒、红尾猴、黑猩猩、长臂猿、猕猴和蝙蝠可自然或实验感染CHIKV，并能产生病毒血症。

（三）传播途径

埃及伊蚊和白纹伊蚊是本病的主要传播媒介。主要通过感染病毒的伊蚊叮咬而传播。实验室内可能通过气溶胶传播，目前尚无直接人传人的报道。

（四）易感人群

人对CHIKV普遍易感，感染后可表现为显性感染或隐性感染。

三、发病机制

基孔肯雅热的发病机制目前尚不清楚，近年来的研究有如下看法。

（一）病毒直接侵犯

人被感染CHIKV的蚊子叮咬，约2天后即可发病。发病后第1～2天是高病毒血症期，第3～4天病毒载量下降，通常第5天消失。病毒通过其包膜上的E1、E2蛋白与巨噬细胞、上皮细胞、内皮细胞、成纤维细胞、室管壁膜细胞、小脑膜细胞等细胞上的受体结合，然后通过网格蛋白介导的细胞内吞作用进入细胞，并在细胞内复制，导致细胞坏死和凋亡。病毒还可通过胎盘感染胎儿，导致流产或胎儿死亡。

动物实验证明病毒易侵犯新生小鼠的中枢神经系统、肝、脾及结缔组织。

（二）免疫机制

有研究发现，患者病后2～6天血清中一些细胞因子浓度增高，如干扰素g诱导蛋白-10（CXCL-10）、白细胞介素-8（IL-8）、单核细胞化学趋化蛋白-1（MCP-1）和干扰素g诱导的单核因子（MIG/CXCL9）等，而且以CXCL-10增高为主。患者血清中干扰素g、肿瘤坏死因子α及Th2细胞因子，如IL-1b、IL-6、IL-10和IL-12的浓度保持在正常范围。在恢复期，CXCL-10和MCP-1的浓度下降，由于CXCL-10的功能是在细胞免疫反应中对Th1细胞起化学趋化作用，因此病情严重程度及进展可能与其浓度持续在高水平相关。另外，动物实验证明，干扰素α起着主要的抗病毒作用。

四、临床表现

本病的潜伏期为2～12天，通常为3～7天。

（一）急性期

1.发热

病人常突然起病，寒战、发热，体温可达39℃，伴有头痛、恶心、呕吐、食欲减退、淋巴结肿大。一般发热1～7天即可退热，有的病人约3天后再次出现较轻微发热（双峰热），持续3～5天恢复正常。有些患者可有结膜充血和轻度畏光的结膜炎表现。

2.皮疹

80%的患者在发病后2～5天，躯干与四肢的伸展侧、手掌和足底出现皮疹，为斑疹、丘疹或紫癜，疹间皮肤多为正常，部分患者伴有瘙痒感。数天后消退，可伴有轻微脱屑。

3.关节疼痛

发热同时，多个关节和脊椎出现疼痛、关节肿胀，可伴有全身性肌痛。关节痛多为游走性，随运动加剧，晨间较重。病情发展迅速，往往在数分钟或数小时内关节功能丧失，不能活动。主要累及小关节，如手、腕、踝和趾关节等，也可能涉及膝和肩等大关节，腕关节受压引起的剧烈疼痛是本病的特点。关节积液少见。X线检查正常。

4.其他

极少数患者可出现脑膜脑炎、肝功能损伤、心肌炎及皮肤黏膜出血。

（二）恢复期

急性期后，绝大多数患者的关节疼痛及僵硬状态可完全恢复。部分患者持续性关节疼痛和僵硬可达数周至数月，甚至3年以上。个别患者留有关节功能受损等后遗症。

五、实验室检查

（一）一般检查

1.血液常规检查

白细胞计数多正常，少数患者白细胞总数及淋巴细胞减少、血小板轻度降低。

2.血液生化检查

部分患者血清丙氨酸氨基转氨酶（ALT）、天门冬氨酸氨基转氨酶（AST）和肌酸激酶（CK）

升高。

3.脑脊液检查

脑膜脑炎患者脑脊液检查符合病毒性损伤的改变。

（二）血清学检查

1.血清特异性IgM抗体检测

采用ELISA、免疫层析等方法检测，捕获法检测。一般情况下，发病后第1天出现IgM抗体，第5天多数患者呈阳性。

2.血清特异性IgG抗体检测

采用ELISA、免疫荧光抗体测定（IFA）、免疫层析等方法检测。一般情况下，发病后第2天出现IgG抗体，第5天多数患者呈阳性。

（三）病原学检查

1.病毒核酸检测

采用RT-PCR和Real-time PCR等核酸扩增方法检测。一般发病后4天内在多数患者的血清中可检测到病毒核酸。

2.病毒分离

采集发病2天内患者血清标本，用Vero、C6/36、BHK-21和Hela等敏感细胞进行病毒分离。

六、诊断

（一）诊断依据

1.流行病学资料

生活在基孔肯雅热流行地区或12天内有疫区旅行史，发病前12天内有蚊虫叮咬史。

2.临床表现

急性起病，以发热为首发症状，病程2～5天出现皮疹，多个关节剧烈疼痛。

3.实验室检查

（1）血清特异性IgM抗体阳性。

（2）恢复期血清特异性IgG抗体滴度比急性期有4倍以上增高。

（3）从患者标本中检出基孔肯雅病毒RNA。

（4）从患者标本中分离到基孔肯雅病毒。

（二）诊断标准

1.疑似诊断

具有上述流行病学史和临床表现；无流行病学史者，但具有上述典型的临床表现。

2.确定诊断

疑似诊断基础上具备诊断依据中实验室检查任一项者。

（三）鉴别诊断

1.登革热

基孔肯雅热与登革热的传播媒介相同，流行区域基本相同，临床表现亦类似，与登革热较难鉴别。基孔肯雅热发热期较短，关节痛更为明显且持续时间较长，出血倾向较轻。鉴别有赖于实验室特异性检测。

2.O'nyong-nyong 等甲病毒感染

O'nyong-nyong 病毒、Mayaro 病毒等甲病毒感染引起的临床表现和基孔肯雅热相似，不易根据临床表现和一般实验室检查进行鉴别，需要通过特异性检测进行鉴别诊断。由于这些病毒之间存在抗原性交叉，对血清学检测结果需要仔细分析。核酸检测和病毒分离是鉴别这些病毒感染的主要方法。

3.传染性红斑

由细小病毒 B19 引起，首先出现颧部红斑，伴口周苍白，2～5 天后出现躯干和四肢的斑丘疹。关节受损表现为多关节周围炎，较多发生在近端指趾关节、掌关节，可侵犯腕、膝和踝关节。细小病毒 B19 特异性抗体和核酸检测阳性。

4.其他

本病还需与流感、麻疹、风疹、传染性单核细胞增多症、风湿热、细菌性关节炎等疾病相鉴别。

七、并发症

基孔肯雅热的特征是突然发热，经常伴有关节痛。其他常见征兆和症状还包括肌肉疼痛、头痛、恶心、疲劳和皮疹。关节疼痛通常使患者极为虚弱，但往往持续数天或延长至数周。因此，该病毒可引起急性、亚急性或慢性疾病。

大多患者可以痊愈，但有些患者的关节痛会持续数月甚至数年。偶有报告发生眼睛、神经和心脏方面的并发症，以及胃肠不适。严重并发症不多见，但此病可导致老年人死亡。由于感染后通常只有轻微症状，可能难以识别感染，在登革热流行地区也会被误诊。

八、治疗

本病无特效药物治疗，主要为对症处理。

（一）一般治疗

发热期应卧床休息，不宜过早下地活动，防止病情加重。要采取防蚊隔离措施。

（二）对症治疗

1.降温

对于高热病人应先采用物理降温。有明显出血症状的患者，要避免酒精擦浴。一般可使用非甾体消炎药，避免使用阿司匹林类药物。

2.止痛

关节疼痛较为严重者，可使用镇痛药物。

3.脑膜脑炎的治疗

治疗要点主要为防治脑水肿，可使用甘露醇、呋塞米等药物降低颅压。

4.康复治疗

关节疼痛或活动障碍者可进行康复治疗。

九、预防控制

基孔肯雅热的预防主要采取以下措施。

（一）控制传染源

尽量就地治疗，以减少传播机会。患者在病毒血症期间，应予以防蚊隔离。隔离期为发病后5天。发现疑似和确诊病例应及时上报。

（二）切断传播途径

病室中应有蚊帐、纱窗、纱门等防蚊设备。消灭蚊虫和清除蚊虫滋生地。

（三）保护易感人群

目前尚无可供使用的疫苗。主要采取个人防蚊措施。

（董茂星）

第十二章　拉沙热

拉沙热（lassa fever）是由拉沙病毒引起，主要经啮齿类动物传播的一种急性传染病，流行于尼日利亚、利比里亚、塞拉利昂、几内亚等西非国家。临床表现主要为发热、寒战、咽炎、胸骨后疼痛和蛋白尿，可出现多系统病变。

一、病原学

拉沙病毒属于沙粒病毒科，病毒直径为80～150nm，有包膜。拉沙病毒的基因组为2条双义单股负链RNA，基因组分为S和L两个片段。S片段全长3.5kb，编码病毒的核蛋白（NP）和包膜糖蛋白（GP1、GP2）；L片段全长7.2kb，编码病毒RNA多聚酶和Z蛋白。

拉沙病毒可在Vero细胞中繁殖，也可以感染多种动物如小鼠、仓鼠、豚鼠、恒河猴等。拉沙病毒对理化因素的抵抗力较弱，对酸、热、紫外线、脂溶剂、去污剂等敏感。

二、流行病学

（一）流行特征

拉沙热主要在贝宁、几内亚、加纳、利比里亚、马里、塞拉利昂以及尼日利亚等国家流行，但很可能在非洲的其他国家也存在。据统计，每年新发病例数达100000人以上，其中1000～3000人死亡，住院患者的病死率为15%～25%。该病无明显的季节性，全年均可流行。人群普遍易感。

（二）传染源

拉沙病毒在自然界中的主要传染源和宿主为啮齿动物，以多乳鼠为主，其次还有黑家鼠和小鼷鼠。多乳鼠感染拉沙病毒并不发病，该鼠带毒率很高，呈慢性持续无症状感染，其唾液和尿液携带并排出病毒，可污染食物和水源。

感染拉沙热的病人和隐性感染者亦为传染源，可导致医院内感染。此外，直接或间接接触受感染动物的血液或器官也可传播。

（三）传播途径

拉沙热为人畜共患疾病，可通过直接接触感染动物的组织、血液、分泌物和排泄物或食用未煮熟的肉、奶等感染；或者通过伊蚊、库蚊、按蚊和其他蚊种叮咬而传播；目前尚无人-人传播的报道，也没有证据显示在城市地区发生拉沙热疫情。

（四）易感人群

人群普遍易感。由于是机会性感染，儿童可能因为接触鼠类机会少而患病率略低。感染后会产生免疫力，但目前尚不清楚免疫的有效期限。牧民、农民、动物养殖人员、屠宰工人、兽医工作者等是该病的高危人群。

三、发病机制和病理解剖

（一）发病机制

病毒发病机制尚未完全阐明。目前认为拉沙病毒可通过损伤的皮肤或黏膜侵入，进入淋巴系统和血液循环。病毒在咽部淋巴组织内增殖，出现咽炎症状。导致多器官损伤的主要机制为病毒直接作用，以肝损伤最常见。出血原因主要为血小板和内皮细胞功能丧失所致。拉沙病毒可感染人树突状细胞（DC）和巨噬细胞（MP），但不引起DC、MP细胞凋亡。拉沙热患者血清中炎性介质升高，如IL-8、干扰素诱导蛋白-10（IP-10）、IFN-γ、IL-12、IL-6、RANTES等。在致死性患者中，IL-8水平较低或检测不到。IP-10可通过抑制内皮细胞功能，趋化T细胞和NK细胞参与感染和休克。重症病例表现为细胞免疫反应受到抑制。

（二）病理解剖

本病病例尸检资料较少，现有的少数病理所见多为非特异改变，表现为多器官充血、水肿。胸腔、腹腔、心包可有血性渗出。颈、面、肩、背部皮肤可见散在出血点及水肿。镜检发现心脏充血和间质性水肿。肺充血、水肿。脾充血，白髓萎缩，淋巴滤泡减少。肝脏从变性、脂肪浸润到严重的广泛性嗜酸性坏死。肾脏可呈局灶性肾小球坏死。

四、临床表现

拉沙热潜伏期为6～21天，平均10天。该病起病缓慢，症状包括全身不适、发热、咽痛、咳嗽、恶心、呕吐、腹泻、肌痛及胸腹部疼痛，发热为稽留热或弛张热，常见眼部和结膜的炎症。约80%的人类感染表现为轻症或无症状，其他表现为严重多系统疾病。疾病在妊娠期尤为严重，超过80%的孕妇可发生流产。严重病例常发生低血压或休克、胸腔积液、出血、癫痫样发作、脑病、脸病和颈部水肿，也常伴有蛋白尿和血液浓缩。恢复期可发生暂时性脱发和运动失调。25%的病人可发生第八脑神经性耳聋，1～3个月后仅半数病人可恢复部分功能。总病死率约为1%，住院病死率接近15%，在一些流行区病死率更高。妊娠第3个月妇女和胎儿病死率尤高。谷草转氨酶高于150和高病毒血症者，预后较差。

五、实验室检查

（一）常规检查

1.血常规

发病早期可有中等程度的白细胞减少，血小板减少，凝血酶原时间和凝血时间延长，重症病例白细胞计数及中性粒细胞升高。

2.尿常规检查

半数病人尿中蛋白质增多，并可查出异常的沉淀物如细胞和颗粒管型。

3.生化检查

一般可有天门冬氨酸氨基转氨酶（AST）、丙氨酸氨基转氨酶（ALT）、血清尿素氮（BUN）升高。

（二）血清学检查

1.血清特异性IgM抗体

多采用IgM捕获ELISA法检测。IgM抗体一般于发病后第2周出现，阳性可确诊。

2.血清特异性IgG抗体

一般采用ELISA、免疫荧光法（IFA）等方法检测，但IFA的敏感性较ELISA差。一般情况下，发病后第3周出现IgG抗体，恢复期血清特异性IgG抗体滴度比急性期有4倍以上增高可确诊。

（三）病原学检查

1.血清中特异性抗原

多采用ELISA法检测。一般情况下，拉沙病毒抗原于发病后第1周出现。

2.核酸检测

一般采用RT-PCR等核酸扩增等方法检测。病程5天内大多数患者的血清中可检测到病毒核酸，发病后30天内在半数以上患者中仍可检出拉沙病毒RNA。

3.病毒分离

采集发病14天内患者血清或全血标本，用Vero细胞进行病毒分离。

六、并发症

本病常可并发低血压性休克、急性肾衰竭和严重出血等。

七、诊断

（一）诊断依据

根据流行病学史、临床表现和相关实验室检查综合判断。

（二）病例定义

1.疑似病例

具有流行病学史和相应临床表现。

（1）流行病学史。生活在沙拉热流行地区或21天内有疫区旅行史。

（2）临床表现。主要表现有发热、咽炎、胸骨后疼痛和蛋白尿可作为早期诊断线索。

2.确诊病例

疑似病例或临床诊断基础上经实验室检测符合下列情形之一者：

（1）血清中特异性病毒抗原阳性。

（2）血清特异性IgM抗体阳性。

（3）恢复期血清特异性IgG抗体滴度比急性期有4倍以上升高。

（4）从患者标本中检出拉沙病毒RNA。

（5）从患者标本中分离到拉沙病毒。

（三）鉴别诊断

本病应与流感、疟疾、伤寒、黄热病、其他病毒性出血热如埃博拉出血热等鉴别。

八、治疗

本病尚无特效药物治疗，主要采取对症治疗。患者应严密隔离至少3～4周。

（一）对症治疗

患者易卧床休息，调节水电解质平衡，补充血容量，防治休克，密切观察心肺功能，监测血压、肾功能，继发细菌感染时使用抗生素。

（二）抗病毒治疗

早期应用利巴韦林，可以降低患者病死率。

1.静脉给药

成人首剂30mg/kg，最大剂量不超过2g。之后每6小时给药1次，剂量16mg/kg，每次最大剂量不超过1g，持续4天。再改为8mg/kg，每次最大剂量不超过0.5g，连续6天。儿童按体重给药，用法同成人。

2.口服给药

成人首剂2g。之后按体重：>75kg者，1200mg/d，分2次；<75kg者，1000mg/d，分2次（上午400 mg，下午600 mg），连续10天。儿童30mg/kg，1次服，之后每次15mg/kg，分2次，持续10天。

（三）免疫血浆

用富含中和抗体的免疫血浆治疗有很好效果，但得到高滴度中和抗体的血浆较困难。

九、预防控制

（一）预防措施

1.加强国境检疫，预防疫情输入

对来自拉沙热流行地区的人员、动物和货物做好检疫工作，严防疫情传入我国，尤其加强对可疑病例和染疫动物的检疫。口岸检疫部门一旦发现病例，要及时通报卫生部门做好疫情调查和处理。

2.加强对高危人群的防病知识宣传

预防该病的最有效的方法是切断人与鼠类之间的接触。前往流行地区的人员应避免与鼠类接触，采取有效措施防止鼠类进入家中，避免接触鼠类污染的食物和物品。注意做好食品卫生、食具消毒和食物保藏等工作。避免与疑似病例接触。

3.采取的措施

在发现疫情地区，采取防蚊灭蚊措施，防控疫情扩散。加强院感控制，防止院内感染出现。

（二）控制措施

1. 医学观察、留验和隔离

疑似病例应就地实行医学观察，进行留验处理。确诊病例，必须在专业的传染病治疗机构进行严格的隔离治疗。由于可以发生院内感染，因此必须采取严格措施隔离病人的体液和分泌物。隔离区内采取呼吸防护措施。

2. 可疑物品、场所消毒

病人的排泄物、分泌物、血和病人接触过的所有物品以及血液检查用的试验器械、可疑污染场所，可选用0.5%的次氯酸钠溶液或加去污剂石碳酸进行消毒，紫外线可作为空气消毒。

实验室检验应在生物安全柜内进行，如果没有生物安全三级以上的试验条件，则尽可能减少检验次数，操作时做好个人防护。对所有的可疑污染物品和场所要进行严格和彻底的终末消毒处理。终末消毒常选择0.5%的次氯酸钠溶液或石碳酸复合物进行，也可选用甲醛熏蒸的方式进行。

3. 个人防护

凡是接触、护理染疫动物和病例的人，进行疫点处理的工作人员必须穿戴全套防护服和防病毒面罩进行操作。

4. 接触者管理

凡在传染期内可能与患者密切接触的人员都应进行隔离观察：每天测量两次体温，直至最后一次接触3周后，一旦体温高于38.3℃，则应立即进行隔离治疗。

（辜吉秀）

第十三章　裂谷热

　　裂谷热（rift valley fever，RVF）也称立夫特谷热，是由裂谷热病毒引起的，经蚊类媒介或通过被感染动物的血液和体液接触传播的急性传染病。临床上以发热、头痛、肌痛、衰竭、畏光及白细胞减少为特征。该病主要流行于非洲，亚洲中东地区也有报道。我国2016年发现一例输入性裂谷热病例。

一、病原学

　　裂谷热病毒为单股负链RNA病毒，属于布尼亚病毒科白蛉病毒属的成员，表面有包膜，呈球形，直径为90～100nm。病毒RNA基因组全长为11400～14700个核苷酸，分为S、M、L三个片段，每个片段的核酸是独立的。S含有1700～1900个核苷酸，为双链，具有双向编码的能力，编码病毒核心蛋白；M含有3200～4300个核苷酸，由2个糖基胞膜的多肽（G1和G2）及非结构蛋白组成；L含有6500～8500个核苷酸，编码病毒聚合酶。RNA经末端氢链相连成环状结构，基因组中的序列在两端有重复现象，由于末端出现碱基互补，因此在基因组的末端形成锅柄状。裂谷热病毒可以从被感染动物的肝脏、脾脏和脑组织，以及动物流产的胚胎器官中分离。裂谷热病毒可在Vero、BHK-21和C6/36等细胞中繁殖。

　　裂谷热病毒对理化因素的抵抗力较强，能够抵抗0.5%石碳酸6个月，56℃、40min才可灭活，在-60℃以下，病毒可存活多年。病毒对酸（pH3.0以下）、脂溶剂、去污剂和甲醛敏感。

二、流行病学

（一）流行特征

　　裂谷热病毒最早于1931年被发现，目前已有30多个国家发现该病，主要分布于非洲东部和南部的肯尼亚、津巴布韦、赞比亚、纳米比亚、索马里等国家，亚洲的沙特阿拉伯、也门也曾发生暴发疫情。本病一年四季均可流行，季节分布与媒介动物活动有关。

　　人感染裂谷热病毒后症状多较轻，少数患者可出现严重症状。目前，无特异性治疗方法，常采用支持疗法。

（二）传染源

　　感染裂谷热病毒的动物，如牛、羊、骆驼、山羊等，为主要传染源。感染裂谷热病毒的动物的血液、体液或器官具有传染性。贮存宿主为带裂谷热病毒的蚊子，尤其病蚊一次产下无数蚊卵，病蚊可将病毒经卵传给下一代，蚊卵在干旱气候下能够保存数年之久，不但延续裂谷热病毒的生存，在雨季孵化的病蚊新生代，也常成为数千万病毒的传播媒介。

（三）传播途径

裂谷热的传播媒介是蚊类。人感染裂谷热主要是通过直接接触感染动物的组织、血液、分泌物和排泄物或食用未煮熟的肉、奶等引起；或者通过伊蚊、库蚊、按蚊和其他蚊种叮咬而传播，但以伊蚊为主；因气溶胶导致的实验室感染也有报道，但很少见。尚未有人–人传播的报道。

（四）易感人群

人群普遍易感，病后可获得免疫力。任何年龄均可感染发病，但儿童发病较少，男性多于女性。在该病流行疫区的居民、游客、露宿者为高危人群；动物养殖人员和屠宰工人、兽医等也是该病的高危人群。

三、发病机制和病理改变

裂谷热的发病机制尚不完全清楚。病毒首先在原发病灶的邻近组织中繁殖，然后进入血液循环形成病毒血症，此时出现发热和流感症状。病毒随血流侵入大多数内脏，引起局灶性感染和炎症，以肝组织受感染最为严重。肝实质细胞感染后显示肝功能异常，丙氨酸转氨酶（ALT）明显升高，凝血酶原时间降低至正常人的50%以下。

血管炎和肝坏死是导致出血的关键性病变。严重的病毒血症和来自肝脏及其他受染细胞的广泛坏死导致促凝物质释放，终末毛细血管内皮细胞受损，纤维素沉着，纤维降解产物增加，促进血小板聚集、消耗，引起弥散性血管内凝血（DIC）。肾小球毛细血管和近曲小管内可出现纤维素沉着，尿中出现红细胞、白细胞、管型、少尿甚至肾功能衰竭。

该病病理改变为皮肤、皮下组织和内脏器官表面浆膜广泛性出血。肾脏和肾上腺可见充血和皮质点状出血，胃肠道黏膜下广泛出血，腹膜广泛出血。肝大，肝脏呈黄褐色或暗红色，广泛坏死灶继而融合成大片坏死。脾大，脾脏充血，胞膜下出血。

四、临床表现

人感染裂谷热病毒大多为隐性感染，只有少数感染后有发热、出血、脑炎、肝炎和视网膜炎等症状。

本病潜伏期为2～6天。病人突然起病，伴流感样症状：周身不适，偶尔寒战，头痛。肌肉疼痛及背痛。体温迅速升至38.3～40℃。尔后晨食，味觉丧失，畏光及上腹疼痛，可见面部潮红和结膜充血，患者常因恶心、呕吐、腹痛、腹泻等消化道症状就诊，不同程度的急性肝炎是最常见的临床表现。出血表现包括咯血、呕血、鼻出血、牙龈出血、月经过多等；中枢神经系统症状包括精神错乱、眩晕、健忘、脑膜病变、舞蹈病、运动失调、偏瘫、幻觉、抽搐、视盲等。发热2～3天后体温下降，症状逐渐消退，紧接着是第二次发热，总热程通常约为4周。一般恢复很快。

（一）眼部反应

眼部反应常伴有视网膜病变。通常是最初症状出现1～3周后眼睛就出现病变。患者往往自述视力模糊或视力下降。该病可能在10～12周内自愈，不带来任何长期影响。不过，如果黄斑发生病变，50%的患者会永久失明。此种疾病患者仅仅因为眼部反应而死亡的情况并不常见。

（二）脑膜脑炎症状

出现脑膜脑炎症状往往是在最初裂谷热症状出现1～4周之后。临床特点包括剧烈头痛、失忆、出现幻觉、思维混乱、定向障碍、眩晕、惊厥、嗜睡和昏迷，随后可能出现神经系统并发症（＞60天）。脑膜脑炎症状遗留下来的神经功能缺损很常见，病情可能会很严重，但死亡率不高。

（三）出血热症状

出血热症状通常在发病2～4天后出现，开始有肝脏严重受损的体征，比如黄疸；随后则有出血体征，如呕血、便血、紫癜皮疹或瘀斑（皮肤出血所致）、鼻孔或牙龈出血、月经过多以及静脉穿刺部位出血。有出血热症状的患者的病死率很高，约为50%。死亡往往发生在出现症状3～6天后。裂谷热患者若有出血性黄疸症状，血液中可检出病毒的时间会长达10天。

裂谷热的总病死率随着流行情况的不同而存有很大差异，但总体来说，其病死率尚不足1%，大多数死亡是有出血性黄疸症状的患者。

五、实验室检查

（一）一般检查

1.血常规

病程1～2天白细胞可正常或轻度增高，伴中性粒细胞增多，继而白细胞下降（＜2×10^9/L）。可出现血小板减少。出凝血时间、凝血酶原时间及凝血酶时间均延长，凝血因子Ⅱ、Ⅴ、Ⅶ、Ⅸ显著减少。纤维蛋白原减少和血纤维蛋白降解产物增多。

2.尿常规

一般可见少量尿蛋白、红细胞、管型。

3.肾功能

主要表现为血肌酐（Cr）、尿素氮（BUN）增高。

4.肝生化

血清丙氨酸氨基转氨酶（ALT）、天门冬氨酸氨基转氨酶（AST）均可增高，可伴血清总胆红素（TBIL）增高。

5.脑脊液

压力增高，蛋白轻度增高，细胞数增加，以淋巴细胞为主，糖和氯化物正常。

（二）血清学检查

1.血清特异性IgM抗体检测

多采用IgM捕获ELISA法检测。一般情况下，病程第5天即可出现IgM抗体，血清特异性IgM抗体阳性可确诊。

2.血清特异性IgG抗体检测

一般采用ELISA、空斑减少中和试验（PRNT）等方法检测。一般情况下，病程1周后出现IgG抗体。恢复期血清特异性IgG抗体滴度比急性期增高4倍以上可确诊。

（三）病原学检查

1.病毒抗原检测

一般多采用ELISA法检测。动物试验表明，恒河猴感染后第1～2天就可检测到特异性病毒抗原。

2.核酸检测

一般采用RT-PCR等核酸扩增方法检测。病程4天内在多数患者的血清中可检测到病毒核酸。

3.病毒分离

采集发病4天内患者血清标本，用Vero、BHK-21和C6/36等敏感细胞进行病毒分离。

六、并发症

常可并发出血性休克、颅内出血，部分患者可并发肝炎、脑炎、视网膜病变等。

（一）脑炎

1.全身毒血症状

主要有发热、头痛、身痛、恶心、呕吐、乏力等症状，少数有出血疹及心肌炎表现。热程约7～10天。

2.神经系统症状

一般有意识障碍，脑膜刺激征。第2病日后，可出现颈肌及肩胛肌弛缓性瘫痪，以致头下垂及手臂不能上举，摇摇无依。脑神经及下肢受累少见。

（二）视网膜病变

（1）视力显著减退、视物变形。
（2）视野有中心暗点。

七、诊断

（一）诊断依据

根据流行病学史、临床表现和相关实验室检查综合判断。

（二）病例定义

1.疑似病例

符合流行病学史且有相应临床表现。

（1）流行病学史。患者生活在裂谷热流行地区或到疫区旅行，有患病动物接触史或蚊虫叮咬史。

（2）临床表现。主要为发热、腹痛、腹泻、恶心，呕吐、头痛、视盲等症状，重者可有出血倾向及肝肾衰竭等临床表现。

2.确诊病例

疑似或临床诊断基础上经实验室检测符合下列情形之一者：

（1）病毒抗原阳性。

（2）血清特异性 IgM 抗体阳性。

（3）恢复期血清特异性 IgG 抗体滴度比急性期增高 4 倍以上。

（4）从患者标本中检出病毒 RNA。

（5）从患者标本中分离到裂谷热病毒。

（三）鉴别诊断

需要和以下疾病进行鉴别诊断：

1.病毒性肝炎

急性甲型病毒性肝炎。起病初期可有畏寒发热，伴有全身乏力、食欲减退、厌油、恶心、呕吐和上腹部饱胀不适等症状。重症肝炎可有出血倾向、皮肤瘀斑和腔道出血，伴发肝性脑病时，有意识障碍。通过血清学检查方法可鉴别。

2.流行性乙型脑炎

临床上以高热、意识障碍、抽搐、呼吸衰竭和脑膜刺激征为特征。与裂谷热相似，流行于夏、秋季，尤其是蚊虫密度较高的年份，该病发病率高，但一般无肝脏损害和出血症状。脑脊液变化与裂谷热相似，确诊主要依赖病毒分离与血清学检查。

3.流行性感冒

全身中毒症状明显，有高热、头痛和全身酸痛，呼吸道症状较轻，高热持续 2～3 天后缓解，确诊主要依赖病毒分离与血清学检查。

八、治疗

由于大多数裂谷热病例病症相对较轻且病程较短，因此这类患者不需要任何特别治疗。对于较为严重的病例，主要采取对症治疗。

（一）对症和支持治疗

1.高热

当体温超过 38.5℃时，以物理降温为主，辅以药物降温给予物理降温，也可使用小剂量解热镇痛药，避免大量出汗。

2.呕吐

一般可应用甲氧氯普胺、维生素 B_6。

3.出血

发现出血时，可早期用肝素，应用止血敏、维生素 C 等，补充血容量、血浆、白蛋白、全血、纤维蛋白原、血小板等替代疗法治疗出血。

4.肝损伤

主要有保肝、退黄、营养支持，可用甘草酸制剂。

5.颅内高压

密切观察生命体征、呼吸节律、瞳孔等变化，给予 20% 甘露醇（1～2g/kg）快速静点脱水，必要时每 4 小时 1 次。

6.肾功能衰竭

一般有少尿、无尿、高血钾等，积极行血液透析，同时注意维持水、电解质、酸碱平衡。

（二）抗病毒治疗

抗病毒药物利巴韦林在早期对病毒复制有抑制作用，可考虑选用。

九、预防控制

（一）控制传染源

由于裂谷热在动物中的暴发早于人间病例的出现，应当与兽医部门建立联防联控机制，使信息共享，为人间疫情的防控提供预警。

给家畜进行疫苗预防接种，可以有效预防该病的发生。常用的疫苗有灭活疫苗和减毒活疫苗两种，应在动物疫情发生前接种。

（二）切断传播途径

（1）对赴疫区人员开展宣教，提高防病意识，加强个人防护，减少暴露机会，避免与患病动物组织、体液等接触，不食用未煮熟的肉、奶等。兽医、实验室人员或医护人员在接触染病动物或病人时，必须加强个人防护。

（2）加强国境口岸的动物及人间检疫工作，严防国外染病动物及人间病例输入我国。

（3）在发现疫情地区，采取防蚊灭蚊措施，降低蚊媒密度，防控疫情播散。

（三）保护易感人群

目前尚无可供使用的人用疫苗。防护措施主要为：

（1）在从事不安全畜牧业和宰杀工作时应做好个人防护。

（2）通过采用浸渍蚊帐、个人驱蚊剂、穿浅色衣服（长袖衫和长裤）以及在媒介物种叮咬高峰期间避免户外活动，防止被蚊子叮咬。

（董茂星）

第十四章　朊粒病

20世纪末，在人们已经熟知的包括细菌、病毒、真菌和寄生虫在内的人类病原谱中，又增添了一种全新的病原体——朊粒（prion）。朊粒是一个超出经典病毒学和生物学的全新病原学概念，是一种不含核酸的蛋白质感染性粒子。

朊粒病（prion diseases）即是指由朊粒（prion）所导致的疾病。朊粒是一种蛋白质，存在于许多脊椎动物的胞浆膜上，当结构异常时，就成为致病性朊粒，能引起反刍动物、人以及猫科动物的神经系统疾病，我们将这类疾病统称为朊粒病。朊粒病有的是传染性疾病，有的是遗传性疾病。朊粒病主要是引起人和动物中枢神经系统的退化性疾病，即传染性海绵状脑病（TSE）。

目前公认的人和动物的朊粒病有十余种。其中动物的朊粒病包括羊瘙痒病、疯牛病、大耳鹿慢性消耗病、传染性猫海绵状脑病、传染性水貂脑病；人类的朊粒病包括库鲁病、克雅病、新型克雅病、致死性家族性失眠症、格斯特曼综合征等。该类疾病对人类危害极大，逐渐成为医学研究的热点。

一、病原学

朊粒是一种只含蛋白质而不含核酸的传染性强、抵抗力强的蛋白质感染性颗粒。分子量33～35kD，称为PrP$^{27-30}$。它引起人和动物的传染性海绵状脑病。朊粒具有很强的抗蛋白酶水解的能力，高度的热稳定性。在134～138℃维持1小时后仍有感染力，高压蒸气消毒134～138℃、18min不完全灭活，能耐受2mol/L的NaOH 2小时，在10%～20%甲醛中数月仍有传染性。对戊二醛、β-丙内酯、核酸酶和紫外线、离子辐射、超声等具有很强的抵抗力。

朊粒是正常细胞朊粒蛋白基因（prion protein gene，PrnP）编码的未知功能的糖蛋白。PrnP位于人的20号染色体的短臂，牛位于13号染色体，小鼠位于第2号染色体。已知有两种形式的朊粒蛋白，即正常细胞型（PrP^c）和致病型（PrP^{sc}）。两者的主要区别见表2-14-1。

表2-14-1　PrP^{c}和PrP^{sc}的主要区别

	PrP^c	PrP^{sc}
特点	正常细胞内的一种未知功能且高度保守的糖蛋白	致病性传染因子，即朊粒蛋白PrP
部位	主要分布于神经元表面和淋巴细胞浆内	存在于细胞内二级溶酶体内
来源	20号染色体的短臂PrnP表达	外来传染或PrnP基因突变
体结构	α-螺旋占42%，β-折叠占3%	α-螺旋占3%，β-折叠占43%
分子量	33～35kD	27～30kD
对蛋白酶K	易被溶解	有一定的抵抗力
溶解性	易溶于去垢剂,如SDS	不易溶于去垢剂,如SDS

续表 2-14-1

	PrP^c	PrP^{sc}
半衰期	3～6h,短	长
经磷酸肌醇脂酶 C 酶解	可从膜上释放出来	不能释放
致病性	无	具致病性与传染性
存在形式	以单体或二聚体存在	易形成聚合体
生物学功能	尚不清楚。在健康人和动物体内分布广泛,主要集中在神经元内。具有免疫调节、信号转导、铜离子结合、突触传递及诱导或阻止细胞凋亡的作用;有超氧化物歧化酶(SOD)的活性,对细胞抗氧化逆境有直接作用;在造血干细胞中也可以表达,具有促进哺乳动物的神经细胞生长发育和成熟过程中神经前体细胞增殖的作用等	积聚于神经元细胞形成淀粉样沉积,可导致大脑皮质疏松呈海绵状改变

二、流行病学

(一)人类朊粒病的历史背景

1920 年前后,Creutzfeldt 和 Jakob 发现了一种临床多形态的、亚急性或慢性、最终致死的脑综合病症,病人表现为神经系统粟粒性硬化,当时认为它们属于神经系统的退化。尽管这些早期研究的结果在疾病分类学上还值得怀疑,但是这些早期理论仍然保持了一年以上。实际上,Creutzfeldt 和 Jakob 所描述的这种粟粒状硬化症很有可能就是现在所说的海绵状脑病(TSE)。

1.库鲁病(kuru)

1957 年,Gajdusek 和 Zigas 在巴布亚的一个食人部落发现库鲁病,并在已知羊瘙痒病可传染的情况下,证实了此病与羊瘙痒病的传染有关。1965 年 Gajdusek 用库鲁病患者的脑组织悬液接种至大猩猩脑内,出现相似症状,初步证实其传染性,但未确立其病原体。

2.克雅病(creutzfeldt-jakob disease,CJD)

克雅病又称传染性病毒痴呆症或早老性痴呆症、克雅病变种(又称新克雅病)。此病是人类最常见的朊粒病,通常以散发方式分布世界各地。1920 年 Creutzfeldt 和 Jakob 首先报道了该病,故后人称之为"克雅病"。1966 年 Gajdusek 证实克雅病的可传染性,并提出传染性海绵状脑病这一概念。1982 年 Prusiner 等人从感染瘙痒病的仓鼠脑中发现一种不含有核酸的蛋白质感染性粒子,并首次将其命名为朊粒蛋白(prion protein),因而荣获 1997 年诺贝尔生理学或医学奖。

3.新型克雅病(new variant creutzfeldt-jakob disease,vCJD)

此病是克雅病的变种,是一种新型的人朊粒病。1994 年首次发现于英国,vCJD 与典型的 CJD 在易感年龄、症状、脑电图与影像学以及病理学改变等方面有区别,故称为 CJD 的变异型。大量研究证实,人 vCJD 与疯牛病密切相关,是牛海绵状脑病(BSE)病原突破种属屏障感染人类,最可能是由摄入 BSE 污染的食品而引起的。

(二)传染源

感染朊粒病的动物和人是本病的传染源。

(三)传播途径

目前认为人感染朊粒有 3 种途径。

1.遗传突变

人及动物的正常朊粒的产生，受基因控制。人的PrP基因在第20对染色体上，小鼠的PrP基因在第2对染色体上。这种基因有750对以上的碱基，即有250个以上的密码子（3个碱基1个密码）。PrnP位点的突变，使朊粒蛋白失去细胞型而易于折叠成致病型，如人格斯特曼综合征是由第120位的亮氨酸密码子被脯氨酸的密码子所替换而产生的变异引起的。

2.医源性感染

主要有血源性播散，角膜和硬脊膜等器官移植，污染的手术器械，注射污染的人生长激素和促性腺激素等。

3.消化道感染

患病的器官中含传染源最高的是脑、脊髓，其次是肠道、胎衣胎盘、眼球等，已证明库努病、疯牛病、痒病等均可经消化道传染；如人CJD就是食用了BSE污染的牛肉所导致的。

（四）易感人群

人群普遍易感，尚未发现保护性免疫产生。

三、发病机制

目前对PrP^{sc}导致朊粒病的详细机制不完全清楚。普遍接受的是Prusiner提出的唯蛋白假说，认为朊粒是一种不含核酸的蛋白质，PrP^{sc}是主要致病部分，朊粒致病的始动环节是PrP^{c}发生错误折叠等构象变化时转变成致病型PrP^{sc}，后者富含β-折叠结构，不可被蛋白酶或去污剂降解。PrP^{sc}不断增殖并积聚于神经元细胞形成淀粉样沉淀，大脑皮质疏松呈海绵状，导致传染性海绵状脑病。

（一）PrP^{c}向PrP^{sc}的转化

PrP^{c}向PrP^{sc}的转化，实质是α-螺旋向β-折叠的构象迁移。目前关于PrP构象转变的机制尚有争论，其转化模型主要有两种："种子"模型（核依赖多聚合模式），即由PrP^{sc}低聚物充当"种子"通过与PrP^{sc}单体的结合稳定PrP^{sc}构象，加速PrP^{c}向PrP^{sc}的转变；重折叠模式（模板介导转化模式），即PrP^{sc}依靠催化PrP^{c}或一个不稳定的中间体的重排来提高转化，以形成比PrP^{c}更稳定的PrP^{sc}构象。这两种模式在朊粒增殖过程中可能共同作用。

Prusiner等发现除PrP外，可能还有别的蛋白分子参与PrP^{sc}的形成，此蛋白分子被命名为蛋白质X，如核酸、硫酸黏多糖、葡萄糖聚合体、胆固醇等。当PrP^{c}和PrP的第96～167位氨基酸结合，同时PrP^{sc}C端的残基再与X蛋白结合，促使PrP^{c}转变为PrP^{sc}。

（二）朊粒的增殖

目前朊粒的感染途径、增殖方式仍存在争议。Prusiner等认为朊粒的增殖呈指数增长：PrP^{sc}首先与PrP^{c}结合形成1个PrP^{sc}-PrP^{c}复合物，随后变成2个分子的PrP^{sc}。2分子PrP^{sc}与PrP^{c}结合，随后形成4分子PrP^{sc}，这样一直循环下去，使PrP^{sc}不断增殖，当PrP^{sc}增殖到一定浓度后就会损害神经元。但PrP^{sc}沉积物形成是否为其发病的关键因素尚不明确。有些学者认为，PrP^{c}转变成PrP^{sc}后造成PrP^{c}缺乏，可使得神经细胞SOD样活性下降，从而对超氧化物等所造成的氧化损伤的敏感性增加，也使神经细胞对高谷氨酸和高铜毒性的敏感性增加，导致神经细胞变性。PrP^{sc}具有潜在的神经毒性，可引起神经细胞凋亡。近年研究发现，内质网应激通路的相关因子和伴侣蛋白（BiP、GRP58、XBP-1、caspase-12等）为朊粒病的研究及早期诊治提供了新靶点。

四、临床表现

（一）潜伏期

朊粒病潜伏期很长，从若干个月到若干年，人的朊粒病潜伏期长者可达30年以上。

（二）临床症状

人类朊粒病中最常见的是克雅病，按其病因可分为散发型、遗传型（或家族型）、变异型和医源型4个种类。人类朊粒病的主要特征有以下几个表现：

（1）具有遗传性、传染性双重特点，既可在同一种属间传播，也可跨越种属屏障传播。

（2）机体感染朊粒不产生免疫应答，无炎症反应，不含核酸，常规聚合酶链反应（PCR）无法检测。

（3）潜伏期长，可达数月至数年甚至数十年。

（4）病理学特征是大脑皮质神经元空泡变性，大脑皮质疏松呈海绵状，典型的淀粉样斑块形成，主要累及大脑皮层、基底节、丘脑和小脑皮层。

（5）以痴呆、共济失调、震颤等为主要临床表现。

（6）发病后病程短，可在1～2年内死亡，尚无有效治疗药物。

五、实验室检查

目前朊粒病的诊断有一定的准确率，朊粒病的临床诊断常依赖于临床症状、核磁共振、脑电图、脑脊液检测等，另有病理生理、分子生物学、免疫组化技术等实验室诊断手段。

（一）羊瘙痒病相关纤维（SAF）检测

SAF存在于朊粒感染者脑组织中，脑组织切片光镜下可见大脑皮层神经元细胞退化，出现空斑、空泡，形似海绵状，电镜下可见一种异常丝状结构物质，为朊粒感染的特征性改变，用免疫学方法也可检测，可作为诊断标志。SAF有两种存在形式，Ⅰ型纤维直径为11～14nm，由两根直径为4～6nm的原纤维相互螺旋盘绕而成，螺距为40～60nm。Ⅱ型纤维有4根相同的原纤维组成，间距为3～4nm。这些纤维螺旋交织成束，SDS-PAGE电泳证实SAF主要成分为$4.48×10^{-23}～4.98×10^{-23}$kg（27～30kD）蛋白，与$PrP^{27-30}$基本相同，提示SAF与朊粒可能是同一结构分子的不同形式。

（二）朊病毒蛋白（PrP）检测

PrP^{sc}在蛋白酶作用下可转变为PrP^{27-30}，而PrP^c在相同条件下可被蛋白酶完全水解，因此用anti-PrP^{27-30}抗血清进行免疫反应可检测到PrP^{sc}的存在。目前以此原理、借助硫氰酸胍的变性作用建立的ELISA方法也较成熟，灵敏度与斑点杂交法相似，且快速简便，适合于大规模筛选。此方法也适用于SAF的检测。

（三）脑脊液中标志蛋白的检测

目前研究较多的有脑蛋白14-3-3、神经酶类、TAU微管蛋白、天门冬氨酸转移酶（AST）等。脑蛋白14-3-3为正常脑组织中的神经元蛋白，参与维持其他蛋白构型的稳定，一般不在正常血清和脑脊液中存在。当感染朊粒后，大量脑组织破坏，脑蛋白以130和131两种形式泄漏于脑脊液中，且与疾病的严重程度呈正相关。脑蛋白130和131可被抗脑蛋白14-3-3血清结合，经酶标法可检测出。此方法在克雅病的诊断上具有较高特异性和灵敏度，也可广泛应用于人或动物各种朊粒病的诊断。脑脊液中的神经酶类的检测对诊断人类朊粒病也有意义，如神经元特异性醇化酶（NSEI）或神经胶质蛋白S-100。TAU微管蛋白也是由神经元病变退化而释放泄漏于脑脊液及组织间隙。因此，TAU蛋白的检测对于朊疾病特别是早老性痴呆症的诊断有重要的意义。

（四）基因的筛选与分析

人类朊粒病有家族倾向，共同点是由宿主编码的一种异常蛋白PrP^{sc}在脑组织中的沉积，编码基因PrnP位于第20号染色体，该基因不同位点的突变可出现不同表现型的家族性朊疾病。因此，该基因可作为诊断疾病的筛查基因。

六、诊断

（一）诊断依据

朊粒病的生前诊断较为困难，绝大部分病例经死后病理检查才获得确诊。

1.流行病学资料

有神经外科手术史或接受过植入性电极脑电图，供者被发现有朊粒病的器官移植受者，使用过垂体来源激素，或有朊粒病家族史者等。这些资料对朊粒病的诊断有较大帮助。

2.临床表现

主要为共济失调、肌阵挛、痴呆、锥体系或锥体外系阳性征等。

3.实验室检查

特征性的脑电图改变和病理学检查有重要的辅助诊断价值。结合临床表现，如有脑组织的海绵状改变，可做出朊粒病的临床诊断；若通过免疫组织化学或分子生物学检验证实患者脑组织中PrP^{sc}的存在，则能确立朊粒病的诊断。

（二）病例定义

WHO对于散发性CJD的诊断标准如下。

1.疑似病例

符合下列临床表现4项中的2项以上，即可诊断。

（1）进行性痴呆；

（2）肌阵挛，视觉或小脑性障碍，锥体束或锥体外束功能障碍，运动不能或缄默；

（3）病程中典型的EEG改变，和/或2年内死亡并且CSF中14-3-3蛋白阳性；

（4）常规检查未提示其他诊断。

2.确诊病例

除需要以上4项均符合外，还需有以下神经病理学指标5项中的1项以上：

（1）神经元丢失，胶质细胞增生，海绵状退行性变或脑组织免疫组化PrP^{sc}阳性斑块；

（2）预先用蛋白激酶K处理（消除正常PrP^{c}反应）后，染色见PrP^{sc}阳性；

（3）预先用蛋白激酶处理后，脑组织行组织印迹见PrP^{sc}阳性；

（4）患者脑组织注射到实验动物后可引起特征性神经退行性疾病；

（5）检测到PrnP基因突变的存在。

七、治疗

目前尚无治疗朊粒病的有效方法，主要措施为对症治疗。在理论上有两个方向：

（1）寻求稳定 PrP^c 的药物，使 PrP^c 不转变为 PrP^{sc}，研制使 PrP^c 结构稳定的药物，改变蛋白质 X 与 PrP^c 复合物形成的药物和破坏 PrP^{sc} 的 β-折叠结构的药物。

（2）如果 PrP^c 不是生命必需的蛋白质（已证明，去 PrP^c 基因的小鼠，生活正常），就可用抗基因疗法。有研究发现海藻糖、二甲基亚砜、刚果红、多烯复合物、酚噻嗪、磷脂酶 C、寡肽等，在体内外均可抑制 PrP^c 转化为 PrP^{sc} 的活性，但大多难以透过血脑屏障。

有研究表明，抗疟疾药米帕林及抗精神病药氯丙嗪，亦可阻止 PrP^c 向 PrP^{sc} 转化。最新抗疟药奎纳克林的临床试验显示，虽然没有证据证明其可以直接延长患者的生存时间，但是干预组生存时间较对照组长。

八、预防控制

朊粒病目前只能预防，按照预防传染病的办法，用疫苗来消除易感动物对朊粒病非常困难，因为致病朊粒在动物体不引起免疫反应，无论是对 T 细胞或 B 细胞，所以疫苗研究任重而道远。目前主要有效的措施如下。

（一）消灭传染源

加强出入境检验检疫、农业部等部门监测敏感性，有效检出患病动物，并进行处理。一般消毒剂不能灭活致病性朊粒，它可耐受180℃以上高温（植物油沸点在160～170℃，炒、蒸、煮都不能灭活致病性朊粒）。其耐受10%～20%福尔马林，所以固定于10%福尔马林中的朊粒病脑组织，制成脑匀浆，就是稀释百倍以上，还有感染力。碱、有效氯等常用消毒剂对致病性朊粒效果都不明显。目前最为有效的消毒方法就是焚烧病畜，下策是深埋（3m）。

（二）切断传播途径

在欧美等国相继成立国家的朊粒病监控机构，严密监视朊粒病的发病流行情况。禁止用肉骨粉饲喂牲畜，禁止食用污染的食物，防止经献血或捐献器官而传播，并对可能污染朊粒的医用器械消毒严格规范化等。另外，朊粒病证实具有血源性传播，成为新的潜在输血传染性病原体，这对血浆制品安全性提出更高的要求，如销毁危险的血制品，加强对供血者筛查，血浆制品分离工艺包括有效的朊粒去除过程等。

（三）提高易感人群免疫力

目前朊粒病的疫苗正在研究中，如朊粒病的重组蛋白亚单位疫苗、DNA 疫苗、合成肽疫苗、病毒样颗粒疫苗、树突状细胞疫苗、黏膜免疫疫苗等已取得一定进展，疫苗研制将成为近些年朊粒研究的热点之一。

（四）加强监测能力

我国目前已建立了朊病毒监测网络，在进行 CJD 等朊病毒相关疾病监测的同时也为监测点内外的专业人员提供各种培训。由于我国幅员辽阔，各地经济和医疗水平差异很大，CJD 的诊断仍局限于中心城市的综合性大医院。未来应进一步扩大监测范围，提高监测质量对于全面掌握我国朊病毒相关疾病的发病流行状况，严密监控如 vCJD 的出现，以及最大限度地减少 CJD 等对公共卫生的威胁至关重要。

（董茂星）

第十五章　发热伴血小板减少综合征

发热伴血小板减少综合征（severe fever with thrombocytopenia syndrome，SFTS）是由一种新型布尼亚病毒引起的急性传染病，临床表现以发热伴血小板减少为主要特征，少数患者病情较重且发展迅速，可因多脏器功能衰竭而死亡。自2010年首次报道病例以来，我国已有11个省份发现大约2500例病例，平均死亡率为7.3%。2012年日本和韩国也曾有此病报道。

一、病原学

发热伴血小板减小综合征病毒（SFTSV）属于布尼亚病毒科（*Bunyaviridae*）白蛉病毒属（*Phlebovirus*），病毒颗粒呈球形，直径80～100nm，外有脂质包膜，表面有长5～10nm的多肽棘突。基因组包含三个单股负链RNA片段（L、M和S），L片段全长为6368个核苷酸，编码2084个氨基酸的大蛋白——病毒RNA依赖的RNA聚合酶，此酶促进病毒RNA的复制和转录。其N末端的流感样核酸内切酶区域对病毒鸟苷帽子依赖性转录有重要作用。M片段全长为3378个核苷酸，其包含了编码糖蛋白前体1073个氨基酸的单个开放阅读框，这对病毒组装、病毒颗粒的形成及黏附至新的靶细胞上均有至关重要的作用。糖蛋白缠绕至细胞表面蛋白的非肌型肌球蛋白重链ⅡA上，对发热伴血小板减少综合征病毒早期感染的效率有一定作用。S片段有1744个核苷酸，通过双向方式编码核蛋白和非结构蛋白。3'和5'端的非翻译区域高度保守，形成一个锅柄状结构。核蛋白包装基因组RNA至核糖核蛋白复合体以保护其免受外源性核酸酶或宿主细胞免疫系统的降解。

SFTSV的基因具有多样性，基因多样性的分子机制目前尚未完全阐明，但是有数个研究提示病毒可通过基因突变、自然重组和同源性重组获得快速进化。该病毒与布尼亚病毒科白蛉病毒属的裂谷热病毒的氨基酸同源性约为30%。

布尼亚病毒科病毒抵抗力弱，不耐酸，易被热、乙醚、去氧胆酸钠和常用消毒剂及紫外线照射等迅速灭活。

二、流行病学

（一）流行特征

本病流行形式以散发为主，因疫源地分布差异，发病率地区差异较大。目前，病例主要分布在河南、湖北、安徽、山东、江苏、浙江、江西、广西、云南、陕西、辽宁等省的山区和丘陵地带的农村。

本病的潜伏期一般为7～14天，平均9天。SFTS病例主要分布于年龄为35～80岁的蜱暴露人群。本病多发于春、夏季，不同地区可能略有差异。

（二）传染源

1.传播媒介

SFTSV作为一种新发现的白蛉病毒，研究者普遍认为是一种节肢动物传播病毒，可由不同种类的媒介传播。目前发现SFTSV可存在于蜱、牛虻及螨等节肢动物体内。

蜱被认为是SFTSV的主要传播媒介，在中国、韩国、日本等大部分地区的蜱体内均检测到SFTSV，且分离到病毒株，表明蜱为SFTSV传播媒介的可能性。

蜱常附着于脊椎动物体表，且可长期共存并使病毒血症重叠，同时蜱还具有多宿主性能，可在人、哺乳动物、野生动物以及禽类间更换寄生宿主，将该闭锁性病毒血症循环的宿主体内病毒转移至新宿主动物，从而可起到扩大宿主的作用。除成蜱外，其卵、幼虫、若虫均可检测到SFTSV，表明SFTSV不但能够在蜱体内繁殖，而且还可能经卵、变态期传代，因此蜱不仅是SFTSV的传播媒介，还是其储存宿主。除蜱外，螨也可携带SFTSV。目前有部分研究者对蚊虫检测SFTSV RNA但未发现线索，而其他吸血节肢动物是否可作为SFTSV的传播媒介与储存宿主仍有待于研究。

2.宿主动物

虫媒病毒的主要宿主是脊椎动物，人类只是某些虫媒病毒的偶然性宿主，且大多数脊椎动物不仅能自然感染虫媒病毒，还可形成病毒血症，并通过吸血节肢动物在自然界中循环。

研究认为SFTSV在地方性蜱—脊椎动物—蜱链中循环。虽然目前无证据证明SFTSV可引起动物发病，但相关调查研究已经在家养动物中进行。除了家养动物，许多野生动物，如鹿、刺猬以及一些鼠类和鸟类，均是蜱的常规宿主。

（三）传播途径

传播途径尚不确定。目前，已从病例发现地区的蜱中分离到该病毒。部分病例发病前有明确的蜱叮咬史。尚未发现人传人的证据。急性期病人血液可能有传染性。最近研究表明直接接触病人血液或血性分泌物可导致感染。

（四）易感人群

人群普遍易感。在丘陵、山区、森林等地区从事生产生活的居民、劳动者以及赴该类地区旅游、户外活动的人群感染风险较高。另外，医院护理人员、患者亲属及陪同人员也是SFTSV主要易感人群。兽医和屠宰场工人也可能有感染风险。

三、发病机制

目前，其发病机制尚不十分清楚。布尼亚病毒科病毒常见的致病特点是：能抑制宿主的免疫反应，以病毒的快速复制和多器官衰竭为特征。

研究发现SFTS患者的CD3$^+$T细胞和CD4$^+$T细胞的数量明显低于正常人，而NK细胞的比例升高，尤其是在重症SFTSV感染的急性期。免疫功能的抑制可使患者身体条件恶化，增加继发性感染的风险。

NK细胞通过产生干扰素γ、肿瘤坏死因子（TNF）α，IL-10和粒细胞集落刺激因子（G-CSF）等细胞因子来发挥免疫调节功能。这些细胞因子的水平与疾病的严重程度相关。

炎症因子在病毒所致疾病的发病机制中起着重要作用。当初次免疫反应不能抑制病毒复制时，病毒可诱导靶细胞释放过量的细胞因子，从而导致病理性损伤。几种促炎性细胞因子以细胞因子风暴形式异常表达，这与SFTS的严重程度有关。

细胞因子的不平衡表达有多种不同的模式。IL-1受体拮抗剂、IL-6、IL-10、G-CSF、干扰素γ诱导蛋白和单核细胞趋化蛋白1在SFTS中表达增加，并且常见于重症患者多于非重症患者。相反，血小板来源生长因子和RANTES（调节活化和正常T细胞表达的因子）水平下降。在患者康复期这些细胞因子恢复至正常水平。

SFTS中的出血热症状也与TNF-α增高有关。TNF-α作用于内皮细胞，诱导血管舒张物质产生，并刺激一氧化碳合成，增加毛细血管内皮细胞通透性。

SFTSV能黏附至血小板上，这可被脾巨噬细胞识别并吞噬，导致血小板减少，这是SFTS一个常见的临床表现。SFTSV可在多种细胞类型中进行复制，但是其主要的靶目标是网状细胞。受感染的单核细胞几乎是完整的且不凋亡，它们能够保持持续的病毒复制，这是因为其通过淋巴管播散至血循环中，引起初次病毒血症。

虽然SFTSV可劫持巨噬细胞进行病毒复制，但是在小鼠模型中巨噬细胞可抑制病毒生长并最终将其清除。因此，免疫力强的患者可将SFTSV清除，但是在免疫抑制的患者中病毒可有效增殖并导致多器官功能障碍或患者死亡。

四、临床表现

SFTS以发热和呼吸道或消化道症状急性起病，随后出现血小板和白细胞数进行性下降。典型的SFTSV感染分为四期：潜伏期、发热期、多器官功能衰竭期和恢复期。

（一）潜伏期

潜伏期为蜱虫叮咬后5～14天。潜伏期的长短可受病毒剂量和感染途径等因素影响。接触或暴露于患者的血液或血性分泌物至发病的平均天数大约为10天（7～12天）。

（二）发热期

发热期以流感样症状为特征，如突发高热（38～41℃）并持续5～11天，头痛，疲乏，肌痛，及纳差、恶心、呕吐、腹泻等消化道症状，同时伴随着血小板和白细胞减少，淋巴结肿大。这个时期可检测到高病毒载量，是临床诊断的一个重要标志。

（三）多器官衰竭期

多器官衰竭期以重症患者的多器官功能进行性下降或存活者的自限性恢复为特征。多器官衰竭发展迅速，首先累及肝脏和心脏，然后是肺和肾脏。多器官衰竭期可与发热期重叠，大部分病例在发病的5天后进入多器官衰竭期并持续7～14天。

在多器官衰竭期，存活者的血清病毒载量逐渐下降，但是在死亡患者中病毒载量仍很高。在器官衰竭期，死亡患者体内重要的生物标志物水平（如谷草转氨酶、肌酸激酶、乳酸脱氢酶和CK-MB）均明显高于存活者。

出血、神经系统症状、弥散性血管内凝血（DIC）、多器官衰竭和持续的血小板数下降等临床症状提示病重，死亡风险大。多器官衰竭期非常重要，因为此期存活下来的患者最终可获得康复。

本病从发病至死亡的平均时间是9天。大部分患者（85%）预后良好，但是既往有基础疾病、出现精神症状、有出血倾向、低钠血症或为老年患者，临床预后较差。

（四）恢复期

恢复期在发病后11～19天开始。此时临床症状开始消退，实验室检查逐渐恢复正常。血小板减少（<100×10^9/L）和白细胞减少（<4.0×10^9/L）似乎是SFTSV感染始终如一的特征，这可能是因为外周器官损伤或循环抗体对血小板的损伤在增加。

SFTS患者也会出现谷丙转氨酶、谷草转氨酶、乳酸脱氢酶和肌酸激酶升高。在所有患者中也会观察到凝血功能紊乱，其导致DIC，最后出现多器官衰竭。存活者在3～4周内生化检查恢复至正常。

五、实验室检查

（一）血常规检查

80%以上患者外周血白细胞计数减少，多为1.0×10^9/L～3.0×10^9/L，重症可降至1.0×10^9/L以下，嗜中性粒细胞比例、淋巴细胞比例多正常；血小板降低，多为30×10^9/L～60×10^9/L，重症者可低于30×10^9/L。

（二）尿常规检查

半数以上病例出现蛋白尿（+至+++），少数病例出现尿潜血或血尿，部分患者肌酐和尿素氮增高。

（三）生化检查

一般可出现不同程度LDH、CK及AST、ALT等升高，尤以AST、CK-MB升高为主，常有低钠血症，个别病例BUN升高。

（四）病原学检查

血清新型布尼亚病毒核酸检测，血清中分离新型布尼亚病毒。

（五）血清学检查

新型布尼亚病毒IgM抗体（尚在研究中）；新型布尼亚病毒IgG抗体，抗体阳转或恢复期滴度较急性期4倍以上增高者，可确诊。

六、并发症

常可合并神经系统症状，表现为烦躁、谵妄、不自主的四肢颤动等。

七、诊断

依据流行病学史（流行季节在丘陵、林区、山地等地工作、生活或旅游史等或发病前2周内有被蜱叮咬史）、临床表现和实验室检测结果进行诊断。

（一）疑似病例

具有上述流行病学史、发热等临床表现且外周血血小板和白细胞降低者。

（二）确诊病例

疑似病例具备下列之一者：
（1）病例标本新型布尼亚病毒核酸检测阳性；
（2）病例标本检测新型布尼亚病毒IgG抗体阳转或恢复期滴度较急性期4倍以上增高者；
（3）病例标本分离到新型布尼亚病毒。

（三）鉴别诊断

本病应当与人粒细胞无形体病、立克次体病、肾综合征出血热、登革热、败血症、伤寒、血小板减少性紫癜等疾病相鉴别。

八、治疗

由于目前尚无SFTS的特异性治疗，所以应尽早对SFTS患者开展对症治疗和支持治疗。患者应当卧床休息，流食或半流食，补充充足的水分。密切监测生命体征及尿量等。

如果患者不能进食或处于危重状态，必须补充能量和水分以确保患者水电解质平衡，尤其对于低钠血症患者。发热患者应给予物理降温，必要时使用退热药。有明显出血或血小板明显降低（如低于$30×10^9$/L）者，可输血浆、血小板。中性粒细胞严重低下患者（低于$1.0×10^9$/L），建议使用粒细胞集落刺激因子。合并细菌或者真菌继发性感染的患者应给予合适的抗生素或抗真菌药。心理学干预有助于患者康复。

目前已经批准利巴韦林用于几种病毒感染的治疗，包括布尼亚病毒属裂谷热病毒和克里米亚刚果热病毒。虽然利巴韦林在体外试验中可抑制病毒活动，但是在重症或非重症患者住院期间其对血小板数量或病毒载量无明显影响，所以利巴韦林在治疗SFTS病毒感染上作用甚微。

抗体在多种病毒所致疾病的治疗中有着重要作用，例如汉坦病毒、巨细胞病毒和狂犬病病毒。其作用机制包括中和作用、激活补体、抗体依赖的细胞毒性和调理作用。给予患者中和抗体可降低病毒载量，预防病毒传播，同时可降低预后不良的风险。

从噬菌体抗体库中分离所得的人单克隆抗体4-5在体外试验中对SFTSV有中和功能，其或许能用于处在高风险人与人传播，如医院职工和患者亲属等人群中预防病毒感染。

血浆交换和利巴韦林法成功治疗了两名快速进展至SFTS的患者，这表明血浆交换和利巴韦林可作为治疗重症SFTS患者的潜在救命疗法。

九、预防控制

目前尚没有有效的疫苗可以使用。在个人防护方面，要尽量避免在蜱类主要栖息地，如草地、树林等环境中长时间坐卧。如需进入此类地区，应穿长袖衣服，不穿凉鞋，扎紧裤腿或把裤腿塞进袜子或鞋子里，着浅色、光滑衣服等。裸露的皮肤涂抹驱避剂。

可能暴露于病毒血液的人们应该采取实用性保护措施，包括戴手套和穿保护性衣物以避免直接接触受感染的组织或血液。SFTS患者应该进行隔离。污染了患者血液、分泌物和排泄物的物品表面应进行消毒。

（魏孔福）

第十六章　中东呼吸综合征

中东呼吸综合征（Middle East respiratory syndrome，MERS）是由一种新型冠状病毒引起的病毒性呼吸道疾病，该病毒于2012年在沙特阿拉伯首次被发现。冠状病毒是一组能够导致人类和动物发病的病毒，常能够引起人类发生从普通感冒到严重急性呼吸综合征（SARS）的多种疾病。2013年5月，世界卫生组织将该冠状病毒命名为中东呼吸综合征冠状病毒（Middle East respiratory syndrome corona-virus，MERS-CoV）。

一、病原学

中东呼吸综合征冠状病毒（MERS-CoV）属冠状病毒科、β类冠状病毒的2c亚群，为线性非节段单股正链RNA病毒，基因组全长约30kb，有包膜。病毒呈球形，直径为120～160nm。研究人员在1983—1984年埃及、苏丹和索马里采集的单峰骆驼的血清抗体检测中发现，MERS-CoV在非洲东北区域的单峰骆驼中已流行数十年。MERS-CoV受体为二肽基肽酶4（dipeptidyl peptidase 4，DPP4，也称为CD26），主要分布在人体的深部呼吸道组织。MERS-CoV的病原学目前仍不完全清楚，病毒的结构、性状和分子生物学等特征还有待于进一步研究。

二、流行病学

（一）流行特征

2012年9月—2017年3月，全球报告了约1900多例中东呼吸综合征冠状病毒感染实验室确诊病例，包括至少约680多例相关死亡病例，覆盖中东、欧洲、非洲、亚洲、美洲的26个国家，并且沙特、阿联酋、英国、韩国等国家报告了至少10起发生在家庭和医院的聚集性病例。结合目前已知的病原、临床和流行病学资料，MERS-CoV已具备一定的人传人能力，但尚无证据表明该病毒具有持续人传人的能力。

（二）传染源

2014年从沙特地区一个MERS-CoV感染者及其发病前接触过的单峰骆驼体内分离出基因序列完全相同的MERS-CoV，在卡塔尔、埃及和沙特其他地区的骆驼中也分离到和人感染病例中分离病毒株相匹配的病毒，在非洲和中东的骆驼中也发现MERS-CoV抗体，因此认为人类感染来源于骆驼，但并不排除MERS-CoV的自然宿主是蝙蝠或其他动物。

（三）传播途径

目前MERS疫情中出现的传播模式主要有动物-人和有限人-人两种模式。动物-人模式主要见于散发病例，可能是通过接触感染MERS-CoV的骆驼的分泌物或排泄物，食用未煮熟的乳制品或肉而感染。有限人-人模式是MERS疫情扩散传播的主要形式，常见于病例与家庭成员或医护人员之间，MERS聚集性疫情出现在医院的报道较多，表明MERS-CoV已具备有限的人传人能力，但无证据表明其具有持续人传人的能力。该病毒的一个特点是病毒只影响一个相对较少的人数，病毒的传播能力似乎并不是很强。

（四）易感人群

目前认为传染源与携带MERS-CoV的骆驼有关，因此与骆驼有密切接触的人群（如饲养员、屠宰场工人和兽医等）感染的可能性较大。赴中东旅游接触过骆驼或其分泌物和排泄物、食用未加工熟透或未经消毒的骆驼肉及奶制品等的游客也有可能感染。与病例有密切接触的医护人员、家属感染风险也较高。除此之外，患有糖尿病、慢性肺部疾病、肾衰竭或免疫抑制的人群也是感染MERS-CoV的高风险人群。而人类对MERS的易感性及慢性基础性疾病对其的影响，仍有待进一步研究。

三、发病机制

MERS-CoV侵入人体，首先通过表面的S蛋白和/或HE蛋白与宿主细胞表面受体结合。第一群冠状病毒（HCoV-229E）能特异地与人类氨肽酶N结合，而第二群冠状病毒如HcoV-NL63和SARS-CoV可与ACE2结合。体外培养研究显示，MERS-CoV在人体下呼吸道细胞系中复制的效率高于在上呼吸道上皮细胞系。由于缺少产生细胞因子的巨噬细胞和树突状细胞，支气管上皮细胞不能及时产生适量的天然免疫应答，这也部分解释了MERS发病的严重程度。MERS-CoV可感染肺泡中的Ⅰ型和Ⅱ型肺细胞、肺血管内皮细胞、无纤毛和有纤毛的上皮细胞等细胞，这也与临床上重症MERS患者表现的全身病毒扩散一致。此外，MERS-CoV感染原代肾上皮细胞时，可引起细胞病变，且病毒滴度是原代支气管上皮细胞中的1000倍，这就是感染者可能出现肾脏衰竭的原因。病理主要表现为肺部充血和炎性渗出及肺炎。

四、临床表现

MERS-CoV感染人后的潜伏期为2~14天。患者发病早期主要表现为发热、畏寒、乏力、头痛、全身肌肉痛等，随后出现咳嗽、胸痛、呼吸困难等症状，部分病例还可出现呕吐、腹痛、腹泻等消化道症状。重症病例多在一周内进展为重症肺炎，进而发生急性呼吸窘迫综合征、急性肾功能衰竭甚至多脏器功能衰竭，也有部分病例可无明显的临床症状或仅表现出轻微的呼吸道症状。

五、实验室检查

（一）血常规检查

白细胞总数一般不高，可伴有淋巴细胞减少。

（二）血生化检查

部分患者肌酸激酶（CK）、乳酸脱氢酶（LDH）、天门冬氨酸氨基转移酶（AST）、丙氨酸氨基转移酶（ALT）和肌酐（Cr）等升高。

（三）病原学检查

1.病毒核酸检测
一般可以用于早期诊断，采用RT-PCR或real-time RT-PCR法检测出呼吸道标本中的MERS-CoV核酸阳性。

2.病毒分离培养
病毒分离培养是实验室检测的"金标准"，可从呼吸道标本中分离出MERS-CoV，但在细胞中分离培养较困难。

（四）影像学检查

发生肺炎者可表现为单侧至双侧肺部影像学改变，主要特点为胸膜下和基底部分布，磨玻璃影为主，可出现实变影。部分病例有胸腔积液。

六、诊断

（一）疑似病例

患者符合流行病学史和临床表现，但尚无实验室确认依据。
1.流行病学史
发病前14天内有中东地区和疫情暴发的地区旅游或居住史，或与疑似、临床诊断、确诊病例有密切接触史。
2.临床表现
难以用其他病原感染解释的发热，伴呼吸道症状。

（二）临床诊断病例

（1）符合疑似病例标准，仅有实验室筛查结果阳性者。
（2）符合疑似病例标准，因仅有单份采集或处理不当的标本而使实验室检测结果阴性或无法判断者。

（三）确诊病例

符合下述4项之一者，则可确诊为MERS实验室确诊病例。
（1）呼吸道标本中分离出MERS-CoV；
（2）至少双靶标PCR检测阳性；
（3）单个靶标PCR阳性产物且经基因测序确认；
（4）恢复期血清抗体水平较急性期血清抗体水平阳转或呈4倍以上升高。

（四）鉴别诊断

主要与流感病毒、SARS冠状病毒等呼吸道病毒和细菌等所致的肺炎进行鉴别。

七、治疗

目前尚没有疫苗或者特异治疗方法。治疗属于支持性质，且要根据病人的临床状况进行。疑似、临床诊断和确诊病例应在具备有效隔离和防护条件的医院隔离治疗。危重病例应尽可能早地进入 ICU 治疗。转运过程需要采取隔离防护措施。由于目前临床并没有针对 MERS-CoV 的特效药物，现有的临床药物治疗方案很多是根据应对 SARS 和流感得来的，如使用广谱抗病毒药物、干扰素、恢复期的血清及针对症状的糖皮质激素治疗等。

中医中药治疗时，结合中医治疗"温病、风温肺热"等疾病的经验，在中医医师指导下辨证论治。

重症和危重症病例治疗原则是在对症治疗的基础上防治并发症，并通过氧疗、无创/有创机械通气、循环支持、肝脏和肾脏支持实施有效的器官支持。有条件的医院可实施体外膜氧合支持技术，维持患者的胃肠功能，适时使用微生态调节剂。

当患者体温基本恢复正常、临床症状好转，病原学检测间隔2～4天连续两次阴性，可出院或转至其他相应科室治疗其他疾病。

八、预防控制

及时发现和报告 MERS 病例，规范疫情调查和密切接触者管理，可以有效防止疫情的扩散蔓延。

（1）密切监视 MERS 疫情动态，进行疫情分析及风险评估，及时制定应对策略和防控方案。

（2）医务人员要提高警惕，加强防护，对从中东旅游归国、赴中东地区参加朝圣的归国人员在入境14天内出现急性重症呼吸道感染（SARI）症状者开展 MERS-CoV 检测，同时继续加强不明原因肺炎病例的监测、报告和排查。

（3）医疗机构要加强院内感染的控制，接收、诊疗疑似和确诊 MERS 病例的医疗机构要采取适当的措施防止出现院内感染。

（4）发现新发病例时应及时开展流行病学调查，确定病例的暴露情况，并进行风险评估，防止在家庭和医院传播扩散。

（5）加强健康教育，对赴中东地区旅游或者参加朝圣的人员进行 MERS 防治知识宣传和预防指导，加强其个人卫生和防控意识，在疫区应避免接触患病骆驼和类似病例，不喝生骆驼奶，做好呼吸道卫生和个人防护等。

（6）外出旅行方面，世界卫生组织并不建议在中东呼吸综合征冠状病毒问题上采取任何旅行、贸易限制或者入境筛查的措施。

（魏孔福）

第十七章　寨卡病毒病

寨卡病毒病（zika virus disease）是由寨卡病毒（zika virus）引起并通过蚊媒传播的一种自限性急性疾病。寨卡病毒主要通过埃及伊蚊叮咬传播，临床主要表现为发热、皮疹，并可伴有非化脓性结膜炎、肌肉和关节痛、全身乏力以及头痛，少数患者可出现腹痛、恶心、腹泻、黏膜溃疡、皮肤瘙痒等。世界卫生组织认为，新生儿小头畸形、格林-巴利综合征可能与寨卡病毒感染有关。

寨卡病毒最早于1947年在乌干达发现，目前寨卡病毒病主要流行于拉丁美洲及加勒比、非洲、东南亚和太平洋岛国等国家和地区。我国目前已有寨卡病毒病输入病例，在有伊蚊分布的地区存在发生本地传播的风险。

一、病原学

寨卡病毒是一种蚊媒病毒，于1947年首次在乌干达恒河猴中发现。属黄病毒科（*Flaviviridae*）黄病毒属（*Flavivirus*），呈球形，直径为40～70nm，有包膜，包含10794个核苷酸，编码3419个氨基酸。基因组为单股正链RNA，长度约为10.8kb，分为亚洲型和非洲型两个基因型，目前在南美地区流行的病毒为亚洲型。寨卡病毒与同为黄病毒属的登革病毒、黄热病毒及西尼罗病毒等存在较强的血清学交叉反应。病毒可在蚊源细胞（C6/36）、哺乳动物细胞（Vero）等细胞中培养繁殖并产生病变。

寨卡病毒的抵抗力不详，但黄病毒属的病毒一般不耐酸、不耐热，60℃、30min可灭活，70%乙醇、0.5%次氯酸钠、脂溶剂、过氧乙酸等消毒剂及紫外照射均可灭活。

二、流行病学

（一）流行特征

寨卡病毒病目前主要流行于拉丁美洲及加勒比、非洲、东南亚和太平洋岛国等国家和地区。自1947年病毒发现以来至2015年，该病毒已经蔓延至拉丁美洲及加勒比多个国家。北美洲的美国、加拿大，亚洲及欧洲部分国家有输入病例报告。我国目前有输入病例报道，随着蚊媒活跃季节的到来，有伊蚊分布的地区存在发生本地传播的风险。

寨卡病毒病发病季节与当地的媒介伊蚊季节消长有关，疫情高峰多出现在夏、秋季。在热带和亚热带地区，寨卡病毒病一年四季均可发病。

（二）传染源

患者、隐性感染者和感染寨卡病毒的非人灵长类动物是该病的可能传染源。

（三）传播途径

带病毒的伊蚊叮咬是本病最主要的传播途径。传播媒介主要为埃及伊蚊，白纹伊蚊、非洲伊蚊和黄头伊蚊也可能传播该病毒。本病也可通过母婴传播，包括宫内感染和分娩时感染。乳汁中可检测到寨卡病毒核酸，但尚无通过哺乳感染新生儿的报道。罕见血源传播和性传播。

（四）易感人群

一般包括孕妇在内的各类人群对寨卡病毒普遍易感。曾感染过寨卡病毒的人可能对再次感染具有免疫力。

三、发病机制

寨卡病毒发病机制尚未阐明。

四、临床表现

（一）潜伏期

寨卡病毒病的潜伏期目前尚不清楚，现有资料显示为3～12天。

（二）传染期

患者的传染期尚不清楚，有研究表明患者早期产生病毒血症，并具备传染性。

（三）临床症状

寨卡病毒感染者中，只有约20%会表现轻微症状，典型的症状包括急性起病的低热、斑丘疹、关节疼痛（主要累及手、足小关节）、结膜炎，其他症状包括肌痛、头痛、眼眶痛及无力。另外少见的症状包括腹痛、恶心、呕吐、黏膜溃疡和皮肤瘙痒。症状通常较温和，一般持续2～7天后自愈，重症和死亡病例少见。

寨卡病毒感染可能导致少数人出现神经系统和自身免疫系统并发症，孕妇感染后可能会导致新生儿小头畸形。

五、实验室检查

（一）一般检查

血常规，部分病例可有白细胞和血小板减少。

（二）血清学检查

1.寨卡病毒IgM检测
一般采用酶联免疫吸附法（ELISA）、免疫荧光法等进行检测。
2.寨卡病毒中和抗体检测
一般采用空斑减少中和试验（PRNT）检测血液中和抗体。应尽量采集急性期和恢复期双份血清开展检测。寨卡病毒抗体与同为黄病毒属的登革病毒、黄热病毒和西尼罗病毒抗体等有较强的交叉反应，易于产生假阳性，在诊断时应注意鉴别。

（三）病原学检查

1.病毒核酸检测

一般采用荧光定量RT-PCR检测寨卡病毒。

2.病毒抗原检测

一般采用免疫组化法检测寨卡病毒抗原。

3.病毒分离培养

一般可将标本接种于蚊源细胞（C6/36）或哺乳动物细胞（Vero）等进行分离培养，也可在乳鼠脑内接种进行病毒分离。

寨卡病毒在我国归属于三类病原体，应在生物安全二级实验室（BSL-2）开展实验室检测。应按照《病原微生物实验室生物安全管理条例》等相关规定要求，做好生物安全防护工作。

六、并发症

根据世界卫生组织结论，妊娠期间感染寨卡病毒是导致先天性脑异常，包括小头症的原因之一；同时寨卡病毒还是格林-巴利综合征（吉兰-巴雷综合征）的一个触发因素。寨卡病毒病的并发症还可能有脑膜炎、血小板减少性紫癜、白细胞减少等。

七、诊断

（一）诊断依据

根据流行病学史、临床表现和相关实验室检查综合判断。

（二）病例定义

1.疑似病例

符合流行病学史且有相应临床表现。

（1）流行病学史

发病前14天内在寨卡病毒感染病例报告或流行地区旅行或居住。

（2）临床表现

难以用其他原因解释的发热、皮疹、关节痛或结膜炎等。

2.临床诊断病例

疑似病例且寨卡病毒IgM抗体检测阳性。

3.确诊病例

疑似病例或临床诊断病例经实验室检测符合下列情形之一者：

（1）寨卡病毒核酸检测阳性；

（2）分离出寨卡病毒；

（3）恢复期血清寨卡病毒中和抗体阳转或者滴度较急性期呈4倍以上升高，同时排除登革热、乙脑等其他常见黄病毒感染。

（三）鉴别诊断

需要和以下疾病进行鉴别诊断：

（1）主要与登革热和基孔肯雅热进行鉴别诊断。

（2）其他：与微小病毒、风疹、麻疹、肠道病毒、立克次体病等相鉴别。

八、治疗

寨卡病毒病通常症状较轻，不需要做出特别处理，以对症治疗为主，酌情服用解热镇痛药。在排除登革热之前避免使用阿司匹林等非甾体类抗炎药物治疗。

高热不退患者可服用解热镇痛药，如对乙酰基酚，成人用法为250～500mg/次、每日3～4次，儿童用法为每次10～15mg/kg，可间隔4～6小时1次，24小时内不超过4次。伴有关节痛患者可使用布洛芬，成人用法为200～400mg/次，4～6小时1次，儿童每次5～10mg/kg，每日3次。伴有结膜炎时可使用重组人干扰素α滴眼液，1～2滴/次，每日4次。

患者发病第一周内，应当实施有效的防蚊隔离措施。对感染寨卡病毒的孕妇，建议每3～4周监测胎儿生长发育情况。

九、预防控制

（一）预防输入

（1）关注国际疫情动态，密切追踪寨卡病毒病国际疫情进展信息，动态开展风险评估。

（2）旅行健康提示。协助出入境检验检疫等部门做好前往寨卡病毒病流行区旅行者的宣传教育和健康提示。

（二）病例监测与管理

1.病例监测与早期发现

各级各类医疗机构发现发热、皮疹、肌肉关节痛的患者，应注意了解患者的流行病学史（流行地区旅行史），考虑本病的可能，并及时采样送检。此外，对于新生儿出现小头畸形的产妇，如有可疑流行病学史，也需考虑寨卡病毒感染的可能。

2.流行病学调查

对相关病例进行个案调查，重点调查病人发病前2周的活动史，查明可疑感染地点，寻找感染来源；同时调查发病后一周的活动史，开展病例搜索，评估发生感染和流行的风险。

3.病例搜索

对于输入病例，应详细追查旅行史，重点在与病例共同出行的人员中搜索。如病例从入境至发病后1周曾在本县（区）活动，还应在其生活、工作区域搜索可疑病例。

在出现本地感染散发病例时，以病例住所或与其相邻的若干户、病例的工作地点等活动场所为中心，参考伊蚊活动范围划定半径200米之内空间范围为核心区，1例感染者可划定多个核心区，在核心区内搜索病例。可根据城区或乡村不同建筑类型，推测伊蚊活动范围，适当扩大或缩小搜索半径。

4.病例管理

对急性期病例必须采取防蚊隔离措施，防蚊隔离期限从发病日起不少于7天，且应持续到发热症状消退。重症病例应住院治疗。

医疗卫生人员在开展诊疗及流行病学调查时，应采取标准防护。在做好病例管理和一般院内感染控制措施的基础上，医疗机构应落实防蚊灭蚊措施，防止院内传播。

（三）媒介监测与控制

有媒介分布地区，除做好上述工作外，还需做好媒介监测与控制工作。

（四）宣传与沟通

存在流行风险的地区应采取多种有效形式，以通俗易懂的方式开展健康教育活动。

宣传要点包括：寨卡病毒病由伊蚊（俗称花斑蚊或花蚊子）叮咬传播，伊蚊在水缸、水盆、轮胎、花盆、花瓶等积水容器中繁殖，清除积水、翻盆倒罐，清除蚊虫滋生地可以预防寨卡病毒病流行；在发生疫情的地区要穿长袖衣裤，在身体裸露部位涂抹防蚊水，使用驱蚊剂或使用蚊帐、防蚊网等防止蚊虫叮咬。

除一般旅行健康提示外，应提醒孕妇及计划怀孕的女性谨慎前往寨卡病毒病流行的国家或地区，如确需赴这些国家或地区时，应严格做好个人防护措施，防止蚊虫叮咬。若怀疑可能感染寨卡病毒时，应及时就医，主动报告旅行史，并接受医学随访。

（五）培训和实验室能力建设

强化医务人员培训，提高疾病识别能力。同时要建立和逐步推广寨卡病毒的实验室检测技术，以应对可能发生的疫情。

（魏孔福）

第三部分

方案、标准和指南

第十八章　登革热

第一节　登革热病例监测指南

一、监测目的

（1）早期发现登革热疫情，及时采取控制措施，防止疫情扩散。

（2）了解登革热疾病负担和流行特征。

二、监测对象

监测对象包括登革热（DF）、登革出血热（DHF）和登革休克综合征（DSS）的疑似、临床诊断和实验室诊断病例。病例主要依据国家卫生计生委颁发的《登革热诊断标准》（WS216—2008）诊断，主要内容如下。

（一）诊断原则

根据患者的流行病学史、临床表现及实验室检查结果进行综合判断。

（二）病例定义

1.疑似病例

符合下列条件之一即为疑似病例：

（1）有流行病学史（发病前14天内到过登革热流行区），且具备急性起病，发热（24～36小时内达39～40℃，少数为双峰热），较剧烈的头痛、眼眶痛、全身肌肉痛、骨关节痛及明显疲乏等一般临床症状。可伴面部、颈部、胸部潮红，结膜充血。

（2）无流行病学史，但同时具备上述一般临床症状和以下症状者：

①皮疹：于病程第5～7天出现，为多样性皮疹（麻疹样皮疹、猩红热样疹、针尖样出血性皮疹）或"皮岛"样表现等。皮疹分布于四肢躯干或头面部，多有痒感，不脱屑。持续3～5天。

②出血倾向（束臂试验阳性）：一般在病程第5～8天皮肤出现瘀点、瘀斑、紫癜，及注射部位出血、牙龈出血、鼻出血等黏膜出血，消化道出血、咯血、血尿、阴道出血等。

2.临床诊断病例

（1）典型登革热

符合下列条件之一即可诊断：

①有登革热一般临床症状，且有流行病学史，即发病前14天内到过登革热流行区，或者居住、工作场所周围1个月内出现过登革热病例，并且具备白细胞计数减少和血小板减少（低于$100×10^9$／L）者。

②无流行病学史，但具备皮疹、出血倾向，且单份血清特异性IgG抗体或IgM抗体阳性者。

（2）登革出血热（DHF）

典型登革热伴以下临床症状之一：出血倾向，明显的出血表现（消化道大出血，或胸腹腔、颅内出血），肝大、胸腹腔积液；且实验室检查显示血小板减少（低于$100×10^9$／L）、血液浓缩（血细胞比容较正常水平增加20%以上，或经扩容治疗后血细胞比容较基线水平下降20%以上）和低白蛋白血症者。

（3）登革热休克综合征（DSS）

登革出血热患者出现皮肤湿冷，烦躁，脉搏细数，低血压和脉压小于20mmHg（2.7kPa）及血压测不到、尿量减少等休克表现者。

3.实验室诊断

具备以下实验室结果之一的临床诊断病例：

（1）从急性期患者血清、脑脊液、血细胞或组织等中分离到登革病毒。

（2）应用RT-PCR或实时荧光定量PCR检出登革病毒基因序列。

（3）从急性期患者血清中检测到登革病毒NS1抗原。

（4）恢复期血清特异性抗体滴度比急性期有4倍及以上增长。

三、监测内容和方法

（一）疫情报告

各级各类医疗机构、疾病预防控制机构、卫生检疫机构执行职务的医务人员在诊断登革热病例（疑似、临床或实验室诊断病例）后24小时内填写报告卡进行网络直报。不具备网络直报条件的应在诊断后24小时内寄出传染病报告卡，县级疾病预防控制机构收到传染病报告卡后立即进行网络直报。

医疗机构若诊断出登革出血热（DHF）或登革休克综合征（DSS），或病例后续进展为DHF或DSS，或出现《登革热诊疗指南（2014年版）》中重症登革热的指征（下列情况之一：1.严重出血包括皮下血肿、呕血、黑便、阴道流血、肉眼血尿、颅内出血等；2.严重血浆渗出引起休克、ARDS等严重渗出表现者；3.重要脏器严重损伤：严重肝损伤，即ALT和/或AST大于1000IU/L、急性肺损伤、急性心功能衰竭、急性肾功能衰竭、脑炎和/或脑膜脑炎、失明等，则应在传染病报告信息管理系统（网络直报系统）的传染病报告卡的备注栏注明"重症"。辖区疾病预防控制机构负责对病例的分型诊断报告进行督促和审核。

以县（市、区）为单位，近5年首次发现病例者，应通过突发公共卫生事件信息报告管理系统进行报告。

（二）实验室核实诊断

县级疾病预防控制机构应对散发病例、暴发疫情早期不少于5例的疑似或临床病例、DHF、DSS、其他重症病例、死亡病例以及为查明疫情性质和波及范围而确定的病例开展实验室核实诊断。若县级疾病预防控制机构不具备相应的实验室检测能力，应将标本送往上级疾病预防控制机构进行检测。县级疾病预防控制机构获得检测结果后应及时反馈医疗机构，督促其在网络直报系统的传染病报告卡中对"病例分类（疑似病例、临床诊断病例和实验室诊断病例）"进行订正报告。

（三）输入病例监测

根据感染地病例可分为输入病例和本地病例：

输入病例包括境外输入病例和境内输入病例两类。境外输入病例指发病前14天内到过登革热流行的国家或地区的病例。境内输入病例是指发病前14天内离开本县区（现住址）、到过本县区外的境内登革热流行地区的病例。

本地病例指发病前14天内未离开本县区（现住址）的登革热病例。

县级疾病预防控制机构在接到登革热病例报告后，应尽快调查了解病例是否为输入病例，若为输入病例，应在网络直报系统传染病报告卡的备注栏注明"境外输入/境内输入"和感染地（国家或地区），统一格式为"境外输入/×国家或地区"或"境内输入/×省×市×县"。

（四）个案调查

县级疾病预防控制机构利用调查表（附件1）对下列重点病例进行详细的流行病学调查：散发病例（含输入病例）、暴发疫情早期不少于5例病例、DHF、DSS、其他重症病例、死亡病例以及为查明疫情性质和波及范围而确定的病例。

县级疾病预防控制机构应对所有个案调查结果电子化，个案调查表录入epidata，逐级上报上级疾病预防控制机构。省级疾控中心每年1月底前将上一年度的个案调查数据库发送至中国疾病预防控制中心。

（五）暴发监测

登革热暴发是指在一个最长潜伏期（14天）内，在人口相对集中的地点（例如一个社区、居委会、村庄、学校或其他集体单位等），发生3例及以上本地感染的登革热实验室诊断病例。县级疾控机构需实时关注是否发生暴发疫情，若发现暴发疫情需通过突发公共卫生事件信息报告管理系统报告。

（六）病例搜索

各地出现本地病例和流行季出现输入病例时必须开展病例搜索，也可根据风险评估和疫情控制需要适时开展。按照病例来源采用不同搜索策略，搜索时可利用登记表（附件2）记录。

对于散发病例，以感染者住所或与其相邻的若干户、感染者的工作地点等活动场所为中心，参考伊蚊活动范围划定半径200m之内空间范围为核心区，1例感染者可划定多个核心区，在核心区内搜索病例。可根据城区或乡村不同建筑类型，推测伊蚊活动范围，适当扩大或缩小搜索半径。

对于输入病例，应详细追查旅行史，重点在与其共同出行的人员中搜索。如病例发病前1天至发病后5天（病毒血症期）曾在本县区活动，还应在其生活、工作区域搜索可疑病例。

若出现暴发疫情，则根据疫情调查结果，开展风险评估，确定搜索范围。

四、信息反馈与利用

（一）疫情反馈

各级疾病预防控制机构要及时将病例的发病、重症和死亡情况以及流行病学特征等疫情分析结果向上级疾病预防控制机构和同级卫生行政部门报告，并上传至网络直报系统"监测信息反馈"中的"临时信息反馈"栏，反馈给各医疗和疾病预防控制机构。

（二）疫情通报

证实登革热疫情之后，县级疾病预防控制机构应通报相邻地区。当疫情出现扩散趋势，应向省级和国家疾病预防控制机构报告。对于境内输入病例，应通报病例感染地疾病预防控制机构。对于境外输入病例，应向出入境检验检疫机构等相关部门通报。

（三）风险评估和沟通

每年登革热流行季来临前及流行高峰时，有伊蚊分布地区的省级疾病预防控制机构需分析病例监测数据，结合蚊媒监测数据及其他可能影响疫情的因素，开展风险评估，研判疫情趋势，提出防治措施建议，及时反馈相关部门。同时，根据风险评估结果，面向群众做好宣传，提高防病意识，一旦出现可疑症状及时就诊。

附件：
1. 登革热病例个案调查表。
2. 共同暴露者健康状况一览表。
3. 登革热入户调查登记表。

附件1

登革热病例个案调查表

一、基本情况

1. 患者姓名：＿＿＿＿＿＿＿＿　联系电话：＿＿＿＿＿＿＿＿

如患者年龄＜14岁，则家长姓名：＿＿＿＿＿＿＿联系电话：＿＿＿＿＿＿＿

2. 性别：（1）男　（2）女

3. 年龄：＿＿＿＿岁

4. 民族：1汉族，2壮族，3傣族，4其他少数民族＿＿＿＿

5. 职业：

（1）幼托儿童　（2）散居儿童　（3）学生　（4）教师　（5）保育保姆

（6）饮食从业人员　（7）商业服务　（8）医务人员　（9）工人　（10）民工

（11）农民　（12）牧民　（13）渔（船）民　（14）干部职员　（15）离退人员

（16）家务待业　（17）其他

6. 工作单位：_____

7. 家庭住址：_____省（自治区/直辖市）____市_____县（市/区）____乡（镇/街道）___
___村（居委会）

二、发病就诊情况

1. 发病日期：_____年_____月_____日

2. 是否为重症病例：（1）是　　（2）否

3. 就诊情况

就诊情况表

就诊日期	就诊医院	有无住院	住院日期	出院日期	出院诊断	备注

4. 转归：（1）痊愈　　（2）死亡（死亡日期：_____年___月___日）

三、血清学及病原学检测结果

血清学及病原学检测结果表

项目		是否检测（未做请注明否）	标本采集时间	检测方法	检测结果（阴性/阳性）
登革抗体	IgG				
	IgM				
登革病毒分离					
登革病毒核酸					
登革病毒抗原	NS1				
病毒分型检测：（1）DENV-1；（2）DENV-2；（3）DENV-3；（4）DENV-4；（5）未检测					

四、发病前后活动情况

（一）发病前外出史

1. 发病前14天内是否有外出（离开本市县及出境旅游）史：（1）是　　（2）否

如果否，跳至"（二）发病前后外出活动情况"

如是，外出地点为：

地点1：_____国/地区（适用境外）或_____省_____市（州）_____县（区）（适用境内），日期：_____年___月___日至_____年___月___日

地点2：_____国/地区（适用境外）或_____省_____市（州）_____县（区）（适用境内），日期：_____年___月___日至_____年___月___日

地点3：_____国/地区（适用境外）或_____省_____市（州）_____县（区）（适用

境内），日期：_____年___月___日至_____年___月___日

返回时间（或入境时间）：_____年___月___日

2.外出期间是否明确有蚊虫叮咬史： （1）是 （2）否

如是，则叮咬地点为：

地点1：_____国/地区（适用境外）或_____省_____市（州）_____县（区）（适用境内）

地点2：_____国/地区（适用境外）或_____省_____市（州）_____县（区）（适用境内）

地点3：_____国/地区（适用境外）或_____省_____市（州）_____县（区）（适用境内）

3.是否随旅行团出行？

（1）是，同行团队名称（或旅行社名称）：_____，团队人数：_____人

（2）否

（二）发病前后外出活动情况

发病前1天至发病后5天是否在国内 （1）是 （2）否

如是，活动地点：

地点1：_____省_____市（州）_____县

日期：_____年___月___日

地点2：_____省_____市（州）_____县

日期：_____年___月___日

地点3：_____省_____市（州）_____县

日期：_____年___月___日

备注：_____

五、病例分类

1.是否为暴发疫情指示病例：（1）是 （2）否

2.病例类别：

（1）境外输入病例，输入国家或地区：_____

（2）境内输入病例，输入地区：_____省_____市（州）_____县（区）

（3）本地病例：

3.病例诊断分类：（1）疑似病例 （2）临床诊断病例 （3）实验室诊断病例

六、共同暴露者/接触者健康状况

若病例有共同暴露者或者病毒血症期有密切接触者，请对其开展健康状况调查。

1.有无外出同行者出现过发热等类似症状：

（1）有，_____人出现发热等类似症状，外出同行者一共_____人

（2）无

（3）不详

2.有无家庭其他成员/接触者出现过发热等类似症状：

（1）有，_____人出现发热等类似症状，家中一共_____人

（2）无

（3）不详

3.有无同事出现过发热等类似症状：

（1）有，_____人出现发热等类似症状，所在部门同事一共_____人

（2）无

（3）不详

七、住所（病家）环境相关因素

1.使用的防蚊设备（可多选）：

（1）蚊帐 （2）蚊香 （3）纱门 （4）灭蚊剂 （5）其他：

2.积水容器类型（可多选）：

（1）水生植物花瓶 （2）花盆托 （3）瓦盆 （4）铁罐 （5）碗碟缸

（6）树洞 （7）竹桩 （8）假山 （9）盆景 （10）其他：

八、病例报告情况

1.是否通过网络直报系统进行报告？

（1）是 （2）否

如报告，该病例的传染病报告卡ID为_____

调查日期：_____年___月___日

调查者：_____

附件2

共同暴露者健康状况一览表

指示病例姓名_____ 传染病报告卡ID_____ 调查日期_____ 调查人_____

姓名	联系电话	与病例关系（共同出行者/家人/同事）	最近是否出现以下症状				发病日期*	就诊情况		是否采样	最终诊断（是否为登革热）	备注
			发热℃	关节痛	肌肉痛	皮疹/出血点		是否就诊	诊断结果			

*：若无明确诊断则填症状出现日期。

附件3

登革热入户调查登记表

调查点名称：＿＿＿＿＿＿　调查人：＿＿＿＿＿＿　联系电话：＿＿＿＿＿＿　调查日期：＿＿＿＿＿＿

门牌号	户主姓名	户内居住人口数	家庭成员姓名	性别	年龄	职业	是否出现以下症状				发病日期	最近14天外出情况				是否接受采样检测	采样检测结果	是否纳入病例管理	备注
							发热℃	关节痛	肌肉痛	皮疹/出血点		其他社区、村	外县	外省	国外				

填写说明：1.症状，如有相应症状，则填写出现日期；2.外出史，如有外出，则填写地址；3.如有联系方式请填在备注栏。

第二节　登革热媒介伊蚊监测指南

一、监测目的

（1）掌握登革热媒介伊蚊种类构成、密度、分布及季节变化和长期趋势。

（2）为登革热风险评估、预测预警、控制规划提供科学依据。

（3）动态监测疫点、疫区媒介伊蚊密度，评估疫情传播风险和伊蚊控制效果。

二、媒介伊蚊的监测方法

（一）布雷图指数法

1.器具

手电筒、捞勺、吸管、蚊虫收集装置、标签纸等。

2.方法

每个监测点按不同地理方位选4个街道/村的居民区调查不少于100户，检查记录室内外所有小型积水容器及其幼虫滋生情况，收集阳性容器中的蚊幼进行种类鉴定，或带回实验室饲养至成蚊进行种类鉴定，计算布雷图指数（记录、统计表见附表1、附表2）。为避免连续监测对蚊虫密度造成影响，相邻两次监测应在不同户次进行。

户的定义：每个家庭、集体宿舍、单位办公室、酒店的2个房间、农贸市场、花房、外环境、室内公共场所等每30m²定义为一户。

3.密度指标

布雷图指数（*BI*）计算公式：

$$布雷图指数（BI）＝\frac{阳性容器数}{调查户数}×100$$

（二）诱蚊诱卵器法

1.器具

诱蚊诱卵器、白色滤纸、隔夜自来水、标签纸等。

2.方法

每个监测点按不同地理方位选4个街道/村的居民区共布放不少于100只诱蚊诱卵器，一般每25～30m距离布放一个诱蚊诱卵器，主要布放在居民区、单位、学校等楼顶天台、工地、空中花园或外环境的树木、花草、灌木丛等公共绿化带等，连续布放4天，第4天检查，收集诱捕成蚊，蚊卵需饲养至高龄幼虫或成蚊后进行种类鉴定，计算诱蚊诱卵器指数。（记录、统计表见附表3、附表4）。

3.密度指标

诱蚊诱卵器指数计算公式：

$$诱蚊诱卵器指数＝\frac{阳性诱蚊诱卵器}{有效诱蚊诱卵器}×100$$

（三）双层叠帐法

1.器具

双层叠帐（外层：长×宽×高为1.8m×1.8m×1.5m；内层为长×宽×高：1.2m×1.2m×2.0m）、计数器、手电筒、电动吸蚊器等。

2.操作

选择居民区附近的外环境作为监测地点，在上午或下午媒介伊蚊活动高峰时段内，诱集者位于内部封闭蚊帐中暴露两条小腿，收集者利用电动吸蚊器收集停落在蚊帐上的伊蚊持续30min，分类鉴定，记录诱蚊开始与结束的时间、地点、温度、湿度和风速（见附表5）。

个人防护：收集者需涂抹蚊虫驱避剂，诱集者工作结束时涂抹蚊虫驱避剂。

3.密度指标

叮咬指数计算公式：

$$叮咬指数（只/人·小时）＝\frac{捕获蚊虫数（只）}{30\,min}×60\,min$$

三、常规监测

（一）监测点选择

1.监测区域划分

根据疫情严重程度及媒介伊蚊分布状况对省份进行分类：Ⅰ类地区为近年常有登革热暴发的省

份；Ⅱ类地区为近年出现过本地病例或根据我国伊蚊分布情况，暴发风险相对较高的地区；Ⅲ类地区为近年有输入病例报告，且有媒介伊蚊分布，具有登革热暴发风险的地区。省份分类列表见表3-1-1。

表3-1-1 省份分类列表

地区分类	省　份
Ⅰ类	广东、云南、广西、海南、福建、浙江
Ⅱ类	上海、重庆、江苏、安徽、江西、河南、湖北、湖南、四川、贵州
Ⅲ类	北京、河北、山西、天津、山东、陕西、辽宁

2.监测点确定

Ⅰ类地区确定至少15个登革热高风险县区（涵盖本省内全部登革热高风险区域），Ⅱ类地区确定至少10个登革热风险县区，Ⅲ类地区选择5个县区作为监测点开展伊蚊监测。

（二）监测方法

各监测点根据本地实际情况，选择布雷图指数法或诱蚊诱卵器法，并原则上长期使用同一种方法。

（三）监测季节和频次

Ⅰ类地区登革热高风险区域的蚊虫活动季节，每月2次，间隔10～15天；Ⅱ类地区蚊虫发生高峰季节（5～10月）每月1次，Ⅲ类地区参照本指南于6～9月每月1次。

（四）标本保存及运输

1.每年于伊蚊活动高峰期采集不少于100只干制标本，记录采集时间、地点、生境、虫态等信息。

2.收集工作完成后及时寄送中国疾病预防控制中心传染病所媒介室。

（五）数据收集、报告及利用

1.监测数据收集

监测点有关疾病预防控制机构专人进行每月的媒介监测数据收集，并计算相关的监测指标，归档保存。

2.监测数据网络报告

（1）上报时间

各监测区县每月25日前将当月监测数据上报省级疾控机构，省级疾控机构于下月1日前将本省各监测点数据上报国家疾控。

（2）上报内容

各监测区县的原始报表及半月／月汇总报表。

（3）上报方式

各区县暂通过E-mail发送至denguemos@126.com，并在"主题"注明"××省××区／县××月登革热媒介监测数据"。

3.监测数据利用

（1）各级疾控机构对监测数据及时进行分析，并作为登革热风险评估的重要依据，于流行季节每月形成分析报告，反馈给相关部门和监测点。

（2）当布雷图指数或诱蚊诱卵器指数大于20时，提示存在登革热暴发高风险，建议疾控机构提请辖区政府组织开展消除蚊媒滋生地和灭蚊工作。

（3）首次发现埃及伊蚊时保存监测所获标本，立刻将监测结果报告上级疾控机构，核实后提出处理意见。

四、应急监测

在流行季节发现输入或本地感染登革热病例时，作为疫情调查处理的重要内容，启动应急监测。

（一）测区域（如图3-18-1）

1.核心区

以感染者住所或与其相邻的若干户、感染者的工作地点等活动场所为中心，参考伊蚊活动范围划定半径200m之内空间范围为核心区。1例感染者可划定多个核心区。

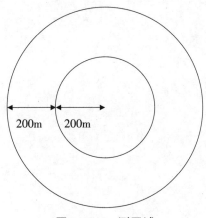

图3-18-1　测区域

2.警戒区

在核心区外扩展半径200m范围为警戒区。农村一般以核心区周围自然村、屯，必要时以行政村甚至乡、镇为警戒区。城市一般以核心区周围若干街巷、居委会或街道为警戒区。

3.监控区

根据不同登革热风险地区疫情大小、流行季节等因素，在警戒区外围划定监控区。

（二）监测方法

所有登革热蚊媒应急监测点均须进行布雷图指数法和双层叠帐法监测，诱蚊诱卵器法可酌情采用。

（三）监测频次

1.布雷图指数法

登革热疫情发生1～2天内，核心区进行1次全面覆盖调查和应急蚊媒控制，随后每2～3天重复进行控制与调查，直至BI小于5；警戒区每周调查1次；监控区每2周调查1次。

2.诱蚊诱卵器法

核心区诱蚊诱卵器放置4天后每2～3天检查1次，发现阳性诱卵器时收回并补充新的诱卵器；警戒区每周监测1次；监控区每2周监测1次。

3.双层叠帐法

核心区每3天1次，警戒区每周1次，监控区每2周1次。

（四）数据分析反馈

（1）动态分析各疫点的伊蚊密度变化，及时报告疫情控制指挥部，通报相关部门，掌握伊蚊控制效果。

（2）风险评估

①布雷图指数（BI）和诱蚊诱卵器指数小于5为控制登革热传播的阈值，大于5有传播风险，大于10有暴发风险，大于20有区域流行风险，需要持续清除滋生地和杀灭成蚊。

②在25天内无登革热新发病例，且核心区内布雷图指数或诱蚊诱卵器指数降至5以下，同时双层叠帐法成蚊密度不高于2（只/人·时）可以结束本次应急处理工作。

附件：

4.伊蚊幼虫滋生地调查表。

5.媒介伊蚊滋生地监测统计报表。

6.诱蚊诱卵器指数监测表。

7.诱蚊诱卵器指数监测统计报表。

8.双层叠帐法调查记录表。

9.常见的登革热蚊媒滋生地。

附件4

伊蚊幼虫滋生地调查表

调查时间：_____ 年____ 月____ 日

调查地点：____ 省(自治区、直辖市)____ 市____ 区(县)____ 乡镇(街道)____ 村(居委会)

天气情况：晴□　阴□　雨□　　气温：____ ℃,最高____ ℃,最低____ ℃　　相对湿度：____ %

街道或村的地理位置：经度_____　　纬度_____

编号	地址、门牌	调查地(室外/室内)	盆景、水生植物		贮水池、缸、盆		闲置容器(碗、瓶、缸、罐)		明渠、假山水池		竹头、树洞、石穴		废旧轮胎		绿化带垃圾、小积水		其他水体	
			积水数	阳性数	积水数	阳性数	积水数	阳性数	积水数	阳性数	积水数	阳性数	积水数	阳性数	积水数	阳性数	积水数	阳性数

调查单位：_____　调查者：_____　审核人：_____

附件5

媒介伊蚊滋生地监测统计报表

调查日期	调查地点	调查户数	白纹伊蚊阳性容器数	埃及伊蚊阳性容器数	合计阳性容器数	盆景、水生植物		贮水池、缸、盆		闲置容器(碗、瓶、缸、罐)		明渠、假山水池		竹头、树洞、石穴		废旧轮胎		绿化带小积水		其他水体	
						积水数	阳性数	积水数	阳性数	积水数	阳性数	积水数	阳性数	积水数	阳性数	积水数	阳性数	积水数	阳性数	积水数	阳性数

白纹伊蚊 *BI* _____　　埃及伊蚊 *BI* _____　　合计 *BI* _____

填表单位：_____　　填表人：_____　　审核人：_____

填表时间：_____ 年____ 月____ 日

附件6

诱蚊诱卵器指数监测表

监测时间：_____年____月____日

调查地点：_____省(自治区、直辖市)____市____区(县)____乡镇(街道)____村(居委会)

天气情况：晴□ 阴□ 雨□ 气温：____℃,最高____℃,最低____℃ 相对湿度：____%

街道或村的地理位置：经度_____纬度_____

检查地点	诱蚊诱卵器				
单位、住户地址、门牌	编号	伊蚊卵(+/-)	伊蚊幼虫(+/-)	伊蚊成蚊(+/-)	阳性总数

注："+"指诱蚊诱卵器有伊蚊卵、幼虫或成蚊。

附件7

诱蚊诱卵器指数监测统计报表

编号	环境(内/外)	地点	布放诱蚊诱卵器个数	有效诱蚊诱卵器个数	伊蚊卵阳性个数	伊蚊幼虫阳性个数	伊蚊成蚊阳性个数	阳性诱蚊诱卵器总数	诱蚊诱卵器指数

填表单位：_____ 填表人：_____ 审核人：_____

填表日期：_____

注：诱蚊诱卵器指数=伊蚊成蚊或卵阳性个数/有效诱蚊诱卵器个数×100。

附件8

双层叠帐法调查记录表

监测时间：_____年___月___日

调查地点：_____省(自治区、直辖市)___市___区(县)___乡镇(街道)___村(居委会)

天气情况:晴□ 阴□ 雨□ 气温：___℃,最高___℃,最低___℃ 相对湿度：___%

街道或村的地理位置:经度_____ 纬度_____ 风速：_____m/s

地点	环境类型	起始时间	结束时间	白纹伊蚊数	埃及伊蚊数	诱集者	收集者	叮咬指数

填表单位：_____ 填表人：_____ 审核人：_____

附件9

常见的登革热蚊媒滋生地

1 家庭环境

1.1 富贵竹等阴生水养植物的花瓶积水等。

1.2 饮用水缸。

1.3 冰箱底部的水盘。

1.4 浴室、卫生间储水桶、缸等。

1.5 花盆底盘。

1.6 储水的水桶、陶瓷、水泥槽、楼顶水箱、洗涤用水缸、空调水收集容器等。

1.7 废轮胎。

1.8 晒衣架水泥桩上及其他可积水的水管。

1.9 竹篱笆竹节顶端、树洞、竹洞。

1.10 屋檐排水槽或反壥堵塞积水。

1.11 家禽、家畜与鸟类饮用水槽。

1.12 周围废弃或闲置的盆、罐、瓶等。

2 地下室及停车场

2.1 排水沟。

2.2 机械停车位底层积水。

2.3 马达水槽、集水井。

2.4 废弃轮胎。

3 学校、幼儿园、公园、公共场所

3.1 草丛、花木下塑料薄膜、塑料瓶、盒、杯。

3.2 办公室及教室的各种水生植物花瓶。

3.3 花圃及周围的花盆积水。

3.4 运动（活动）场所防撞的废用汽车轮胎、运动器材内积水。

3.5 树木、竹支架顶端积水。

3.6 雨水排水沟。

3.7 喷水池、教学用水生植物养殖池、生物教材用容器、花圃。

3.8 厕所马桶水箱。

3.9 资源回收桶。

3.10 城区竹林树木落叶积水。

4 空地、道路、果园、工厂

4.1 草丛中铝罐、塑料瓶罐、食品容器。

4.2 积水的金属制品（洗衣机、冰箱、铁柜、瓶罐）。

4.3 积水的玻璃制品（瓶罐、鱼缸）。

4.4 积水的塑料管、塑料布、塑料椅、塑料袋、塑料突出物、塑料花篮、大型塑料资源回收桶。

4.5 木箱、木盘。

4.6 树洞、竹洞。

4.7 废轮胎、废弃马桶、浴缸、安全帽、手推车、花柱凹槽、保险杆凹槽。

5 建筑工地

5.1 积水的容器（铁桶、塑料桶、漱洗设备）。

5.2 地下室及地面积水。

5.3 支架积水。

5.4 石灰过滤池、基坑或基建用的排水沟等。

6 市场

6.1 楼顶积水。

6.2 贮水的水泥槽、塑料桶、水桶等容器，尤其是花卉盆景批发市场各类小型水容器及其底盘。

6.3 地下室积水。

6.4 摊架下各种积水容器。

7 空屋/暂时无人居住的房屋

7.1 特别注意屋顶有破洞及雨水可进入的房屋。

7.2 水泥槽、水塔、冷却水塔。

7.3 楼顶积水。

7.4　马桶。

7.5　储水塑料桶、水桶等容器。

7.6　其他积水容器。

8　其他特殊滋生源

蒸气熨斗贮水槽、防窃盗围墙碎玻璃、渔船船舶、游艇等。

第三节　登革热媒介伊蚊控制指南

一、应急控制启动条件

（1）有登革热病例出现，并且发生登革热病例的核心区布雷图指数或诱蚊诱卵指数≥5，警戒区≥10。

（2）当布雷图指数或诱蚊诱卵器指数大于20时，提示登革热暴发风险高。

二、社会动员，开展爱国卫生运动

（1）按照政府组织、属地管理、部门协作、全民参与的方针组织清除媒介伊蚊滋生地和成蚊控制。

（2）通过各种宣传渠道，例如印制登革热媒介卫生知识宣传册、宣传海报，利用手机短信、报纸、电台、电视台、互联网等媒体向群众宣传关于防蚊、灭蚊的知识和方法，动员群众参与防蚊灭蚊。

三、防蚊措施

（一）个人防护

登革热疫区的居民和工作人员，应做好个人防护，如穿长袖衣裤，使用蚊虫驱避剂，按照产品说明上的使用剂量、频次涂抹于皮肤外露的部位，或在衣服上喷洒，避免被蚊虫叮咬。

（二）医院和家庭防护

登革热发生地区的医院病房应安装纱门纱窗等防蚊设施。

家庭提倡使用蚊帐、安装纱门纱窗等防蚊措施；可使用蚊香、气雾剂等家用卫生杀虫剂进行防蚊、灭蚊。

四、蚊虫滋生地处理

组织发动相关部门和群众，在专业人员技术指导下，清除各类蚊虫滋生地。

（一）滋生地主要类型和种类

家庭、单位、学校主要滋生地有：饮水缸、储水池或缸、花瓶、花盆等有用的功能性积水容器，闲置的瓶、罐、缸等无用积水容器，竹筒、树洞、汽车轮胎、楼房反壆及雨水沟、地下室集水井等。

外环境、公园等主要滋生地有：绿化带的塑料薄膜、废弃易拉罐、饭盒、塑料杯积水容器等，闲置或废弃的瓶、罐、缸等无用积水容器，废弃的汽车轮胎、市政管网的管井、竹筒、树洞、植物叶腋等。

（二）滋生地处理方法如下

（1）翻盆倒罐，清除闲置无用积水。清除废弃的容器，暂时闲置未用的容器应当逐一翻转倒放。

（2）清除卫生死角和垃圾。清除绿化带和卫生死角的塑料薄膜、一次性塑料容器。

（3）管理饮用水或功能性容器积水。饮用水容器或功能性容器积水要求严密加盖，每5～7天换水1次，不能定期换水的可放养食蚊鱼等。

（4）种养水生植物的花瓶，每5～7天换水1次，冲洗植物根部，彻底洗刷容器内壁；大型莲花缸、池，可放养食蚊鱼等。

（5）竹筒树洞的治理。公园、学校、园林景点的竹筒、树洞要用灰沙等堵塞，或对留根的竹筒采用"十"字砍刀法，使其有裂缝不再积水。

（6）治理轮胎。轮胎要求叠放整齐并存放在室内或避雨的场所，如要堆放室外，要用防雨布严密遮盖，不积雨水。如不能有效遮盖，须对废弃轮胎进行打孔处理，防止积水。对于不能清除积水的轮胎，可使用双硫磷等灭蚊蚴剂处理。

（7）对于其他不能清除的积水，例如密闭市政管网的管道井、地下室或地下车库的集水井，建筑工地积水等，采取投放长效灭蚊蚴剂（见附件10）控制蚊虫滋生。在使用过程中，记录灭蚊蚴剂的使用场所、使用剂量、处理前后的蚊幼密度，评价灭蚊效果。

五、成蚊杀灭

（一）成蚊杀灭的一般原则

（1）选择国家正式登记的卫生杀虫剂等快速杀灭成蚊。

（2）室外成蚊杀灭以超低容量喷雾为主要措施，配合对蚊虫栖息地（牲畜棚、绿化带等）的滞留喷洒。

（3）室内成蚊杀灭以滞留喷洒为主要措施，重点场所在滞留喷洒的同时还需要进行超低容量喷雾。

（4）处理应从警戒区到核心区，由外到内按次序处理。

（二）超低容量喷雾

当发生登革热疫情时，在核心区和警戒区的室内外使用超低容量喷雾机进行成蚊速杀。

1.超低容量喷雾机的选择

超低容量喷雾机应包括车载超低容量喷雾机、便携式超低容量喷雾机、烟雾机。其中超低容量喷雾机要求其雾滴 VMD 大于 $5\mu m$，小于 $20\mu m$。

喷雾器械的选择与环境相匹配。车载超低容量喷雾机适合外环境大范围成蚊速杀；便携式超低容量适合室内蚊虫速杀，以及室外车辆进不去地方的成蚊速杀，是车载超低容量喷雾机的补充；烟雾机穿透力强，适合树林、竹林、灌木丛等植物比较密集的地方蚊虫速杀。

2.超低容量喷雾杀虫剂的剂型

超低容量喷雾选择的杀虫剂剂型与器械相匹配，应选用水乳剂（EW）、乳油（EC）或超低容量制剂（UL）进行喷雾。可湿性粉剂（WP）、悬浮剂（SC）、微囊剂（CS）和水分散颗粒剂（WG）制剂不适合超低容量喷雾。

3.超低容量喷雾杀虫剂的使用参数

超低容量喷雾须按照制造商推荐的稀释倍数和有效成分使用量进行喷洒。

4.超低容量喷雾时间

超低容量喷雾的最佳时间是午后近黄昏时段，这时是蚊虫的活跃期，气象条件一般适合进行超低容量喷雾。

5.超低容量喷雾要求的气象条件

超低容量喷雾要求风速1～4m/s，当风速超过4m/s时，不应进行室外超低容量喷雾。

超低容量喷雾在喷雾时要求地面气流很小，或气流没有垂直运动，或只是接近地表的气流有些流动。

6.超低容量喷雾设备的校准、维护和维修

超低容量喷雾设备需要定期校准、维护和维修，专人负责，做到使用和维护的责权利统一。车载超低容量喷雾机通常是运转25小时以后，或在任何大的维护时，或超过1个月未使用时须进行喷雾的雾滴大小测量（测量方法见附件11），并进行设备校准（校准方法见附件12）。

7.处理频率和效果评价

超低容量喷雾的处理频率，要根据控制效果调整喷药频率。一般情况下，开始每2～3天处理1次，连续处理3～5次，此后根据蚊密度监测结果和疫情进展情况选择超低容量喷雾频次。

超低容量喷雾前后，采用GB/T 23797中帐诱法或诱蚊灯法进行蚊密度调查，评价控制效果。

控制效果评价标准：成蚊密度下降的评价界点为80%，当密度下降率<80%时，说明处理效果不明显，需要加大处理频次或调整使用的杀虫剂类型。

（三）滞留喷洒

当发生登革热疫情时，应对核心区以及医院等重点场所进行滞留喷洒。

1.喷洒重点部位

在核心区范围内重要的蚊虫滋生栖息场所，如周围绿化带、阴凉场所，公共场所卫生状况差的绿化带、社区卫生死角，收治病人医院病房的纱门纱窗及周围环境等进行重点滞留喷洒。

2.滞留喷洒的喷雾器

选择压缩喷雾器、机动泵式喷雾机、背负式手动喷雾器或踏板式喷雾器，可根据拟处理面积的大小或高度选择单用或兼用。

3.杀虫药剂的选择原则

选择高效、低毒，环境友好，靶标病媒生物敏感的杀虫剂。

应根据靶物体表面性质选择杀虫剂剂型：吸收表面，如灰质面、水泥面等可选用可湿性粉剂；半吸收表面，如漆面、木质面、壁纸面等可选用悬浮剂；不吸收面，如硅酸盐玻璃面、大理石面等或某些特定场所可选用乳油、微乳剂等。可用于滞留喷洒的常用杀虫剂，按照厂家说明剂量使用。

4.器械准备

检查喷雾器或喷雾机部件应齐全，功能正常，安装正确；药箱内添加清水至正常使用允许容量，并加压到工作压力，试喷喷嘴是否雾化良好，且各联结处应无漏气漏液，喷嘴和开关阀门无滴水或堵塞；将喷嘴放入广口的计量容器（≥2L）内，在无泄漏的情况下，准确持续喷雾1min，计量喷头喷量，并记录。试验重复3次以上，求其平均数作为该喷雾器或喷雾机喷头的喷量。

5.喷洒方法

根据拟处理靶物体表面性质，按额定压力，喷雾至挂流，并准确计时，计算靶物体表面的吸水量。喷洒人员的喷洒速度达到应用剂量，并与靶物体表面吸水量相匹配为宜。

6.处理频率和效果评价

滞留喷洒可根据不同药物的性质确定处理频率。长效杀虫剂，可1～3个月处理1次。

完成滞留喷洒工作后，每间隔一段时间采用GB/T 23797中栖息蚊虫捕捉法进行控制效果调查，以评价控制效果。

控制效果评价标准：密度下降率的评价界点为70%，当密度下降率<70%时，说明处理效果不明显，需调整使用的杀虫剂类型再次处理。

（四）注意事项

（1）应事先告知居民杀虫剂的作用和保护效果，并按要求及时撤离工作区域。将食物覆盖，移走宠物和观赏鱼类等。移动、覆盖或搬出家具，便于墙面喷药。施药结束应清洗施药器械，妥善保管。

（2）操作者戴宽檐帽、橡胶手套、防护镜和防护面具，着长袖工作服，穿胶靴。

（3）工作时间不抽烟、喝水、吃东西，药液溅到皮肤上时，应立即用肥皂或皮肤清洁剂和清水清洗被污染的皮肤。

（4）工作结束后，用肥皂或其他洗涤用品、清水清洗暴露皮肤和防护服装。

（5）配药或施药时，须用工具搅拌，严禁用手接触。修理工具时，不许用嘴吹喷雾器的喷头。

（6）施药人员每天实际操作时间不宜超过6小时。施药时，如出现头痛、头昏、恶心或呕吐等症状，应立即离开现场，脱掉工作服，洗手、洗脸、漱口，在阴凉通风场所休息，必要时送医院诊治。

（五）其他杀灭成蚊方法

在核心区、警戒区以及特殊场所可以使用杀虫剂处理门帘、纱窗等防蚊灭蚊。
室内外可以选择灭蚊灯等物理方式杀灭成蚊。

六、控制目标

控制目标为布雷图指数或诱蚊诱卵指数小于5。如果25天内无新发病例，并且布雷图指数或诱蚊诱卵指数在5以下时，可结束本次应急处理工作。

附件：
10.推荐药剂、器具和防护设备。
11.载玻片摆动技术采样测定喷雾直径大小。
12.超低容量喷雾器校准方法。

附件10

推荐药剂、器具和防护设备

推荐的灭蚊蚴剂

有效成分	类　型	剂　型	使用方法	备　注
双硫磷	有机磷	颗粒剂	投入水中	WHO推荐
倍硫磷	有机磷	颗粒剂	撒布	
苏云菌杆菌（以色列亚种）	生物农药	悬浮剂	喷洒	
苏云菌杆菌（以色列亚种）	生物农药	可湿性粉剂	喷洒	
球形芽孢杆菌	生物农药	悬浮剂	喷洒	
吡丙醚	昆虫生长调节剂	颗粒剂	直接投入水中	
吡丙醚	昆虫生长调节剂	水乳剂	喷洒（室外）	

推荐的灭成蚊杀虫剂

有效成分	类　型	剂　型	使用方法	备　注
氯菊酯·烯丙菊酯	拟除虫菊酯	水乳剂	超低容量喷雾	WHO推荐
溴氰菊酯	拟除虫菊酯	水乳剂	超低容量喷雾、热雾	WHO推荐
顺式氯氰菊酯	拟除虫菊酯	悬浮剂	滞留喷洒	WHO推荐
顺式氯氰菊酯	拟除虫菊酯	可湿性粉剂	滞留喷洒	WHO推荐
氟氯氰菊酯	拟除虫菊酯	可湿性粉剂	滞留喷洒	WHO推荐
噁虫威	氨基甲酸酯	可湿性粉剂	滞留喷洒	WHO推荐
甲基嘧啶磷	有机磷	乳油	滞留喷洒	WHO推荐
甲基嘧啶磷	有机磷	水乳剂	滞留喷洒	
高效氯氰菊酯	拟除虫菊酯	可湿性粉剂	滞留喷洒	
高效氯氰菊酯	拟除虫菊酯	微乳剂	滞留喷洒	
高效氯氰菊酯	拟除虫菊酯	悬浮剂	滞留喷洒	
高效氯氟氰菊酯	拟除虫菊酯	微囊悬浮剂	滞留喷洒	
高效氯氟氰菊酯	拟除虫菊酯	可湿性粉剂	滞留喷洒	
高效氯氟氰菊酯	拟除虫菊酯	水乳剂	滞留喷洒	
氯菊酯	拟除虫菊酯	可湿性粉剂	滞留喷洒	
溴氰菊酯	拟除虫菊酯	可湿性粉剂	滞留喷洒	
溴氰菊酯	拟除虫菊酯	悬浮剂	滞留喷洒	
联苯菊酯	拟除虫菊酯	悬浮剂	滞留喷洒	
高效氟氯氰菊酯	拟除虫菊酯	水乳剂	滞留喷雾	
氟氯氰菊酯	拟除虫菊酯	水乳剂	滞留喷洒	
残杀威	氨基甲酸酯	乳油	滞留喷洒	

监测和施药器具

器具类型	名 称	用 处	备 注
消杀车设备	车载超低容量喷雾机	大面积超低容量喷雾	要求雾滴 *VMD* 大于 $5\mu m$，小于 $20\mu m$
	便携式超低容量喷雾机	超低容量喷雾	
	烟雾机	杀虫烟雾喷雾	
	常量喷雾器	杀虫剂滞留喷洒	
飞机喷药	飞机施药设备	大面积卫生杀虫	
配药设备	量筒、量杯	液体杀虫剂的称量	
	秤、天平	固体杀虫剂的称量	
蚊密度监测设备	电动捕蚊器	捕捉成蚊	
	诱蚊灯	诱捕成蚊	
	蚊帐	用于动物帐诱	

备注：机动喷药器械要有专人校准、使用和维护。

防护设备

名 称	用 处
防护服	隔离有毒物质，防止蚊虫叮咬及隔离生物侵害
口罩	防止有害物质的吸入
乳胶手套	防止有害物质侵染手部
眼罩	喷药时保护眼睛
鞋套	防止污物沾着

附件 11

载玻片摆动技术采样测定喷雾直径大小

用 1m 长棍子顶端附着的夹子夹住载玻片，工作人员站在一边，离喷嘴 1～2m 远，摆动载玻片使其在雾中通过。通常同时采 5 份样品，至少有 200 个雾滴，在显微镜下观察。将一个显微镜计数尺放置在目镜中，用放大的测微尺进行校准。载玻片上由雾滴产生的小坑直径通过比较标尺测出，可采用扩散因子进行转换，获得雾滴实际大小的值。例如，氧化镁的扩散因子是 0.86，当雾滴大小产生的小坑直径为 $10\mu m$ 时，雾滴粒径大小为 $10 \times 0.86 = 8.6\mu m$。

附件 12

超低容量喷雾器校准方法

每一种杀虫剂都有独特的物理和化学特性及生物学效力，杀虫剂制造商推荐不同剂量用于特殊的控制场所和靶标品种。因此，必须对每一台机器针对特定杀虫剂进行校准以保证正确的杀虫剂喷洒量。

1　校准内容

在雾滴大小确定的情况下，喷雾器的流速、车辆行驶速度、有效喷幅和杀虫剂单位面积的使用剂量，决定喷雾效果的4个关键指标。

确定了其中3个指标，可以求其第4个指标，计算公式如下：

$$A=B×C×D \, / \, 600 \tag{1}$$

A：喷雾器的流速（L/min，每一单位时间机器的喷洒量）。

B：车辆行驶速度（km/h，步行速度或手持设备每一房屋/房间所需时间）。

C：有效喷幅（m，按照GB/T 27781挂笼法来测试喷雾器的有效喷幅，车载超低容量喷雾器的有效喷雾大多为50～100m）。

D：每一制造商推荐的杀虫剂单位面积使用剂量（L/m²）。

2　室外施用（车载超低容量喷雾机）

2.1　一个50m轨迹间隔、车行速度12km/h，那么50×12000m/h就是每小时处理600000m²，相当于每分钟10000m²（hm²）。

2.2　如果杀虫剂标签上推荐用量为每公顷0.5L的UL制剂，流率应当调节到每分钟喷洒0.5L。

3　室外施用（手持或背负超低容量喷雾机）

3.1　在使用手持设备时，步行速度60m/min，轨迹间隔10m，喷洒600m²/min（每分钟0.06hm²）。

3.2　用药量为0.5L/hm²，流率应当为30mL/min（500mL×0.06）

4　室内施用

4.1　室内施用设备的调节通常按照每一房屋或房间的剂量进行，因此必需计算每一房屋或房间需要的喷洒时间。

4.2　对一个流率为20mL/min的设备，房间面积是0.04hm²（400m²），用药量是0.5L/hm²（500×0.04），喷洒1min。

5　测定流率

5.1　测定空间喷洒设备流率需要一个秒表和量筒。

5.2　首先启动机器，以便马达的速度能够提供恰当的杀虫剂罐压力，在有效的时间内使药液排入药罐与喷嘴之间的管子。

5.3　如果可能，排出管与喷雾器头分离，放置在同一水平位置。

5.4　喷雾器开关置于开启位置，喷洒1min。

5.5　液体收集在量筒内或在壶中，然后转移到量筒内，流率用每分钟毫升数定。

5.6　机器上的流量计或仪表不很精确，所以完全依靠流量计或仪表是很不妥当的。

5.7　机器的校准应当定期进行，通常是运转25小时以后，或在任何大的维护时。同样的如果换用杀虫剂，需要重新校准。

5.8　对于杀虫剂的任何改变或大的操作条件的改变，应当采样测定可以接受的雾滴大小。

6　简易流率测定法

6.1　第一步，标记罐中药液的高度，然后喷洒1min，测量需要注入罐中到原来高度的液体容积。

6.2　第二步，在空罐中加入已测定容积的杀虫剂，测量喷出这些液体所需的时间。

第四节 登革热实验室检测指南

一、目的

（1）及时发现、诊断病例。

（2）及时了解伊蚊媒介携带登革病毒状况。

（3）病毒分型和溯源。

（4）为登革热流行趋势的预测、预警和制定防治对策、措施提供科学依据。

二、检测对象

（1）疑似和临床诊断病例（按照登革热诊断标准WS 216—2008）。

（2）伊蚊成蚊和幼虫。

三、样本采集、保存和运输

（一）临床标本采集

用无菌真空干燥管，采集患者非抗凝血，及时分离血清，分装2份，保存于带螺旋盖、内有垫圈的冻存管内，标记清楚后低温保存，其中1份用于现场实验室检测，1份用于上级预防控制机构复核（见附件13、附件22）。

（1）登革热临床诊断病例及疑似病例，每次采集血液标本5mL。

（2）登革热临床诊断和疑似的住院病例（包括初筛阴性），应采集双份血液标本，入院当天和出院前1天各1份。

（3）疫点首发病例，必要时应采集第二份血标本，距第一份血样采集日期间隔在7天以上。

（二）蚊媒标本采集

疫点内采集的伊蚊成蚊及幼虫，分类鉴定后，填写媒介标本采集信息表，按照采集地点分装，每管10～20只。

（三）标本保存、运送

标本应-70℃以下保存，血液标本可-20℃以下保存，但不超过1周。

标本运送时采用低温冷藏运输，避免冻融，样本运输应遵守国家相关生物安全规定。

四、检测内容

（一）实验室检测

登革热疑似病例发生所在地医院和/或县（市）疾控机构采集病例血清，检测登革病毒抗原、核酸或抗体，检测流程参见图3-18-2。

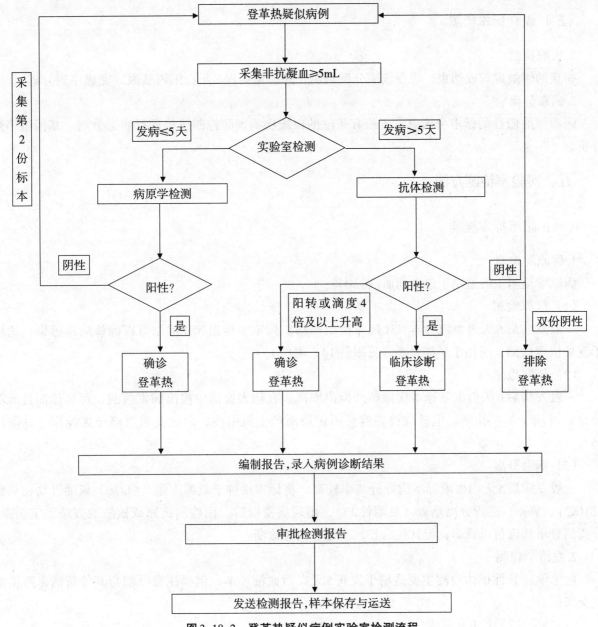

图 3-18-2 登革热疑似病例实验室检测流程

（二）复核检测

（1）送市或省级疾病预防控制机构的临床标本，抽样30%进行复核检测，疫点首发病例需采用病原学和/或双份标本血清学方法复核检测，暴发疫情复核检测不少于5例，疫情少于5例者应全部检测，病毒核酸阳性标本应分型检测。

（2）疫点首发病例、重症病例、输入病例急性期标本应采用PCR方法进行分型检测，阳性者分离病毒，从临床标本或所分离病毒中扩增E蛋白编码基因，完成序列分析。

（3）每次暴发疫情应开展病毒全基因组序列分析。

（4）实验室检测阴性临床病例以及重症病例，应对恢复期血清进行IgM、IgG抗体和/或中和抗体检测。

（三）媒介标本检测

1.核酸检测

捕获的伊蚊成蚊或幼虫，进行核酸分型检测，并扩增病毒E蛋白编码基因，完成序列分析。

2.病毒分离

病毒核酸阳性的标本由国家、省或有条件的市级疾病预防控制机构进行病毒分离、基因组序列分析。

五、实验室检测方法

（一）临床标本检测

1.病原学检测

病原学检测主要适用于急性期血液标本。

（1）抗原检测

一般发病后6天内血液标本NS1抗原检出率高。标本中检出NS1抗原可以确诊病毒感染，适用于现场快速检测，可用于早期诊断（见附件14、附件15）。

（2）核酸检测

一般发病后6天内血液标本病毒核酸检出率高。在病人血清中检出病毒核酸，可确诊而且能够分型，可用于早期诊断，但核酸检测容易因污染而产生假阳性，因此要求严格分区操作（见附件16）。

（3）病毒分离

一般发病后5天内血液标本病毒分离率较高。将标本接种于蚊源细胞（C6/36）或哺乳动物细胞（BHK21、Vero）进行分离培养（见附件17），出现病变以后，用检测抗原或核酸的方法鉴定病毒。分离到登革病毒可以确诊，但其耗时长，不适于快速诊断。

2.血清学检测

血清学特异性抗体检测主要适用于发病5天以后血液样本，但要注意可能与其他黄病毒感染发生交叉反应。

（1）血清特异性IgM抗体

采用ELISA、免疫层析等方法检测。IgM抗体阳性，提示患者可能新近感染登革病毒，适用于登革热早期诊断，但单份标本不能确诊（见附件18）。

（2）血清特异性IgG抗体

采用ELISA、免疫荧光（IFA）、免疫层析等方法检测。患者恢复期血清IgG抗体阳转或滴度较急性期呈4倍及以上升高可以确诊（见附件19、附件20）。

（3）中和抗体

采用空斑减少中和实验、微量中和实验等方法检测，可用于分型。患者恢复期血清中和抗体阳转或滴度较急性期呈4倍及以上升高可以确诊。

（二）媒介标本检测

1.标本处理

将分类后的伊蚊成蚊或幼虫，按照采集地点，每10～20只为一份进行研磨处理（见附件21）。

2.病毒核酸检测

用RT-PCR的方法进行登革病毒核酸检测（见附件16）。

3.病毒分离

病毒核酸阳性的标本进行病毒分离（见附件17）。

六、实验室质量控制

（一）标本采集、保存和运送

采集的标本要做好标记，并记录标本的基本信息和流行病学信息，按本指南要求采集、保存和运送。

（二）实验室检测

（1）根据发病时间，按本指南要求选择不同的检测方法。

（2）核酸检测要防止各种污染，按操作规范设立相应对照。

（3）应对检测试剂开展质控评价。

（三）各级疾病预防控制机构

应定期开展督导检查、实验室技术人员培训与考核，及时发现问题。

七、结果的报告和反馈

疫点首发病例、重症病例和输入病例实验室检测结果24小时内反馈标本到送检单位。

省级疾病防控机构应每年1月将上一年登革热实验室病原学（包括核酸检测、病毒分离、序列测定）监测结果，报国家疾病预防控制中心（见附件23）。

八、生物安全

登革热实验室检测应按照《病原微生物实验室生物安全管理条例》等相关规定要求，做好生物安全工作。

附件：

13.血液标本采集、血清分离、运送、保存标准化操作程序。

14.酶联免疫法检测登革病毒NS1抗原标准操作程序。

15.胶体金免疫层析法检测登革病毒NS1抗原标准操作程序。

16.RT-PCR法分型检测登革病毒核酸标准操作程序。

17.细胞培养分离登革病毒。

18.IgM捕捉ELISA法（MacELISA）检测登革热IgM抗体。

19.酶联免疫法检测登革病毒IgG抗体标准操作程序。

20.免疫荧光法检测登革病毒IgG抗体标准操作程序。

21.伊蚊标本采集与处理操作程序。

22.疑似登革热病人检材送检一览表。

23.病原学检测结果一览表。

附件13

血液标本采集、血清分离、运送、保存标准化操作程序

1 目的

正确采集血液标本、分离血清、运送和保存。

2 范围

适用于有资质的人采集登革热患者或疑似患者血液标本、分离血清、编号、分装、保存和运送。

3 操作步骤

3.1 采血

3.1.1 用70%酒精擦拭静脉穿刺部位待30s以上。

3.1.2 用一根碘酊或碘伏棉签消毒皮肤（1%～2%碘酊30s或10%碘伏消毒60s），从穿刺点向外以1.5～2cm直径画圈进行消毒。

3.1.3 用70%酒精脱碘。

3.1.4 严格执行三步消毒后 （注意对碘过敏的患者，只能用70%酒精消毒，消毒60s），待穿刺部位酒精挥发干燥用无菌真空管采集患者非抗凝血5mL。

3.2 分离血清

3.2.1 轻缓颠倒采血管数次，使血液与促凝剂混匀后静置，待血块完全凝固（放置时间过长会造成溶血，避免留置过夜）。

3.2.2 3000rpm离心，5min，然后用无菌吸管小心取上清转入3支冻存管，应避免吸取血细胞。

3.2.3 用标签纸或持久性标记笔在冻存管的侧壁标记标本编号，顶端标记序列号，标记清楚后将血清放进标本盒，保存于2～8℃冰箱待初筛检测或运送保存。在编码规则为"地区拼音首字母（JH）年份（2位）月（2位）-序列号（3位）"，如景洪市2013年8月份采集的第12份血标本的血清编号为JH1308-012，冻存管顶端分别标记012-1，012-2和012-3。

3.3 运送保存

3.3.1 如果24小时能够完成初筛检测，并将标本运送至上级单位，运送前应将标本保存于2～8℃冰箱，运送时采用低温冷藏运输。

3.3.2 如果不能及时运送，运送前应将标本保存于-20℃冰箱，运送时采用干冰或低温冷藏运输。

3.3.3 样本长期保存应记录剩余血清量和盒中位置，保存于-70℃以下冰箱。

3.3.4 所有样本运输和保存应遵守国家相关生物安全规定。

4 注意事项

4.1 使用后的注射器和针头应放置于耐扎的容器中，最后集中高压消毒，在任何情况下均不应试图将针头重新盖帽。

4.2 采血结束后脱掉手套并弃于耐高压的废弃袋中，以备集中高压灭菌，并立即用肥皂和水洗手。

4.3 若发生针刺、皮肤破损或其他损伤，应立即用肥皂和水清洗伤口，不要立即止血。

4.4 当血液污染了身体的任何地方或发生针刺等事故时，均应及时报告上级并按医疗救护规程

进行评估和救护。

附件14

酶联免疫法检测登革病毒NS1抗原标准操作程序

1 目的
酶联免疫法检测患者血清中登革病毒NS1抗原。

2 适用范围
适用于患者血清或血浆中登革热病毒NS1抗原的快速检测。

3 实验前准备
3.1 核对被检样品（血清或血浆）患者的姓名、编号及检测项目等。

3.2 检测前应将待测样品置于2～8℃冰箱或冰上。

4 检测项目及参数
本方法检测项目为检测血清或血浆中登革热病毒抗原。

5 检测仪器设备和材料
加样器、温箱、洗板机、含波长450nm的酶标仪、登革病毒抗原检测试剂盒（酶联免疫法）。

6 检测的环境条件
生物安全二级实验室（BSL-2）中进行，灭活后样本在生物安全一级实验室（BSL-1）内进行。

7 操作步骤
7.1 将试剂盒在冰箱中取出，放置室温平衡30min，使用前将试剂轻轻震荡混匀。

7.2 配液：将试剂盒中浓缩洗涤液用蒸馏水20倍稀释。

7.3 编号：将样品对应微孔板编号，每板设阴性对照3孔，阳性对照2孔和空白对照1孔。

7.4 加稀释液：每孔加稀释液50μL，空白孔除外。

7.5 加样：分别在相应孔加入待测样品或阴阳性对照各50μL，空白孔除外。

7.6 温育：用封板膜封板后，置37℃温育60min。

7.7 每孔加酶标试剂50μL，空白孔除外，轻轻震荡混匀。

7.8 温育：用封板膜封板后，置37℃温育30min。

7.9 洗板：小心揭掉封板膜，用洗板机洗涤5遍，最后一次尽量控干。

7.10 显色：每孔加入显色剂A、B液各50μL，轻轻震荡混匀，37℃避光显色15min。

7.11 测定：每孔加终止液50μL，10min内测定结果。设定酶标仪波长于450nm处［建议使用双波长450nm/（600～650）nm检测］，用空白孔调零后测定各孔A值。

8 结果判定
8.1 临界值计算：临界值=0.10+阴性对照孔A值均值（阴性对照孔A值低于0.05者以0.05计算）。

8.2 阴性对照的正常值范围：阴性对照孔$A \leqslant 0.1$（若1孔A大于0.1应舍弃，若两孔或两孔以上阴性对照大于0.1，应重复实验）。

8.3 阳性对照正常值范围：$A \geqslant 0.8.$

8.4 阳性判定：样品A值≥临界值者为登革病毒抗原阳性。

8.5 阴性判定：样品A值＜临界值者为登革病毒抗原阴性。

9 意义

结合临床信息，阳性结果可以诊断为登革病毒感染，但阴性结果并不排除登革病毒感染的可能。

附件15

胶体金免疫层析法检测登革病毒NS1抗原标准操作程序

1 目的

检测患者血液中登革病毒抗原。

2 适用范围

检测患者血清、血浆、全血中登革病毒抗原水平，主要用于登革病毒感染的辅助诊断。

3 实验前准备

3.1 核对被检样品（血清或血浆）患者的姓名、编号及检测项目等。

3.2 检测前应将待测样品置于2～8℃冰箱或冰上。

4 检测项目及参数

本方法检测项目为检测血清或血浆中登革病毒抗原。

5 检测仪器设备和材料

加样器、登革病毒抗原检测试剂盒（胶体金法）。

6 检测的环境条件

生物安全二级实验室（BSL-2）中进行，灭活后样本在生物安全一级实验室（BSL-1）内进行。

7 检测步骤

7.1 将试剂盒和待检样本自冰箱中取出平衡至室温。

7.2 当准备好测试时，打开密封的铝箔袋，取出检测卡，平放于水平桌面上。

7.3 在检测卡上标记病人的样本号。

7.4 加样：用滴管从样本中取1滴（30～45μL）血清或血浆标本，加于检测卡/条上的加样区内，另外加1滴（30～45μL）稀释液，保证操作过程中没有气泡产生。（如果加样后30s，没有看到样本移动，可能是由于样本太黏稠，可在样本加样孔内再加1滴样本稀释液）

7.5 加入样本后20～25min内判读结果，并将结果拍照。

8 结果解释

8.1 阴性结果：仅质控线C出现肉眼可见条带。

8.2 阳性结果：质控线C和检测线T均出现肉眼可见条带。

8.3 无效结果：未肉眼可见的质控线C。

8.4 质量控制：如遇下列情况，请按上述操作步骤使用实验室备用的阳性和阴性样本对该批产品进行质量控制：

8.4.1 新检验员使用本产品。

8.4.2 使用新批号产品。

8.4.3 试剂卡储存温度在2～30℃以外。

8.4.4 测试区温度在2～30℃以外。

9　意义

阳性结果说明检测到登革病毒抗原，结合临床可以诊断为登革病毒感染；阴性结果说明没有检测到登革病毒抗原，但不能排除登革病毒感染。

附件16

RT-PCR法分型检测登革病毒核酸标准操作程序

1　目的

登革热患者和/或媒介伊蚊标本中病毒核酸的提取及PCR分型检测。

2　适用范围

适用于患者血标本及其传播媒介标本的检测。

3　检测的环境条件

在标本中提取登革病毒RNA的实验要求在BSL-2实验室操作，PCR分型检测在专门PCR室或区域操作。

4　实验步骤

4.1　实验准备

4.1.1　在标本中提取登革病毒RNA要求在BSL-2实验室，PCR分型在综合实验室独立区域或专门PCR室操作。

4.1.2　进入实验场所之前，要事先准备好所需试剂、样品。预约实验场所，并看前一位实验者是否已经清场。

4.2　RNA的提取

4.2.1　使用QIAampViral RNA Mini试剂盒提取血清标本中病毒RNA。

4.2.1.1　吸取560μL包含载体RNA的AVL缓冲液至1.5mL的离心管中。

4.2.1.2　向上述的液体中加入140μL样品，脉冲涡旋式混匀15s，室温孵育10min，简单离心使离心管顶端液体落到底部。

4.2.1.3　在样品中加入560μL 96%～100%的乙醇，混匀15s，再简单离心。

4.2.1.4　小心将630μL液体加入未浸湿的QIAamp小柱中，盖好盖，离心8000rpm/min，1min，弃去收集管，将柱子置于一新的2mL收集管上。

4.2.1.5　打开QIAamp小柱的盖子，重复步骤6，直至样品全部离心。

4.2.1.6　打开盖子，向柱中加入500μL AW1缓冲液，盖好盖，离心8000rpm/min，1min，弃去收集管，将柱子置于一新的2mL收集管上。

4.2.1.7　打开盖子，加入500μLAW2缓冲液，盖好盖，离心14000rpm/min，3min。

4.2.1.8　将柱子置于一新的2mL收集管上，空离1min。

4.2.1.9　将柱子置于一新的1.5mL离心管上，加入50μL AVE洗脱缓冲液，室温孵育1min，离心8000rpm/min，1min。

4.2.2　RNeasy Mini Kit提取媒介组织标本或血液标本病毒RNA。

4.2.2.1　从Kit中取出RLT液，根据标本数量分装适量RLT液按照1∶100体积比分别加入β-巯基乙醇，分装至相应的预先标记好的微量离心管中，每管600μL。

4.2.2.2　将150μL组织研磨混悬液分别加入相应的RLT液管中，充分混匀。

4.2.2.3　混匀后依次加入750μL 70%的乙醇，充分混匀。

4.2.2.4　从Kit中取出带收集管的滤柱，打开包装将其做好标记。取步骤2中的混合液750μL加入滤柱中，12000rpm，离心15s，弃收集管中的离心液。

4.2.2.5　滤柱仍放回收集管上，将步骤2剩余的混合液全部转入滤柱中，12000rpm，离心15s，弃离心液。

4.2.2.6　于滤柱中加入700μL Wash Buffer RW1液，12000rpm，离心15s。

4.2.2.7　从QIAGEN RNeasy Mini Kit中取一支干净的2mL收集管，将离心后的滤柱移到新的收集管上，加入500μL Wash Buffer RPE液，12000rpm，离心15s。

4.2.2.8　弃收集管中的离心液，再于滤柱中加入500μL Wash Buffer RPE液，13000～14000rpm，离心2min。

4.2.2.9　将滤柱移到一个无RNA酶的干净的1.5mL eppendorf管上，向滤柱中加入30～50μL的RNase-free Water，室温静置1～3min。

4.2.2.10　12000rpm，离心1min，离心液即为病毒RNA，立即检测或-70℃以下保存。

4.3　常规半套式RT-PCR方法检测登革病毒核酸

4.3.1　引物：

引物序列表

引　物	序　列	片段大小
D1	5'-TCAATATGCTGAAACGCGCGAGAAACCG-3'	511
D2	5'-TTGCACCAACAGTCAATGTCTTCAGGTTC-3'	511
TS1	5'-CGTCTCAGTGATCCGGGGG-3'	482（D1+TS1）
TS2	5'-CGCCACAAGGGCCATGAACAG-3'	119（D1+TS2）
TS3	5'-TAACATCATCATGAGACAGAGC-3'	290（D1+TS3）
TS4	5'-CTCTGTTGTCTTAAACAAGAGA-3'	392（D1+TS4）

4.3.2　PCR扩增：根据实验室内所使用病毒核酸PCR扩增试剂盒特点，正向引物D1和反向引物D2配置第一轮PCR体系，进行第一轮PCR扩增。推荐反应条件为94℃预变性2min，然后94℃变性30s，55℃退火30s，72℃延伸1min，反应40循环，最后72℃延伸10min。

第二轮分型PCR扩增体系配置采用正向引物D1与反向引物TS1、TS2、TS3和TS4。推荐反应条件为94℃预变性2min，然后94℃变性30s，55℃退火30s，72℃延伸1min，反应30循环，最后72℃延伸10min。

4.3.3　1.5%浓度琼脂糖电泳分析，确定病毒型别。

4.3.4　结果判读

4.3.4.1　阳性：

1型：电泳显示略小于500 bp的DNA片段。

2型：电泳显示略大于100bp的DNA片段。

3型：电泳显示略小于300bp的DNA片段。

4型：电泳显示略小于400bp的DNA片段。

4.3.4.2　阴性：无特异性核酸片段扩增。

4.3.5　意义

阳性结果可以确诊登革病毒感染，可用于登革热早期诊断。

4.4 实时定量RT-PCR法分型检测登革病毒核酸

4.4.1 引物与探针

引物与探针

引物/探针	序 列	荧光标记
DEN-1 8973F	CAAAAGGAAGTCGTGCAATA	
DEN-1 9084C	CTGAGTGAATTCTCTCTACTGAACC	
DEN-1 8998probe	CATGTGGTTGGGAGCACGC	FAM/BHQ-1
DEN-2 1443F	CAGGTTATGGCACTGTCACGAT	
DEN-2 1518C	CCATCTGCAGCAACACCATCTC	
DEN-2 1469probe	CTCTCCGAGAACAGGCCTCGACTTCAA	HEX/BHQ-1
DEN-3 740F	GGACTGGACACACGCACTCA	
DEN-3 813C	CATGTCTCTACCTTCTCGACTTGTCT	
DEN-3 762probe	ACCTGGATGTCGGCTGAAGGAGCTTG	TesasRed/BHQ-2
DEN-4 904F	TTGTCCTAATGATGCTGGTCG	
DEN-4 992C	TCCACCTGAGACTCCTTCCA	
DEN-4 960probe	TTCCTACTCCTACGCATCGCATTCCG	Cy5/BHQ-3

4.4.2 实时荧光定量RT-PCR扩增

实时荧光定量RT-PCR扩增反应配置体系，参考如下：

RNA模板5μL，酶0.5μL，缓冲液12.5μL，引物各0.5μL（共4对，8条），探针各0.25μL，加水至总体积25μL。

推荐反应条件为50℃，30min；95℃，2min；95℃，15s；60℃，30s反应40个循环。

4.4.3 结果判断

以荧光PCR反应的前3～15个循环的荧光信号作为本底信号，以本底信号标准差的10倍作为荧光阈值，标本扩增产生的荧光信号达到荧光阈值时所对应的循环数为循环阈值（Ct 值），以 $Ct < 35$ 荧光信号数据线性化处理后对应循环数生成的曲线图成"S"形的标本，可判断为相应的登革病毒核酸检测阳性。

4.4.4 意义

实时定量RFPCR是一种灵敏、特异、低污染的登革病毒RNA检测方法，可以定性或定量检测登革热患者血清或蚊媒标本中的登革病毒。

附件17

细胞培养分离登革病毒

1 目的

分离登革病毒。

2 适用范围

2.1 无菌采集发病后5日内的登革患者血标本。

2.2 经研磨处理的媒介蚊标本。

3 实验前准备

3.1 核对被检样品：患者标本应核对患者的姓名、性别、年龄、编号及检测项目等。蚊媒标本应核对标本种类、编号、性状等。

3.2 生长状态良好的单层登革病毒敏感细胞C6/36，BHK21，VERO等。

3.3 待测样品在检测前应放置于2～8℃冰箱或置于冰上。

4 操作步骤

4.1 取10μL患者血清或蚊悬液20μL用Hank's液按1∶10稀释至0.1mL或0.2mL备用。

4.2 将在24孔细胞培养板上培养好的单层细胞上清弃掉，用Hank's液洗涤2遍。

4.3 将稀释好的标本接种细胞，接种C6/36细胞在28℃吸附1小时，BHK21细胞在37℃吸附1小时，补加维持液至1mL，C6/36细胞在28℃培养，BHK21细胞在37℃培养。

4.4 第二天开始观察细胞病变情况。如果没有细胞病变，则盲传3代（每次取细胞悬液0.1mL）接种细胞传代。

4.5 免疫荧光法鉴定登革病毒

4.5.1 细胞抗原片的制备：出现"++"细胞病变的细胞倒去维持液（若盲传无细胞病变出现，仍然按此方法制备），用pH7.2 PBS洗涤2次，加PBS用滴管把细胞从管壁上吹下，吹散，1000 rpm/min离心5min，弃去PBS，细胞沉淀用0.2mL PBS吹散，滴加在抗原片上，吹干，冷丙酮固定10min，PBS冲洗2次，蒸馏水漂洗1次，吹干备用。

4.5.2 按顺序滴加荧光标记单克隆抗体2孔，对照2孔（加PBS），置湿盒内37℃水浴30min取出。

5.5.3 用PBS冲洗3次，蒸馏水漂洗1次，吹干。

4.5.4 荧光显微镜观察结果。

4.6 其他

检测病毒抗原或核酸鉴定登革病毒参见附件2、附件4、附件5。

4.7 结果判断

免疫检测有特异性黄绿色颗粒状荧光，检测出病毒NS1抗原或病毒核酸可确定病毒分离成功。

4.8 意义

从病人血清或蚊媒中分离出登革病毒，可确诊登革感染。

5 废弃物处理

所有实验用品都应严格按照有关传染病处理方法高压处理。

附件18

IgM捕捉ELISA法（MacELISA）检测登革热IgM抗体

1 目的

检测出登革病毒特异性IgM抗体。

2 适用范围

适用于人血清或血浆中登革病毒特异性IgM抗体的快速检测。

3 样品接收和准备

3.1 核对被检样品（血清或血浆）患者的姓名、编号及检测项目等。

3.2 待测样品在检测前应放置于2～8℃冰箱或置于冰上。

4 检测项目及参数

本方法检测项目为检测血清或血浆中病毒特异性IgM抗体。

5 检测仪器设备和材料

加样器、温箱、洗板机、含波长450nm的酶标仪、登革病毒IgM抗体检测试剂盒，或实验室自备材料：

5.1 抗原：

阳性抗原：采用C6/36细胞感染登革病毒培养物为阳性抗原。

阴性抗原：未接种病毒的正常C6/36细胞为阴性抗原对照。

5.2 抗人IgM（μ链）单克隆抗体或多克隆抗体。

5.3 登革病毒IgM阳性、阴性对照血清。

5.4 辣根过氧化物酶标记登革病毒单克隆抗体。

5.5 缓冲液：

洗涤液：pH7.4 PBS-T（0.05%吐温-20）；

稀释液：pH7.4 PBS（5%牛血清）；

封闭液：pH9.6碳酸缓冲液（1%牛血清白蛋白）。

5.6 显色液：A/B液。

5.7 终止液：4N H_2SO_4。

6 检测的环境条件

生物安全二级实验室（BSL-2）中进行，灭活后样本在生物安全一级实验室（BSL-1）内进行。

7 检测原理

本方法采用抗人μ链捕获人血清IgM抗体，加辣根过氧化物酶标记的病毒抗原物，用以检测出血热特异性IgM抗体。具有较高的敏感性、特异性和重复性。适用于出血热的早期特异性诊断及其他实验性研究。

8 检测步骤

8.1 用稀释液按效价稀释抗人μ链单克隆抗体，100μL/孔，加盖，4℃过夜。

8.2 弃去抗人μ链，用洗涤液重复洗3次，甩干，加封闭液，100μL/孔，置37℃水浴孵育2小时。

8.3 弃封闭液，用洗涤液重复洗3次，甩干。

8.4 将待检血清用稀释液从1:10开始做2或4倍连续稀释，加入酶标板孔中，100μL/孔，同时加入已1:10稀释的阳性血清、阴性血清对照各4孔，100μL/孔，置37℃水浴孵育2小时。

8.5 弃去血清，用洗涤液重复洗3次，甩干，分别加4个型DV抗原及阴性抗原对照，100μL/孔，4℃过夜。

8.6 弃抗原，用洗涤液重复洗3次，甩干，加用稀释液稀释至工作浓度相应的登革热酶标单克隆抗体，正常抗原加4个型混合的酶标单克隆抗体，100μL/孔，37℃水浴2小时。

8.7 弃去标记物，用洗涤液重复洗3次，甩干，于各反应孔内加A/B液各1滴，37℃，避光3～5min。

8.8 加终止液于每反应孔，1滴/孔。

9 结果判断

（1）目测方法：

阳性对照孔呈明显蓝色，阴性对照孔呈无色，对照成立；若待检血清孔呈明显淡蓝色或深蓝色（TMB），则标本为登革热IgM抗体阳性，反之阴性。

（2）酶联免疫检测仪检测：

于450nm（TMB）阳性对照孔OD值/阴性对照孔OD值，即$P/N\geq2.1$，对照成立；若待检血清孔OD值与阴性对照孔OD比值≥2.1，则标本为登革热IgM抗体阳性，反之阴性。（阴性对照孔OD值小于0.05按0.05记，若大于0.05按实际数值计算）

10 意义

阳性结果，提示患者新近登革病毒感染，用于登革热早期临床诊断。

附件19

酶联免疫法检测登革病毒IgG抗体标准操作程序

1 目的

检测出登革病毒特异性IgG抗体。

2 适用范围

适用于人血清或血浆中登革病毒特异性IgG抗体的快速检测。

3 实验前准备

（1）核对被检样品（血清或血浆）患者的姓名、编号及检测项目等。

（2）待测样品在检测前应放置于2～8℃冰箱或置于冰上。

4 检测项目及参数

本方法检测项目为检测血清或血浆中病毒特异性IgG抗体。

5 检测仪器设备和材料

加样器、温箱、洗板机、含波长450nm的酶标仪、登革病毒IgG抗体检测试剂盒，或实验室自备材料：

5.1 抗原：

阳性抗原：采用C6/36细胞感染登革病毒培养物为阳性抗原。

阴性抗原：未接种病毒的正常C6/36细胞为阴性抗原对照。

5.2 辣根过氧化物酶标记的抗人IgG抗体。

5.3 缓冲液：

包被液：pH9.6碳酸缓冲液。

稀释液：pH7.4 PBS（含5%脱脂奶）。

洗涤液：pH7.4 PBS-T（0.05%吐温-20）。

5.4 显色液：A/B液。

5.5 终止液：4N H_2SO_4。

5.6 酶标板、酶标仪。

6 检测的环境条件

生物安全二级实验室（BSL-2）中进行，灭活后样本在生物安全一级实验室（BSL-1）内进行。

7 检测步骤

7.1 用包被液按工作浓度稀释抗原，100μL/孔，4℃过夜。

7.2　弃去包被液，用PBS-T重复洗涤3～5次，甩干。

7.3　将待检血清用稀释液从1:100开始做2或4倍连续稀释，加入抗原孔，100μL/孔，同时设阴、阳性对照，37℃水浴1小时。

7.4　弃去血清，用洗涤液洗涤5～6次。

7.5　加酶结合物，用稀释液按工作浓度稀释，100μL/孔，37℃水浴1小时。

7.6　弃去酶标抗体，用洗涤液洗涤6次，甩干。

7.7　加显色液：于各反应孔内加A/B液各1滴，37℃，避光3～5min。

7.8　加终止液于每反应孔，100μL/孔。

8　结果判断

于450nm（TMB）阳性对照孔 OD 值/阴性对照孔 OD 值，即 P/N≥2.1，对照成立；若待检血清孔 OD 值与阴性对照孔 OD 比值≥2.1，则标本为登革热IgG抗体阳性，反之阴性。（阴性对照孔 OD 值小于0.05按0.05记，若大于0.05按实际数值计算）

9　意义

阳性结果，表明曾受到DV感染；恢复期血清抗体阳转，或抗体滴度比急性期抗体滴度有4倍及以上升高则可确诊。

附件20

免疫荧光法检测登革病毒IgG抗体标准操作程序

1　目的

免疫荧光法（IFA）检测抗登革病毒IgG抗体。

2　适用范围

适用于人血清或血浆中登革病毒特异性IgG抗体的快速检测。

3　实验前准备

3.1　核对被检样品（血清或血浆）患者的姓名、编号及检测项目等。

3.2　待测样品在检测前应放置于2～8℃冰箱或置于冰上。

4　检测项目及参数

本方法检测项目为检测血清或血浆中抗登革病毒IgG抗体。

5　检测仪器设备和材料

5.1　DV1至DV4型抗原片：DV标准毒株感染VERO或BHK21细胞制备，低温干燥保存。

5.2　对照：登革热患者恢复期血清（阳性对照），非登革热患者血清（阴性对照）。

5.3　羊抗人（或兔抗人）IgG荧光素标记抗体。

5.4　常用稀释液：pH7.2～7.4PBS、伊文思兰等。

5.5　荧光显微镜。

6　检测的环境条件

生物安全二级实验室（BSL-2）中进行，样本灭活后可在生物安全一级实验室（BSL-1）内进行。

7　检验步骤

7.1　用pH7.4，0.02mol/L PBS稀释待检血清，从1:20开始做2倍连续稀释至需要的稀释度。

7.2　取出抗原片，用蒸馏水漂洗后，风干。

7.3　用加样器依次从高稀释度到低稀释度逐个加入已稀释的待检血清，加入量以覆盖细胞抗原面为准（若为双份血清，最好上排为急性期血清，下排为恢复期血清），在37℃水浴箱湿盒孵育30min（每次试验同时设阳、阴性对照）。

7.4　用PBS震荡洗涤3次，每次5min，再用蒸馏水洗涤1次脱盐，风干。

7.5　用含1∶30000的伊文思兰PBS按工作浓度稀释荧光结合物，滴加各孔（以覆盖细胞抗原面为准），在37℃水浴箱湿盒孵育30min，然后同8.4洗涤、漂洗、吹干。

7.6　荧光显微镜观察结果。

8　结果判断

细胞内病毒特异性荧光为黄绿色颗粒，分布在感染细胞的胞质内。根据特异性荧光颗粒多少、荧光亮度、阳性细胞在细胞总数中所占比例，可将免疫荧光反应大致区分为1~4个"+"。可参考阳性细胞数：<25%为"+"，25%~50%为"++"，51%~75%为"+++"，>75%为"++++"；无特异性荧光者为"-"（阴性）。检测抗体滴度时，以能观察到明显特异性荧光反应（>"+"）最高血清稀释度的倒数表示。

9　意义

阳性结果，表明曾受到登革病毒感染，恢复期血清抗体滴度比急性期抗体滴度有4倍或4倍以上升高则可确诊。

附件21

伊蚊标本采集与处理操作程序

1　目的

采集登革病毒媒介伊蚊标本，编号、分装和检测前处理。

2　操作步骤

2.1　伊蚊成蚊捕获时间应定在8∶30至10∶00或18∶00至20∶00。埃及伊蚊分布区采用入户搜捕的方法，在监测点按东、南、西、北、中方位各选1户，在住户厨房和住房寻找伊蚊，采用电动捕蚊器捕捉，每户12min。白纹伊蚊可在房前屋后周围选择东、南、西、北、中5个捕蚊点，每点12min。

2.2　吸过血的可疑媒介蚊，用0.5mol/L（10%）葡萄糖液喂养，至胃血完全消化。

2.3　按蚊种及捕获地点分组，每10~20只/组，按捕获蚊种类-地点-序列号的规则编号，并填写调查表。

2.4　用含双抗（青霉素、链霉素，终浓度各1000U/mL）的Hank's液冲洗3次后，用研磨器研碎，每组加含双抗（青霉素、链霉素，终浓度各1000U/mL）的Hank's液0.5mL，2000rpm/min离心15min，取上清用于登革病毒核酸检测和/或病毒分离。

2.5　如不能及时检测，应将标本保存于-70℃以下冰箱，并记录标本量和盒中位置。

附件 22

疑似登革热病人检材送检一览表

编号	患者姓名	性别	年龄	职业	住址	联系电话	临床诊断	发病日期	取材日期	检材种类	检验项目	备注

送检单位：_____

送检人：_____　　送检日期：_____

接收单位：_____

接收人：_____

附件 23

病原学检测结果一览表

地区：

标本编号	标本类型	采集日期	病例的传染病报告卡ID	检测结果			型别	检测日期	检测人
				核酸检测	病毒分离	序列测定			

注：对于核酸检测中的序列测定，报送结果中应包括原始测序彩图文件和序列文件的电子版拷贝。

填表时间：_____年___月___日　单位（盖章）：_____　填表人：_____

第五节 登革热诊断标准（WS 216—2008）

一、范围

（1）本标准规定了登革热（dengue fever，DF）的诊断标准。

（2）本标准适用于全国各级各类医疗卫生机构及其工作人员对登革热的诊断及报告。

二、术语和定义

下列术语和定义适用于本标准：

束臂试验（tourniquet test）又称为毛细血管脆性试验。在前臂屈侧肘弯下4cm处画一直径5cm的圆圈，用血压计袖带束于该侧上臂，先测定血压，然后使血压保持在收缩压和舒张压之间，持续8min后解除压力。待皮肤颜色恢复正常时，计数圆圈内皮肤新的出血点数目。出血点超过10个为束臂试验阳性。

三、诊断依据

（一）流行病学史

（1）发病前14天内去过登革热流行区。（A）

（2）居住场所或工作场所周围（如半径100m范围）1个月内出现过登革热病例。（B）

（二）临床表现

（1）急性起病，发热（24～36h内达39～40℃，少数为双峰热），较剧烈的头痛、眼眶痛、全身肌肉痛、骨关节痛及明显疲乏等症状，可伴面部、颈部、胸部潮红，结膜充血等。（C）

（2）皮疹：于病程第5～7天出现为多样性皮疹（麻疹样皮疹、猩红热样疹、针尖样出血性皮疹）或"皮岛"样表现等。皮疹分布于四肢躯干或头面部，多有痒感，不脱屑。持续3～5天。（D）

（3）有出血倾向（束臂试验阳性），一般在病程第5～8天皮肤出现瘀点、瘀斑、紫癜及注射部位出血、牙龈出血、鼻出血等黏膜出血，消化道出血、咯血、血尿、阴道出血等。（E）

（4）消化道大出血，或胸腹腔出血，或颅内出血。（F）

（5）肝大，胸腹腔积液。（G）

（6）皮肤湿冷、烦躁，脉搏细数，低血压和脉压小于20mmHg（2.7kPa）及血压测不到、尿量减少等休克表现。病原学、流行病学和临床表现等详细内容可参见附件25。（H）

（三）实验室检查

（1）白细胞计数减少。（I）

（2）血小板减少（低于$100×10^9$／L）。（J）

（3）血液浓缩，如血细胞比容较正常水平增加20%以上，或经扩容治疗后血细胞比容较基线水平下降20%以上；低白蛋白血症等。（K）

（4）单份血清特异性IgG抗体或IgM抗体阳性。（L）

（5）从急性期患者血清、脑脊液、血细胞或组织等中分离到登革病毒。（M）

（6）恢复期血清特异性IgG抗体滴度比急性期有4倍及以上增长。（N）

（7）应用RT-PCR或实时荧光定量PCR检出登革病毒基因序列。（O）

四、诊断原则

依据患者的流行病学资料、临床表现及实验室检查结果进行综合判断。

五、诊断

（一）疑似病例

符合下列条件之一即可诊断：

（1）具备A，同时具备C。

（2）无A、B，但同时具备C、I和J。

（二）临床诊断病例

1.登革热

符合下列条件之一即可诊断：

（1）疑似病例同时具备B、I和J。

（2）无A、B，但同时具备C、I、J和L。

2.登革出血热（DHF）

登革热，同时具备J、K和E、F、D之一。

3.登革休克综合征

登革出血热，同时具备H。

（三）确诊病例

临床诊断病例，具备M、N、O之任一项。

六、鉴别诊断

登革热应与麻疹、风疹、药疹、伤寒、流行性感冒、基孔肯亚热相鉴别，登革出血热和登革休克综合征应与黄疸出血型钩端螺旋体病、肾综合征出血热、败血症、流行性脑脊髓膜炎、恙虫病等相鉴别，参见附件24。

附件：

24.登革热的鉴别诊断。

25.登革热的病原学、流行病学及临床表现。

附件24

登革热的鉴别诊断

1 麻疹

有前驱期卡他症状，Koplik斑，皮疹从面部开始而且数量较多，淋巴结肿大和肝大少见。

2 风疹

低热、皮疹和耳后枕部淋巴结肿大，全身症状轻。

3 猩红热

有明显扁桃体炎症表现，起病第2天出疹，白细胞增多。

4 流行性感冒

无皮疹，无淋巴结肿大，束臂试验阴性，血小板正常。

5 基孔肯雅热

一般可引起登革热样临床表现，但病情一般较轻，鉴别主要有赖于病原学检测、血清学试验。

6 黄疸出血型钩端螺旋体病

有疫水接触史，有腓肠肌痛及压痛，淋巴结肿大，肾损害明显，白细胞增多，血沉加速，血培养可检出钩体，钩体血清学反应阳性。

7 肾综合征出血热

有特定的流行区，鼠类接触史，明显的肾衰竭表现。

8 败血症

有原发性化脓性病灶或迁徙性病灶，白细胞显著增多，休克出现较早，血培养可阳性，抗生素治疗有效。

9 恙虫病

有野草接触史，典型焦痂或特异性溃疡，外斐氏OX_k >1/80阳性。

附件25

登革热的病原学、流行病学及临床表现

1 病原学

登革病毒归属于黄病毒科黄病毒属。成熟病毒颗粒由核衣壳蛋白和脂质膜蛋白形成一个立体结构，直径约为50nm。登革病毒为RNA病毒，基因组由单股正链RNA组成，全长大约11000个核苷酸，包括编码3个结构蛋白和7个非结构蛋白的基因，3个结构蛋白为核衣壳蛋白C、膜相关蛋白M和包膜蛋白E，包膜蛋白E与病毒的血凝活性及中和活性有关。登革病毒可分为4种血清型：DEN-1、DEN-2、DEN-3和DEN-4，4种血清型登革病毒均可引起登革热的发生和流行。登革病毒的感染性在pH7～9最稳定。在-70℃或在冷冻干燥4℃存放较稳定。存于4℃的患者血清，可保持数周的传染性。50℃、30min或54℃、10min，超声波（560kHz/s），紫外线，0.05%甲醛，乳酸，高锰酸钾，甲紫均可灭活病毒。对脂溶剂如乙醚和去氧胆酸钠敏感。登革病毒在pH6.2～6.8的条件下，能凝集鹅、鸽、小鸡和绵羊的红细胞。

2. 流行病学

（1）传染源

患者和隐性感染者是登革病毒的主要传染源。病毒血症期主要是在患者发病前1天至发病后5天，此期传染性较强，较易从患者血液中分离出登革病毒。在流行期间，轻型病例及隐性感染者数量多，是重要的传染源。在东南亚存在丛林型自然疫源地，猴子是自然储存宿主，猴类在保存和扩散登革病毒中起着重要作用，人仅在偶然机会进入循环圈才可能受染。

（2）传播途径

本病的传播媒介主要是白纹伊蚊和埃及伊蚊，病毒在蚊子体内经8～10天增殖，通过叮咬传染给人。蚊子在叮咬有病毒血症的人时，如受到干扰更换宿主，可机械传播，也可通过气溶胶传播，尚无直接人传人的报道。另外，赫布里底伊蚊、波尼尼西亚伊蚊、盾纹伊蚊和中斑伊蚊亦被证实能传播登革病毒引起暴发流行。

（3）人群易感性

人对登革病毒普遍易感，但感染后并非人人发病。由于对不同血清型病毒感染无交叉免疫力，可以发生二次感染。感染一种血清型产生的免疫对同型病毒免疫力可持续1～4年。

3. 临床表现

（1）临床分型

临床类型分为登革热（DF）、登革出血热（DHF）和登革休克综合征（DSS）三种。

（2）临床表现

潜伏期1～14天，一般5～9天。

登革病毒感染可表现为无症状隐性感染、轻型、典型、登革出血热及登革休克综合征等五种类型。

①登革热：急性起病，多以发热为首发症状。主要症状有明显疲乏、头痛、眼眶痛、腰背痛及骨关节痛，部分患者疼痛剧烈，难以忍受。可伴有纳差、恶心、呕吐等症状。体温迅速升高，24～36小时内可达39～40℃，一般持续5～7天，多数为弛张热型，少数为双峰热。发热常伴畏寒或寒战。早期有颜面潮红、结膜充血及浅表淋巴结肿大。多数于病程3～6天出现多样性皮疹，表现为针尖样出血性皮疹、红色斑疹或斑丘疹、麻疹样皮疹、猩红热样皮疹，严重者为大片出血性皮疹。部分病例斑疹或斑丘疹融合，中间有少量正常皮肤，犹如红色海洋中的岛屿（又称"皮岛"）。皮疹可分布于全身，以四肢为主，尤以下肢胫前为多见，可有痒感，疹退后无脱屑及色素沉着。皮疹持续5～7天。部分病例有牙龈出血、鼻衄、消化道出血、咯血等出血现象，女性患者可有经量增多或异常阴道流血。

②轻型病例表现类似流行性感冒，短期发热，全身疼痛较轻，皮疹稀少或无疹，常有表浅淋巴结肿大。

③典型病例出现中枢神经系统受累的表现，如剧烈头痛、呕吐、烦躁、谵妄、昏迷、抽搐、大汗、血压骤降、颈强直、瞳孔散大等脑膜脑炎的症状和体征。个别病例出现精神异常，如兴奋、妄想、幻觉等。

④登革出血热：在典型登革热的基础上，出现高热、广泛而严重的多器官出血（如消化道大出血、咯血、胸腹腔出血、颅内出血等）、肝大、束臂试验阳性、血小板减少、血细胞压积增加及低白蛋白血症等浆液渗漏表现，如胸腔积液、腹水等。

⑤登革休克综合征：在登革出血热的基础上，出现皮肤湿冷、脉搏细数、烦躁、脉压降低、低血压或血压测不到、少尿或无尿等循环衰竭的表现。

WHO 将 DHF 按严重程度将其分为 G1、G2、G3 及 G4 四个等级。G1 表现为发热伴不典型症状，只有束臂试验阳性；G2 是在 G1 的表现加上出血，包括皮肤瘀点、瘀斑、紫癜及其他部位出血；G3 有循环衰竭表现，脉搏细数，脉压降低，低血压，烦躁和皮肤湿冷；G4 出现血压和脉搏测不出，进展性休克。

第六节 登革热诊疗指南（2014年第2版）

登革热是由登革病毒引起的急性传染病，主要通过埃及伊蚊或白纹伊蚊叮咬传播。

一、病原学

登革病毒属黄病毒科黄病毒属。登革病毒颗粒呈球形，直径 45～55nm。登革病毒共有 4 个血清型（DENV-1、DENV-2、DENV-3 和 DENV-4），4 种血清型均可感染人，其中 2 型重症率及病死率均高于其他型。

登革病毒对热敏感，56℃、30min 可灭活，但在 4℃条件下其感染性可保持数周之久。超声波、紫外线、0.05% 甲醛溶液、乳酸、高锰酸钾、甲紫等均可灭活病毒。病毒在 pH 7～9 时最为稳定，在 -70℃或冷冻干燥状态下可长期存活。

二、流行病学

（一）传染源

登革热患者、隐性感染者和登革病毒感染的非人灵长类动物以及带毒的媒介伊蚊。

（二）传播途径

主要通过伊蚊叮咬传播。传播媒介主要为埃及伊蚊和白纹伊蚊。

（三）易感人群

人群普遍易感，但感染后仅有部分人发病。登革病毒感染后，人体可对同型病毒产生持久免疫力，但对异型病毒感染不能形成有效保护，若再次感染异型或多个不同血清型病毒，机体可能发生免疫反应，从而导致严重的临床表现。

（四）流行特征

登革热流行于全球热带及亚热带地区，尤其是在东南亚、太平洋岛屿和加勒比海等 100 多个国家和地区。我国各省均有输入病例报告，广东、云南、福建、浙江、海南等南方省份可发生本地登革热流行，主要发生在夏、秋季，居家待业和离退休人员较多。

三、临床表现

登革热的潜伏期一般为 3～15 天，多数 5～8 天。

登革病毒感染可表现为无症状隐性感染、非重症感染及重症感染等。登革热是一种全身性疾病，临床表现复杂多样。典型的登革热病程分为三期，即急性发热期、极期和恢复期。根据病情严重程度，可将登革热分为普通登革热和重症登革热两种临床类型。

（一）急性发热期

患者通常急性起病，首发症状为发热，可伴畏寒，24小时内体温可达40℃。部分病例发热3～5天后体温降至正常，1～3天后再度上升，称为双峰热型。发热时可伴头痛，全身肌肉、骨骼和关节疼痛，明显乏力，并可出现恶心、呕吐、腹痛、腹泻等胃肠道症状。

急性发热期一般持续2～7天。于病程第3～6天在颜面四肢出现充血性皮疹或点状出血疹。典型皮疹为见于四肢的针尖样出血点及"皮岛"样表现等。可出现不同程度的出血现象，如皮下出血、注射部位瘀点瘀斑、牙龈出血、鼻衄及束臂试验阳性等。

（二）极期

部分患者高热持续不缓解，或退热后病情加重，可因毛细血管通透性增加导致明显的血浆渗漏。严重者可发生休克及其他重要脏器损伤等。

极期通常出现在病程的第3～8天。出现腹部剧痛、持续呕吐等重症预警指征往往提示极期的开始。在血浆渗漏发生前，患者常表现为进行性白细胞减少以及血小板计数迅速降低。不同患者血浆渗漏的程度差别很大，如球结膜水肿、心包积液、胸腔积液和腹水等。红细胞比容（HCT）升高的幅度常反映血浆渗漏的严重程度。

如果血浆渗漏造成血浆容量严重缺乏，患者可发生休克。长时间休克患者可发生代谢性酸中毒、多器官功能障碍和弥散性血管内凝血。

少数患者没有明显的血浆渗漏表现，但仍可出现严重出血（如皮下血肿、消化道出血、阴道出血、颅内出血、咯血、肉眼血尿等）。

部分病例可出现胸闷、心悸、头晕、端坐呼吸，气促、呼吸困难，头痛、呕吐、嗜睡、烦躁、谵妄、抽搐、昏迷、行为异常、颈强直，腰痛、少尿或无尿，黄疸等严重脏器损害的表现。

（三）恢复期

极期后的2～3天，患者病情好转，胃肠道症状减轻，进入恢复期。部分患者可见针尖样出血点，下肢多见，可有皮肤瘙痒。白细胞计数开始上升，血小板计数逐渐恢复。

多数患者表现为普通登革热，可仅有发热期和恢复期。少数患者发展为重症登革热。

四、重症登革热的预警指征

（一）高危人群

（1）二次感染患者；
（2）伴有糖尿病、高血压、冠心病、肝硬化、消化性溃疡、哮喘、慢阻肺、慢性肾功能不全等基础疾病者；
（3）老人或婴幼儿；
（4）肥胖或严重营养不良者；
（5）孕妇。

（二）临床表现

（1）退热后病情恶化；

（2）腹部剧痛；

（3）持续呕吐；

（4）胸闷，心悸；

（5）嗜睡，烦躁；

（6）明显出血倾向；

（7）血浆渗漏征；

（8）肝肿＞2 cm；

（9）少尿。

（三）实验室指征

（1）血小板计数低于$50×10^9$/L；

（2）红细胞压积升高（较基础值升高20%以上）。

五、并发症

一般可出现中毒性肝炎、心肌炎、输液过量、电解质及酸碱失衡、二重感染、急性血管内溶血等。

六、实验室检查

（一）血常规

白细胞总数减少，多数病例早期开始下降，病程第4～5天降至最低点，白细胞分类计数以中性粒细胞下降为主。多数病例有血小板减少，最低可降至$10×10^9$/L以下。

（二）尿常规

一般可见少量蛋白、红细胞等，可有管型出现。

（三）血生化检查

超过半数的患者转氨酶、乳酸脱氢酶升高，部分患者CK/CK-MB、BNP、肌钙蛋白、尿素氮和肌酐升高等。丙氨酸氨基转氨酶（ALT）和天门冬氨酸氨基转氨酶（AST）呈轻中度升高，少数患者总胆红素升高，人血白蛋白降低。部分患者可出现低钾血症等电解质紊乱；出凝血功能检查可见纤维蛋白原减少，凝血酶原时间和部分凝血活酶时间延长，重症病例的凝血因子Ⅱ、Ⅴ、Ⅶ、Ⅸ和Ⅹ减少。

（四）病原学及血清学检测

一般可采集急性期及恢复期血液标本送检。有病原学检测条件的医疗机构应尽快检测，无病原学检测条件的医疗机构应留取标本送指定机构检测。

急性发热期可应用登革热抗原（NS1）检测及病毒核酸检测进行早期诊断，有条件可进行血清学分型和病毒分离。

初次感染患者，发病后3～5天可检出IgM抗体，发病2周后达到高峰，可维持2～3月；发病1周后可检出IgG抗体，IgG抗体可维持数年甚至终生；发病1周内，在患者血清中检出高水平特异性IgG抗体，提示二次感染，也可结合捕获法检测的IgM/IgG抗体比值进行综合判断。

七、影像学检查

CT或胸片可发现一侧或双侧胸水，部分患者有间质性肺炎表现。B超可见脾肿大，重症患者还可表现胆囊壁一过性增厚，并出现心包、腹腔和盆腔积液表现。CT和核磁共振可发现脑水肿、颅内出血、皮下组织渗出等。

八、诊断与鉴别诊断

（一）登革热的诊断

根据流行病学史、临床表现及实验室检查结果，可做出登革热的诊断。在流行病学史不详的情况下，根据临床表现、辅助检查和实验室检测结果做出诊断。

1.疑似病例

符合登革热临床表现，有流行病学史（发病前15天内到过登革热流行区，或居住地有登革热病例发生），或有白细胞和血小板减少者。

2.临床诊断病例

符合登革热临床表现，有流行病学史，并有白细胞、血小板同时减少，单份血清登革病毒特异性IgM抗体阳性。

3.确诊病例

疑似病例或临床诊断病例，急性期血清检测出NS1抗原或病毒核酸，或分离出登革病毒，或恢复期血清特异性IgG抗体滴度呈4倍以上升高。

（二）重症登革热的诊断

有下列情况之一者：

1.严重出血

主要有皮下血肿、呕血、黑便、阴道流血、肉眼血尿、颅内出血等表现。

2.休克

主要有心动过速、肢端湿冷、毛细血管充盈时间延长>3s、脉搏细弱或测不到、脉压减小或血压测不到等表现。

3.严重的器官损害

主要有肝脏损伤（ALT和/或AST>1000 IU/L）、ARDS、急性心肌炎、急性肾功能衰竭、脑病和脑炎等表现。

（三）鉴别诊断

登革热的临床表现多样，注意与下列疾病相鉴别。与发热伴出血疾病如基孔肯雅热、肾综合征出血热、发热伴血小板减少综合征等鉴别；与发热伴皮疹疾病如麻疹、荨麻疹、猩红热、流脑、斑疹伤寒、恙虫病等鉴别；有脑病表现的病例需与其他中枢神经系统感染相鉴别；白细胞及血小板减少明显者，需与血液系统疾病鉴别。

九、治疗

目前尚无特效的抗病毒治疗药物，主要采取支持及对症治疗措施。治疗原则是早发现、早诊断、早治疗、早防蚊隔离。重症病例的早期识别和及时救治是降低病死率的关键。重症登革热诊疗流程图见附件26。

（一）一般治疗

（1）卧床休息，清淡饮食。

（2）防蚊隔离至退热及症状缓解，不宜过早下地活动，防止病情加重。

（3）监测神志、生命体征、液体入量、尿量、血小板、HCT、电解质等。对血小板明显下降者，进行动静脉穿刺时要防止出血、血肿发生。

（二）对症治疗

1.退热

主要以物理降温为主，对出血症状明显的病人，避免采用酒精擦浴。解热镇痛类药物可能出现严重并发症，应谨慎使用。

2.补液

主要以口服补液为主，适当进流质食物，对频繁呕吐、进食困难或血压低的病人，应及时静脉输液。

3.镇静止痛

一般可给予安定、罗通定等对症处理。

（三）重症登革热的治疗

除一般治疗中提及的监测指标外，重症登革热病例还应动态监测电解质的变化。对出现严重血浆渗漏、休克、ARDS、严重出血或其他重要脏器功能障碍者应积极采取相应治疗措施。

1.补液原则

重症登革热补液原则是维持良好的组织器官灌注。同时应根据患者 HCT、血小板、电解质、尿量及血流动力学情况随时调整补液的种类和数量，在尿量达约 0.5 mL/kg·h^{-1} 的前提下，应控制静脉补液量。

2.抗休克治疗

出现休克时应尽快进行液体复苏治疗，初始液体复苏以等渗晶体液为主（如生理盐水等），对初始液体复苏无反应的休克或更严重的休克可加用胶体溶液（如白蛋白等）。同时积极纠正酸碱失衡。液体复苏治疗无法维持血压时，应使用血管活性药物；严重出血引起休克时，应及时输注红细胞或全血等。有条件可进行血流动力学监测并指导治疗。

3.出血的治疗

（1）出血部位明确者，如严重鼻衄给予局部止血。胃肠道出血者给予制酸药。尽量避免插胃管、尿管等侵入性诊断及治疗。

（2）严重出血者伴血红蛋白低于 7g/L，根据病情及时输注红细胞。

（3）严重出血伴血小板计数低于 30×10^9/L，应及时输注血小板。

临床输血（包括红细胞、血小板等）时要注意输血相关急性肺损伤（TRALI）和血小板无效输注等。

4.重要脏器损害的治疗

（1）急性心肌炎和急性心功能衰竭

应卧床休息，持续低中流量吸氧，保持大便通畅，限制静脉输液及输液速度。存在房性或室性早搏时，给予倍他乐克或胺碘酮等抗心律失常药物治疗。发生心衰时首先予利尿处理，保持每日液体负平衡在500～800mL，其次给予口服单硝酸异山梨酯片30mg或60mg。

（2）脑病和脑炎

降温、吸氧，控制静脉输液量和输液速度。根据病情给予甘露醇或利尿剂静脉滴注以减轻脑水肿。脑炎患者可给予糖皮质激素减轻脑组织炎症和水肿。出现中枢性呼吸衰竭应及时给予辅助通气支持治疗。

（3）急性肾功能衰竭

一般可参考急性肾损害标准进行分期，及时予以血液净化治疗。

（4）肝衰竭

部分患者可发生严重肝损伤，如出现肝衰竭，按肝衰竭常规处理。

5.其他治疗

预防并及时治疗各种并发症。

十、中医药辨证论治方案

登革热病属于中医学的"瘟疫"范畴，可参照温病学"疫疹""湿温""暑温""伏暑"等病证辨证论治。

（一）急性发热期

湿热郁遏，卫气同病。

临床表现：发病初期，发热，恶寒，无汗，乏力、倦怠，头痛、腰痛、肌肉疼痛，口渴，可见出血性皮疹，多伴恶心、干呕、纳差、腹泻，舌红，苔腻或厚，脉濡滑数。

治法：清暑化湿，解毒透邪。

参考方药：甘露消毒丹、达原饮等加减。

香薷、藿香、葛根、青蒿（后下）、羌活、白蔻仁、半夏、滑石（包煎）、赤芍、茵陈、草果、生甘草。

用法：水煎服，日一剂。

加减：见皮疹者加紫草，口渴者加生地，发热明显者加柴胡。

中成药：藿香正气系列制剂等。

注射剂：可使用热毒宁、痰热清、清开灵、血必净注射液等。

（二）极期

1.毒瘀交结，扰营动血

临床表现：热退，或发热迁延，烦躁不寐，口渴，多见恶心、呕吐，可见鲜红色出血样皮疹，多伴鼻衄，或牙龈出血、咯血、便血、尿血、阴道出血，舌红，苔黄欠津，脉洪大或沉细滑数。

治法：解毒化瘀，清营凉血。

参考方药：清瘟败毒饮加减。

生石膏、生地、水牛角、金银花、黄连、黄芩、赤芍、茜草、丹皮、炒山栀、青蒿、生甘草。

用法：水煎服，日一剂。

加减：神志昏迷、谵妄、抽搐者加用紫雪散、安宫牛黄丸、片仔癀等。

注射剂：热毒宁、痰热清、清开灵、血必净等注射液。

2.暑湿伤阳，气不摄血

临床表现：热退或发热迁延，乏力倦怠，皮疹隐隐，或见暗色瘀斑，或无皮疹，多伴鼻衄，或牙龈出血、咯血、便血、尿血、阴道出血，舌暗苔腻，脉细弱无力。

治法：温阳、益气、摄血。

参考方药：附子理中汤合黄土汤加减。

灶心土、炮附子、党参、炮姜、黄芩、荆芥、炭炒白术、炙甘草。

用法：水煎服，日一剂。

注射剂：参附注射液、参麦注射液等。

（三）恢复期

余邪未尽，气阴两伤。

临床表现：发病后期，多见乏力、倦怠，恶心，纳差，口渴，大便不调，多见皮疹瘙痒，舌淡红，苔白腻，脉虚数。

治法：清热化湿，健脾和胃。

参考方药：竹叶石膏汤合生脉饮。

竹叶、南沙参、生薏米、生山药、半夏、芦根、麦冬、生稻、麦芽、砂仁、西洋参、生甘草。

用法：水煎服，日一剂。

十一、预后

登革热是一种自限性疾病，通常预后良好。影响预后的因素包括患者既往感染登革病毒史、年龄、基础疾病、并发症等。少数重症登革热病例可因重要脏器功能衰竭死亡。

十二、解除防蚊隔离标准

病程超过5天，并且热退24小时以上可解除。

十三、出院标准

登革热患者热退24小时以上同时临床症状缓解可予出院。

附件：
26.重症登革热诊疗流程图。

附件26

重症登革热诊疗流程图

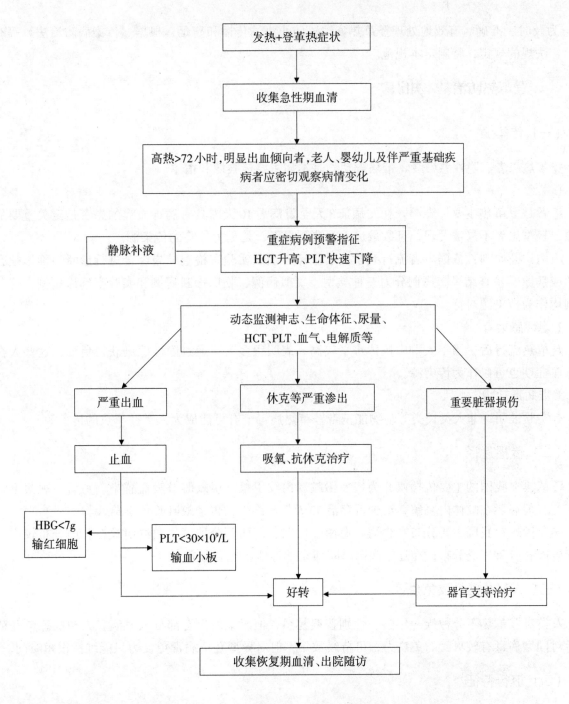

注：抗休克参照感染性休克治疗原则，血浆渗漏严重者可早期给予血浆或白蛋白等。

重症预警指征：热退后病情加重，出现腹痛、持续呕吐、明显渗出征、烦躁不安等表现。

第七节　登革热疫情现场调查处理规范

为及时、准确、有效地处理登革热疫情，防止疫情传播和蔓延，根据《传染病防治法》等有关法律、法规的规定，特制定本规范。

一、登革热防治基本知识

（一）传染源

登革热患者、隐性感染者、带病毒动物是本病主要传染源和宿主。

1.患者

患者是登革热主要传染源。在发病前3天至发病后10天内具有病毒血症的患者是至关重要的传染源；轻型患者不易被发现，且数量远大于典型患者，是更为危险的传染源。

病例诊断原则：依据患者流行病学史、临床表现及实验室检查结果综合进行诊断。确诊须有血清学或病原学检查结果。病例分为三种类型：疑似病例、临床诊断病例和实验室确诊病例。这三种病例均作为传染源对待。

2.隐性感染者

登革热流行后，当年人群中抗体水平较高，表明很多人可通过隐性感染获得免疫，这些人在其病毒血症期也可以作为传染源。

3.带病毒动物

有实验证明，非人灵长类等动物能携带登革热病毒，有可能成为人类登革热的传染源。

（二）传播途径

登革热在我国的主要传播媒介为埃及伊蚊和白纹伊蚊。伊蚊雌蚊吸血感染病毒后，观察不到任何病变，但病毒在蚊体内繁殖，至少可存活30天甚至终生，再经蚊叮咬传染给人。

埃及伊蚊在我国主要分布在台湾、海南、广东、广西部分地区。白纹伊蚊在我国分布较广，于长江以南省区有广泛分布，在辽宁南部、陕西东部等地区也有分布。

（三）人群易感性及免疫性

人类对登革热不分种族、年龄、性别普遍易感，但感染后仅有部分人发病。人初次感染登革病毒后对同型病毒有较巩固的免疫力，可持续数年，但对异型登革病毒免疫力只能维持很短时间。

（四）流行特征

1.流行形式

有地方性流行和输入性流行两种形式。东南亚、西太平洋地区、美洲、地中海东部和非洲等地区的一些国家为地方性流行，病情较为严重。我国目前多为输入性流行，没有明显自然疫源存在。

2.季节性

登革热流行与伊蚊消长有关，多发生在高温多雨季节。我国病例多发生在3～11月，7～9月达到高峰。

3. 地区性

登革热主要分布于热带和亚热带地区，有时侵入温带地区引起流行。由于白纹伊蚊在我国广泛分布，凡存在伊蚊分布的地区，尤其是沿海地区和历史上曾发生过登革热流行的长江流域，一旦病毒输入，条件合适时就可能出现登革热流行。广东、海南、广西、云南和福建等省区紧邻东南亚地区，传入并引起流行或形成地方性流行的可能性较大。

4. 输入性

凡伊蚊的自然分布区，当其密度达到一定水平且自然条件（如气温、雨量等）合适时，一旦有登革病毒传入，就有可能引起登革热局部暴发或流行。

（五）相关概念与指标

1. 疫点

以病家为中心的半径100m之内区域为疫点，主要是依据伊蚊活动距离划定。

2. 疫区

农村一般以疫点周围自然村、屯，或以乡、镇划为疫区；城市一般以疫点周围若干街巷、居委会或街道划为疫区。

3. 输入性病例

（1）发病前15天内到过有登革热流行的国家或地区，有蚊虫叮咬史的病例。

（2）急性期血清的阳性PCR产物或分离到的病毒经序列测定，preM/E序列与到过的国家或地区的相同序列高度同源的病例。

4. 暴发疫情

一个最长潜伏期（15天）内，在人口相对集中的地点（例如一个社区、居委会、学校、村庄等），发生3例或以上登革热病例的。暴发疫情可分为两种：一种是首发病例明确为输入性病例所引起的暴发疫情；另一种是首发病例明确为本地感染病例，或不能明确其感染来源的病例引起的暴发疫情。

5. 相关指数

布雷图指数（BI）＝合计阳性容器数/调查户数×100。

房屋指数（HI）＝阳性户数/调查户数×100。

容器指数（CI）＝合计阳性容器数/合计容器数×100。

千人指数＝伊蚊幼虫或蛹阳性容器数/检查房屋内人数×1000。

二、登革热疫情调查处理物资准备

除一般传染病现场处理常备的物资及交通工具外，还要进行如下准备：

（1）防蚊、灭蚊的设备及药物：喷雾器、烟雾机等设备和敌敌畏、溴氰菊酯、马拉硫磷等杀虫剂及有关生物、微生物灭蚊的制剂。

（2）与当地医院密切联系，准备治疗登革热中、西药物，对症、支持治疗药物和设备等物资。

（3）分离登革病毒试剂、设备及进行各项血清学检查试剂、器材等。

（4）登革热调查、登记等各类表格。

三、登革热疫情现场调查处理

按照《中华人民共和国传染病防治法》和《传染病信息报告管理规范》，各级各类医疗机构、疾病预防控制机构执行职务的医务人员发现疑似、临床诊断或实验室确诊登革热病例应在诊断后24小时内填写报告卡进行网络直报。不具备网络直报条件的应在诊断后24小时内向相应单位送（寄）出传染病报告卡，县级疾病预防控制机构和具备条件的乡镇卫生院收到传染病报告卡后立即进行网络直报。与此同时，对于符合突发公共卫生事件的登革热疫情，责任报告单位和责任报告人应按照《国家突发公共卫生事件相关信息报告管理工作规范（试行）》的要求进行报告。接到疫情报告的卫生行政部门应迅速组织专家进行流行病学调查与现场处置。

（一）信息收集和分析

进入现场后，第一步就是确认、核实上报登革热疫情状况，判断疫情性质及其程度。一般可采取以下工作方式：

（1）听取有关方面的情况介绍，尤其是疾病预防控制机构工作人员的介绍。

（2）组织多部门、多层次的座谈会。

（3）查阅当地有关登革热历史资料及自然和社会因素情况。

①自然因素：自然地理资料（包括人口、地形、地貌、河流、植被、海拔、气温、降雨量、土壤等）、既往登革热流行情况。

②社会因素：人员流动情况、供水及储藏情况。

（4）对首发病例或首发家庭开展调查，调查内容包括发病时间、临床表现、原因并取样（血样、蚊虫）、活动范围等。

（5）对发病者进行病史、接触史、临床表现等个案调查。

（6）采集病人血样分离病毒及检测抗体，同时捕捉病家的蚊虫分离病毒。血清样本应在各个疫点采集；发生输入性病例和暴发疫情时，首发病例及首例临床诊断病例必须采集样本。

对上述各方面资料进行讨论、分析、判断后尽快采取控制措施，同时开展登革热现场流行病学调查。

（二）组建疫情处理现场指挥部

在登革热出现暴发的情况下，有必要成立由卫生、质检等多部门参与的指挥部，统一协调和处理疫情。

（三）登革热现场流行病学调查

现场流行病学调查的目的是摸清疫情流行原因、流行类型、流行特征、疫情范围及严重程度。流行病学分析重点统计罹患率，分析"三间"分布，提出可能的传染源、传播媒介，分析暴发或流行原因。

1.对登革热病例进行个案调查并核实诊断

主要包括对病史、表现、各案例之间的关系、活动范围以及实验室检测结果等调查核实；对登革热发生、流行前15天之内外来人员进行调查。

2.分布及特点调查

查明本次流行的分布，包括地区、年龄、性别、职业、发病率、病死率、死亡率，确定疫点、疫区范围和流行特点。

3.传染源和传播轨迹追踪

追踪首例或首批疑似登革热病人。

4.流行因素调查

详细查清疫区中的自然条件、人群居住条件、流动人口特点和环境卫生、卫生设施、卫生习惯等，分析流行的自然因素和社会因素。

5.媒介调查

流行期间，随时对伊蚊、滋生性质、种类、幼虫密度进行调查，计算布雷图指数、房屋指数、容器指数。有条件时也可对室内栖息率、成蚊叮咬/停留率、季节消长、对杀虫剂抗药性进行调查。

6.病毒监测

及时采集病例或疑似病例急性期血清，捕捉伊蚊分离病毒，鉴定型别。

7.动物检疫

对当地非人灵长类动物等进行检疫。

（四）控制登革热的现场处理措施

1.确定疫点及疫情

无论城市或乡村，证实登革热发生或流行时，应划定疫点、疫区，为采取处理措施的实施范围划定界线。

2.传染源确认与管理

（1）人群中各类登革热病例（三种类型）按标准确认，这三种类型病人都按传染源管理。急性病人要求做到早诊断、早报告、早隔离、早就地治疗。隔离室应有防蚊措施，如纱窗、纱门、蚊帐，并在隔离室周围100m范围内定期杀灭伊蚊成蚊和清除伊蚊滋生地。在病人较多的疫区，应就地设置临时隔离治疗点，尽量避免远距离就医，减少传播机会。

（2）对登革热患者的密切接触者要进行15天防蚊医学观察。对疫点、疫区内不明原因发热者做好病家访视，必要时进行隔离治疗或医学观察。对在流行季节来自登革热疫区的人员予以医学观察和检疫。须特别强调，对所有被隔离人员均应配备防蚊设备。

3.切断传播途径

登革热传播途径是通过蚊虫叮咬吸血传播，为防止登革热发生和传播必须进行灭蚊。对疫点、疫区进行室内外的紧急杀灭成蚊，要针对不同蚊种、当地滋生地特点采取相应措施，限期将疫区范围内蚊幼布雷图指数降至5以下。埃及伊蚊主要滋生于水缸、水池和各种积水容器内；白纹伊蚊主要滋生于盆、罐、竹节、树洞、废轮胎、花瓶、壁瓶、建筑工地等清水型小积水。要特别做好流行区内医院、学校、机关、建筑工地等范围内的灭蚊工作。

（1）消灭蚊虫滋生场所：翻盆、倒罐、填堵竹洞或树洞，消除一切形式的小积水。对滋生、繁衍的蚊幼虫的户内、外各种水缸、水盆、储水池等倾倒、洗刷、换水、加盖等。

（2）药物灭蚊：采用灭虫剂杀灭成蚊，如敌敌畏、溴氰菊酯、马拉硫磷等。针对不同蚊种特点，选择最优时机和方法。灭蚊在白天进行，注意防止食品污染及人中毒，室内喷药前要关好窗，喷完药关门，经1小时后再打开门窗。室外环境对伊蚊栖息场所（如竹林、园林、花圃、废旧轮胎贮藏地、沙井、暗渠、污水排放口、桥底、防空洞、建筑工地、废品收购站以及住宅周围场所等）进行大面积喷洒。对于难清除的非饮用水容器积水，可投洒废机油类或缓释杀虫剂。

（3）交通工具监督、灭蚊：在流行期内对进、出疫区的各类交通工具进行卫生监督，并予以预防性灭蚊。

4.保护易感人群

（1）健康教育：向群众宣传关于登革热的发生、传播、早期症状、危害及防治等基本知识，确保防蚊、灭蚊的知识和方法家喻户晓，提高群众对登革热的自我防治能力。

（2）做好个人防护：进入疫区人员使用驱避剂、纱门、纱窗等防蚊用品，防止蚊媒白天叮咬传染。

（3）在流行区、流行季节尽量减少群众集会，减少人群流动。要特别注意从登革热非流行区进入流行区人群的防护。

（五）总结、报告

在登革热疫情调查处理过程中及疫情得到控制后，应及时进行总结和报告。

1.总结

登革热现场处理的总结分进程小结和结案总结两种，形式可采取各类人员座谈、讨论、分析、归纳等方式。重点应总结以下内容：

（1）此次现场处理程序及措施。

（2）各部门参与及协作情况。

（3）此次登革热流行的形式、某些特征及规律性现象等。

（4）现场处理中的创新、经验和教训。

2.反馈与报告

（1）向当地有关卫生部门领导及疾病预防控制机构反馈，对此次疫情特点、现场处理情况、措施评价及经验教训等进行总结，并提出有关咨询性意见和建议。

（2）疾病预防控制机构人员应向本部门领导及单位汇报，并上交总结报告。总结汇报此次处理现场的进程（日程）、程序、疫情性质、控制措施及所取得的效果，向当地反馈资料信息及所提出的咨询意见和建议。

（马成霞　张睿　尚龙业）

第十九章 疟 疾

第一节　全国消除疟疾监测方案（2015版）

　　为进一步加强和规范疟疾消除阶段全国疟疾监测工作，指导已消除地区开展疟疾输入再传播风险评估及消除后监测，根据《中华人民共和国传染病防治法》《中国消除疟疾行动计划（2010—2020年）》《消除疟疾技术方案（2011年版）》等制定本方案。

　　本方案包括消除阶段和消除后阶段监测。尚未通过省级除疟疾考核的县（市、区）按照消除阶段的监测要求开展工作。已经通过省级消除疟疾考核的县（市、区）和非疟疾流行县（市、区）按照消除后阶段的监测要求开展工作。

一、原则与目的

　　在消除阶段，监测是消除工作的重要组成部分，通过及时发现每一个传染源和可能存在传播的疫点，为及时清除传染源并阻断可能的传播提供线索。

　　在消除后阶段，监测是保持工作能力，巩固消除成果，防止输入性疟疾引起继发传播的关键措施。

二、监测相关定义

（一）临床诊断病例

　　曾在疟疾传播季节在疟疾流行区有夜间停留史或近两周内输血史，且具有典型疟疾临床症状或体征，但显微镜镜检或快速诊断试纸条检测（RDT）阴性的病例。

（二）确诊病例

　　具有典型或不典型疟疾临床症状或体征，显微镜镜检、RDT或聚合酶链式反应（PCR）检测阳性的病例。

（三）本地感染病例

　　在我国范围内通过按蚊传播的疟疾，包括无明确境外感染证据的疟疾病例。

（四）输入病例

发病前一个月内有境外疟疾流行区的旅行史，且有明确的境外感染证据的疟疾病例。

（五）输入继发病例

由输入病例在当地经按蚊传播感染的第1代病例（输入继发的第2代病例作为本地感染病例）。

（六）复发病例

间日疟或卵形疟患者血液中的红内期疟原虫被清除数周或数月后，由肝内期疟原虫休眠子发育为裂殖体，释放裂殖子进入血液进行裂体增殖，再次出现疟疾临床症状和体征的病例。

（七）非蚊传疟疾病例

经母婴传播的先天性疟疾和输血感染疟疾的病例。

（八）疫点

有以上各种类型疟疾病例报告的自然村（居民组）。

三、消除阶段的监测

（一）病例发现与报告

1.发热病人血检和病例发现

有实验室检测条件的医疗机构应对就诊的疑似疟疾病例、临床诊断疟疾病例及不明原因的发热病人进行实验室疟原虫检测，并填写《发热病人血检登记表》（见附件6）。实验室疟原虫检测方法可选择厚、薄血涂片显微镜检查或RDT（详见《疟疾诊断标准》）。

没有实验室疟原虫检测条件的医疗机构应将符合上述条件的就诊病例转诊到有条件的医疗机构，或在采用抗疟药物治疗前采制厚、薄血涂片和滤纸血，送有实验室检测条件的医疗机构或当地疾病预防控制机构进行实验室疟原虫检测。

根据《中国消除疟疾行动计划（2010—2020年）》疟疾流行区的分类标准，在一、二类县，以乡为单位，每年血检人数不低于辖区总人口数的1‰。在三类县，以县为单位，每年血检人数不低于辖区总人口数的0.5‰。

2.病例报告

医疗卫生机构发现临床诊断或实验室确诊的疟疾病例后，应当在24小时内填写传染病报告卡，并通过国家疾病监测信息报告管理系统进行网络直报。

（二）病例复核与流行病学个案调查

1.病例实验室复核

报告病例的实验室复核由病例报告地县级疾病预防控制机构负责，并在3日内完成。

县级疾病预防控制机构应有专人负责每天浏览国家疾病监测信息报告管理系统，发现本辖区内医疗卫生机构报告的临床诊断或确诊疟疾病例后，应立即与报告单位联系，并对报告病例的血样进行实验室复核。

实验室复核首先采用血涂片显微镜检查方法，并对复核阳性的样本进行疟原虫种鉴定。对镜检复核阴性的临床诊断病例和镜检复核与初检结果不一致的实验室确诊病例应进一步采用基因检测技术进行复核，没有条件进行基因检测复核的县级疾控机构可请求上级疾病预防控制机构帮助进行基因检测复核。

市、省级疟疾预防控制机构应对县级复核结果进行镜检抽检复核，必要时进一步进行基因检测复核。复核结果应及时反馈。

经实验室复核后病例诊断结果发生变更，应由病例报告地县级疾病预防控制机构或病例报告单位及时在疾病监测信息报告管理系统中订正。

2.病例流行病学个案调查和分类

流行病学个案调查由病例报告地县级疾控机构负责，在病例报告后3天内填写《疟疾病例流行病学个案调查表》（见附件7），完成《流行病学调查报告》并通过寄生虫病防治信息管理系统进行网络报告。每例流行病学个案调查后应进行病例分类，包括本地感染病例、输入病例、输入继发病例、复发病例或非蚊传疟疾病例，并判定本次感染的可能来源。

如果流行病学个案调查发现相关证据不够明确，难以区分病例为本地感染或输入病例时，按从严原则判定为本地感染病例。

3.报告病例随访

由病例现住地县级疾病预防控制机构负责在病例完成疗程后，对服药和转归情况进行随访并补充填入附件7。病例报告地与现住地不一致的，由上级疾病预防控制机构负责协调完成报告病例的随访工作。

（三）疫点调查和分类

疫点调查由病例现住地县级疾病预防控制机构负责，在病例报告后7天内完成疫点调查处置，并通过寄生虫病防治信息管理系统进行报告。

由病例现住地县级疾病预防控制机构负责对确诊的本地感染病例及在具有传播条件的县（存在传疟媒介，且处于疟疾流行季节）的输入病例、复发病例和非蚊传疟疾病例进行病例居住地疫点调查，以确定具有传播危险的地点和人群，为阻断可能的传播提供依据。对不具备传播条件的疫点仅需对疫点进行分类。疫点调查主要包括以下内容。

1.传染源主动筛查

对存在本地感染病例的疫点内所有居民采取厚、薄血涂片显微镜或RDT进行检测，有条件地区可采集滤纸血标本进行核酸检测；在具有本地传播条件的县（市、区），对输入病例的家属及四邻采取厚、薄血涂片显微镜或RDT进行检测，有条件的地区可采血进行核酸检测，如主动病例侦查新发现带虫者，则进一步扩大对疫点内所有居民采血检测。传染源主动筛查信息填报附件8，疫点主动病例侦查新发现的确诊病例或带虫者均按照确诊病例上报、规范治疗，并按本监测方案要求进行流行病学个案调查和报告。

2.传疟媒介调查

对5年内没有媒介调查资料的县（市、区）采用灯诱进行媒介种群调查（见附件9，方法详见附件1），采用人诱进行密度调查（见附件10，方法详见附件2）。对5年内已有媒介调查资料且确定当地存在传疟媒介的县（市、区）则需对疫点进行成蚊密度和滋生地调查，为采取进一步疫点媒介控制提供依据。

3.疫点分类

疫点基本情况调查结果填入《疟疾疫点基本情况调查表》（见附件11），对已出现传播的疫点绘制疟疾疫点示意图（见附件12），疫点示意图以电子图片形式报道，县级疾控机构根据疫点的病例与传疟媒介调查资料进行分析并对疫点进行分类。疫点类型包括以下几个方面。

（1）已出现传播的疫点

一般指出现本地传播病例的自然村（居民组）。已出现传播的疫点包括新疫点、残存疫点和持续性疫点三类。其中，新疫点指至少2年内没有出现本地传播病例或历史上没有本地传播病例的自然村（居民组）；残存疫点指过去2年里出现过本地传播病例的自然村（居民组）；持续性疫点指传播持续存在，且没有有效控制的自然村（居民组）。

（2）具备传播可能的疫点

一般指有输入病例且当地存在传播条件的自然村（居民组）。

（3）无传播可能的疫点

一般指无传疟媒介或有传疟媒介但非传播季节的自然村（居民组）。

（四）输入病例同行人员主动筛查

由病例报告地县级疾病预防控制机构负责对输入病例的同行人员进行调查，以发现病例同行人员中的疟疾病例和带虫者。非本辖区同行人员的追踪调查，由病例报告地县级疾病预防控制机构请上级疾控机构协调开展。调查内容主要包括以下几个方面。

1.境外疟疾感染史调查

对境外感染病例同批返回人员进行调查（见附件13），了解目前健康状况、境外疟疾患病史和治疗情况。同时，对被调查者提供健康风险告知和联系方式。

2.实验室疟原虫检测

对在境外有疟疾感染史的同批返回且出现发热症状的人员采血镜检或核酸检测，必要时可扩大到所有同批返回人员。对新发现的确诊阳性病例与带虫者均按照确诊疟疾病例上报、规范治疗，并按本监测方案要求进行流行病学个案调查和报告。

（五）哨点医院监测

由省和县级卫生行政部门共同确定设立哨点医院，在确定的哨点医院每月对就诊的不明原因发热病人采用显微镜检或RDT进行疟原虫检测。

哨点医院选择的原则：一类县所有乡级及以上医疗机构；二类县选择1家发热病人门诊量较大的县级及以上医疗机构和3～5家重点乡卫生院；三类县选择1家发热病人门诊量较大的县级及以上医疗机构。在乡镇卫生院年发热病人血检比例不低于哨点医院年门诊发热病例数的10%，在二级医院不低于5%，在三级医院不低于1%。

（六）疟原虫对抗疟药物敏感性监测

在云南边境地区和输入性病例较多省份设立监测点，开展恶性疟原虫和间日疟原虫对主要抗疟药物敏感性的监测。监测点确定由中国疾病预防控制中心与各省疾病预防控制机构根据需求和操作可行性商量后选定。

由省级疾病预防控制机构负责采用WHO体内和体外测定法，同时采用抗性基因检测方法全年开展恶性疟原虫对青蒿素类药物和间日疟原虫对氯喹的敏感性监测（详见附件3和附件4，填写附件14和附件15）。

（七）按蚊对杀虫剂敏感性监测

分别在大劣按蚊、微小按蚊、嗜人按蚊以及在单一中华按蚊分布区且按蚊密度较高地区设立媒介监测点，每两年1次开展杀虫剂敏感性监测。监测点确定由中国疾病预防控制中心与各省疾病预防控制机构根据需求和操作可行性商量后选定。

杀虫剂种类的选择根据当地疫点媒介控制使用的杀虫剂和当地农业杀虫使用的主要杀虫剂确定。杀虫剂敏感性测定方法采用WHO标准接触筒法，并同时采用抗性基因检测方法进行监测（详见附件5，填写附表11）。

四、消除后阶段的监测

（一）再传播风险地区评估和划分

消除疟疾达标考核后，由省级疾病预防控制机构根据当地传播可能性，对各县（市、区）疟疾再传播风险进行评估和划分。

1.高再传播风险地区

存在微小按蚊、大劣按蚊、嗜人按蚊等高效传疟媒介的地区，或仅存在单一中华按蚊媒介，但过去5年曾有本地感染病例的地区。

2.低再传播风险地区

存在单一中华按蚊媒介，且过去5年无本地感染病例的地区。

3.无传播风险地区

非疟疾流行地区。

（二）传染源监测

1.高再传播风险地区

输入病例的发现、诊断、治疗和报告主要依托乡级及以上医疗机构，病例的实验室复核、流行病学个案调查和随访由病例报告地县级疾病预防控制机构负责。

2.低再传播风险地区

疟疾输入病例的发现、诊断、治疗和报告主要依托县级及以上医疗机构，病例的实验室复核、流行病学个案调查和随访由病例报告地县级疾病预防控制机构负责。

3.无传播风险地区

由医疗机构对就诊的疑似疟疾病例进行实验室检测，对实验室确诊的输入性疟疾进行规范治疗并按规定及时上报，由省级疾病预防控制机构对报告的实验室确诊病例进行核实并组织开展流行病学个案调查和随访。

以上三类地区，输入病例的同行人员调查由病例报告地县级疾病预防控制机构负责，以确定同行人员中的病例和带虫者；在高再传播风险地区，对输入病例还需由病例现住地县级疾病预防控制机构负责进行病例家属及四邻的传染源筛查。

对新发现的确诊病例与带虫者均按照本监测方案中消除阶段的监测要求进行病例上报、流行病学个案调查、疫点调查和信息报告。

在高再传播风险地区，由省和县级卫生行政部门共同确定设立哨点医院，开展对就诊的不明原因发热病人的监测工作。哨点医院的设点原则和工作要求可参见消除阶段的相关内容。

（三）媒介监测

在高再传播风险的县（市、区），以及一定数量的低再传播风险的县（市、区）设立媒介监测点，开展媒介种群、密度和对杀虫剂敏感性监测。

1.按蚊种群监测

由监测点所在省、县级疾病预防控制机构共同负责，采用诱蚊灯通宵诱蚊法，每年在蚊媒高峰季节选择不同的生态地理环境开展1次按蚊种群调查，方法详见附件1，填写见附件9。

2.按蚊密度监测

由监测点所在省、县级疾病预防控制机构共同负责，采用通宵人诱法，在每年蚊媒高峰季节（6～10月），开展按蚊密度监测，每半月1次，每次1晚，方法详见附件2，填写见附件10。

（四）疟原虫对抗疟药物敏感性监测

在云南边境地区和输入性病例较多省份设立监测点，由省级疾病预防控制机构负责采用WHO体内法、体外法开展恶性疟原虫对青蒿素类药物和间日疟原虫对氯喹敏感性的监测，填写附件14和附件15。

监测点确定由中国疾病预防控制中心与各省疾病预防控制机构根据需求和操作可行性商量后选定，方法详见附件3和附件4。

五、数据的收集、分析和反馈

（一）数据收集与报告

监测数据通过寄生虫病防治信息管理系统进行报告与管理。承担监测任务的县级疾病预防机构负责调查、收集和整理本县（市、区）的监测点数据，市级、省级疾病预防机构和中国疾病预防控制中心逐级审核。

（二）资料分析

省级疾病预防控制机构负责汇总本省份各项监测数据并及时进行综合分析，撰写年度监测报告，对消除效果进行评价。当发现异常情况时，及时提出监测预警。

中国疾病预防控制中心负责完成全国监测报告，对消除效果进行评价，对省级发出的监测预警进行核实，并提出对策建议。

（三）结果反馈

省级疾病预防控制机构应及时将监测结果报省级卫生行政部门，并向市（地、州）、县（市、区）疾病预防控制机构反馈。

中国疾病预防控制中心定期将监测结果报国家卫生健康委员会，并向省级疾病预防控制机构反馈。

六、监测能力维持

（一）病例发现与诊治能力

（1）在仍处于消除疟疾阶段的县（市、区）以及已通过消除疟疾考核，但存在高再传播风险的县（市、区），继续保持乡级及以上医疗机构的疟疾实验室检测能力（镜检或RDT），每年对负责检测人员进行技能培训和考核，每两年对相关临床医生进行疟疾诊治知识培训和考核。

（2）在低再传播风险地区，继续保持县级及以上医疗机构的疟疾实验室检测能力（镜检或RDT），每年对负责疟疾实验室检测人员进行技能培训和考核，每两年对相关临床医生进行疟疾诊治知识培训。

（3）在无传播风险地区，保持三级医疗机构的疟疾实验室检测能力（RDT或PCR），每两年对负责疟疾实验室检测人员进行技能培训和考核，每两年对临床医生进行疟疾诊断和救治技能培训。

（二）疟疾的实验室复核和调查/处置能力

（1）在仍处于消除疟疾阶段的县（市、区）以及已通过消除疟疾考核，但存在高再传播风险的县（市、区），继续保持县级及以上疾病预防控制机构疟疾实验室复核能力（镜检或PCR），继续保持疟疾病例流行病学个案调查和对疫点的调查和处置能力，增强应对突发疫情快速反应的能力。每年对负责疟疾实验室检测人员进行技能培训和考核，每两年对疾控人员进行相关知识/技能的培训和应对突发疫情的演练。

（2）在低再传播风险地区，继续保持县级及以上疾病预防控制机构疟疾实验室复核能力（镜检或PCR），继续保持疟疾病例流行病学个案调查和对疫点的调查和处置能力，每年对负责疟疾实验室检测人员进行技能培训和对疾控人员进行相关知识/技能的培训。

（3）在无传播风险地区，继续保持省级疾病预防控制机构疟疾实验室复核能力（镜检或PCR），继续保持省、市级、县级疾病预防控制机构对报告疟疾病例的流行病学个案调查能力和对疫点的调查和处置能力，每两年对负责疟疾实验室检测人员进行技能培训和对疾控人员进行相关知识/技能的培训。

七、质量控制

全国疟疾监测的质量控制工作实行分级管理，依托我国疟疾诊断实验室网络和质量管理体系，按照统一管理的原则，由各级疾病预防控制机构做好质量控制工作。

（一）实验室质量控制

国家和省级参比实验室负责对报送的阳性标本和阴性标本进行复核和确认。

国家参比实验室负责对省级参比实验室专业技术人员开展培训、提供技术支持和现场指导；省级参比实验室负责每年对地（州、市）级、县（区、市）疟疾诊断实验室和本辖区哨点医院实验室开展培训、提供技术支持和指导。

根据疟疾监测工作要求，国家和省级参比实验室定期对实验室工作质量进行现场督导检查。

（二）现场工作质量控制

中国疾病预防控制中心适时组织对各省份监测工作的督导和考核，包括组织领导、工作计划、人员安排、操作规程、检测能力、现场实施、资料整理和上报等，并每年抽查各省10%阳性样本和省级复核后的5%阴性样本。

省级疾病预防控制机构负责辖区疟疾监测工作的技术指导和工作质量考核，每年开展监测工作结果复核，包括复核全部阳性样本和抽查10%县级复核后的阴性样本。

县级疾病预防控制机构应安排责任心和业务能力强的专业技术人员负责监测工作，明确职责任务，建立分工合作、层层把关的质控机制。每年对全部阳性样本和10%的阴性样本进行复核。

（三）数据质量控制

监测数据和资料管理实行调查人员、填报人员、统计分析人员和审核人员负责制，各环节工作完成后其责任人应签名，以示负责。任何人不得弄虚作假或指使他人弄虚作假。

八、组织管理

国家卫生健康委员会领导全国疟疾监测工作，各级卫生行政部门负责本辖区内疟疾监测工作，并提供所需监测经费，保证监测工作的顺利开展。各级疾病控制机构具体负责辖区内疟疾监测工作的组织实施。

附件：

1. 媒介种群调查方法。
2. 媒介密度调查方法。
3. 恶性疟药物抗性监测。
4. 间日疟原虫对氯喹敏感性监测。
5. 杀虫剂抗性监测。
6. 发热病人血检登记表。
7. 疟疾病例流行病学个案调查表（2015版）。
8. 传染源主动筛查表（2015版）。
9. 媒介种群调查记录表（2015版）。
10. 媒介密度调查记录表（2015版）。
11. 疟疾疫点基本情况调查表（2015版）。
12. 疟疾疫点示意图（2015版）。
13. 境外回国同行人员调查表（2015版）。
14. 恶性疟药物抗性监测统计表（2015版）。
15. 间日疟原虫对氯喹敏感性监测统计表（2015版）。
16. 媒介按蚊对常用杀虫剂的抗药性测定记录表（2015版）。

附件1

媒介种群调查方法

一、调查时间

每年在蚊媒活跃季节开展1次按蚊种群调查。

二、调查方法

采用诱蚊灯全通宵捕蚊法，在选定的自然村，分别选取室内、室外各2个调查场所（室外：选择靠近居民点的蚊媒滋生地，如稻田或水塘边；室内：人房或猪、牛栏内），每点布置1盏诱蚊灯，在同一地点连续3天通宵调查。

每天早晨，将集蚊盒取出，用乙醚麻醉，放入标记的平皿中（标记采集时间、地点、人员等），于含有变色硅胶干燥剂的干燥器内干燥保存，形态学鉴定后结果填写附表4。

三、注意事项

调查前，可根据当地媒介历史分布情况或在不同环境进行预观察，根据结果选择具有代表性调查点（密度较高和种类较多）进行调查。如遇大风降雨等天气，可顺延1～2天开展调查。

附件2

媒介密度调查方法

一、监测时间

每年6～10月实施，每半月1次，每次1晚。

二、监测方法

采用双帐人饵通宵诱捕法。在傍晚开始（通常为19：00至次晨，各地可视当地具体情况做适当调整），以人为诱饵，在选定自然村的居民区与滋生地间，悬挂一顶不开口的蚊帐，底边着地，一人睡于帐中，在帐外挂一顶开口的大蚊帐，一人定时进入大帐中捕捉停落在大帐内的按蚊。调查结束后，按蚊用乙醚麻醉，放入标记的平皿中（标记采集时间、地点、人员等），于含有变色硅胶干燥剂的干燥器内干燥保存，形态学鉴定后结果填写附表5。

三、注意事项

如遇大风降雨等天气，可顺延1～2天开展调查。每次或每个调查点之间的调查时间应一致。由于蚊虫对不同人的吸血趋性存在差异，应以同1人连续诱捕的结果评价不同时间的密度变化。

附件3

恶性疟药物抗性监测

一、监测时间

全年进行监测。

二、监测方法

采用体内28天测定法和离体药敏测定法测定恶性疟原虫对青蒿素类药物敏感性。

（一）体内28天测定法

参照 WHO 推荐方法选取符合条件的受试者及待测药物进行试验。于第 0、1、2、3、7、14、21 和 28 天对受试者进行临床观察并涂制 2 张标准血片进行原虫种类鉴定和密度计数。第 3 天起查见无性体疟原虫则判为原虫清除延迟，即疑似青蒿素抗性株。

（二）离体药敏测定法

于患者用药前采集 2mL 全血，并于 24 小时内进行药敏测定，方法参照 Benoit Witkowski 的 RSA 法进行。首先离心后移去血浆，并用 RPMI-1640 不完全营养液洗涤虫血 3 次，如原虫密度＞1%，则用正常人红细胞将原虫密度稀释到 1%，再用 RPMI-1640 完全培养液将压积血调整为 2% 的虫血混悬液。在 24 孔板中，配置分别含 700nm 的双氢青蒿素（测试组）和 0.1% 二甲亚砜（对照组）各 2 孔，并分别加入 2mL 稀释好的虫血混悬液，放置于含 5% CO_2 的培养箱或蜡烛缸中 37℃ 培养。6 小时后用 12mL 的 RPMI-1640 不完全培养液洗涤以去除药物，加入 RPMI-1640 完全培养液混悬后继续培养，66 小时后涂片染色计数正常形态的原虫的数量。测试组与对照组相比，如原虫存活率＞10%，则高度怀疑青蒿素抗性。

三、注意事项

受试血液样本低温冷冻保存，监测结果填写附表 9，并妥善保存原始资料。

附件4

间日疟原虫对氯喹敏感性监测

一、监测时间

全年进行监测。

二、监测方法

采用体内 28 天测定法测定间日疟原虫对氯喹敏感性。

（一）体内 28 天测定法

参照 WHO 推荐方法选取符合条件的受试者及待测药物进行试验。于第 0、1、2、3、7、14、21 和 28 天对受试者进行临床观察并涂制 2 张标准血片进行原虫种类鉴定和密度计数。

（二）治疗结果评价

1.早期临床治疗失败

（1）于 1、2、3 天出现危险迹象或重症疟疾。

（2）第2天原虫血症大于第0天，与腋下温度无关。

（3）第3天原虫血症大于第0天，腋下温度≥37.5℃。

（4）第3天原虫血症大于等于第0天的25%。

2.晚期临床治疗失败

于第4～28天中任何一天出现危险迹象或重症疟疾且不符合早期临床失败标准中的任何一条。

于第4～28天中任何一天出现原虫血症并且腋下温度≥37.5℃，但不符合早期临床治疗失败标准中的任何一条。

3.晚期原虫治疗失败

于第7～28天中出现原虫血症，且腋下温度＜37.5℃，不符合早期临床治疗失败和晚期临床治疗失败标准中的任何一条。

4.临床和原虫治疗有效

第28天原虫血症消失，不符合早期临床治疗失败，晚期临床治疗失败和晚期原虫治疗失败标准中的任何一条。

三、注意事项

受试血液样本低温冷冻保存，监测结果填写附表10，并妥善保存原始资料。

附件5

杀虫剂抗性监测

一、监测时间

两年1次。

二、监测方法

从现场捕获吸血按蚊成虫，实验室饲养到子一代，蛹羽化后24小时内测定。如现场采集成虫有困难，可从滋生地采集幼虫羽化成虫。

先把恢复筒接装在方隔板的一面，用吸蚊器吸取1～2只雌蚊吹入筒内，然后关闭隔板，在隔板另一面装上已衬贴药纸的接触筒，把隔板抽开，将恢复筒内蚊虫轻吹入接触筒，迅速关上隔板，将筒平放，即开始计算接触时间，完毕后再抽开隔板将蚊虫再吹入恢复筒，关上隔板，将筒直放，把浸有5%葡萄糖水的棉花团置于尼龙网上。室温27±1℃，无论测定时间的长短，皆从接触完毕后24小时计算死亡率。为了便于蚊虫在恢复筒内停留，可用白纸衬贴在筒内上端1/2或2/3，空出下端，以便于观察死亡掉下的蚊虫。每剂量应至少测40只蚊，且重复1次。

根据仔细观察，记录实验结果。监测结果填写附表11，并妥善保存原始资料。

附件6

发热病人血检登记表（2015版）

_____省_____市_____县（市、区）_____乡（镇）_____医院

编号	患者姓名	性别	年龄	联系电话	详细地址	发热日期	血检日期	血检方式（镜检/RDT）	血检结果	检查者	备注
(1)	(2)	(3)	(4)	(5)	(6)	(7)	(8)	(9)	(10)	(11)	(12)

附件7

疟疾病例流行病学个案调查表（2015版）

编号：

1. 病例基本情况

1.1 患者姓名：_____。

1.2 身份证号：_____。

1.3 联系电话：_____。

1.4 年龄：_____周岁。

1.5 性别：①男 ②女

1.6 户籍所在地（请详细注明行政村/居委会、自然村/居民组名称）：
_____省_____市_____县（市、区）_____乡（镇）（如为境外，国籍：____）

1.7 现住址（请详细注明行政村/居委会、自然村/居民组名称）：
_____省_____市_____县（市、区）_____乡（镇）。

1.8 现住址GPS坐标：_____。

2. 本次发病、诊断和报告情况

2.1 主要临床表现（可多选）：①发热 ②发冷 ③出汗 ④头痛 ⑤腹泻 ⑥其他（请描述_____）

2.2 有无并发症：①有 ②无，如无请跳转至 2.4 项。

2.3 主要并发症：

①脑损害 ②ARDS ③休克 ④溶血 ⑤严重肾损害 ⑥肺水肿 ⑦严重贫血 ⑧酸中毒 ⑨肝损害 ⑩胃肠损害 ⑪其他（请描述_____）

2.4 发病日期：____年____月____日。

2.5 发热情况：①持续发热 ②隔天发热 ③发热间隔时间不规则

2.6 病情程度：①轻（门诊治疗） ②重（住院治疗） ③危重（有昏迷等凶险症状）

2.7 发病地点（请详细注明行政村/居委会、自然村/居民组名称）：

_____省_____市_____县（市、区）_____乡（镇）（如为境外，填国家或地区名：_____）。

2.8 镜检结果：

①未做 ②阴性 ③间日疟原虫 ④恶性疟原虫 ⑤三日疟原虫 ⑥卵形疟 ⑦混合感染 ⑧其他

2.9 RDT检测结果（请注明 RDT 生产厂家：_____ 产品批号：_____）

①未做 ②阴性 ③阳性 ④恶性疟原虫 ⑤其他

2.10 开展实验室检查单位：_____。

该单位属于：①个体医生 ②村卫生室 ③乡镇卫生院 ④县级医疗机构 ⑤县级疾控机构 ⑥地市级医疗机构 ⑦地市级疾控机构 ⑧省级医疗机构 ⑨省级疾控机构 ⑩其他

2.11 初次就诊单位：_____。

该单位属于：①个体医生 ②村卫生室 ③乡镇卫生院 ④县级医疗机构 ⑤县级疾控机构 ⑥地市级医疗机构 ⑦地市级疾控机构 ⑧省级医疗机构 ⑨省级疾控机构 ⑩其他

2.12 初次就诊时间：_____年____月____日。

2.13 初次就诊诊断结果：①疟疾 ②其他疾病

2.14 诊断日期：_____年____月____日；诊断单位：_____。

该单位属于：①个体医生 ②村卫生室 ③乡镇卫生院 ④县级医疗机构 ⑤县级疾控机构 ⑥地市级医疗机构 ⑦地市级疾控机构 ⑧省级医疗机构 ⑨省级疾控机构 ⑩其他

2.15 病例诊断分类：

①疑似病例 ②临床诊断病例 ③确诊病例 ④带虫者

2.16 病例报告时间：____年____月____日。

2.17 报告单位：_____。

该单位属于：①个体医生 ②村卫生室 ③乡镇卫生院 ④县级医疗机构 ⑤县级疾控机构 ⑥地市级医疗机构 ⑦地市级疾控机构 ⑧省级医疗机构 ⑨省级疾控机构 ⑩其他

2.18 病例发现途径：① 患者就医（常规发热病人血检、患者自述等） ②主动病例侦查（疫点传染源筛查、病例线索调查/同行人员筛查等）。

2.19 实验室复核情况（请注明实验室名称：_____）

2.19.1 镜检复核结果：

① 阴性 ② 间日疟 ③ 恶性疟 ④ 三日疟 ⑤ 卵形疟 ⑥ 混合感染（请注明虫种：_____） ⑦其他

2.19.2 PCR复核结果（请注明实验室名称：_____）

① 阴性 ② 间日疟 ③ 恶性疟 ④三日疟 ⑤ 卵形疟 ⑥ 混合感染（请注明虫种：

_____) ⑦其他

3. 本次治疗情况

3.1 G6PD 检测结果：①未检测 ②检测（A 缺乏 B 不缺乏）

3.2 服用抗疟药物名称：

①氯喹加伯氨喹 ②青蒿素类复方 ③青蒿素类注射剂型 ④其他（请注明药物名称：_____) ⑤不知道

3.3 是否住院治疗：①是 ②否

3.4 获取药物频次：①每天取药 ②一次性取药 ③其他方式

3.5 获取药物机构：①个体医生 ②村卫生室 ③乡镇卫生院 ④县级医疗机构 ⑤县级疾控机构 ⑥地市级医疗机构 ⑦地市级疾控机构 ⑧省级医疗机构 ⑨省级疾控机构 ⑩其他

3.6 第一次服药时间：_____年___月___日。

3.7 最后一次服药时间：_____年___月___日。

3.8 服药天数：_____天。

3.9 是否正规治疗：①是 ②否

3.10 治疗单位：_____。

该单位属于：①个体医生 ②村卫生室 ③乡镇卫生院 ④县级医疗机构 ⑤县级疾控机构 ⑥地市级医疗机构 ⑦地市级疾控机构 ⑧省级医疗机构 ⑨省级疾控机构 ⑩其他

4. 既往病史和治疗情况（如曾患过疟疾，请填写以下选项）

4.1 上次发病情况：

上次患病时间_____；患病/诊断地点：_____；

诊断结果：_____。

①间日疟 ②恶性疟 ③三日疟 ④卵形疟 ⑤混合感染（请注明虫种：_____) ⑥其他

4.2 上次抗疟治疗药品：

①氯喹加伯氨喹 ②青蒿素类复方 ③青蒿素类注射剂型 ④其他（请注明药物全称：____) ⑤不知道；

4.3 上次使用药物天数：_____天。

4.4 上次是否休根治疗：①是 ②否

5. 感染来源调查

5.1 发病前 1 月内是否有境外居留史：①是 ②否

过去 1 年内是否有境外居留史（恶性疟、三日疟）：①是 ②否。如否，请跳转至 5.6 项。

过去 3 年内是否有境外居留史（间日疟、卵形疟）：①是 ②否。如否，请跳转至 5.6 项。

5.2 境外居留地点：国家或地区_____。

5.3 外出事由：①务工（工种：_____) ②旅游 ③公务 ④经商 ⑤探亲访友 ⑥其他（注明：_____)

5.4 境外疟疾患病情况：①是 ②否

5.5 预防措施

5.5.1 出境前是否采取预防性服药：①是 ②否

如采取预防服药（请注明药物名称、剂量和疗程）：_____。

5.5.2 境外居留期间是否使用蚊避剂：①是 ②否

5.5.3 境外居留期间是否使用蚊帐：①是 ②否

5.5.4 境外居留期间是否预防服药：①是 ②否

5.5.5 境外居留期间采取的其他预防措施：_____。

5.6 发病前2周内是否有境内其他流行区居留史：①是 ②否。如否，请跳转至5.8。

5.7 境内其他流行区居留地点：

_____省_____市___县（市、区）____乡镇___行政村_____自然村。

居住时间：_____天。

5.8 发病前2周内是否有输血史：① 是 ②否

5.9 近1月内家庭成员或来访亲友是否有人发热：① 是 ②否

5.10 本次感染可能来源：

①本地感染（A.本县感染；B.省内外县感染；C.外省感染） ②境外感染

5.11 病例分类：

①本地病例 ②输入病例 ③其他（A.输入继发病例；B.复发病例；C.非蚊传疟疾病例）

6.病例随访情况

6.1 是否全程服药：①是（如是请跳转至6.3） ②否

6.2 未全程服药的原因：_____。

6.3 是否出现药物不良反应：①是 ②否

如是，请注明具体药物不良反应情况：_____。

6.4 治疗效果：① 痊愈 ②未痊愈（请注明情况：_____）

③死亡（请注明死亡日期：_____）

6.5 若病例为住院病人，总住院天数____天。

6.6 随访日期：____年___月___日。

6.7 随访人员：

填表说明：

1.请在应选项的数字或字母处打"√"；

2.本表编号由县疾控中心统一编排，仅作为保存和查阅资料使用；

3."4.1、4.2、4.3、4.4"项中"上次"指本次患病前最近一次患疟疾；

4."6.病例随访情况"部分是在病例全程治疗结束后回访调查。

调查单位：_____；调查人员：_____；调查日期：____年___月___日

附件8

传染源主动筛查表（2015版）

调查点地址：_____省_____市_____县（市、区）_____乡（镇、街道）_____行政村（居委会）_____自然村（居民组）

序号	姓名	性别	年龄	血检日期	血检方式（镜检/RDT）	血检结果[a]	疫点指示病例分类[b]	与疫点指示病例的关系[c]	调查时间	联系电话	备注
（1）	（2）	（3）	（4）	（5）	（6）	（7）	（8）	（9）	（10）	（11）	（12）

备注：a 血检结果：请注明虫种。b 疫点指示病例：是指根据该病例判定为疫点的病例。类型包括：本地感染病例、输入病例、输入继发病例、非蚊传疟疾病例和复发病例。c 与疫点指示病例的关系：是指病例本人、家属、四邻和其他。

调查单位：_____；调查人员：_____；调查日期：____年___月___日。

附件9

媒介种群调查记录表（2015版）

调查点地址：_____省_____市_____县（市、区）_____乡（镇、街道）_____行政村（居委会）_____自然村（居民组）

GPS坐标：_____ 调查单位：_____

编号	捕蚊方式	捕蚊场所	捕蚊起止时间	各类蚊种只数									调查人	调查日期
				中华按蚊	嗜人按蚊	大劣按蚊	微小按蚊	其他按蚊	库蚊	伊蚊	其他蚊种	合计		
（1）	（2）	（3）	（4）	（5）	（6）	（7）	（8）	（9）	（10）	（11）	（12）	（13）	（14）	（15）

附件10

媒介密度调查记录表（2015版）

调查点地址：_____省_____市_____县（市、区）_____乡（镇、街道）_____行政村（居委会）_____自然村（居民组）

GPS 坐标：_____ 调查单位：_____

调查点名称	调查日期	捕蚊场所	各种按蚊只数					密度（只/人·小时）	调查人
			中华按蚊	嗜人按蚊	大劣按蚊	微小按蚊	其他按蚊		
（1）	（2）	（3）	（4）	（5）	（6）	（7）	（8）	（9）	（10）

附件11

疟疾疫点基本情况调查表（2015版）

疫点地址：_____省_____市_____县（市、区）_____乡（镇、街道）_____行政村（居委会）_____自然村（居民组）

GPS 坐标：_____ 调查单位：_____

一、疫点分类

1.已出现传播疫点：①新疫点　②残存疫点　③持续性疫点

2.具备传播可能疫点。

3.无传播可能疫点。

判定依据：

二、一般情况

1. 主要农作物：①水稻　②旱粮　③棉花　④混合

2. 耕地面积：_____亩；其中水田：_____亩。

3. 大牲畜总头数（包括牛、猪、马、驴、骡等）：_____ 。

4. 农业常用杀虫剂名称：_____ 。

三、自然环境情况

1. 疫点发生地属于：①城市　②农村

2. 海拔：____ m。

3. 主要地形：①平原　②山区　③水网　④丘陵　⑤盆地　⑥河谷　⑦其他

4. 疫点面积：____ km^2。

5. 疫点是否为边境县（市、区）：①是　②否

如果是，请简单描述边界情况及环境类型：_____

_____

_____ 。

四、卫生服务情况

1. 疫点所属县（市、区）医疗机构数：_____；医务人员总数：_____；

其中，防保（疾控）人员数_____，参加过疟防培训人数_____。

2. 疫点所属乡镇（街道）卫生服务机构数：_____；医务人员数：_____；其中，防保人员数_____，参加过疟防培训人数：_____。

五、重点气象资料

年平均气温：_____℃；年降雨量（mm）：_____；

5～10月平均相对湿度（%）：_____。

六、疫点人群特征

疫点人口数：_____。疫点流动人口数：_____。

简单描述疫点人群易感性（如流动人口特征、人群流动特点和人蚊暴露风险等）：

_____

_____ 。

七、历史资料

1. 过去5年报告疟疾病例数_____；其中，间日疟_____，恶性疟_____，

卵形疟_____，三日疟_____，混合感染_____，其他_____。

本地病例数_____，输入病例数_____。

2. 当地的主要传疟媒介有：_____ 。

3. 疫点所属县最后一次开展媒介调查的结果：_____ 。

八、本次疫点指示病例基本情况描述：

_____

_____ 。

注：①已出现传播的疫点：指出现本地传播病例的自然村（居民组）。已出现传播的疫点包括新疫点、残存疫点和持续性疫点三类。其中，新疫点指至少2年内没有出现本地传播病例或历史上没有本地传播病例的自然村（居民组）；残存疫点指过去2年里出现过本地传播病例的自然村（居民组）；持续性疫点指传播持续存在，且没有有效控制的自然村（居民组）。

② 具备传播可能的疫点：指有输入病例且当地存在传播条件的自然村（居民组）。

③ 无传播可能的疫点：指无传疟媒介或有传疟媒介但非传播季节的自然村（居民组）。

填表说明：

1.确诊的本地感染病例及在具有传播条件的县（存在传疟媒介，且处于疟疾流行季节）的输入病例、复发病例和非蚊传疟疾病例的疫点需完成本调查表的全部调查内容。

2.在不具备传播条件的县的输入病例、复发病例和非蚊传疟疾病例的疫点仅需完成"一、疫点分类"部分。

调查单位：_____；调查日期：_____年___月___日

调查人员：_____

附件12

疟疾疫点示意图（2015版）

（绘制示意图需包括以下信息：疫点及其地理范围，过去 3 年内疟疾病例的住户，卫生机构和蚊虫滋生地的分布，交通路线和其他重要特征）

附件 13

境外回国同行人员调查表（2015版）

调查点地址：_____省_____市_____县（市、区）_____乡（镇、街道）_____行政村（居委会）_____自然村（居民组）

序号	姓名	性别	年龄	出国日期	回国日期	国别	境外活动类别[a]	出国途径[b]	境外是否患疟疾	境外是否服用抗疟药	血检日期	血检结果[c]	联系电话	备注
(1)	(2)	(3)	(4)	(5)	(6)	(7)	(8)	(9)	(10)	(11)	(12)	(13)	(14)	(15)

备注：a 境外活动类别：是指旅游、劳务输出、商务、学习等。b 出国途径：是指集体组织、个人等。c 血检结果：注明虫种。

调查单位：_____；调查人员：_____；调查日期：____年___月___日

附件14

恶性疟药物抗性监测统计表（2015版）

监测点地址：_____省_____市_____县（市、区）_____乡（镇、街道）_____行政村（居委会）_____自然村（居民组）

监测时间	药物名	体内法			体外法		
		检查人数	敏感人数	抗性人数	检查人数	敏感人数	抗性人数
（1）	（2）	（3）	（4）	（5）	（6）	（7）	（8）

附件15

间日疟原虫对氯喹敏感性监测统计表（2015版）

监测点地址：_____省_____市_____县（市、区）_____乡（镇、街道）_____行政村（居委会）_____自然村（居民组）

药物名称	早期临床治疗失败人数	晚期临床治疗失败人数	晚期原虫治疗失败人数	临床和原虫治疗有效人数	失访人数	主动退出人数
（1）	（2）	（3）	（4）	（5）	（6）	（7）

附件16

媒介按蚊对常用杀虫剂的抗药性测定记录表（2015版）

调查点：_____省_____市_____县（市、区）_____乡（镇、街道）_____行政村（居委会）_____自然村（居民组）

试验日期：_____年___月___日

蚊种：_____；供试蚊虫：_____子一代数（只）。

杀虫剂：_____；测试浓度：_____；试验条件：温度_____（℃）；相对湿度_____（%）。接触不同时间后蚊虫击倒数：_____。

时间	试验1		试验2		试验3		试验4		试验5		对照	
	时间	数量	时间	数量	时间	数量	时间	数量	时间	数量	时间	数量
首只击倒	(1)	(2)	(3)	(4)	(5)	(6)	(7)	(8)	(9)	(10)	(11)	(12)
10s												
15s												
20s												
30s												
40s												
50s												
60s												

恢复期（24小时）杀死蚊虫数

试验1		试验2		试验3		试验4		试验5		对照	
供蚊数	死亡数	供蚊数	死亡数	供蚊数	死亡数	供蚊数	死亡数	供蚊数	死亡数	供蚊数	死亡数
(1)	(2)	(3)	(4)	(5)	(6)	(7)	(8)	(9)	(10)	(11)	(12)

第二节 全国消除疟疾工作方案（2016—2020年）

2010年，原卫生部、国家发展改革委、教育部等13个部门联合印发了《中国消除疟疾行动计划（2010—2020年）》，提出到2020年全国实现消除疟疾目标。自消除疟疾工作启动以来，全国消除疟疾工作进展顺利，约60%的流行县通过了消除疟疾考核评估。2015年全国疟疾本地感染病例为40例，较2010年降低了97.4%，仅云南、西藏等地区报告了本地感染病例；境外输入性疟疾病例持续增加，2015年全国报告输入性疟疾病例3076例，较2010年增加3.5%。

2016—2020年是全国消除疟疾的关键时期，一方面应加强监测，提高预警和处置能力，夯实疟疾防控工作基础，严控疟疾输入威胁；另一方面要加强边境等重点地区防控措施，阻断本地传播。为指导各地顺应疟疾防控方式转变，切实做好消除疟疾工作，确保如期实现全国消除疟疾目标，根据《中国消除疟疾行动计划（2010—2020年）》总体要求和我国消除疟疾工作实际，特制定本方案。

一、工作目标

到2018年，全国无本地感染病例，95%以上的流行县和80%以上的流行省通过消除疟疾考核评估；到2020年，全国实现消除疟疾目标。

二、防控策略

以传染源管理和疫点处置为核心，强化监测预警，严格执行消除疟疾"1-3-7"工作要求，快速清点拔源及时阻断传播。加强部门协作，推进边境等重点地区消除疟疾进程，严控输入性疟疾继发传播，巩固消除疟疾成果。

三、技术措施

（一）强化重点地区工作，阻断本地疟疾传播

1.云南边境地区

通过加强三道防线建设，到2018年云南边境地区实现无本地感染疟疾病例。

（1）第一道防线

在边境县，保持村级及以上医疗机构的疟疾诊治能力，加强县级疾控中心的疟疾病例实验室复核、流行病学个案调查和疫点调查与快速处置能力。以乡镇为单位，不明原因发热病人年血检人数不低于辖区总人口数的3‰；重点乡镇年血检人数不低于辖区总人口数的5‰。

（2）第二道防线

强化边境疟疾防治咨询服务站诊治能力，出入境检验检疫机构加强跨境流动人员疟疾防治知识宣教，及时发现输入性疟疾病例并向当地卫生部门通报。

（3）第三道防线

在双边和多边国际合作框架下，协助周边国家和其他疟疾流行国家提高疟疾防控能力，培训专业人员，减少疟疾病例输入。

2.西藏林芝地区

强化病例发现、管理和疫点处置，到2018年实现无本地感染疟疾病例。

（1）加强病例发现与报告

加强辖区内医疗机构、疾控机构专业人员培训，提高疟疾诊治意识与能力。村卫生所及时转诊发热病人，乡卫生院和县卫生服务中心或疾控中心及时诊断、规范治疗疟疾病例。建设疟疾疫情直报网络，在乡镇配备网络直报设备，确保24小时内报告疟疾病例。

（2）强化疫点处置

县级疾控中心应当在7天内开展疫点处置工作，包括对疫点内所有居民进行人群服药、对病户及四邻进行杀虫剂室内滞留喷洒。

（3）开展健康宣教，加强人群防护

根据当地风俗习惯，设计制作健康教育材料，广泛开展宣传和健康教育活动，营造消除疟疾氛围，提高居民防护意识。在重点地区采取发放长效蚊帐、安装纱门纱窗等措施，做好人群防护。

（二）做好输入性疟疾防控，防止继发传播

1.加强出入境人员疟疾防治宣传教育

各级卫生部门与当地检验检疫、旅游、外派劳务等行政管理部门建立合作与信息交流机制，及时互通境外感染和输入性病例等相关信息，采取多种形式的健康宣传，重点加强前往疟疾流行区旅游、务工等人员的宣传教育，提高其疟疾防治意识和知识水平。

2.发现和规范治疗输入性疟疾病例

各级医疗机构对有相关边境地区、境外疟疾流行区旅行史的发热病人进行实验室疟原虫检测，对诊断的疟疾病例及时上报并规范治疗。

3.及时调查和处置输入性疫情

由病例报告地县级疾控机构负责进行流行病学个案调查，病例现住址地的县级疾控机构负责进行疫点处置，同时筛查出国同行回国人员，防止由继发传播引起的二代病例。

（三）强化监测，提高预警与应急处置能力

按照全国疟疾监测方案的要求，认真开展传染源监测、传播媒介监测、疟原虫对抗疟药敏感性监测和媒介对杀虫剂抗性监测。在尚未通过消除疟疾评估的地区，按照消除疟疾"1-3-7"工作要求，重点做好传染源监测与管理，阻断疟疾传播。在通过消除疟疾评估后的地区，开展疟疾再传播风险评估，维持传染源和媒介监测能力，巩固消除成果。在边境及输入性病例较多的省份开展疟原虫对抗疟药的敏感性监测，在相应的媒介分布地区开展媒介对杀虫剂抗性监测。

依托突发公共卫生事件报告管理信息系统，完善以乡镇为单位的聚集性疫情预警机制，提高疟疾传播风险评估和疫情研判能力。定期组织开展技术培训、技能竞赛或应急演练，提高疾控机构监测预警和应急处置能力。

（四）加强培训，提高疟疾防治能力

提高医疗机构疟疾诊治能力，卫生部门每年组织医疗机构实验室检测人员开展技能培训和考核，每两年组织对相关临床医生开展疟疾诊治知识培训和考核。在输入性病例较多地区，卫生部门应当建立重症疟疾救治专家库，指定定点医院诊治重症疟疾病例，减少死亡。发挥中医药在疾病防治中的优势和作用。

按照分级培训原则，各级疾控机构每年组织1次疟疾实验室检测人员和防治人员技术培训，巩固提高疟疾实验室复核、流行病学个案调查和疫点调查与快速处置能力。

出入境检验检疫机构每年组织对边境口岸相关工作人员的疟疾防治知识与技能培训，提高疟疾咨询服务和检测筛查能力。

（五）完善参比实验室网络，保障检测工作质量

健全完善疟疾诊断实验室网络，为消除疟疾工作提供质量保障。以疟疾传播潜在风险大的重点省份为主，建立省级疟疾诊断参比实验室，在输入病例较多的地区建立市级疟疾诊断参比实验室，并加强运行管理。各级诊断参比实验室负责辖区内疟疾病例的核实与确认，提高检测准确性。

四、保障措施

（一）组织保障

进一步加强卫生、科技、检验检疫、旅游、外派劳务等行政管理部门间沟通与合作，共同做好辖区内消除疟疾工作的组织、协调与管理，完善政策措施，统筹安排资源，确保工作落实到位。

疾病预防控制机构负责辖区内消除疟疾各项工作的落实、技术指导和专业培训，并定期向卫生行政部门汇报消除疟疾工作进展。

各级各类医疗机构负责病例的发现、报告和治疗，并在当地卫生行政部门的统一领导下，与疾病预防控制机构共同开展消除疟疾各项工作。

科技部门加大疟疾防控相关技术、产品等研发力度。

出入境检验检疫机构做好相关出入境人员疟疾健康教育、病例监测和出入境防病管理，及时与卫生部门沟通有关信息。

旅游部门配合做好涉外旅游从业人员疟疾防治相关知识的培训，对前往疟疾流行区旅游的人员开展必要的提醒和宣教。

外派劳务行政主管部门要求外派劳务企业在对外派劳务人员进行培训时加强疟疾防控知识教育，并及时向卫生等部门通报外派劳务人员出入境信息。

（二）经费保障

按照分级负担的原则，中央财政对困难地区消除疟疾工作予以支持，地方各级人民政府将消除疟疾所需经费纳入财政预算，并根据当地疟疾流行程度和消除疟疾实际情况向重点地区、重点口岸给予倾斜。多渠道筹集社会资源支持消除疟疾工作。

（三）药品供应

省级卫生行政部门负责辖区内抗疟药品采购、存储和供应，并根据实情况制定抗疟药品管理办法。鼓励省际跨区域联合采购，发挥集中采购规模优势，提高企业生产供应积极性，保证治疗用药需求。

（四）科学研究

按照深化中央财政科技计划（专项、基金等）管理改革的总体部署，通过优化整合后的国家科技计划（专项、基金等）支持符合条件的消除疟疾关键技术的研究工作。组织跨学科联合攻关，研究病例追踪溯源、高敏感性检测与筛查、媒介监测和药物抗性监测以及输入性传染源传播风险评估等技术。及时转化科研研究成果，并在防治工作中推广和应用。

（五）国际合作

积极开展国际交流与合作，引进、推广和应用先进的技术经验，巩固我国消除疟疾成果。建立完善跨边境疟疾防控合作机制，加快我国边境地区控制和消除疟疾进程。推动我国更多国产抗疟药品获得世界卫生组织认证和受援国注册。发挥援外试点经验，推广中国消除疟疾经验与技术，落实中非合作论坛约翰内斯堡峰会中非公共卫生合作计划，服务"一带一路"战略。

五、督导评估

各级卫生、科技、商务、检验检疫、旅游行政部门根据"科学、定量、随机"的原则，制定详细的督导评估方案，通过开展定期与不定期相结合的自查、抽查，对工作内容和实施效果进行督导检查，原则上每年至少组织一次对下级的督导检查，促进工作开展。

已实现连续3年无本地感染病例的疟疾流行地区按照我国消除疟疾考核评估方案要求，及时开展考核评估工作。已通过消除疟疾考核评估的地区，巩固保持疟疾监测预警和应急处置能力，并对照世界卫生组织消除疟疾认证要求，做好消除疟疾认证准备工作。

注：消除疟疾"1-3-7"工作要求，即"1"是指疟疾病例诊断后1日内（24小时）报告，"3"是指3日内完成病例复核和流行病学个案调查，"7"是指7日内完成疫点调查和处置。

第三节 疟疾的诊断

一、范围

本标准规定了疟疾的诊断依据、诊断原则、诊断标准和鉴别诊断。

本标准适用于各级疾病预防控制机构和医疗机构对疟疾的诊断。

二、术语和定义

下列术语和定义适用于本文件。

（一）疟疾（malaria）

由疟原虫寄生于人体引起的传染性寄生虫病，主要有间日疟、恶性疟、三日疟和卵形疟等。

（二）重症疟疾 （severe malaria）

疟疾确诊病例，出现昏迷、重度贫血、急性肾功能衰竭、肺水肿或急性呼吸窘迫综合征、低血糖症、循环衰竭或休克、代谢性酸中毒等一项或多项临床表现。

（三）无症状感染者（asymptomatic case）

血液中有疟原虫而无临床症状者。

三、诊断依据

（一）流行病学史（参见附件17）

疟疾传播季节在疟疾流行区有夜间停留史或近2周内输血史。

（二）临床表现（参见附件17）

1.典型临床表现

呈周期性发作，每天或隔天或隔两天发作一次。发作时有寒战、发热、出汗等症状。发作多次后可出现脾大和贫血。

2.不典型临床症状

具有发冷、发热、出汗等症状，但热型和发作周期不规律。

3.重症临床表现

重症患者可出现昏迷、重度贫血、急性肾功能衰竭、肺水肿或急性呼吸窘迫综合征、低血糖症、循环衰竭或休克、代谢性酸中毒等。

（三）实验室检查

1.显微镜检查血涂片查见疟原虫（参见附件18）。
2.疟原虫抗原检测阳性（参见附件19）。
3.疟原虫核酸检测阳性（参见附件20）。

四、诊断原则

根据流行病学史、临床表现以及实验室检查结果等，予以诊断。

五、诊断标准

（一）无症状感染者

符合下列一项可诊断：
（1）无临床表现，同时符合相关标准（参见附件18）；
（2）无临床表现，同时符合相关标准（参见附件19）；
（3）无临床表现，同时符合相关标准（参见附件20）。

（二）临床诊断病例

无症状感染者，符合下列一项可诊断：
（1）有流行病学史，同时符合典型临床表现；
（2）有流行病学史，同时符合不典型临床症状。

（三）确诊病例

符合下列一项可诊断：
（1）临床诊断病例，同时符合相关标准（参见附件18）；
（2）临床诊断病例，同时符合相关标准（参见附件19）；
（3）临床诊断病例，同时符合相关标准（参见附件20）。

（四）重症病例

确诊病例，同时符合重症临床表现。

六、鉴别诊断（参见附件21）

临床诊断病例应与以发热为主要症状的其他疾病，如急性上呼吸道感染、登革热、乙型脑炎、流行性脑脊髓膜炎、中毒性菌痢、败血症、急性肾盂肾炎、伤寒、钩端螺旋体病、恙虫病、巴贝虫病、黑热病、急性血吸虫病、旋毛虫病等相鉴别。

附件：

17.流行病学和临床表现（资料性附件）。

18.病原学检查（规范性附件）。

19.疟原虫抗原检测（快速检测试剂盒）（规范性附件）。

20.疟原虫核酸检测（规范性附件）。

21.疟疾鉴别诊断（资料性附件）。

附件17

流行病学和临床表现（资料性附件）

1 流行病学

1.1 传染源

疟疾现症病人和无症状感染者。

1.2 传播途径

经媒介按蚊叮咬传播或/和血液传播。

1.3 易感人群

不同种族、性别、年龄和职业的人，除具有某些遗传特征的人群外，对4种人体疟原虫普遍易感。

1.4 地区分布

全球疟疾主要分布在非洲、加勒比海地区、中美、南美、东亚、东南亚、中东、印度次大陆、南太平洋地区和东欧等。我国云南、海南、安徽、湖北、河南、贵州、西藏、江苏、山东、广西、广东、江西、浙江、四川、湖南、重庆、辽宁、上海、陕西、甘肃、新疆、福建、河北、山西24个省（自治区、直辖市）具备疟疾传播条件。

1.5 季节分布

热带地区通常全年都能传播，我国亚热带地区主要传播季节在5～10月。

1.6 年龄、性别分布

各年龄组均有发病，通常以青壮年发病为多。男、女发病无明显差异。

2 临床表现

2.1 潜伏期

间日疟有长短潜伏期，短者一般为12～30天，长者可达1年左右；卵形疟与间日疟相仿；恶性疟一般为11～16天；三日疟一般为18～40天。

2.2 前驱期

初发患者发作前3～4天常有疲乏、头痛、不适、畏寒和低热等。

2.3 发作期

典型的疟疾发作先后出现寒战、发热、出汗退热的周期性症状，但初发患者临床发作常不典型。多次发作后可见贫血、脾大。

恶性疟多起病急，寒战、出汗不明显，热型不规则，持续高热，可达20小时以上，前后两次发作的间歇较短。

2.4 发作周期

间日疟和卵形疟的发作周期为隔天1次，但间日疟初发病例的前2～3次发作周期常不典型，呈每日1次；其后可呈典型的隔天发作。恶性疟一般间隔24～48小时发作1次，在前后两次发作的间歇期，患者体温可不恢复正常。三日疟隔2天发作1次，且较规律。疟疾的发作多始于中午前后至晚9点以前，偶见于深夜。

2.5 重症疟疾

重症疟疾患者可出现以下一项或多项临床表现或实验室指征：

昏迷、重度贫血（血红蛋白＜5g/dL，红细胞压积＜15%）、急性肾功能衰竭（血清肌酐＞265μmol/L）、肺水肿或急性呼吸窘迫症、低血糖症（血糖＜2.2mmol/L或＜40mg/dL）、循环衰竭或休克（成人收缩压＜70mmHg，儿童收缩压＜50mmHg）、代谢性酸中毒（血浆碳酸氢盐＜15mmol/L）等。

3 特殊类型疟疾

3.1 孕妇疟疾

症状一般较重特别是感染恶性疟原虫时，易于发展为重症疟疾，且往往造成早产或死胎。

3.2 婴幼儿疟疾

见于5岁以下的婴幼儿，起病多呈渐进型，常表现为不宁、厌食、呕吐，热型不规则，易发展成重症疟疾。

3.3 输血性疟疾

由输入含有疟原虫的血液引起，具有潜伏期短和无复发的特点。

3.4 先天性疟疾

含有疟原虫的母体血经受损的胎盘或胎儿通过产道时皮肤受损而进入胎儿，在出生后7天内发病。症状与婴幼儿疟疾相似。

附件18

病原学检查（规范性附件）

1 血涂片的制作

用一次性采血针在耳垂或指端采血，婴儿可从拇指或足跟采血。取血在表面洁净、无刮痕的载玻片上涂制薄血膜和/或厚血膜。用推片的左下角刮取血液4～5μL，再用该端中部刮取血液1.0～1.5μL。将左下角的血滴涂于载玻片的中央偏左，由里向外划圈涂成直径0.8～1cm的圆形厚血膜。厚血膜的厚度以一个油镜视野内可见到5～10个白细胞为宜。用干棉球抹净角上的血渍，然后将推片下缘平抵载玻片的中线，当血液在载玻片与推片之间向两侧扩展约2cm宽时，使两张玻片保持25°～35°角，从右边向左边迅速向前推成舌状薄血膜。

2　染色

2.1　吉氏染色

先用甲醇固定薄血膜。成批染色时，将血膜朝一个方向插入染色缸中，或每对载玻片血膜朝外插入染色缸中，倒入新配制的2%吉氏染液（2mL吉氏原液与98mL蒸馏水或PBS缓冲液混匀）浸没厚、薄血膜，30min后，向染色缸中注入自来水或PBS缓冲液至溢出，除掉染液表面浮渣，将染色缸中残余的染液倾出，加入新水，反复冲洗2～3次，然后取出玻片，将血膜朝下插入在晾片板上晾干。单张血膜染色可取蒸馏水或PBS缓冲液2mL，加入吉氏染液1～2滴，混匀后滴在厚、薄血膜上，20～30min后，水洗、晾干。

2.2　瑞氏染色

用蜡笔在厚、薄血膜间划一界限，滴几滴蒸馏水在厚血膜上溶血。溶血后倾去水滴。在薄血膜上加瑞氏染液5～8滴，染色1～2min。然后再加5～8滴蒸馏水于薄血膜上，用吸管将染液与蒸馏水混合均匀后，把染液引到厚血膜上，使厚血膜再染色10min。用清水轻轻冲去染液，晾干。

3　血涂片检查

在染色后的血膜上加一滴香柏油，用光学显微镜油镜检查。以检查厚血膜为主，薄血膜主要用于虫种鉴别。着色较好的血膜，红细胞呈淡红色，嗜酸粒细胞颗粒呈鲜红色，嗜中性粒细胞核呈紫蓝色，淋巴细胞及疟原虫胞质呈蓝色或淡蓝色，疟原虫核呈红色。除环状体外，其他各期均可查见疟色素。以查完整的厚血膜，未查见疟原虫者判为阴性。根据疟原虫形态确定恶性疟、间日疟、三日疟、卵形疟或混合感染。

附件19

疟原虫抗原检测（快速检测试剂盒）（规范性附件）

1　操作方法

用一次性采血针在耳垂或手指末端采血，婴儿可从拇指或足跟取血。按不同试剂盒产品说明书要求操作并在规定时间内判读结果。

2　结果判断

质控区和检测区同时出现色带为检测阳性；若仅在质控区出现色带为阴性；质控区无色带显示，则此检验无效。

3　质量控制

临床诊断用产品应在国家食品药品监督管理总局通过注册审批。实验室操作时严格按照国家参比实验室质控要求进行，必要时保留样本由上级实验室专家检查。

附件20

疟原虫核酸检测（规范性附件）

1　检测方法

采用核酸检测方法从患者血液中检测疟原虫特异性基因。

2　样本采集

用一次性采血针在耳垂或手指末端采血，婴儿可从拇指或足跟取血。将适量血滴于滤纸上，待干后装入自封袋待检；或将一次性微量采血管抗凝处理，吸取适量血，软蜡封口，–20℃冷冻保存。

3　样本处理

采取核酸提取试剂盒或其他基因组DNA提取方法提取疟原虫DNA。

4　检测方法与结构判断

检测方法和结果判断按产品说明书操作。

5　质量控制

临床诊断用产品应在国家食品药品监督管理局通过注册审批。实验室操作时严格按照国家参比实验室质控要求进行，必要时保留样本由上级实验室专家检查。

附件21

疟疾鉴别诊断（资料性附件）

1　急性上呼吸道感染

常具有季节性和群体性，发热常伴较明显咳嗽、鼻塞和流涕等上呼吸道感染症状，疟原虫实验室检测阴性。

2　登革热

起病急骤，临床表现复杂多样，有高热、头痛、眼球痛、肌肉与关节疼痛、鼻血、淋巴结肿大、出疹等症状，一般在发热4～5天时出现斑疹，分布于躯干、面部和四肢，随体温下降皮疹消失。血液中特异性IgM抗体阳性。恢复期血液IgG抗体比急性期高4倍以上。疟原虫实验室检测阴性。

3　乙型脑炎、流行性脑脊髓膜炎

乙型脑炎、流行性脑脊髓膜炎均有中枢神经系统症状，与脑型疟疾症状和体征相似。乙型脑炎抗体（特异性IgM）检测阳性，疟原虫实验室检测阴性，脑脊髓膜炎脑脊液检测有脑膜炎双球菌可以区别。

4　中毒性菌痢

儿童中毒性菌痢中的脑膜脑炎型与脑型疟相似，但中毒性菌痢多有休克发生，大便检查可见大量黏液及脓细胞。大便培养志贺菌阳性，疟原虫实验室检测阴性。

5　败血症

有寒战、高热、出汗等症状，热型多为弛张热，无周期性，白细胞总数升高伴中性粒细胞增多，血培养可见致病菌，有原发病灶和皮肤脓肿以及挤压疖疮等病史。

6　急性肾盂肾炎

有间歇热或不规则的发热，伴有尿频、尿急及尿混浊。白细胞总数及中性粒细胞显著增多，尿液镜检有脓细胞。疟原虫实验室检测阴性。

7　伤寒

患者常呈面部表情淡漠状，胸、腹部常见玫瑰疹，脉搏常不随热度升高而明显升高，呈相对缓脉。白细胞降低伴嗜酸粒细胞减少或消失。血及大小便培养伤寒杆菌阳性，疟原虫实验室检测阴性。

8 钩端螺旋体病

钩端螺旋体病患者有接触疫水史，多数仅见畏寒，少数反复寒战，体温多呈持续热或弛张热，鲜见间歇热。眼结膜充血和出血，全身肌肉酸痛，以腓肠肌及腰背肌疼痛最为剧烈。重者有肺出血。钩端螺旋体显微镜凝集试验阳性，疟原虫实验室检测阴性。

9 恙虫病

患者在阴部或细嫩的皮肤上有焦痂或黄豆大溃疡，全身浅表淋巴结肿大数月消失，病后4～6天胸腹部有红色斑丘疹。其热型为稽留或弛张型。恙虫外斐反应阳性，疟原虫实验室检测阴性。

10 巴贝虫病

常见于免疫功能低下者。急性期可有非同步的发热、寒战、肌肉痛、出汗和虚脱。暴发型原虫血症可导致贫血、血红蛋白尿、肾功能衰竭、弥散性血管内凝血和急性呼吸窘迫综合征。血液检查见巴贝虫，疟原虫实验室检测阴性。

11 黑热病

一般有不规则发热，肝脾脏肿大，并伴有咳嗽及腹泻。早期常见恐惧和失眠。消化系统症状可有口腔炎症，除黏膜有溃疡外，常有齿龈腐烂、脉搏增速、鼻出血等症状。骨髓涂片可查见利杜体，疟原虫实验室检测阴性。

12 急性血吸虫病

一般中毒症状较轻，间歇热较多，常伴畏寒、大汗、腹泻或黏血便，白细胞、嗜酸粒细胞增多，血清免疫诊断阳性，粪便查见血吸虫虫卵，疟原虫实验室检测阴性。

13 旋毛虫病

一般以发热、浮肿和肌肉（特别是腓肠肌）痛为主要表现，并曾有生食或半生食动物肉类史，多人同时发病，免疫学检测阳性或从患者肌肉组织里查出旋毛虫囊包，疟原虫实验室检测阴性。

（董茂星 辜吉秀）

第二十章　黄热病

第一节　黄热病预防控制技术指南

黄热病（yellow fever）是一种由黄热病毒引起，经蚊传播的急性传染病，属于国际检疫的传染病之一。临床主要表现为发热、黄染、出血等，在某些暴发疫情中病死率可高达20%～40%。本病主要在中南美洲和非洲的热带地区流行，在蚊和非人灵长类之间周期性地发生自然感染循环。

一、疾病概述

（一）病原学

黄热病毒（yellow fever virus）属于黄病毒科（*Flaviviridae*）的黄病毒属（*Flavivirus*），病毒颗粒呈球形，直径37～50nm，外有脂质包膜，表面有棘突。病毒基因组为不分节段的单股正链RNA，约由11000核苷酸组成，分子量约为$3.8×10^6$。黄热病毒只有一个血清型，该病毒可与黄病毒科其他成员如登革病毒、西尼罗病毒、圣路易脑炎病毒产生交叉血清学反应。

黄热病毒有嗜内脏如肝、肾、心等（人和灵长类）和嗜神经（小鼠）的特性。经鸡胚多次传代后可获得能够作为疫苗的减毒株。1936年，通过鸡胚连续传代生产出黄热病17D减毒活疫苗，沿用至今，很多黄热病流行国家用其对9月龄婴儿进行常规免疫。美国每年有25万前往热带地区的旅游者和军人接种黄热病疫苗以预防此病。但近年来发现，黄热病疫苗可能引起某些重要脏器发生感染和病变，尤其是60岁以上接种者的发生率可达1/50000，因此仅建议对前往流行国家且具有真正暴露危险的人群接种此疫苗。

该病毒抵抗力弱，易被热、乙醚、去氧胆酸钠和常用消毒剂等迅速灭活，在50%甘油溶液中可存活数月，在冻干情况下可保持活力多年。

（二）流行病学

1.传染源

城市型的主要传染源为病人及隐性感染者，特别是发病4日以内的患者。丛林型的主要传染源为猴及其他灵长类，在受染动物血中可分离到病毒。黄热病的隐性感染和轻型病例远较重症患者为多，这些病例对本病的传播起着极为重要的作用。

2.传播途径

本病通过蚊叮咬传播。城市型以埃及伊蚊为唯一传播媒介，以人—埃及伊蚊—人的方式流行。丛林型的媒介蚊种比较复杂，包括非洲伊蚊、辛普森伊蚊、驱血蚊属、煞蚊属等，以猴—非洲伊蚊或驱血蚊属等—猴的方式循环。人因进入丛林中工作而受染。蚊吮吸病人或病猴血后经9～12天即具传染性，可终生携带病毒并可经卵传递。

3.易感者

人对黄热病毒普遍易感。在城市型中因成年人大多因感染而获得免疫，故患者以儿童为多。在丛林型中则患者多数为成年男性。感染后可获得持久免疫力，未发现有再感染者。

4.地理和季节分布

黄热病主要流行于南美洲、中美洲和非洲等热带地区，亚洲的热带国家也有分布。我国的地理、气候及蚊、猴等媒介和动物条件虽与上述地区相似，但至今尚无本病流行或确诊病例的报道。

黄热病可分为城市型和丛林型两种。该病全年均可发生，3～4月份的病例较多。

二、临床表现

潜伏期一般为3～6天。

本病临床表现差异很大，病情可从轻度自限性到致死性感染。典型临床过程可分为以下4期。

（一）病毒血症期

急性起病，寒战、发热，可达39～40℃，相对缓脉。剧烈头痛、背痛、全身肌肉痛，恶心、呕吐。结膜和面部充血，鼻衄。可有蛋白尿。症状持续3～5天。

（二）缓解期

感染期发病的3～5天后出现12～24小时的缓解期，表现为体温下降，头痛消失，全身基本状况改善。此期体内病毒被清除，血中可以查到非感染性免疫复合物。轻度患者在此期可以痊愈。

（三）肝肾损伤期

此期持续3～8天，15%～25%患者自缓解期后进入此期。体温再次升高，全身症状重新出现，频繁呕吐，上腹痛等。出现黄疸并逐渐加深，出血表现如瘀点、瘀斑、鼻衄、黏膜广泛出血，甚至腔道大出血。肾功能异常，尿量减少，蛋白尿。心脏损害心电图可见ST-T段异常，少数可出现急性心肌扩张。可出现脑水肿，脑脊液蛋白升高但白细胞不高。高血压、心动过速、休克、顽固性呃逆提示预后不良。

此期患者有20%～50%在发病后的7～10天死亡。

（四）恢复期

此期患者极度疲乏虚弱，可持续2～4周；也有报道患者在恢复期死亡，部分是由于心律失常。转氨酶升高可持续至恢复后数月。一般无后遗症。

三、诊断、报告和治疗

本病无特殊性治疗方法，一般以对症或支持疗法为主。

医疗机构应按照《黄热病诊断和治疗方案》做好诊断和治疗。

各级医疗卫生机构发现符合病例定义的疑似或确诊病例时，应参照甲类传染病的报告要求通过国家疾病监测信息报告管理系统进行网络直报，报告疾病类别选择"其他传染病"。符合《国家突发公共卫生事件相关信息报告管理工作规范（试行）》要求的，按照相应的规定进行报告。

四、实验室检测

患者血清特异性 IgM 抗体阳性，恢复期血清特异性 IgG 抗体滴度比急性期有 4 倍以上增高，患者标本中病毒抗原阳性，黄热病毒 RNA 阳性，分离到黄热病毒，均可以确诊。

（一）血清学检测

由于黄热病毒之间存在抗原性交叉，在进行血清学实验时应设立合适的对照，对实验结果的解释要慎重。

1.血清特异性 IgM 抗体

采用 ELISA、免疫荧光等方法检测，捕获法检测 IgM 抗体的结果较为可靠。一般发病后第 5～7 天出现 IgM 抗体。

2.血清特异性 IgG 抗体

采用 ELISA、免疫荧光抗体测定、免疫层析等方法检测。患者恢复期血清 IgG 抗体滴度较急性期呈 4 倍以上升高可确诊。

（二）病原学检查

1.抗原检测

由于黄热病患者早期血中病毒滴度较高，可以通过检测病毒抗原进行诊断。抗原检测方法的敏感性低于病毒分离，但所需时间较少。使用黄热病毒特异的单克隆抗体检测病毒抗原，可以避免和其他黄热病毒的交叉反应

2.核酸检测

应用 RT-PCR、Real-Time PCR 等核酸扩增技术检测黄热病毒 RNA，这些方法特异性强、灵敏性高，可用于早期诊断。

3.病毒分离

发病 4 天内血清、全血或死亡病例的肝组织均可分离到病毒，可用新生乳鼠脑内接种或 Vero 细胞和 C6/36 细胞等敏感细胞培养等方法分离病毒。

对于黄疸前的患者，应及早采取血标本做病毒分离和抗原、核酸检测，后期主要检测病毒特异性抗体。

五、预防与控制措施

（一）对前往疫区的人员开展免疫预防和旅游卫生知识宣教

黄热病可采用疫苗进行预防。接种减毒黄热病毒 17D 株制备的疫苗，可以有效地预防黄热病毒感染。抗体于接种后 7～10 天出现，持续至少 30～35 年。建议对所有到疫区居住或旅行的有真正暴露危险的 9 月龄及以上人群实行主动免疫。

教育前往黄热病疫区的旅游者提高防范意识，采取驱蚊剂、长袖衣物等防蚊措施，防止在境外感染并输入黄热病，一旦出现可疑症状，应主动就诊并将旅游史告知医生。

（二）加强国境卫生检疫，严防疾病输入

对来自流行地区的入境人员要加强卫生检疫，来自疫区的人员必须出示有效的预防接种证明书。口岸检疫部门一旦发现疑似病例，要及时通报卫生部门做好疫情调查和处理。

（三）做好病例的报告和管理

各级医疗机构发现疑似黄热病病例后要及时报告，使卫生行政和疾控部门尽早掌握疫情并采取必要的防控措施，并对疑似和确诊病例隔离治疗，避免接触患者血液和体液。病房内采用喷洒杀虫剂、使用蚊帐等方式防止蚊虫叮咬。

疾控部门要及时对病例的感染来源开展流行病学调查，搜索病例，评估疫情扩散风险。

（四）开展蚊媒应急控制

与其他蚊媒传染病相同，降低蚊虫密度是控制疫情的关键措施。一旦发现病例报告，要立即采取消灭蚊虫滋生地、杀灭成蚊等措施控制媒介密度，防止发生疾病传播。

（五）提高黄热病发现和应对能力

建议有条件的省级疾控中心和口岸城市的疾控中心建立实验室检测技术和方法，做好技术和试剂储备。

各地卫生部门应组织印发国家的相关技术指南，提高医务人员对黄热病的发现、识别能力，提高疾控人员的流行病学调查和疫情处置能力。

第二节　黄热病诊疗方案（2016年版）

黄热病（yellow fever）是一种由黄热病毒引起，经蚊叮咬传播的急性传染病。临床表现主要为发热、黄疸、出血等。主要在中南美洲和非洲的热带地区流行。世界卫生组织估计，2013年非洲因黄热病造成的严重病例为8.4万～17万例，其中死亡2.9万～6万例。安哥拉于2015年12月5日确诊首例病例，至2016年3月20日共报告疑似病例1132例，确诊375例，死亡168例。我国于2016年3月12日确诊首例输入性黄热病病例，截至2016年3月24日共发现6例输入性病例，均来自于安哥拉。

一、病原学

黄热病毒（yellow fever virus）为单股正链RNA病毒，属于黄病毒科（*Flaviviridae*）黄病毒属（*Flavivirus*）。病毒颗粒呈球形，直径40～60nm，外有脂质包膜，表面有棘突，基因组长度约为11kb。

黄热病毒只有一个血清型，根据prM、E和3UTR核苷酸序列的差异分为多个基因型。

黄热病毒抵抗力弱，不耐酸、不耐热。60℃、30min可灭活，70%乙醇、0.5%次氯酸钠、脂溶剂、过氧乙酸等消毒剂及紫外线照射均可灭活。

黄热病毒可与黄病毒科其他成员如登革病毒、西尼罗病毒、圣路易脑炎病毒、寨卡病毒等产生交叉血清学反应。

二、发病机制与病理改变

（一）发病机制

黄热病的发病机制尚不明确。病毒可在叮咬部位复制，通过淋巴和血液扩散至其他器官和组织，并在其中不断繁殖，然后释放入血，引起病毒血症，主要侵入肝脏、脾脏、心脏、骨髓和横纹肌等。

靶器官损害可能为病毒直接作用所致。肝脏是主要靶器官，患者由于肝脏受损而出现血清转氨酶、胆红素升高和凝血酶原时间延长等，同时可见肾脏、心脏等受累。肝脏和脾脏的巨噬细胞产生的TNF等细胞因子、氧自由基堆积、内皮细胞损伤、微血栓形成和弥漫性血管内凝血（DIC），是多脏器损害和休克的可能原因。出血可能是由于血小板减少、维生素K-依赖的凝血因子在肝脏合成减少和弥漫性血管内凝血（DIC）等原因引发。

（二）病理改变

本病可引起广泛组织病变，其中肝脏病理变化具有诊断特异性。

肝脏可肿大，肝小叶中央实质细胞坏死，肝细胞浑浊肿胀，胞核变大，呈多发性、微小性、空泡性脂肪改变，凝固性坏死及嗜酸透明变性，严重时可发生整个肝小叶坏死，但无明显的炎症反应和纤维组织增生，网状结构塌陷少见。

肾脏肿大，肾小管急性坏死（多见于近曲小管），肾小管上皮脂肪变性、脱落或坏死，管腔内充满颗粒样碎屑。肾小球也有破坏，特殊染色发现基底膜Schiff染色阳性，在肾小球囊腔和近曲小管腔内有蛋白样物质沉积。

心肌呈脂肪变性，浊样肿胀和退行性变。

脾充血，脾脏及淋巴结中淋巴细胞明显减少，代之以大单核细胞和组织细胞。

脑组织可有小的出血灶及水肿，而无明显的炎症细胞浸润。

此外，尚可见皮肤、胃肠黏膜出血，胸腹腔少量积液。

三、流行病学

（一）传染源

按照传播方式，黄热病主要分为城市型和丛林型。城市型的主要传染源为患者和隐性感染者，特别是发病5日以内的患者，以"人—埃及伊蚊—人"的方式循环。丛林型的主要传染源为猴及其他非人灵长类动物，以"猴—非洲伊蚊或驱血蚊属等—猴"的方式循环，人因进入丛林被蚊叮咬而感染。

蚊叮咬感染病毒的人或非人灵长动物后，经8～12天可具传染性。受感染的蚊可终生携带病毒，并可经卵传代。

（二）传播途径

主要经蚊叮咬传播。城市型黄热病传播媒介主要是埃及伊蚊。丛林型的媒介蚊种比较复杂，包括非洲伊蚊、辛普森伊蚊，驱血蚊属、煞蚊属等。

（三）人群易感性

人对黄热病毒普遍易感。感染或接种疫苗可获得持久免疫力。

（四）流行特征

1.地区分布

主要流行于非洲和中南美洲的热带地区。

2.季节分布

在流行地区全年均可发病，蚊媒活跃季节高发。

四、临床表现

潜伏期通常为3～6天，也可长达10天。

人感染黄热病毒后大多数无症状或轻症感染。典型病例临床过程可分为以下4期。

（一）感染期

此期为病毒血症期，持续3～5天。

急性起病，寒战、发热（可达39～41℃）、全身不适、头痛、畏光、腰骶部和下肢疼痛（特别是膝关节）、肌痛、厌食、恶心、呕吐、烦躁、易怒、头晕等，但症状无特异性。

体格检查可有相对缓脉，皮肤、结膜和牙龈充血，特征性舌苔改变（舌边尖红伴白苔），肝大和上腹压痛。

（二）缓解期

发病3～5天后，患者进入缓解期，体温下降，症状减轻。大多数患者开始恢复，但约15%的患者在48小时之内病情再次加重，进入第三期（中毒期）。

（三）中毒期（肝肾损害期）

此期特点是病情再次加重，出现多器官功能损伤表现，常累及肝脏、肾脏和血液系统等。临床表现为体温再次升高，黄疸逐渐加重，频繁呕吐，上腹痛，可出现多部位出血，如皮肤瘀点、瘀斑、鼻衄、黏膜出血，甚至腔道大出血、休克。肾功能异常，蛋白尿、血尿，尿量减少，甚至无尿。心电图可见ST-T异常，少数可出现急性心脏增大。神经系统表现为躁动、谵妄、昏迷，脑脊液检查压力明显增高，蛋白升高但白细胞升高不明显。进入中毒期的患者约有50%死亡。

（四）恢复期

恢复期可持续2～4周。体温下降至正常，症状逐步消失，器官功能逐步恢复正常，但疲乏症状可持续数周。黄疸和转氨酶升高可持续数月。有报道患者可在恢复期死亡，多死于心律失常。

五、实验室检查

（一）一般检查

1.血常规

外周血白细胞减少，中性粒细胞比例降低，血小板下降。

2.尿常规

蛋白尿，并有颗粒管型及红细胞。

3.粪便检查

大便隐血试验可阳性。

4.生化检查

血清转氨酶升高早于胆红素，门冬氨酸氨基转移酶（AST）升高程度高于丙氨酸转移酶（ALT），可达 20000 U/L 以上。血清胆红素也可明显升高，可达 $255\sim340\ \mu mol/L$，还可见血氨升高、血糖降低等。

5.凝血功能检查

凝血酶原时间延长、凝血酶原活动度下降、凝血因子（Ⅱ、Ⅴ、Ⅶ、Ⅸ和Ⅹ）下降。部分病例出现弥漫性血管内凝血（DIC）相应凝血功能异常。

6.肾功能检查

血肌酐水平升高。

7.心肌损伤标志物检查

心肌损伤时血肌钙蛋白明显升高。

8.其他生化检查

肌红蛋白、血淀粉酶、脂肪酶、尿淀粉酶也可明显升高。

（二）血清学检查

1.血清特异性 IgM 抗体

采用 ELISA、免疫荧光等方法检测，捕获法检测 IgM 抗体的结果较为可靠。一般发病后第 5～7 天可检出 IgM 抗体，可持续数年。

2.血清特异性 IgG 抗体

采用 ELISA、免疫荧光抗体测定（IFA）、免疫层析等方法检测。

黄热病毒抗体与其他黄病毒属的登革病毒、寨卡病毒和西尼罗病毒抗体等有较强的交叉反应，易于产生假阳性，在诊断时应注意鉴别。

（三）病原学检查

1.核酸检测

应用 RT-PCR 等核酸扩增技术检测血液、尿液及其他体液标本黄热病毒 RNA，可用于疾病早期诊断。

2.病毒分离

发病后 5 天内患者血液或死亡病例的组织标本可用于病毒分离，可用新生乳鼠脑内接种或 Vero 细胞和 C6/36 细胞等敏感细胞，在 BSL-3 实验室培养分离病毒。

3.抗原检测

使用免疫组化方法检测组织标本中的病毒抗原；采用ELISA方法检测血液等标本中的病毒抗原。

六、诊断及鉴别诊断

（一）诊断依据

根据流行病学史、临床表现和相关实验室检查综合判断。

（二）病例定义

1.疑似病例

符合流行病学史且有相应临床表现。

（1）流行病学史

发病前14天内有在黄热病流行地区居住或旅行史。

（2）临床表现

难以用其他原因解释的发热、黄疸、肝肾功能损害或出血等。

2.临床诊断病例

疑似病例且黄热病毒IgM抗体检测阳性。

3.确诊病例

疑似病例或临床诊断病例经实验室检测符合下列情形之一者：

（1）黄热病毒核酸检测阳性。

（2）分离出黄热病毒。

（3）恢复期血清黄热病毒抗体滴度较急性期呈4倍及以上升高，同时排除登革热、寨卡病毒等其他常见黄热病毒感染。

（三）鉴别诊断

早期或轻型病例应与流行性感冒、伤寒、斑疹伤寒和拉沙热等鉴别，发热伴有黄疸者应与各种原因引起的肝损害、钩端螺旋体病等鉴别，发热伴出血应和肾综合征出血热及其他病毒性出血热、登革热、蜱传回归热、恶性疟疾等鉴别。

本病可与疟疾、登革热同时发生。

七、治疗

本病无特效抗病毒药物治疗，主要为对症支持治疗。

（一）一般治疗

急性期病人应卧床休息，采取有效防蚊隔离措施。密切观察病情变化，监测生命体征。有频繁呕吐、消化道出血时应禁食，静脉补液，维持水、电解质及酸碱平衡。

（二）对症和支持治疗

高热时予物理降温，必要时予小剂量解热止痛剂，如对乙酰氨基酚，成人用法为250～500mg/次、每日3～4次，儿童用法为每次10～15mg/kg，可间隔4～6小时1次，24小时内不超过4次。禁用阿司匹林。

肝功能损害时，予保肝、降酶、退黄治疗，补充维生素K促进凝血因子合成，严重出血时补充凝血因子、血小板、新鲜血浆等，必要时输注红细胞。急性肾损伤时，必要时可予肾脏替代治疗。上消化道出血时可予质子泵抑制剂、凝血酶等治疗。出现脑水肿时，予渗透性利尿剂（3%高渗盐水或者20%甘露醇）脱水治疗。

（三）中医治疗

1.辨证选择口服中药汤剂

（1）湿热郁阻证（多见于感染期）

临床表现：发热、恶寒，头、身痛，骨节疼痛，畏光，厌食、呕吐、恶心，烦躁、易怒，尿黄等。舌边尖红，苔白、厚腻，脉濡缓或浮数。

治法：清热化湿，透表解肌。

参考方药：甘露消毒丹合柴葛解肌汤加减。茵陈、黄芩、葛根、金银花、连翘、柴胡、苏梗、藿香、滑石、甘草等。

（2）毒扰气营证（多见于中毒早期）

临床表现：再次壮热，汗出热不解，神昏、谵语。眼黄，尿黄、短赤。皮肤斑、疹，烦渴，呕吐、上腹痛。舌红、苔白或黄，脉濡或数。

治法：清气凉营，泻火解毒。

参考方药：清瘟败毒饮加减。生石膏、黄芩、生地、连翘、紫草、栀子、青蒿、丹皮、水牛角、土茯苓、甘草等。

（3）瘀毒入血证（多见于中毒期）

临床表现：壮热不解，上腹痛，黄疸加深，可见躁扰不安或神昏不醒，肌肤瘀斑，吐血、衄血、便血或见其他出血证，少尿，舌暗红，苔薄或腻，少津，脉细数。

治法：凉血止血，解毒化瘀。

参考药物：犀角地黄汤加减。水牛角、山栀子、生地黄、赤芍、丹皮、大小蓟、白茅根、紫珠草、侧柏炭、地榆、槐花、仙鹤草等。

（4）阳气暴脱证（多见于休克）

临床表现：身热骤降，面色苍白，气短息微，大汗不止，四肢湿冷，烦躁不安或神昏谵语，肌肤斑疹或见各种出血。舌质淡红，脉微欲绝。

治法：回阳救逆，益气固脱。

参考方药：生脉散合四逆汤加减。红参（另煎兑入）、麦冬、五味子、熟附子、干姜、肉桂等。

（5）余邪未净证（恢复期）

临床表现：倦怠无力，纳可，思饮，尿黄渐轻。舌淡、苔厚少津或少苔，脉细数。

治法：清利余热，益气养阴。

参考方药：茵陈五苓散加减。茵陈、茯苓、泽泻、白术、石斛、麦冬等。

2.辨证选择中成药或静脉滴注中药注射液

一般可选择清热解毒、凉血化瘀、益气固脱、醒脑开窍类制剂。

八、出院标准

综合评价住院患者病情转归情况以决定出院时间。建议出院时应符合以下条件：

（1）体温正常，临床症状缓解。

（2）血液核酸连续检测2次阴性（间隔24小时以上）；不具备核酸检测条件者，病程不少于10天。

九、预防

（一）控制传染源

对疑似、临床诊断和确诊病例应采取有效防蚊隔离措施，对来自黄热病疫区人员实施卫生检疫。

（二）切断传播途径

防蚊灭蚊是本病的重要防控措施。

（三）保护易感人群

前往黄热病流行区人员应在出发前至少10天接种黄热病疫苗，同时采取个人防蚊措施。

（张睿）

第二十一章 流行性感冒

第一节 全国流感监测方案（2017年版）

为进一步规范、有序开展流感监测工作，全面提高流感监测工作质量和水平，加强省级流感参比中心能力建设，为流感防控工作提供科学依据，特制定本方案。

一、监测目的

（1）实时监测流感活动水平和流行趋势。

（2）实时追踪流感病毒变异，及时发现新型流感病毒，并做出预警。

（3）为全球及我国流感疫苗株的推荐及抗病毒药物的使用提供依据。

（4）为流感大流行的准备和应对提供技术支撑。

二、监测内容与工作要求

（一）流感样病例监测

1. 监测对象

流感样病例，即发热（体温≥38℃），伴咳嗽或咽痛之一者。

2. 监测时间

所有国家级流感样病例监测哨点医院和流感监测网络实验室均全年开展流感样病例监测。

3. 监测诊室的设置

（1）综合医院在所有内科门诊、内科急诊、发热门诊和（或）儿内科门诊、儿内科急诊开展流感样病例的监测。

（2）儿童医院在所有儿内科门诊、儿内科急诊和（或）发热门诊开展流感样病例的监测。

4. 流感样病例的报告

（1）哨点医院监测诊室的医务人员，按照流感样病例的定义，每天按科室登记各年龄组的流感样病例数和门急诊病例就诊总数，由哨点医院主管科室每日收集、汇总后，于每周一24时前将本院各监测诊室数据录入"中国流感监测信息系统"。

（2）流感样病例数和门急诊病例就诊总数在每个监测科室的产生来源必须一致。

5.流感样病例标本的采集和运送

每家哨点医院根据病人就诊情况采集流感样病例标本：南方省份每周10份至40份，全年平均达到每周20份；北方省份4至9月每月20份，10月至次年3月每周平均20份。

（1）采样对象：发病3天内的流感样病例。

（2）流感样病例标本采集种类包括咽拭子、鼻拭子、鼻咽拭子。标本采集后放入含3～4mL采样液的采样管中。

（3）标本的运送：标本采集后应当在2个工作日内运送至对应的流感监测网络实验室，保存温度为2～8℃；如未能48小时内送至实验室的，应当置-70℃或以下保存，并保证采集的标本1周内送到对应的网络实验室。标本应当避免反复冻融。

（4）全国流感监测网络实验室的工作人员接到标本后，48小时内将"流感样病例标本原始登记送检表"录入"中国流感监测信息系统"。

6.流感样病例监测标本的实验室检测

（1）网络实验室的工作：流感监测网络实验室收到哨点医院采集的标本后，要在3个工作日内利用核酸检测方法进行流感病毒亚型或系鉴定。对于检测阳性的标本，要求1周内利用状态良好的MDCK细胞和（或）SPF鸡胚进行病毒分离。检测结果在检测完成后48小时内录入"中国流感监测信息系统"。

每个网络实验室每年报送的流感毒株数量不低于30株，流行季节每月不少于5株，并避免毒株采样时间集中。从采样日期起30天内报送至国家流感中心及省级流感参比中心。每株毒株上送国家流感中心1管，省级流感参比中心2管，每管不低于1mL。

各网络实验室对于不能明确区分型别或亚型的毒株和阳性标本须在48 h内送至国家流感中心，对发现的新亚型（或疑似新亚型）的毒株和阳性标本应当立即送国家流感中心复核检测。

（2）省级流感参比中心的实验室工作：省级流感参比中心负责在10个工作日内对辖区内网络实验室报送的季节性流感毒株进行复核鉴定，对HA（血凝）滴度≥8的毒株利用HI（血凝抑制试验）方法进行复核鉴定，对HA＜8的毒株进行核酸分型/亚型鉴定，并将复核结果及时录入"中国流感监测信息系统"。

各省级流感参比中心每年至少选取20%的流感毒株使用国家流感中心统一提供的参考抗原和参考血清进行抗原性分析，流行季节每月至少开展一次。并至少对其中30株流感毒株进行基因特性分析和耐药性分析。省级流感参比中心每月以电子版的方式将本省份流感病毒抗原性、耐药性分析和基因特性数据报送至国家流感中心。序列数据提交至"中国流感病毒基因序列数据库"。

（3）国家流感中心的实验室工作：负责非省级流感参比中心辖区内的网络实验室报送毒株的复核鉴定，通过"中国流感监测信息系统"进行反馈。

选择网络实验室报送的部分毒株开展抗原性和耐药性监测工作，并通过《中国流感监测周报》向监测网络反馈。

选择网络实验室报送的部分毒株进行基因特性分析，序列数据每周提交至"中国流感病毒基因序列数据库"。

统一制备、分发参考抗原与参考血清等试剂，协助省级流感参比中心具备和提升流感病毒抗原性、基因特性分析以及耐药性分析能力。

每年开展流感疫苗接种者和一般人群血清学调查。

（二）流感样病例暴发疫情监测

流感样病例暴发指一个地区或单位短时间出现异常增多的流感样病例。

1.暴发疫情的发现与报告

（1）1周内，在同一学校、幼托机构或其他集体单位出现10例及以上流感样病例，疫情暴发单位及时以电话或传真等方式向所属地县级疾病预防控制机构报告。县级疾病预防控制机构接到报告后，应立即进行疫情核实。经核实确认的暴发疫情，通过"中国流感监测信息系统"报告疫情事件的相关信息。

（2）1周内，在同一学校、幼托机构或其他集体单位出现30例及以上流感样病例，或发生5例及以上因流感样症状住院病例（不包括门诊留观病例），或发生2例以上流感样病例死亡，经县级疾病预防控制机构核实确认后，应当在2小时内通过突发公共卫生事件管理信息系统进行报告。

（3）暴发疫情的标本信息应与疫情事件进行关联，并按照要求做好进程报告和结案报告。

2.标本采集和运送

疫情发生地疾病预防控制机构负责采集流感样病例的咽、鼻拭子标本，必要时可采集急性期和恢复期双份血清标本。每一起暴发疫情一般应当采集10份左右咽、鼻拭子标本（如果现症病例在10例以下的，应当尽量全部采样）。对不能明确诊断的可酌情增加采样批次和采样数量。样本采集后应当在2~8℃条件下，于24小时内运送至流感监测网络实验室。血清标本可暂时冻存在-20℃以下冰箱。

3.暴发疫情标本的实验室检测

流感监测网络实验室收到暴发疫情标本后，要求在24小时内利用核酸检测方法进行流感病毒亚型或系的鉴定，检测结果在检测完成后24小时内上报"中国流感监测信息系统"。发现流感病毒新亚型或疑似新亚型，应当立即上报，同时将相关毒株和阳性标本送省级流感参比中心和国家流感中心复核检测。

流感监测网络实验室应对核酸检测流感病毒阳性的标本进行病毒分离。每起暴发疫情至少对5份核酸检测阳性的标本开展病毒分离，如采集标本数或核酸检测阳性的标本数小于5份，则对全部标本均进行病毒分离。

暴发疫情分离的毒株报送程序、要求与流感样病例监测相同。

（三）生物安全要求

流感监测过程中，有关流感病毒毒株和标本的采集、运送、保藏和检测等各项活动均应当遵守国家相关生物安全管理规定。

三、组织管理及职责分工

全国流感监测网络由各级卫生行政部门和技术实施单位两部分组成。技术实施单位由流感样病例监测哨点医院和各级疾病预防控制中心组成。按照统一领导、分级管理、分类指导、科学有序的原则开展流感监测工作。

（一）各级卫生行政部门

负责组织、协调、督导、考核、评估本辖区的流感监测工作，保障中央财政转移支付经费及时、足额拨付，并按监测方案的要求提供实验设备经费，确保监测工作任务保质保量完成；每年定期组织对本辖区流感监测网络先进单位和先进个人进行表彰。

（二）中国疾病预防控制中心

（1）负责全国流感监测工作的协调和管理，制订全国流感监测相关技术文件；负责全国流感监测和暴发疫情处置的技术培训和指导；开展全国流感监测督导、考核、评估工作，组织对省级流感参比中心的评估工作。

（2）定期对全国流感监测数据和结果进行分析和反馈，编发流感监测周报。

（3）对新亚型和未能区分亚型的流感病毒要在48小时内完成复核鉴定；为非省级流感参比中心辖区内网络实验室的流感毒株进行复核鉴定；负责为各流感监测网络实验室和省级流感参比中心提供参考抗原、参考血清等试剂。

（4）开展国际合作和信息交流，积极承担世界卫生组织流感监测网络的相应工作职责。

（三）省级疾病预防控制中心

（1）负责本省份流感监测工作的具体组织实施和管理，足额配备从事流感监测工作人员；开展本省份的流感监测督导、考核、评估工作；负责本省份流感监测和暴发疫情处置的培训和技术指导。

（2）省级流感参比中心负责对本省份流感网络实验室检测阳性的标本或分离的毒株进行复核；开展流感病毒的抗原性、基因特性分析和耐药性监测工作。

（3）省级流感参比中心原则上不再直接承担哨点医院流感样病例标本的核酸鉴定和病毒分离任务，尚未成为省级流感参比中心的省级疾病预防控制中心仍应承担对应哨点医院流感样病例监测标本的核酸检测和病毒分离鉴定工作。

（4）省级疾病预防控制中心成为省级流感参比中心4年内，本省份内的网络实验室需全部开展流感病毒分离工作；各网络实验室送检省级疾病预防控制中心毒株复核一致率要在95%以上；至少50%的网络实验室要具备鸡胚分离能力，并及时上送鸡胚株。

（5）在流行季节每周、非流行季节每月对本省份的监测数据和结果进行分析和反馈，并报送国家流感中心。

（四）流感监测网络实验室所在的地市或县区级疾病预防控制中心

（1）负责具体组织实施本辖区的流感监测工作，配备从事流感监测的工作人员，协助开展本辖区的流感监测督导、考核、评估工作；负责本辖区的流感监测和暴发疫情处置的培训和技术指导。

（2）开展流感病毒核酸检测和分离鉴定工作，并按要求及时报送标本和毒株。

（3）定期对本辖区的监测数据和结果进行分析和反馈，并报同级卫生行政部门和上级疾病预防控制中心。

（五）县区级疾病预防控制中心

开展流感样病例暴发疫情现场调查处置工作，按要求采集、保存和运送流感样病例暴发疫情标本。

（六）流感样病例监测哨点医院

（1）按要求设置监测诊室，明确监测工作日常管理科室，指定专人负责；监测数据原始记录至少保存2年；对本院监测人员开展培训。

（2）负责按要求报告流感样病例监测数据，开展流感样病例标本采集、保存和运送工作。

（3）加强流感样病例监测信息化建设，要求利用医院信息系统开展流感样病例登记、报告等工作，提高监测工作质量。

（4）做好流感样病例登记、报告、采样、送样等监测工作补助经费的管理和使用。制定院内流感监测工作管理方案，并纳入院内工作管理考核。

四、信息系统管理与建设

（一）中国流感监测信息系统管理

国家流感中心负责"中国流感监测信息系统"的管理和维护。各网络实验室（疾病预防控制中心）的账号由本级的系统管理员建立和维护，系统权限由本级业务管理员设置。流感监测哨点医院的"中国流感监测信息系统"账号由所在县区级疾病预防控制中心的系统管理员建立和维护。

（二）中国流感病毒基因序列数据库的建设

国家流感中心负责"中国流感病毒基因序列数据库"的建设和维护，各网络实验室可向国家流感中心申请账号。国家流感中心和各网络实验室应及时提交流感毒株序列。各网络实验室通过"中国流感基因序列数据库"共享最新的流感序列，利用序列信息开展综合分析，提高数据利用能力。

（三）网络信息安全

各网络成员单位要按照国家相关管理规定做好信息安全工作。

五、培训、考核和督导

（一）培训

国家流感中心定期组织对各流感监测网络成员单位进行技术培训。对省级流感参比中心有针对性地开展流感病毒抗原性、基因特性及耐药性分析等技术培训。

省级疾病预防控制中心每年组织对本省份的流感监测网络人员的培训。各网络实验室可选派专业技术人员至省级疾病预防控制中心或国家流感中心进修。

根据流感监测工作需求，国家流感中心和省级疾病预防控制中心可派出专家对部分网络实验室所在疾病预防控制中心技术人员进行现场培训和指导。

（二）考核和评估

1.盲样考核

国家流感中心每年组织一次盲样考核工作，考核对象包括所有的省级疾病预防控制中心、各省级流感参比中心辖区内的1～2家网络实验室和非省级流感参比中心辖区内的所有网络实验室。

省级疾病预防控制中心每年组织一次辖区内所有网络实验室的盲样考核。

考核结果及时反馈给各被考核单位，省级考核结果需同时报送国家流感中心。

2.监测质量评估

由中国疾病预防控制中心发布流感监测工作考评方案，国家流感中心每年对各省级疾病预防控制中心、网络实验室、流感监测哨点医院的工作进行量化评分，对各省份综合评分，并将结果报送国家卫生健康委员会，由国家卫生健康委员会通报各省卫生行政部门。

各省级疾病预防控制中心参照国家考评方案，制订本省份的考评方案。每年组织对网络实验室所在的地市或县区级疾病预防控制中心、流感监测哨点医院的工作进行质量评估，并将结果报送省级卫生行政部门，由省级卫生行政部门通报各市级卫生行政部门。

3.省级流感参比中心评估和管理

中国疾病预防控制中心负责组织省级流感参比中心评估工作，省级流感参比中心应当具备的条件如下：

（1）省级疾病预防控制中心至少具备2名从事流感监测的流行病学工作人员、至少5名从事流感监测的实验室工作人员；

（2）省级疾病预防控制中心至少每月编撰1次监测数据分析报告，在疫情流行期每周编撰1次监测数据分析报告；

（3）省级疾病预防控制中心连续2年盲样考核合格；省（区、市）内所有流感监测网络实验室全部具备核酸检测能力；

（4）省级疾病预防控制中心能对本省（区、市）网络实验室进行有效的管理和质量控制。省（区、市）内2/3的网络实验室开展病毒分离工作；全省（区、市）连续2年每家开展病毒分离的网络实验室每年送国家流感中心的毒株不少于30株；全省（区、市）连续2年送国家流感中心的毒株复核一致率在90%以上。

（5）中国疾病预防控制中心应在本方案下发起，每4年对省级流感参比中心开展复评工作。根据评估结果，决定是否延续至下一个有效期。

省级流感参比中心复评主要指标如下：

①省级流感参比中心对辖区内网络实验室送检流感毒株的复核鉴定及时率、一致率达到95%以上。

②省（区、市）内的网络实验室全部能够开展流感病毒分离工作；至少50%的网络实验室需具备鸡胚分离能力，并及时报送鸡胚株。

③每个监测年度至少完成20%的流感毒株的抗原性分析，至少完成其中30株流感毒株的基因特性和耐药性分析。

④质量评估中，每个监测年度辖区内哨点医院的ILI数据报告及时率和标本送检及时率达到95%以上，全省标本采集完成量达到监测方案要求。

⑤4个监测年度流感监测工作质量评估得分的平均分为80分以上。

（三）督导

1.国家级督导

国家卫生行政部门组织中国疾病预防控制中心制定督导方案，每年对6~8个省份进行督导检查，重点对流感监测工作中存在问题的省份进行督导，并将督导情况反馈给省级卫生行政部门。

2.省级督导

省级卫生行政部门每年组织对本辖区至少30%的流感监测网络实验室及哨点医院进行督导检查，重点督导质量评估扣分较多的网络实验室，及时发现问题，提出解决方案，并将督导报告上报国家卫生行政部门及中国疾病预防控制中心备案。

3.地市级督导

地市级卫生行政部门负责本辖区网络实验室及哨点医院的日常督导，每年督导2～4次。

第二节 流行性感冒诊断与治疗指南（2011年版）

一、病原学

流感病毒属于正粘病毒科（*Orthomyxoviridae*），为单股、负链、分节段RNA病毒。常为球形囊膜病毒，直径80～120nm，丝状体常见于新分离到的病毒，长度可达数微米。根据核蛋白（NP）和基质蛋白（MP）分为甲、乙、丙三型。甲、乙型流感病毒都带有8个不同的RNA节段，丙型流感病毒只有7个RNA节段，少一个编码神经氨酸酶蛋白的节段。甲、乙型毒株基因组分别编码至少10和11种蛋白。由于基因组是分节段的，故易产生同型不同株间基因重配，同时流感病毒RNA在复制过程中不具有校正功能，其发生突变的频率要高于其他病毒。甲型流感病毒根据其表面血凝素（HA）和神经氨酸酶（NA）蛋白结构及其基因特性又可分成许多亚型，至今甲型流感病毒已发现的血凝素有16个亚型（H1～16），神经氨酸酶有9个亚型（N1～9）。甲型流感病毒的命名规则：类型、分离宿主（如果宿主是人则可以省略）、分离地点、分离序列号和分离年份（血凝素和神经氨酸酶亚型）[如A/Brisbane/10/2006（H3N2）]。乙型和丙型流感病毒命名法和甲型流感病毒相同，但无亚型划分。甲型流感病毒在动物中广泛存在，目前已知所有亚型包括16种血凝素亚型和9种神经氨酸酶亚型的甲型流感病毒都可以在鸟类特别是在水禽中存在，甲型流感病毒还可以感染其他动物，如猪、马、海豹以及鲸鱼和水貂等。目前为止，乙型流感病毒除感染人之外还没有发现其他的自然宿主。丙型流感病毒除感染人之外还可以感染猪。流感病毒很容易被紫外线和加热灭活，通常56℃、30min可被灭活。流感病毒在pH值<5或pH>9，病毒感染性很快被破坏。流感病毒是包膜病毒，对于所有能影响膜的试剂都敏感，包括离子和非离子清洁剂、氯化剂和有机溶剂。

二、流行病学

流感在流行病学上最显著的特点为：突然暴发，迅速扩散，从而造成不同程度的流行。流感具有一定的季节性（我国北方地区流行高峰一般发生在冬季和春季，而南方地区全年流行，高峰多发生在夏季和冬季），一般流行3～4周后会自然停止，发病率高但病死率低。

国家流感中心网站（www.cnic.org.cn）提供每周更新的我国流感流行病学和病原学监测信息。

（一）概况

流感分为散发、暴发、流行和大流行。在非流行期间，发病率较低，病例呈散在分布，病例在发病时间及地点上没有明显的联系，这种情况叫散发；一个集体或一个小地区在短时间内突然发生很多病例叫暴发；较大地区的流感发病率明显超过一般的发病水平，可称为流行；大流行有时也称世界性大流行，传播迅速，流行广泛波及全世界，发病率高并有一定的死亡。

甲型流感病毒常以流行形式出现，能引起世界性流感大流行。乙型流感病毒常引起局部暴发，不引起世界性流感大流行。丙型流感病毒主要以散在形式出现，主要侵袭婴幼儿，一般不引起流行。

（二）传染源

流感患者和隐性感染者是流感的主要传染源。从潜伏期末到发病的急性期都有传染性。成人和年龄较大的儿童患季节性流感（无并发症）期间，病毒在呼吸道分泌物中一般持续排毒3～6天。住院的成人患者可以在发病后持续一周或更长的时间散播有感染性的病毒。婴幼儿流感以及人H5N1禽流感病例中，长期排毒很常见（1～3周），包括艾滋病在内的免疫缺陷患者也会出现病毒排毒周期延长。

（三）传播途径

流感主要通过空气飞沫传播，也可通过口腔、鼻腔、眼睛等处黏膜直接或间接接触传播。接触患者的呼吸道分泌物、体液和污染病毒的物品也可能引起感染。通过气溶胶经呼吸道传播有待进一步确认。

（四）易感人群

人群普遍易感。流感病毒常常发生变异，例如甲型流感病毒在人群免疫压力下，每隔2～3年就会有流行病学上重要的抗原变异株出现，感染率最高的通常是青少年。

（五）重症病例的高危人群

人群出现流感样症状后，特定人群较易发展为重症病例，应给予高度重视，尽早进行流感病毒相关检测及其他必要检查。

（1）妊娠期妇女。

（2）伴有以下疾病或状况者：慢性呼吸系统疾病、心血管系统疾病（高血压除外）、肾病、肝病、血液系统疾病、神经系统及神经肌肉疾病、代谢及内分泌系统疾病、免疫功能抑制（包括应用免疫抑制剂或HIV感染等致免疫功能低下）及集体生活于养老院或其他慢性病疗养机构的被看护人员、19岁以下长期服用阿司匹林者。

（3）肥胖者[体重指数（BMI）>30，BMI=体重（kg）/身高（m）^{2}]。

（4）年龄<5岁的儿童（年龄<2岁更易发生严重并发症）。

（5）年龄≥65岁的老年人。

三、发病机制和病理

（一）发病机制

带有流感病毒颗粒的飞沫吸入呼吸道后，病毒的神经氨酸酶破坏神经氨酸，使黏蛋白水解，糖蛋白受体暴露。甲、乙型流感病毒通过HA结合上皮细胞含有唾液酸受体的细胞表面启动感染。嗜人类流感病毒的α2，6受体存在于上、下呼吸道，主要是在支气管上皮组织和肺泡Ⅰ型细胞，而嗜禽流感病毒的α2，3受体存在于远端细支气管，肺泡Ⅱ型细胞和肺泡巨噬细胞。丙型流感的受体为9-0-乙酰基-乙酰神经氨酸。

流感病毒通过细胞内吞作用进入细胞。在病毒包膜上含有M2多肽的离子通道在胞内体中被酸性pH值激活，使核衣壳蛋白释放到胞质（脱壳）。核衣壳蛋白被转运到宿主细胞核，病毒基因组在细胞核内进行转录和复制。病毒核蛋白在胞质合成后，进入胞核和病毒RNA结合形成核壳体，并输出到细胞质。病毒膜蛋白经完整加工修饰后，嵌入细胞膜内。核壳体与嵌有病毒特异性膜蛋白的细胞膜紧密结合，以出芽方式释放子代病毒颗粒（芽生）。NA清除病毒与细胞膜之间以及呼吸道黏液中的唾液酸，以便于病毒颗粒能到达其他的上皮细胞。最后，宿主的蛋白酶将HA水解为HA1和HA2，使病毒颗粒获得感染性。流感病毒成功感染少数细胞后，复制出大量新的子代病毒颗粒，这些病毒颗粒通过呼吸道黏膜扩散并感染其他细胞。

季节性流感病例中只有极少数有病毒血症或肺外组织感染的情况。在人H5N1禽流感感染病例中，下呼吸道的病毒载量要比上呼吸道高，咽喉部的比鼻腔的高，有时会出现病毒血症、胃肠感染、肺外传播，偶有中枢神经系统感染。可在心、肝、脾、肾、肾上腺、肌肉、脑膜中检出病毒，也可从有中枢神经系统症状患者的脑脊液中检出病毒。

流感病毒感染后支气管的炎症反应和肺功能的异常可持续数周至数月，肺功能研究也可发现有限制性和阻塞性换气功能障碍，伴有肺泡气体交换异常，一氧化碳弥散能力的降低，气道高反应性。

流感临床症状可能与促炎症细胞因子、趋化因子有关。流感病毒体外感染人呼吸道上皮细胞，可导致IL-6、IL-8、IL-11、TNF-α、RANTES和其他介质的产生。临床人体感染试验中，鼻腔灌洗液中的一系列细胞因子都会升高，包括：IFN-α、IFN-γ、IL-6、TNF-α、IL-8、IL-1β、IL-10、MCP-10和MIP-1α/MIP-1β，血液中的IL-6和TNF-α也会升高。人H5N1禽流感死亡病例中MCP-1、IP-10及MIG等细胞因子往往过度表达，这可能是造成人禽流感患者重症肺炎和多器官损伤的部分原因。

（二）病理

病理变化主要表现为呼吸道纤毛上皮细胞呈簇状脱落，上皮细胞的化生，固有层黏膜细胞的充血，水肿伴单核细胞浸润等病理变化。致命的流感病毒性肺炎病例中，病理改变以出血、严重气管支气管炎症和肺炎为主，其特点是支气管和细支气管细胞广泛坏死，伴随有纤毛上皮细胞脱落、纤维蛋白渗出、炎细胞浸润、透明膜形成、肺泡和支气管上皮细胞充血、间质性水肿、单核细胞浸润的病理改变。后期改变还包括弥漫性肺泡损害，淋巴性肺泡炎，化生性的上皮细胞再生，甚至是组织广泛的纤维化。严重者会因为继发细菌感染引起肺炎，多为弥漫性肺炎，也有局限性肺炎。流感病例外周血常规检查一般白细胞总数不高或偏低，淋巴细胞相对升高，重症患者多有白细胞总数及淋巴细胞下降；一般重症患者胸部X线检查可显示单侧或双侧肺炎，少数可伴有胸腔积液等。肺炎的程度与细胞介导的免疫反应有关，但免疫病理反应对疾病影响程度仍未清楚。流感死亡病例中常伴随其他器官病变，尸体解剖发现，1/3以上病例出现脑组织弥漫性充血、水肿以及心肌细胞肿胀、间质出血，淋巴细胞浸润、坏死等炎症反应。

四、临床表现和实验室检查

流感的潜伏期一般为1~7天，多数为2~4天。

（一）临床表现

1.流感症状及体征

（1）单纯型流感

最常见。突然起病，高热，体温可达39~40℃，可有畏寒、寒战，多伴头痛、全身肌肉关节酸痛、极度乏力、食欲减退等全身症状，常有咽喉痛、干咳，可有鼻塞、流涕、胸骨后不适等。颜面潮红，眼结膜外眦轻度充血。如无并发症呈自限性过程，多于发病3～4天后体温逐渐消退，全身症状好转，但咳嗽、体力恢复常需1～2周。轻症者如普通感冒，症状轻，2～3天可恢复。

（2）中毒型流感

极少见。表现为高热、休克及弥漫性血管内凝血（DIC）等严重症状，病死率高。

（3）胃肠型流感

除发热外，以呕吐、腹泻为显著特点，儿童多于成人。2～3天即可恢复。

2.特殊人群的临床表现

（1）儿童

在流感流行季节，有超过40%的学龄前儿童及30%的学龄儿童易患流感。一般健康儿童感染流感病毒可能表现为轻型流感，主要症状为发热、咳嗽、流涕、鼻塞及咽痛、头痛，少部分出现肌痛、呕吐、腹泻。婴幼儿流感的临床症状往往不典型，可出现高热惊厥。新生儿流感少见，但易合并肺炎，常有败血症表现，如嗜睡、拒奶、呼吸暂停等。在小儿，流感病毒引起的喉炎、气管炎、支气管炎、毛细支气管炎、肺炎及胃肠道症状较成人常见。

（2）老年人

65岁以上流感患者为老年流感。因老年人常存有呼吸系统、心血管系统等原发病，因此老年人感染流感病毒后病情多较重，病情进展快，发生肺炎率高于青壮年人，其他系统损伤主要包括流感病毒性心肌炎导致的心电图异常、心功能衰竭、急性心肌梗死，也可并发脑炎以及血糖控制不佳等。

（3）妊娠妇女

中晚期妊娠妇女感染流感病毒后除发热、咳嗽等表现外，易发生肺炎，迅速出现呼吸困难、低氧血症甚至急性呼吸窘迫综合征（ARDS），可导致流产、早产、胎儿窘迫及胎死宫内。可诱发原有基础疾病的加重，病情严重者可以导致死亡。发病2天内未行抗病毒治疗者病死率明显增加。

（4）免疫缺陷人群

免疫缺陷人群如器官移植人群、艾滋病患者、长期使用免疫抑制剂者，感染流感病毒后发生重症流感的危险性明显增加，由于易出现流感病毒性肺炎，发病后可迅速出现发热、咳嗽、呼吸困难及发绀，病死率高。

3.重症病例的临床表现

主要有以下几个方面：

（1）流感病毒性肺炎

季节性甲型流感（H1N1、H2N2和H3N2等）所致的病毒性肺炎主要发生于婴幼儿、老年人、慢性心肺疾病及免疫功能低下者，2009年甲型H1N1流感还可在青壮年、肥胖人群、有慢性基础疾病者和妊娠妇女等人群中引起严重的病毒性肺炎，部分发生难治性低氧血症。人禽流感引起的肺炎常可发展成急性肺损伤（ALI）或ARDS，病死率高。

（2）肺外表现

①心脏损害：心脏损伤不常见，主要有心肌炎、心包炎。常可见肌酸激酶（CK）升高、心电图异常，而肌钙蛋白异常少见，多可恢复。重症病例可出现心力衰竭。

②神经系统损伤：包括脑脊髓炎、横断性脊髓炎、无菌性脑膜炎、局灶性神经功能紊乱、急性感染性脱髓鞘性多发性神经根神经病（格林-巴利综合征）。

③肌炎和横纹肌溶解综合征：在流感中罕见。主要症状有肌无力，肾功能衰竭，CK升高。

危重症患者可发展为多器官功能衰竭（MODF）和弥漫性血管内凝血（DIC）等，甚至死亡。

4.并发症

（1）继发细菌性肺炎

发生率为5%～15%。流感起病后2～4天病情进一步加重，或在流感恢复期后病情反而加重，出现高热、剧烈咳嗽、脓性痰、呼吸困难，肺部湿性啰音及肺实变体征。外周血白细胞总数和中性粒细胞显著增多，以肺炎链球菌、金黄色葡萄球菌，尤其是耐甲氧西林金黄色葡萄球菌（MRSA），肺炎链球菌或流感嗜血杆菌等为主。

（2）其他病原菌感染所致肺炎

一般包括衣原体、支原体、嗜肺军团菌、真菌（曲霉菌）等，对流感患者的肺炎经常规抗感染治疗无效时，应考虑到真菌感染的可能。

（3）其他病毒性肺炎

常见的有鼻病毒、冠状病毒、呼吸道合胞病毒、副流感病毒等，在慢性阻塞性肺部疾病（COPD）患者中发生率高，并可使病情加重，临床上难以和流感病毒引起的肺炎相区别，相关病原学和血清学检测有助于鉴别诊断。

（4）Reye综合征

偶见于14岁以下的儿童，尤其是使用阿司匹林等水杨酸类解热镇痛药物者。

（二）影像学表现

多数患者无肺内受累。发生肺炎者影像学检查可见肺内斑片状、多叶段渗出性病灶；进展迅速者，可发展为双肺弥漫的渗出性病变或实变，个别病例可见胸腔积液。

（三）实验室检查

1.一般实验室检查

（1）外周血常规

白细胞总数一般不高或降低。

（2）血生化

部分病例出现低钾血症，少数病例肌酸激酶、天门冬氨酸氨基转移酶、丙氨酸氨基转移酶、乳酸脱氢酶、肌酐等升高。

2.病原学相关检查

主要包括病毒分离、病毒抗原、核酸和抗体检测。病毒分离为实验室检测的"金标准"；病毒的抗原和核酸检测可以用于早期诊断；抗体检测可以用于回顾性调查，但对病例的早期诊断意义不大。有关检测方法可从国家流感中心网站（www.cnic.org.cn）下载相关技术指南，已获国家批准检测试剂的参考产品说明书可从国家食品药品监督管理局网站（www.sfda.gov.cn）查询下载。

（1）病毒核酸检测

以RT-PCR（最好采用real-time RT-PCR）法检测呼吸道标本（咽拭子、鼻拭子、鼻咽或气管抽取物、痰）中的流感病毒核酸。病毒核酸检测的特异性和敏感性最好，且能快速区分病毒类型和亚型，一般能在4～6小时内获得结果。

（2）病毒分离培养

从呼吸道标本中分离出流感病毒。在流感流行季节，流感样病例快速抗原诊断和免疫荧光法检测阴性的患者建议也做病毒分离。

（3）病毒抗原检测（快速诊断试剂检测）

快速抗原检测方法可采用免疫荧光的方法，检测呼吸道标本（咽拭子、鼻拭子、鼻咽或气管抽取物中的黏膜上皮细胞），使用单克隆抗体来区分甲、乙型流感，一般可在数小时以内获得结果。其他还有胶体金试验，一般能在 10～30 min 获得结果。对快速检测结果的解释应结合患者的流行病史和临床症状综合考虑：在非流行期，阳性筛查结果有可能是假阳性；在流行期，阴性的筛选检测结果可能是假阴性；这两种情况均应考虑使用 RT-PCR 或病毒分离培养做进一步确认。

（4）血清学诊断

检测流感病毒特异性 IgM 和 IgG 抗体水平。动态检测的 IgG 抗体水平恢复期比急性期有 4 倍或以上升高有回顾性诊断意义。

五、诊断

（一）需要考虑流感的临床情况

在流感流行时期，出现下列情况之一，需要考虑是否为流感：
（1）发热伴咳嗽和/或咽痛等急性呼吸道症状。
（2）发热伴原有慢性肺部疾病急性加重。
（3）婴幼儿和儿童发热，未伴其他症状和体征。
（4）老年人（年龄≥65岁）新发生呼吸道症状，或出现原有呼吸道症状加重，伴或未伴发热。
（5）重病患者出现发热或低体温。

在任何时期，出现发热伴咳嗽和/或咽痛等急性呼吸道症状，并且可以追踪到与流感相关的流行病学史，如患者发病前7天内曾到有流感暴发的单位或社区，与流感可疑病例共同生活或有密切接触，从有流感流行的国家或地区旅行归来等。

（二）需要安排病原学检查的病例

若有条件，对出现以上情况的病例，可安排病原学检查以求明确诊断。

对于明确诊断与否会对临床处理产生影响的病例，宜积极安排病原学检查。这些病例一般包括：须决定是否应及时启动抗病毒治疗的高危病例，是否确诊对安排其他诊断检查有影响的病例，须决策是否应用抗生素治疗的病例，等待诊断结果来安排相应感染控制措施的病例，进行流行病学采样调查的病例等。

（三）确诊标准

具有临床表现，以下1种或1种以上的病原学检测结果呈阳性者，可以确诊为流感：
（1）流感病毒核酸检测阳性（可采用 real-time RT-PCR 和 RT-PCR 方法）。
（2）流感病毒快速抗原检测阳性（可采用免疫荧光法和胶体金法），应结合流行病学史做综合判断。
（3）流感病毒分离培养阳性。
（4）急性期和恢复期双份血清的流感病毒特异性 IgG 抗体水平呈4倍或4倍以上升高。

（四）重症流感判断标准

流感病例出现下列1项或1项以上情况者为重症流感病例。

（1）神志改变：有反应迟钝、嗜睡、躁动、惊厥等表现。

（2）呼吸困难和/或呼吸频率加快：成人及5岁以上儿童＞30次/min；1～5岁＞40次/min；2～12月龄＞50次/min；新生儿至2月龄＞60次/min。

（3）严重呕吐、腹泻，出现脱水表现。

（4）少尿：成人尿量＜400mL/24h；小儿尿量＜0.8 mL/kg·h^{-1}，或每日尿量婴幼儿＜200mL/m^2，学龄前儿＜300mL/m^2，学龄儿＜400mL/m^2，14岁以上儿童＜17mL/h；或出现急性肾功能衰竭。

（5）动脉血压＜90/60 mmHg（1 mmHg=0.133 kPa）。

（6）动脉血氧分压（PaO_2）＜60 mmHg或氧合指数（PaO_2/FiO_2）＜300。

（7）胸片显示双侧或多肺叶浸润影，或入院48小时内肺部浸润影扩大≥50%。

（8）肌酸激酶（CK）、肌酸激酶同工酶（CK-MB）等酶水平迅速增高。

（9）原有基础疾病明显加重，出现脏器功能不全或衰竭。

六、鉴别诊断

（一）普通感冒

流感的临床症状无特殊性，易与普通感冒相混淆。通常流感的全身症状比普通感冒重；追踪流行病学史有助于鉴别；普通感冒的流感病原学检测阴性，或可找到相应的感染病原证据。表3-21-1列出两者的鉴别要点。

表3-21-1　流感和普通感冒的主要区别与特点

类　别	流　感	普通感冒
致病原	流感病毒	鼻病毒、冠状病毒等
流感病原学检测	阳性	阴性
传染性	强	弱
发病的季节性	有明显季节性(我国北方为11月至次年3月多发)	季节性不明显
发热程度	多高热(39～40℃),可伴寒战	不发热或轻、中度热,无寒战
发热持续时间	3～5天	1～2天
全身症状	重。头痛、全身肌肉酸痛、乏力	轻或无
病程	5～10天	5～7天
并发症	可合并中耳炎、肺炎、心肌炎、脑膜炎或脑炎	少见

（二）其他类型上呼吸道感染

主要包括急性咽炎、扁桃体炎、鼻炎和鼻窦炎。感染与症状主要限于相应部位。局部分泌物流感病原学检查阴性。

（三）下呼吸道感染

流感有咳嗽症状或合并气管-支气管炎时需要与急性气管-支气管炎相鉴别；合并肺炎时需要与其他肺炎，包括细菌性肺炎、衣原体肺炎、支原体肺炎、病毒性肺炎、真菌性肺炎、肺结核等相鉴别。根据临床特征可做出初步判断，病原学检查可以确诊。

（四）其他非感染性疾病

流感还应与伴有发热，特别是伴有肺部阴影的非感染性疾病相鉴别，如结缔组织病、肺栓塞、肺部肿瘤等。

七、治疗

（一）基本原则

1.根据病情严重程度评估确定治疗场所

（1）住院治疗标准（满足下列标准1条或1条以上）：

①妊娠中晚期妇女。

②基础疾病明显加重，如慢性阻塞性肺疾病、糖尿病、慢性心功能不全、慢性肾功能不全、肝硬化等。

③符合重症流感诊断标准。

④伴有器官功能障碍。

（2）非住院患者居家隔离，保持房间通风。充分休息，多饮水，饮食应当易于消化和富有营养。密切观察病情变化，尤其是老年和儿童患者。

2.在发病36小时或48小时内尽早开始抗流感病毒药物治疗

虽然有资料表明发病48小时后使用神经氨酸酶抑制剂亦可以有效，但是大多数研究证明早期治疗疗效更为肯定。

3.避免盲目或不恰当使用抗菌药物

在流感继发细菌性肺炎、中耳炎和鼻窦炎等时才有使用抗生素的指征。从1918年西班牙流感直至2009年甲型H1N1流感的研究表明，流感继发细菌性肺炎最常见病原菌为肺炎链球菌、金黄色葡萄球菌、流感嗜血杆菌等，类似社区获得性肺炎，可以选择阿莫西林、阿莫西林/克拉维酸、二代或三代头孢菌素（头孢曲松、头孢噻肟）或呼吸喹诺酮类。如果所在地区甲氧西林耐药金黄色葡萄球菌（MRSA）分离率高，特别是存在社区相关性甲氧西林耐药金黄色葡萄球菌（CA-MRSA）时，应当使用糖肽类或利奈唑胺；倘若病情不重，根据药敏亦可以选择价格低廉的复方磺胺甲基异噁唑（SMZco）或克林霉素。在2009年甲型H1N1流感，原发性病毒性肺炎较继发细菌性肺炎更常见，应注意两者的鉴别。一般地说，中、后期（≥5天）出现的肺炎，影像学上呈现叶、段分布的局限性或融合性肺部浸润或实变（而非弥漫性间质性病变），临床上持续发热、咳黄脓痰，提示细菌性肺炎，需要使用抗生素，药物选择一如前述。重症流感住院期间（包括应用机械通气期间）发生肺炎，则按医院获得性肺炎（含呼吸机相关肺炎）恰当、合理选用抗生素。

4.合理使用对症治疗药物

与普通感冒不同，目前已有特异性抗流感病毒药物。流感患者只要早期应用抗病毒药物，大多不再需要对症治疗（解热镇痛、缓解鼻黏膜充血、抗过敏、止咳等药物）。如果使用，应提高针对性，不一定都用复方制剂。儿童忌用阿司匹林或含阿司匹林药物以及其他水杨酸制剂，因为此类药物与流感的肝脏和神经系统并发症即Reye综合征相关，偶可致死。

（二）抗流感病毒药物治疗

1.应用指征

（1）推荐使用

①凡实验室病原学确认或高度怀疑流感且有发生并发症高危因素的成人和儿童患者，不论基础疾病、流感疫苗免疫状态以及流感病情严重程度，都应当在发病48小时内给予治疗。

②实验室确认或高度怀疑流感以及需要住院的成人和儿童患者，不论基础疾病、流感疫苗免疫状态，如果发病48小时后标本流感病毒检测阳性，亦推荐应用抗病毒药物治疗。

（2）考虑使用

①临床怀疑流感存在并发症高危因素、发病＞48小时病情没有改善和48小时后标本检测阳性的成人和儿童流感门诊患者。

②临床高度怀疑或实验室确认流感，没有并发症危险因素，发病＜48小时就诊，但希望缩短病程并进而减低可能出现并发症的危险性，或者与流感高危并发症患者有密切接触史的门诊患者，可以考虑使用抗病毒药物治疗。其中症状显著且持续＞48小时的患者也可以从抗病毒治疗获益，但其安全性和疗效尚无前瞻性研究评价。

2.药物

（1）神经氨酸酶抑制剂

作用机制是阻止病毒由被感染细胞释放和入侵邻近细胞，减少病毒在体内的复制，对甲、乙型流感均具活性。在我国上市的有两个品种，即奥司他韦和扎那米韦，最近在日本等部分国家被批准静脉使用的帕那米韦和那尼纳米韦目前在我国还没有上市。大量临床研究显示，神经氨酸酶抑制剂治疗能有效缓解流感患者的症状，缩短病程和住院时间，减少并发症，节省医疗费用，并有可能降低某些人群的病死率，特别是在发病48小时内早期使用。奥司他韦为口服剂型，批准用于＞1岁儿童和成人，＜1岁儿童其安全性和有效性缺少足够资料；不良反应包括胃肠道症状、咳嗽和支气管炎、头晕和疲劳以及神经系统症状（头痛、失眠、眩晕），曾报道有抽搐和神经精神障碍，主要见于儿童和青少年，但不能确定与药物的因果关系。此外，偶有皮疹、过敏反应和肝胆系统异常。扎那米韦为粉雾吸入剂型，用于＞5岁（英国）或7岁（美国）儿童和成人，对照研究证明它与奥司他韦疗效没有差别。偶可引起支气管痉挛和过敏反应，对有哮喘等基础疾病的患者要慎重，其他不良反应较少。

（2）M_2离子通道阻滞剂

阻断流感病毒M_2蛋白的离子通道，从而抑制病毒复制，但仅对甲型流感病毒有抑制作用。一般包括金刚烷胺和金刚乙胺两个品种，神经系统不良反应有神经质、焦虑、注意力不集中和轻度头痛等，多见于金刚烷胺；胃肠道反应有恶心、呕吐，大多比较轻微，停药后可迅速消失。

（3）儿童用药剂量与成人不同，疗程相同

在紧急情况下，对于大于3个月婴儿可以使用奥司他韦。即使时间超过48小时，也应进行抗病毒治疗。

3.关于耐药、临床用药选择和用法

抗流感病毒药物治疗是流感治疗最基本和最重要的环节，但流感病毒很容易产生耐药毒株，备受关注。甲型流感病毒对M_2离子通道阻滞剂早有耐药，目前我国和全球的监测资料均表明几乎100%的季节性甲型流感病毒（H1N1、H3N2）和2009年甲型H1N1流感病毒对烷胺类药物耐药；曾有报道超过80%的季节性甲型流感病毒（H1N1）对奥司他韦耐药，但对扎那米韦仍然敏感；季节性甲型流感病毒（H3N2）、2009 年甲型 H1N1 流感病毒对奥司他韦和扎那米韦仍然敏感；H5N1 禽流感病毒对这两类药物的耐药比例较低。但是流感病毒容易产生变异而导致对抗病毒药物产生耐药。季节性甲型流感病毒（H1N1）对奥司他韦和金刚烷胺双重耐药的比例在近几年有所上升，耐药株可经人与人之间传播。因此，医师在临床用药应尽量参考当地流行的病毒类型、亚型以及耐药监测资料。由于病毒亚型鉴定和耐药监测尚不普及，耐药对临床疗效的影响缺少评估，因此在耐药数据不清楚的情况下，甲型流感病毒可选用扎那米韦、奥司他韦、金刚乙胺和金刚烷胺；乙型流感病毒可选用奥司他韦或扎那米韦。

我国耐药监测资料可参见国家流感中心网站（www.cnic.org.cn）的监测信息周报。抗流感病毒药物推荐剂量和用法见表 3-21-2。

表 3-21-2　成人和儿童抗流感病毒药物治疗预防用剂量和用法推荐

药　物	年龄组	治　疗	预　防
神经氨酸酶抑制剂			
奥司他韦	成人	75mg,每日 2 次,疗程 5d	75mg,每日 1 次疗
	儿童≥1 岁		
	体重≤15kg	60mg/d,每日 2 次	30mg,每日 1 次
	体重 15～23kg	90mg/d ,每日 2 次	45mg,每日 1 次
	体重 24～40kg	120mg/d,每日 2 次	60mg,每日 1 次
	体重>40kg	150mg/d,每日 2 次	75mg,每日 1 次
	儿童<1 岁		
	6～11 月	50mg/d,每日 2 次	25mg,每日 1 次
	3～5 月	40mg/d,每日 2 次	20mg,每日 1 次
	<3 月	24mg/d,每日 2 次	无推荐剂量
扎那米韦	成人	10mg(5mg/粒)吸入,每日 2 次	10mg(5mg/粒)吸入,每日 1 次
	儿童	10mg(5mg/粒)吸入,每日 2 次(>7 岁)	10mg(5mg/粒)吸入,每日 1 次(>5 岁)
M₂离子通道阻滞剂			
金刚乙胺	成人	200mg/d,1 次或分 2 次	同治疗量
	儿童,年龄		
	1～9 岁	5mg/kg·d,(6.6mg/kg·d)1 次或分 2 次,不超过 150mg/d	5mg/kg·d,(6.6mg/kg·d),1 次,不超过 150mg/d
	≥10 岁	200mg/d,1 次或分 2 次	同治疗量
金刚烷胺	成人	200mg/d,1 次或分 2 次	同治疗量
	儿童,年龄		
	1～9 岁	5～8mg/(kg·d),1 次或分 2 次（不超过 150mg/d）,用至症状消失后 24～48 小时	5～8mg/(kg·d),1 次或分 2 次(不超过 150 mg/d)
	≥10 岁	200mg/d,1 次或分 2 次	同治疗量

有人主张对重症患者奥司他韦治疗剂量加倍，疗程延长至 10 天；如有可能，可考虑静脉注射扎那米韦。临床用药应及时从国家食品药品监督管理局网站（www.sfda.gov.cn）获得最新的抗流感病毒药物信息。

（三）重症病例的治疗

治疗原则：积极治疗原发病，防治并发症，并进行有效的器官功能支持。

1.呼吸支持

重症肺炎是流行性感冒最常见严重并发症，可以导致死亡。大约有30%的死亡病例中可见继发性细菌性感染。常见的死亡原因有：呼吸衰竭、难治性休克和多器官功能衰竭。

（1）氧疗

低氧血症的患者，应及时提供氧疗，保证脉搏氧饱和度（SPO_2）＞90%（如能维持在93%以上更为安全）。在一些特殊情况下，比如孕妇，SPO_2维持在92%～95%。在高原地区的人群，诊断低氧的标准不同，SPO_2的水平应相应调整。

动态观察患者的情况。若氧疗后患者氧合未得到预期改善，呼吸困难加重或肺部病变进展迅速，应及时评估并决定是否实施机械通气，包括无创通气或有创通气。

（2）机械通气

重症流感病情进展迅速。从患者出现首发症状到住院的时间为2～7天，10%～30%住院患者在住院当天或者住院1～2天内即转到重症监护室（ICU）治疗。在这些重症患者中，肺部是最常受累的脏器之一，表现为迅速发展的重症肺炎，出现急性肺损伤（ALI）或者进展为急性呼吸窘迫综合征（ARDS）。在需要行机械通气的重症流感患者，可参照ARDS患者通气的相关指南建议进行。

①无创正压通气：严重的呼吸衰竭，特别是急性肺损伤（ALI）/急性呼吸窘迫综合征（ARDS）患者中是否首选无创正压通气（NIV）目前尚缺乏循证医学的证据。在COPD急性加重期、急性心源性肺水肿和免疫抑制的患者，NIV早期应用可以减少气管插管和改善患者预后。

对于NIV在2009年甲型H1N1流感呼吸衰竭病例中的应用，国内已有多个医疗机构进行了初步探讨，取得了良好的效果和初步的认可。建议在早期重症患者中，若应用面罩吸氧（流量＞5L/min），SPO_2≤93%或动脉血氧分压（PaO_2）≤65mmHg，氧合指数[PaO_2/吸入氧浓度（FiO_2）]＜300mmHg，呼吸频率＞30次/min或自觉呼吸窘迫，建议早期选择无创通气支持。慢性阻塞性肺病（COPD）急性加重期、急性心源性肺水肿和免疫抑制的患者，若被诊断为流感和出现呼吸衰竭，应尽早试行无创正压通气。无创通气的过程建议选择全面罩。在进行无创通气期间，应严密监测，一旦发现患者不能从无创通气中获益，并且可能因为延迟有创通气而带来不良后果时，应尽早改用有创通气。通常建议若经过2～4小时的规范无创通气后，患者病情仍恶化，如吸氧浓度达FiO_2≥60%，而PaO_2仍然不能改善，氧合指数（PaO_2/FiO_2）≤200mmHg或进行性下降，呼吸窘迫不能缓解，应及时改用有创通气。

②有创机械通气

a.适应证：如呼吸窘迫、低氧血症、常规氧疗和无创通气失败等具体标准。

b.有创机械通气的设定。

重症流感患者引起的ALI/ARDS，可按照ARDS相关指南进行机械通气，通常应采用肺保护性通气策略：

Ⅰ.使用容量或压力控制模式，用小潮气量进行通气，潮气量≤6mL/kg（实际体重）。

Ⅱ.初始治疗适当使用较高浓度的吸入氧，尽快缓解患者的缺氧状态，根据脉搏/氧饱和度情况逐步降低氧浓度。

Ⅲ.呼气末正压通气（PEEP）：常设置的范围5～12cmH_2O，一般≤15cmH_2O，个别严重氧合障碍的患者可以＞20cmH_2O；也可以根据P-V曲线和血流动力学情况进行调节，或根据ARDS协作网

（ARDSnet）提供的 FiO_2 与 PEEP 的匹配表进行。

Ⅳ.控制平台压≤30cmH$_2$O。

Ⅴ.对于难治性低氧患者，可考虑肺复张和俯卧位通气。

c.有创机械通气过程应注意的问题。

Ⅰ.密切监测通气过程中的生命体征与参数变化，防止出现气压伤或气胸。

Ⅱ.充分镇静，以利于减少呼吸机相关性肺损伤。

Ⅲ.初始治疗从较高浓度氧开始，视病情逐渐降低吸氧分数。

Ⅳ.减少不必要的气道吸引，以免影响 PEEP 水平。

Ⅴ.防止呼吸机相关性肺炎的发生。

Ⅵ.需高度重视液体管理，目前有关 ARDS 的治疗证据提示如无伴有循环动力学的不稳定，采用适当的保守液体管理有利于患者病情的控制。同时，重症的流感患者也应注意避免低容量的发生，保证血流动力学稳定。

③体外膜肺（ECMO）

ECMO 在成人 ARDS 的应用争议较大。因流感病毒性肺炎引起的重症 ARDS，当有创机械通气支持不能改善氧合的情况下，ECMO 可作为挽救和维持生命的呼吸支持措施，尤其在急性呼吸衰竭的因素能得到纠正的病例中，ECMO 替代治疗的应用价值更大。在 2009 新甲型 H1N1 流感病毒流行期间，国内外都有使用 ECMO 成功救治严重氧和功能障碍的危重患者的报道。

2.循环支持

难治性休克属于流感患者最常见的死因之一。流感患者的休克多见于感染性休克，但也可见于心源性休克。流感病毒对心脏的直接损害比较少见，但有报道流感病毒导致心肌炎和心包炎；同时，流感病毒启动促炎因子释放，间接对心脏造成损害，使原有的心脏基础疾病加重。对重症流感病例，直接和间接的因素均可导致心源性休克。

（1）感染性休克治疗

①重视早期液体复苏：一旦临床诊断感染或感染性休克，应尽快积极液体复苏，6小时内达到复苏目标：

a.中心静脉压（CVP）8～12mmHg。

b.平均动脉压＞65mmHg。

c.尿量＞0.5mL/kg·h^{-1}。

d.中心静脉血氧饱和度（ScvO$_2$）或静脉血氧饱和度（SvO$_2$）＞70%。若液体复苏后 CVP 达8～12mmHg，而 SvO$_2$ 或 ScvO$_2$ 仍未达到70%，需输注浓缩红细胞使血细胞比容达到30%以上，或输注多巴酚丁胺以达到复苏目标。

②血管活性药物、正性肌力药物：去甲肾上腺素及多巴胺均可作为感染性休克治疗首选的血管活性药物。小剂量多巴胺未被证明具有肾脏保护及改善内脏灌注的作用。多巴酚丁胺一般用于感染性休克治疗中经过充分液体复苏后心脏功能仍未见改善的患者。

③对于依赖血管活性药物的感染性休克患者，可应用小剂量糖皮质激素。

④ARDS 并休克时，一是要积极地抗休克治疗，二是要高度重视液体管理，在保证循环动力学稳定情况下，适当负平衡对患者有利。

（2）心源性休克治疗

遵循 ABC 原则，补充血容量和血管活性药物应用，正性肌力药物应用，机械性辅助循环支持，如主动脉内球囊反搏。

3.肾脏支持

流感重症患者中，肾脏也是常受累的器官，表现为急性肾功能衰竭，多为肾前性和肾性因素引起。急性肾功能衰竭让患者的死亡率增加10%～60%。

合并急性肾功能衰竭的ARDS患者可采用持续的静脉血液滤过或间断血液透析治疗。肾脏替代治疗有助于合并急性肾功能不全的ARDS患者的液体管理。对血流动力学不稳定患者，持续肾脏替代治疗可能更有利。

4.糖皮质激素治疗

糖皮质激素治疗重症流感患者，目前尚无循证医学依据。对感染性休克需要血管加压药治疗的患者可以考虑使用小剂量激素。对流感病毒感染的患者，全身大剂量的激素会带来严重的副作用，如继发感染和增加病毒的复制。因此，仅在动力学不稳定时使用，一般的剂量为氢化可的松200～300mg/d，甲基泼尼松龙80～120mg/d。儿童剂量：氢化可的松5～10mg/（kg·d）静点；甲基泼尼松龙1～2mg/（kg·d）静点。

5.其他支持治疗

流感病毒除了累及肺、心和肾，还可能累及全身其他脏器系统，如脑膜和神经肌肉等。此外，炎症反应可导致多器官功能障碍综合征（MODS），也是患者死亡的主要原因。出现其他脏器功能损害时，给予相应支持治疗。对重症流感病例，要重视营养支持，注意预防和治疗胃肠功能衰竭。纠正内环境紊乱，尤其是电解质的紊乱及代谢性酸中毒。

（四）中医治疗

1.轻症

（1）风热犯卫

①主症：发病初期，发热或未发热，咽红不适，轻咳少痰，微汗。

②舌脉：舌质红，苔薄或薄腻，脉浮数。

③治法：疏风清热。

基本方药：银花、连翘、桑叶、菊花、炒杏仁、浙贝母、荆芥、牛蒡子、芦根、薄荷（后下）、生甘草。

煎服法：水煎服，每剂水煎400mL，每次口服200mL，1日2次，必要时可日服2剂，200mL，6小时1次口服。

加减：苔厚腻加藿香、佩兰；腹泻加黄连、木香。

常用中成药：疏风解毒胶囊、银翘解毒类、双黄连类口服制剂等。

（2）风寒束表

①主症：发病初期，恶寒，发热或未发热，身痛头痛，鼻流清涕，无汗。

②舌脉：舌质淡红，苔薄而润。

③治法：辛温解表。

基本方药：炙麻黄、炒杏仁、桂枝、葛根、炙甘草、羌活、苏叶。

煎服法：水煎服，每剂水煎400mL，每次口服200mL，1日2次，必要时可日服2剂，200mL，6小时1次口服。

常用中成药：九味羌活颗粒、散寒解热口服液。

（3）热毒袭肺

①主症：高热、咳嗽、痰黏咯痰不爽、口渴喜饮、咽痛、目赤。

②舌脉：舌质红苔黄或腻，脉滑数。

③治法：清肺解毒。

基本方药：炙麻黄、杏仁、生石膏（先煎）、知母、芦根、牛蒡子、浙贝母、金银花、青蒿、薄荷、瓜蒌、生甘草。

煎服法：水煎服，每剂水煎400mL，每次口服200mL，1日2次，必要时可日服2剂，200mL，6小时1次口服。

加减：便秘加生大黄。

常用中成药：连花清瘟胶囊、莲花清热泡腾片、小儿豉翘清热颗粒等。

注意：以上方药、用量供参考使用，儿童用量酌减，有并发症、慢性基础病史的患者，随证施治。

2.危重症

（1）热毒壅肺

①主症：高热，咳嗽咯痰，气短喘促；或心悸，躁扰不安，口唇紫暗，舌暗红，苔黄腻或灰腻，脉滑数。

②治法：清热泻肺，解毒散瘀。

基本方药：炙麻黄、生石膏、炒杏仁、知母、全瓜蒌、黄芩、浙贝母、生大黄、桑白皮、丹参、马鞭草。

煎服法：水煎400mL，每次200mL，口服，1日4次，病情重不能口服者可进行结肠滴注，用量和次数同上。

加减：持续高热，神昏谵语者加服安宫牛黄丸；抽搐者加羚羊角、僵蚕、广地龙等；腹胀便结者加枳实、元明粉。

（2）正虚邪陷

①主症：呼吸急促或微弱，或辅助通气，神志淡漠甚至昏蒙，面色苍白或潮红，冷汗自出或皮肤干燥，四肢不温或逆冷，口燥咽干，舌暗淡，苔白，或舌红绛少津，脉微细数，或脉微弱。

②治法：扶正固脱。

基本方药：偏于气虚阳脱者选用人参、制附子、干姜、炙甘草、山萸肉等；偏于气虚阴脱者可选用红人参、麦冬、五味子、山萸肉、生地、炙甘草等。

煎服法：水煎400mL，每次200mL，口服，1日4次，病情重不能口服者可进行结肠滴注，用量和次数同上。

加减：若仍有高热者加用安宫牛黄丸。

八、预防

季节性流感在人与人间传播能力很强，与有限的有效治疗措施相比积极防控更为重要。

（一）加强个人卫生知识宣传教育

（1）保持室内空气流通，流行高峰期避免去人群聚集场所。

（2）咳嗽、打喷嚏时应使用纸巾等，避免飞沫传播。

（3）经常彻底洗手，避免脏手接触口、眼、鼻。

（4）流行期间如出现流感样症状及时就医，并减少接触他人，尽量居家休息。

（二）机构内暴发流行的防控

当流感已在社区流行时，同一机构内如在 72 小时内有两人或两人以上出现流感样症状就应警惕，积极进行病原学检测。一旦确诊应要求患者入院治疗或居家休养，搞好个人卫生，尽量避免、减少与他人接触。当确认为机构内暴发后，应按《传染病防治法》及《突发公共卫生应急条例》的有关规定来执行。医院内感染暴发时，有关隔离防护等措施应参照相关技术指南的规定来执行。

（三）接种流感疫苗

接种流感疫苗是其他方法不可替代的最有效预防流感及其并发症的手段。疫苗需每年接种方能获有效保护，疫苗毒株的更换由 WHO 根据全球监测结果来决定。我国有关疫苗接种的技术指导意见参见中国疾病预防控制中心网站信息（www.chinacdc.cn）。

1.优先接种人群

（1）患流感后发生并发症风险较高的人群：

①6～59 月龄婴幼儿。

②≥60 岁老人。

③患慢性呼吸道病、心血管病、肾病、肝病、血液病、代谢性等疾病的成人和儿童。

④患有免疫抑制疾病或免疫功能低下的成人和儿童。

⑤生活不能自理者和因神经系统疾患等自主排痰困难、有上呼吸道分泌物等误吸风险者。

⑥长期居住疗养院等慢性疾病护理机构者。

⑦妊娠期妇女及计划在流感季节怀孕的妇女。

⑧18 岁以下青少年长期接受阿司匹林治疗者。

（2）有较大机会将流感病毒传播给高危人群的人员：

①医疗卫生保健工作人员。

②敬老院、疗养院等慢性疾病护理机构工作人员。

③患流感后并发症风险较高人群的家庭成员和看护人员。

2.禁忌者

（1）对卵蛋白或任何疫苗过敏者。

（2）中、重度急性发热者。

（3）曾患格林巴利综合征者。

（4）医师认为其他不能接种流感疫苗者。

3.接种方法和时机

（1）从未接种过流感疫苗或前一年仅接种 1 剂的 6 月龄至 9 岁儿童应接种 2 剂，间隔 4 周；以后每年在流感高发季节前接种 1 剂。其他人群每年 1 剂。

（2）接种途径为肌肉或深度皮下注射，建议婴幼儿选择大腿外侧肌肉注射。

（3）我国大多数地区应在每年 10 月前开始接种。

（四）抗病毒药物预防

药物预防不能代替疫苗接种，只能作为没有接种疫苗或接种疫苗后尚未获得免疫能力的高并发症风险人群的紧急临时预防措施。应选择对流行毒株敏感的抗病毒药物作为预防药物，疗程应由医师决定，一般 1～2 周。对于那些虽已接种疫苗但因各种原因导致免疫抑制，预计难于获得有效免疫效果者，是否要追加抗病毒药物预防及投药时机、疗程、剂量等也应由医师来做出判断。

（五）中医预防

与流感患者有明确接触者：

（1）儿童、青壮年，身体强壮者可用下方：金银花6g、大青叶6g、薄荷3g、生甘草3g，水煎服，每日一副，连服5天。

（2）老年体弱者可用下方：党参6g、苏叶6g、荆芥6g，水煎服，每日一副，连服5天。

（辜吉秀　魏孔福）

第二十二章　埃博拉出血热

第一节　埃博拉出血热防控方案（第三版）

埃博拉出血热是由埃博拉病毒引起的一种急性出血性传染病。主要通过接触病人或感染动物的血液、体液、分泌物和排泄物及其污染物等而感染，临床表现主要为突起发热、出血和多脏器损害。埃博拉出血热病死率可高达50%～90%。本病于1976年在非洲首次发现，主要在苏丹、刚果民主共和国、科特迪瓦、加蓬、南非、乌干达、几内亚、利比里亚、塞拉利昂、尼日利亚等非洲国家流行。目前尚无预防埃博拉出血热的疫苗，及时发现、诊断和严格隔离控制病人，密切接触者隔离医学观察，加强个人防护与感染控制等是防控埃博拉出血热的关键措施。

一、疾病概述

（一）病原学

埃博拉病毒属丝状病毒科，为不分节段的单股负链RNA病毒。病毒呈长丝状体，可呈杆状、丝状、"L"形等形态。毒粒长度平均1000nm，直径约100nm。病毒有脂质包膜，包膜上有呈刷状排列的突起，主要由病毒糖蛋白组成。埃博拉病毒基因组是不分节段的负链RNA，大小为18.9kb，编码7个结构蛋白和1个非结构蛋白。

埃博拉病毒可在人、猴、豚鼠等哺乳类动物细胞中增殖，对Vero和Hela等细胞敏感。

埃博拉病毒可分为扎伊尔型、苏丹型、塔伊森林型、莱斯顿型和本迪布焦型。除莱斯顿型对人不致病外，其余四型感染后均可导致人发病。不同型病毒基因组核苷酸构成差异较大，但同一型的病毒基因组相对稳定。

埃博拉病毒对热有中度抵抗力，在室温及4℃存放1个月后，感染性无明显变化，60℃灭活病毒需要1小时，100℃、5min即可灭活。该病毒对紫外线、γ射线、甲醛、次氯酸、酚类等消毒剂和脂溶剂敏感。

（二）流行病学特征

1.传染源

感染埃博拉病毒的病人和非人灵长类动物为本病主要传染源。狐蝠科的果蝠有可能为本病的传染源。

2.传播途径

接触传播是本病最主要的传播途径。可以通过接触病人和感染动物的血液、体液、分泌物、排泄物及其污染物感染。

病例感染场所主要为医疗机构和家庭，在一般商务活动、旅行、社会交往和普通工作场所感染风险低。病人感染后血液中可维持很高的病毒含量。医护人员、病人家属或其他密切接触者在治疗、护理病人或处理病人尸体过程中，如果没有严格的防护措施，容易受到感染。接触自然疫源地或实验室的感染动物可以导致人的发病。

据文献报道，埃博拉出血热患者的精液中可分离到病毒，故存在性传播的可能性。有动物实验表明，埃博拉病毒可通过气溶胶传播。虽然尚未证实有通过性传播和空气传播的病例发生，但应予以警惕，做好防护。

3.人群易感性

人类对埃博拉病毒普遍易感。发病主要集中在成年人，这和暴露或接触机会多有关。尚无资料表明不同性别间存在发病差异。

（三）临床表现

本病潜伏期为2～21天，一般为8～10天。尚未发现潜伏期有传染性。

患者急性起病，发热并快速进展至高热，伴乏力、头痛、肌痛、咽痛等，并可出现恶心、呕吐、腹痛、腹泻、皮疹等。病程第3～4天后可进入极期，出现持续高热，感染中毒症状及消化道症状加重，有不同程度的出血，包括皮肤黏膜出血、呕血、咯血、便血、血尿等；严重者可出现意识障碍、休克及多脏器受累，多在发病后2周内死于出血、多脏器功能障碍等。

（四）病理特点

主要病理改变是皮肤、黏膜、脏器的出血，多器官可以见到灶性坏死。肝细胞点、灶样坏死是本病的典型特点，可见小包涵体和凋亡小体。

二、病例的发现和报告

各级医疗机构和出入境检验检疫机构发现符合埃博拉出血热留观、疑似或确诊病例时，应当及时报告相关信息。病例的分类和定义参照《关于印发埃博拉出血热相关病例诊断和处置路径的通知》（国卫发明电〔2014〕44号）。留观病例、疑似病例和确诊病例应当在2小时之内通过传染病报告信息管理系统进行网络直报，疾病名称选择"其他传染病"中的"埃博拉出血热"，并在备注栏中注明病例国籍及所来自疫区国家名称。出入境检验检疫机构发现的留观病例，由转运接收的医疗机构进行网络直报。各级疾控机构应当于2小时内通过网络完成报告信息的三级审核。对报告的留观病例、疑似病例在做出进一步诊断后，应当及时进行订正。相关信息报告要求和方式参照《传染病信息报告管理规范》执行。对确诊病例还应当通过突发公共卫生事件信息系统进行报告。

三、实验室检测

对留观病例、疑似病例和确诊病例的血液等相关标本进行实验室病原学和血清学检测，具体检测方案由中国疾病预防控制中心下发。

实验室病原学和血清学检测相关活动严格按照《人间传染的病原微生物名录》的要求，在相应的生物安全级别实验室开展。病毒培养在 BSL-4 实验室，动物感染实验在 ABSL-4 实验室，未经培养的感染材料的操作在 BSL-3 实验室，灭活材料的操作在 BSL-2 实验室。

四、预防控制措施

（一）来自疫区人员的追踪管理

各省级卫生行政部门要加强监测，做好与有关部门的信息沟通。根据相关部门提供的来自疫区或21天内有疫区旅行史的人员信息，参照《埃博拉出血热疫区来华（归国）人员健康监测和管理方案》（参见附件1）的要求，协调相关部门做好追踪、随访，随访截止时间为离开疫区满21天。相关信息报告要求和方式由中国疾病预防控制中心下发。

（二）密切接触者管理

密切接触者是指直接接触埃博拉出血热确诊或疑似病例的血液、体液、分泌物、排泄物及其污染物的人员，如共同居住、照顾病人和未按规定严格采取防护措施进行诊治、转运患者及处理尸体等人员。对密切接触者进行追踪和隔离医学观察。医学观察期限为自最后一次与病例或污染物品等接触之日起至21天结束。医学观察期间，如果密切接触者出现急性发热、乏力、咽痛、头痛、关节或肌肉痛、呕吐、腹泻、出血症状等，按规定送定点医院治疗，采集标本开展实验室检测与排查工作。具体参见《埃博拉出血热病例密切接触者判定与管理方案》（参见附件2）。

（三）病例的诊断、转运和隔离治疗

医疗机构一旦发现留观或疑似病例后，应当将病例转运至符合条件的定点医院隔离治疗，转运工作参照《关于印发埃博拉出血热病例转运工作方案的通知》（国卫发明电〔2014〕43号）要求执行。出入境检验检疫部门发现留观病例后，按照相关规定做好病例转运工作。

卫生部门组织定点医院和疾控机构开展留观和疑似病例的诊断、治疗和标本检测工作，定点医院负责病例的隔离治疗管理和标本采集工作。采集标本应当做好个人防护，标本应当置于符合国际民航组织规定的 A 类包装运输材料之中，按照《可感染人类的高致病性病原微生物菌（毒）种或样本运输管理规定》要求运输至具有从事埃博拉病毒相关实验活动资质的实验室。

各地要成立由临床、流行病学和实验室检测人员组成的专家组，负责病例的判定工作。根据病例的病程变化、实验室检测结果，依据《关于印发埃博拉出血热相关病例诊断和处置路径的通知》（国卫发明电〔2014〕44号）及时做出诊断或排除。

对于留观病例、疑似病例和确诊病例均要采取严格的隔离管理措施，做好医院感染预防与控制工作。按照《医院感染管理办法》《医疗废物管理条例》《医疗卫生机构医疗废物管理办法》《埃博拉出血热诊疗方案》和《埃博拉出血热相关病例诊断和处置路径》的要求，加强个人防护，注意手卫生。病人的血液、体液、分泌物、排泄物等物品应当按照医疗废物处置，患者诊疗与护理应尽可能使用一次性医疗器械，使用后均按医疗废物处置。必须重复使用的医疗器械应按照有关规定消毒处理。按照规定做好标本采集、运送、检测，以及医疗废物的收集、转运、暂时贮存和集中处置。

病人死亡后，应当尽量减少尸体的搬运和转运。尸体应立即消毒后用密封防渗漏物品双层包裹，及时火化。需做尸体解剖时，应当按照《传染病病人或疑似传染病病人尸体解剖查验规定》和《关于做好埃博拉病毒实验室生物安全管理工作的通知》（国卫发明电〔2014〕52号）等生物安全相关规定执行。

（四）流行病学调查

县级疾病预防控制机构对辖区内疑似病例和确诊病例进行流行病学调查，调查内容包括：基本信息、发病与就诊情况、临床表现、实验室检查、流行病学史、密切接触者信息、诊断与转归等，具体流行病学调查方案由中国疾病预防控制中心下发。

流行病学调查人员要严格按照相关要求做好个人防护。完成调查后，县级疾病预防控制机构应当及时将流行病学个案调查表、调查报告等资料逐级上报上级疾病预防控制机构。

（五）开展公众宣传教育，做好风险沟通

积极宣传埃博拉出血热的防治知识，提高公众自我防护意识，及时回应社会关切。

附件：

1. 埃博拉出血热疫区来华（归国）人员健康监测和管理方案。

2. 埃博拉出血热病例密切接触者判定与管理方案。

附件1

埃博拉出血热疫区来华（归国）人员健康监测和管理方案

一、适用范围

本方案适用于对埃博拉出血热流行国家或地区（以下简称疫区）的来华人员，来华前21日内有疫区旅行史的其他国家人员和从疫区归国的我国公民进行健康监测和管理。中国疾控中心根据世界卫生组织公布的疫情及其对疫情趋势的判断，及时调整和发布疫区范围。

二、疫区来华（归国）人员的追踪

各地卫生部门应当依托联防联控工作机制，建立跨区域、跨部门的疫区来华（归国）人员信息通报、共享和责任机制。加强与外事、商务、教育、出入境检验检疫和公安边检等部门的协作。相关部门提前将来华人员信息通报出入境检验检疫部门，开展入境卫生检疫，出入境检验检疫部门收集疫区来华（归国）人员信息（旅行目的地居住信息和联系方式等），通报当地卫生部门，由卫生部门通报至来华（归国）人员旅行目的地卫生部门。各地卫生部门要配合疫区来华（归国）人员目的地乡镇政府（街道办事处）和公安等部门，及时联系到疫区来华（归国）人员，告知其开展体温监测、做好健康监护等埃博拉出血热防控有关要求。

口岸检验检疫部门发现留观病例时，应当采集以下人员信息，并通报当地卫生部门：

（1）在飞机上照料护理过该病例的人员；

（2）该病例的同行人员（家人、同事、朋友等）；

（3）在机上与该病例同排左右邻座各1人（含通道另一侧）及前后座位各1人；

（4）经调查评估后发现有可能接触该病例血液、体液、分泌物和排泄物的其他乘客和空乘人员。

当留观病例转为疑似或确诊病例时，卫生部门应当将病例的上述接触人员信息通报至来华（归国）人员旅行目的地卫生部门，由后者对其进行追踪和隔离医学观察。

三、疫区来华（归国）人员的管理

目的地县级疾病预防控制中心收到通报信息后，对疫区来华（归国）人员进行流行病学调查。依据调查结果和《埃博拉出血热病例密切接触者判定与管理方案》，如判定为密切接触者，按要求实施隔离医学观察；如排除密切接触可能，则由目的地县级疾病预防控制中心组织相关社区卫生服务中心（乡镇卫生院）指导疫区来华（归国）人员每日做好体温监测等健康监护，监护截止时间为离开疫区满21天。在此期间，疫区来华（归国）人员如出现发热和其他症状，应主动及时报告社区卫生服务中心（乡镇卫生院）并报告疫区旅行史，当地卫生行政部门根据社区卫生服务中心的报告按照《关于印发埃博拉出血热相关病例诊断和处置路径的通知》（国卫发明电〔2014〕44号）进行甄别诊断，并做好相应处置。

各有关学校应及时掌握来华前21日内有疫区居住或旅行史的留学生的基本情况，并及时向当地教育和卫生行政部门报告。在当地政府的统一领导下，卫生行政部门要配合教育部门组织做好来华留学人员的健康监测和管理工作。学校要对通过口岸卫生检疫的来华留学生进行21天集中管理，组织对上述学生实施医学观察，适当限制活动范围，原则上不安排与其他人员有密切接触，并在当地疾病预防控制机构指导下，建立监测信息日报告制度。医学观察日期为离开疫区之日起满21天，医学观察期间每日早晚各测1次体温，如出现发热和其他症状，学校应当立即报告当地卫生部门，并配合做好相关后续工作。对符合密切接触者判定标准的留学生，由教育和卫生行政部门协商组织开展隔离医学观察。

附件2

埃博拉出血热病例密切接触者判定与管理方案

一、判定原则

密切接触者是指直接接触埃博拉出血热确诊或疑似病例的血液、体液、分泌物、排泄物及其污染物的人员，如共同居住、照顾病人和未按规定严格采取防护措施进行诊治、转运患者及处理尸体等人员。为了便于对密切接触者进行管理，将密切接触者分为四种情形：

（一）医疗机构内的密切接触

同一医疗机构病人、陪护的亲友和未按规定严格采取防护措施的医务人员等，直接接触埃博拉出血热病例或疑似病例的血液、体液、分泌物和排泄物（如粪便、尿液、唾液、精液），或被其污染的物品如衣物、床单或用过的针头。

（二）家庭或社区的密切接触

1.与病人发病后有共同生活史。

2.病人发病期间或死亡后（包括葬礼时），接触过病人的身体，或者其血液、体液、分泌物和排泄物。

3.接触过病人血液、体液等污染的衣物、床单等物品。

（三）口岸卫生检疫发现密切接触者的情形

1.发现情形

（1）由机组人员报告发现可疑的埃博拉出血热病人时，在飞机着陆后，由卫生检疫人员登机调查评估判定。

（2）由卫生检疫人员通过体温监测或乘客个人健康申报发现可疑病人时，由卫生检疫人员调查评估判定。

2.判定原则

（1）在飞机上照料护理过病人的人员。

（2）该病人的同行人员（家人、同事、朋友等）。

（3）在机上与病人同排左右邻座各1人（含通道另一侧）及前后座位各1人。

（4）经调查评估后发现有可能接触病人血液、体液、分泌物和排泄物的其他乘客和空乘人员。

3.其他

在其他入境交通工具上发现疑似或确诊病例时密切接触者参照上述原则进行判断。

（四）其他密切接触情形

在我国境内交通工具上（飞机、火车、汽车、轮船等）发现可疑埃博拉出血热病人，由接报地的疾病预防控制人员参照上述口岸卫生检疫发现密切接触者的判定原则，进行调查评估后判定。

二、密切接触者的追踪

建立跨区域、跨部门的密切接触者信息通报、共享和责任机制。各地卫生部门与有关部门密切配合，做好密切接触者的追踪和隔离医学观察。

卫生检疫人员对口岸发现的疑似或确诊病例的密切接触者，通报口岸所在地同级卫生部门。由卫生部门按照《埃博拉出血热病例转运工作方案》转运，并进行集中或居家隔离医学观察。

涉及跨区域的密切接触者，应当通知有关省份追查，对查找到的密切接触者就地进行隔离医学观察。对涉及实施或解除医学观察的外籍密切接触者，有关省份卫生行政部门应当将相关信息及时向当地省级外事办公室和检验检疫部门进行通报。

三、密切接触者的管理

（1）实施隔离医学观察时，应当书面或口头告知医学观察的缘由、期限、法律依据、注意事项和疾病相关知识，以及负责隔离医学观察医疗卫生机构的联系人和联系方式。实施集中医学观察的工作人员应每日向当地疾病预防控制中心报告密切接触者医学观察情况。集中医学观察场所应配备必要的消毒设施、消毒剂和个人防护用品，认真做好本场所的清洁与消毒工作。实施医学观察的工作人员应做好基本的个人防护。

（2）隔离医学观察期为21天，即与病例或污染物品等最后一次接触之日起至第21天结束。观察期间由指定的医疗卫生机构人员每天早、晚各进行一次体温测量并询问其健康状况，填写密切接触者医学观察记录表，并给予必要的帮助和指导。

（3）医学观察期间，如果密切接触者出现急性发热、乏力、咽痛、头痛、关节或肌肉痛、呕吐、腹泻、出血症状等，则立即向当地的疾病预防控制机构、卫生行政部门报告，并按规定送定点医院治疗，采集标本开展实验室检测与排查工作。

（4）居家医学观察的密切接触者应相对独立居住，尽可能减少与共同居住人员的接触，集中观察的密切接触者应保障分室居住。

四、医学观察的解除

（1）密切接触者医学观察期间，如果其接触的疑似病例排除埃博拉出血热诊断，该病例的所有密切接触者解除医学观察。

（2）医学观察期满时，如未出现上述症状，解除医学观察。

第二节　埃博拉出血热个人防护指南（第二版）

为了做好埃博拉出血热防控工作各环节的个人防护，依据我国相关法律法规和规范性文件要求，参考世界卫生组织和美国疾病预防控制中心的相关技术文件，制定本指南。

一、个人防护措施

接触或可能接触埃博拉出血热留观、疑似或确诊病例及其污染环境的所有人员均应做好个人防护，具体措施如下。

（一）手卫生

所有人员日常工作中均应加强手卫生措施。进入污染区域戴手套和穿个人防护装备前，对患者进行无菌操作前，有可能接触患者血液、体液及其污染物品之后，离开污染区域、脱去个人防护装备后均应执行手卫生措施。

（二）手部防护

进入污染区域、进行诊疗活动和实验室操作时，至少需佩戴一层一次性使用医用橡胶检查手套（以下简称一次性手套）。搬运有症状患者和尸体，进行环境清洁消毒或医疗废物处理时，加戴长袖橡胶手套，在接触不同患者、手套污染严重或手套破损时及时更换并进行手卫生。

（三）面部和呼吸道防护

进入污染区域时，至少佩戴医用外科口罩。与病人近距离（1m以内）接触，或进行可能产生气溶胶、液体喷溅的操作时，呼吸道有被血液、体液、分泌物、排泄物及气溶胶等污染的风险，应戴N95级别或以上的医用防护口罩，每次佩戴前应做密合性检查；眼睛、眼结膜及面部有被血液、体液、分泌物、排泄物及气溶胶等污染的风险时，应戴防护眼罩或防护面屏。

（四）皮肤防护

预计接触患者产生的血液、体液、分泌物、排泄物及气溶胶飞沫时需穿医用一次性防护服，在接触大量血液、体液、呕吐物、排泄物时应加穿防水围裙。

（五）足部防护

进入污染区域时，穿覆盖足部的密闭式防穿刺鞋（以下简称工作鞋）和一次性防水靴套，若环境中有大量血液、体液、呕吐物、排泄物时应穿长筒胶靴。

二、不同暴露风险等级时的防护措施

根据可能的暴露风险等级，采取相应的防护措施。

（一）低风险

对预计不会直接接触患者或患者的血液、体液、呕吐物、排泄物及其污染物品的人员，做好标准预防措施。

1.适用对象

污染区域外的一般医务人员或其他辅助人员，或在患者转运、诊疗、流调过程中预计不会接触患者或患者的血液、体液、呕吐物、排泄物及其污染物品的工作人员，如密切接触者流调人员、工作组织者、司机、翻译和引导员等。

2.防护装备

工作服、工作鞋、一次性工作帽和一次性外科口罩。

（二）中风险

直接接触患者或可能接触患者少量血液、体液、呕吐物、排泄物及其污染物品的人员，采用加强防护措施。

1.防护对象

对患者进行一般性诊疗工作的医务人员，近距离（1m以内）接触患者的流调人员，标本采集人员，实验室检测人员，清洁消毒人员，转运患者的医务人员。

2.防护装备

一次性工作帽、防护眼罩或防护面屏、医用防护口罩（N95及以上）、医用一次性防护服、一次性手套、工作鞋、一次性防水靴套。

（三）高风险

可能接触大量患者血液、体液、呕吐物、排泄物等，或实施侵入性操作，或易产生大量气溶胶操作的医务人员，采取严密防护措施。

1.防护对象

进行气管切开、气管插管、吸痰等操作的医务人员，进行尸体解剖的人员，搬运患者或尸体人员，实验室离心操作人员，进行大量血液、体液、排泄物、分泌物或污染物品操作的医务人员和清洁消毒人员。

2.防护装备

一次性工作帽、防护面屏、防护口罩（N95及以上）、医用一次性防护服、一次性手套、长袖橡胶手套、工作鞋、一次性防水靴套、长筒胶靴、防水围裙等，戴全面型自吸过滤式呼吸器或动力送风呼吸器。

三、个人防护装备选用及穿脱顺序

（一）留观、疑似和确诊病例转运人员

1.防护装备

一次性工作帽、双层一次性手套、防护眼罩或防护面屏、医用防护口罩（N95及以上）、医用一次性防护服、工作鞋、一次性防水靴套。如患者需要搬运，建议穿戴长袖橡胶手套和防水围裙。如环境中有大量体液、血液、呕吐物、排泄物，改穿长筒胶靴。

2.穿戴顺序

步骤1：更换个人衣物。

步骤2：一次性工作帽。

步骤3：医用防护口罩（N95及以上）。

步骤4：防护眼罩。

步骤5：手卫生。

步骤6：一次性手套。

步骤7：医用一次性防护服（如使用防护面屏，戴在医用一次性防护服外）。

步骤8：工作鞋和一次性防水靴套或长筒胶靴。

步骤9：长袖橡胶手套。

3.脱摘顺序

步骤1：外层橡胶手套更换为一次性手套。

步骤2：防水围裙（如穿戴）。

步骤3：一次性防水靴套（如穿长筒胶靴，先脱长筒胶靴，更换为工作鞋）。

步骤4：医用一次性防护服（如使用防护面屏，则先行摘掉）。

步骤5：外层一次性手套。

步骤6：里层手套消毒。

步骤7：防护眼罩。

步骤8：医用防护口罩（N95及以上）。

步骤9：一次性工作帽。

步骤10：内层一次性手套，手卫生。

步骤11：换回个人衣物。

（二）尸体处理人员

1.防护装备

一次性工作帽、一次性手套和长袖橡胶手套、全面型自吸过滤式呼吸器或动力送风呼吸器、医用一次性防护服和防水围裙（或化学防护服）、长筒胶靴。当工作时间较长或较耗体力时，建议选用动力送风呼吸器。

2.穿戴顺序

步骤1：更换个人衣物。

步骤2：一次性工作帽。

步骤3：全面型自吸过滤式呼吸器。

步骤4：手卫生后戴一次性手套。

步骤5：医用一次性防护服和防水围裙或化学防护服。

步骤6：动力送风呼吸器（若选择动力送风呼吸器，省略步骤3）。

步骤7：长筒胶靴。

步骤8：长袖橡胶手套。

3.脱摘顺序

步骤1：外层长袖橡胶手套更换为一次性手套。

步骤2：防水围裙。

步骤3：长筒胶靴更换为工作鞋。

步骤4：动力送风呼吸器（如穿戴）。

步骤5：医用一次性防护服或化学防护服。

步骤6：外层一次性手套。

步骤7：里层手套消毒。

步骤8：全面型自吸过滤式呼吸器（若选择全面型自吸过滤式呼吸器，省略步骤4）。

步骤9：一次性工作帽。

步骤10：内层一次性手套，手卫生。

步骤11：换回个人衣物。

（三）环境清洁消毒人员

当环境中存在大量患者血液、体液、呕吐物、排泄物及其污染物品时，个人防护参见尸体处理人员，使用全面型自吸过滤式呼吸器或动力送风呼吸器时，根据消毒剂种类选配尘毒组合的滤毒盒或滤毒罐。其他污染环境清洁消毒参见后文隔离病房工作人员。

（四）隔离病房工作人员

1.防护装备

一次性工作帽、双层一次性手套、防护眼罩或防护面屏、医用防护口罩（N95及以上）、医用一次性防护服、工作鞋、一次性防水靴套。如环境中有大量体液、血液、呕吐物、排泄物，加穿防水围裙、长筒胶靴；如进行产生大量气溶胶的操作（引起咳嗽的或产生气溶胶的支气管镜检、气管内插管、气道抽吸、使用呼吸面罩进行正压通气或使用气溶胶发生式或喷雾式治疗、织物整理等），宜佩戴全面型自吸过滤式呼吸器或动力送风呼吸器等。

2.穿戴顺序

步骤1：更换个人衣物。

步骤2：一次性工作帽。

步骤3：医用防护口罩（N95及以上）。

步骤4：防护眼罩。

步骤5：手卫生后戴一次性手套。

步骤6：医用一次性防护服（如使用防护面屏，则戴在防护服外）。

步骤7：工作鞋、一次性防水靴套。

步骤8：外层一次性手套。

3.脱摘顺序

步骤1：更换外层一次性手套。

步骤2：一次性防水靴套。

步骤3：医用一次性防护服（如使用防护面屏，则先行摘掉）。

步骤4：外层一次性手套。

步骤5：里层一次性手套消毒。

步骤6：防护眼罩。

步骤7：医用防护口罩（N95及以上）。

步骤8：一次性工作帽。

步骤9：内层一次性手套，手卫生。

步骤10：换回个人衣物。

（五）标本采集人员

1.防护装备

一次性工作帽、双层一次性手套、防护眼罩或防护面屏、医用防护口罩（N95及以上）、医用一次性防护服、工作鞋、一次性防水靴套。必要时，可加穿防水围裙、全面型自吸过滤式呼吸器等。

2.穿戴顺序

步骤1：更换个人衣物。

步骤2：一次性工作帽。

步骤3：医用防护口罩（N95及以上）或全面型自吸过滤式呼吸器。

步骤4：防护眼罩（如选择全面型自吸过滤式呼吸器时无须佩戴）。

步骤5：手卫生。

步骤6：一次性手套。

步骤7：医用一次性防护服（如使用防护面屏，则戴在防护服外；必要时，可加穿防水围裙）。

步骤8：工作鞋、一次性防水靴套。

步骤9：外层一次性手套。

3.脱摘顺序

步骤1：更换外层一次性手套。

步骤2：一次性防水靴套。

步骤3：医用一次性防护服（如使用防护面屏，则先行摘掉）。

步骤4：外层一次性手套。

步骤5：里层一次性手套消毒。

步骤6：防护眼罩。

步骤7：医用防护口罩（N95及以上）或全面型自吸过滤式呼吸器。

步骤8：一次性工作帽。

步骤9：里层一次性手套，手卫生。

步骤10：换回个人衣物。

（六）生物安全实验室

1.防护装备

一次性工作帽、医用防护口罩（N95及以上）、防护眼罩或防护面屏、动力送风呼吸器、医用一次性防护服、双层一次性手套、工作鞋、一次性防水靴套。必要时，可加穿防水围裙等。

个人防护装备穿脱的地点应根据本实验室布局和标准操作流程进行。

2.穿戴顺序

（1）进入第一更衣间。

步骤1：更换个人衣物。

步骤2：里层贴身工作服。

步骤3：一次性工作帽和实验室拖鞋。

步骤4：里层一次性手套。

步骤5：医用防护口罩（N95级以上）。

步骤6：防护眼罩（如使用动力送风呼吸器，省略步骤6）。

步骤7：医用一次性防护服。

步骤8：外层一次性手套。

（2）进入第二更衣间。

步骤1：脱去拖鞋，换工作鞋。

步骤2：一次性防水靴套。

（3）进入缓冲间。

步骤1：动力送风呼吸器。

（4）进入工作区。

3.脱摘顺序

（1）实验结束，完成消毒清场等工作后，按以下程序脱去个人防护。

步骤1：在核心区更换外层一次性手套。

（2）进入缓冲区。

步骤1：动力送风呼吸器（如未使用动力送风呼吸器，到下一步）。

步骤2：医用一次性防护服及一次性防水靴套。

步骤3：外层一次性手套。

（3）进入第二更衣间。

步骤1：防护眼罩。

步骤2：医用防护口罩（N95及以上）。

步骤3：一次性工作帽。

步骤4：内层一次性手套。

步骤5：里层贴身工作服。

步骤6：工作鞋。

步骤7：进入淋浴间淋浴。

（4）进入第一更衣室更换个人衣物。

（七）流行病学调查人员

对密切接触者调查采取标准防护，佩戴一次性工作帽、医用外科口罩、一次性手套。对疑似病例或确诊病例调查时个人防护参见隔离病房工作人员。

四、个人防护装备使用说明和注意事项

（1）本技术方案是通用要求，具体使用人员根据实际工作现场条件、实验室布局、具体活动做出风险评估后，可做适当的调整。

（2）使用个人防护装备的人员应熟悉装备的性能，并掌握使用方法，应选择大小合适的医用防护服，应在经过培训的人员指导和监督下穿脱个人防护装备。进入污染区之前穿戴好个人防护装备，进入清洁区之前小心脱下个人防护装备。脱掉顺序原则上是先脱污染较重和体积较大的物品，后脱呼吸道、眼部等最关键防护部位的防护装备。脱掉过程中，避免接触面部等裸露皮肤和黏膜。

（3）选用医用防护口罩（N95及以上）时，应做适合性检验；每次佩戴医用防护口罩（N95及以上）后，应做佩戴气密性检查。

（4）手套应大小合适，在佩戴之前做简易充气检漏检查，确保手套没有破损；手套套在防护服袖口外面；手套、靴套穿戴后都应做好固定，若无固定装置，用胶带固定，以防脱落。

（5）手卫生时，可以使用含酒精的快速手消毒剂，也可以使用皂液和流动水按照六步洗手法正确洗手。当手部有可见的污染物时，一定要用皂液在流动水下洗手。

（6）使用后的一次性防护用品放入医疗废物收集袋，外层消毒后放入新的医疗废物收集袋，按医疗废物处理；或就地高压灭菌后，按医疗废物收集、处理。

（7）防护眼罩或防护面屏经用有效氯1000mg/L含氯消毒剂浸泡消毒30min以上，用清水冲洗干净，可重复使用。全面型自吸过滤式呼吸器建议用0.2%以上浓度季铵盐类消毒剂或70%医用酒精擦拭、喷洒和浸泡消毒30min以上，或遵照厂家提供的产品说明书进行消毒。有可见污染物时，应先清洁再消毒，擦拭用物品按医疗废物处理。

（8）皮肤被可疑埃博拉出血热病人的体液、分泌物或排泄物污染时，应立即用清水或肥皂水彻底清洗，或用0.5%碘伏消毒液、75%酒精氯己定擦拭消毒，使用清水或肥皂水彻底清洗；黏膜应用大量清水冲洗或0.05%碘伏冲洗。

第三节　埃博拉出血热诊疗方案（2014年第1版）

埃博拉出血热是由埃博拉病毒引起的一种急性传染病。主要通过接触病人或感染动物的血液、体液、分泌物和排泄物等而感染，临床表现主要为突起发热、呕吐、腹泻、出血和多脏器损害，病死率高，目前在西非流行的扎伊尔型病死率为53%。

本病于1976年在非洲首次发现，主要在乌干达、刚果共和国、加蓬、苏丹、科特迪瓦、南非、几内亚、利比里亚、塞拉利昂、尼日利亚等非洲国家流行。2013年12月几内亚出现埃博拉出血热疫情，逐渐蔓延至利比里亚、塞拉利昂，并有病例输入至尼日利亚、塞内加尔、美国、西班牙。截至2014年10月8日，各国共报告病例8399例，其中死亡4033例，尼日利亚和塞内加尔分别自9月5日和8月29日之后无新发病例报告。9月初刚果共和国出现一起埃博拉出血热暴发疫情，共计报告71例，其中死亡43例，经世界卫生组织确认，此起疫情与西非没有关联。

一、病原学

埃博拉病毒属丝状病毒科，为不分节段的单股负链RNA病毒。病毒呈长丝状体，可呈杆状、丝状、"L"形等形态。毒粒长度平均1000nm，直径约100nm。病毒有脂质包膜，包膜上有呈刷状排列的突起，主要由病毒糖蛋白组成。埃博拉病毒基因组，大小为18.9kb，编码7个结构蛋白和1个非结构蛋白。

埃博拉病毒可在人、猴、豚鼠等哺乳类动物细胞中增殖，对Vero和Hela等细胞敏感。

埃博拉病毒可分为本迪布焦型、扎伊尔型、莱斯顿型、苏丹型和塔伊森林型。其中扎伊尔型毒力最强，苏丹型次之，莱斯顿型对人不致病。不同亚型病毒基因组核苷酸构成差异较大，但同一亚型的病毒基因组相对稳定。

埃博拉病毒对热有中度抵抗力，在室温及4℃存放1个月后，感染性无明显变化，60℃灭活病毒需要1小时，100℃、5min即可灭活。该病毒对紫外线、γ射线、甲醛、次氯酸、酚类等消毒剂和脂溶剂敏感。

二、流行病学特征

（一）传染源

埃博拉出血热的患者是主要传染源，尚未发现潜伏期病人有传染性；感染埃博拉病毒的大猩猩、黑猩猩、猴、羚羊、豪猪等野生动物可为首发病例的传染源。

目前认为埃博拉病毒的自然宿主为狐蝠科的果蝠，但其在自然界的循环方式尚不清楚。

（二）传播途径

接触传播是本病最主要的传播途径。一般可以通过接触病人和被感染动物的血液、体液、分泌物、排泄物及其污染物感染。

病人感染后血液和体液中可维持很高的病毒含量。医护人员、病人家属或其他密切接触者在治疗、护理病人或处理病人尸体过程中，如果没有严格的防护措施，容易受到感染。

虽然尚未证实空气传播的病例发生，但应予以警惕，做好防护。

据文献报道，埃博拉出血热患者的精液、乳汁中可分离到病毒，故存在相关途径传播的可能性。

（三）人群易感性

人类对埃博拉病毒普遍易感。发病主要集中在成年人，可能与其暴露或接触机会较多有关。尚无资料表明不同性别间存在发病差异。

三、发病机制与病理改变

关于发病机制和病理改变研究较少。埃博拉病毒具有广泛的细胞嗜性。病毒进入机体后，可能在局部淋巴结首先感染单核细胞、巨噬细胞和其他单核吞噬系统的细胞（MPS）。当病毒释放到淋巴或血液中，可以引起肝脏、脾脏以及全身固定的或移动的巨噬细胞感染。从MPS细胞释放的病毒可以感染相邻的细胞，包括肝细胞、肾上腺上皮细胞和成纤维细胞等。感染的MPS细胞同时被激活，释放大量的细胞因子和趋化因子，包括白细胞介素2、6、8和肿瘤坏死因子（TNF）等。这些细胞活性物质可增加血管内皮细胞的通透性，诱导表达内皮细胞表面黏附和促凝因子，以及组织破坏后血管壁胶原暴露，释放组织因子等，引起弥散性血管内凝血（DIC）、休克，最终导致多器官功能衰竭。

主要病理改变是皮肤、黏膜、脏器的出血，多器官可以见到灶性坏死。

四、临床表现

潜伏期：2～21天，一般为5～12天。

感染埃博拉病毒后可不发病或呈轻型，非重病患者发病后2周逐渐恢复。

（一）初期

典型病例急性起病，临床表现为高热、畏寒、头痛、肌痛、恶心、结膜充血及相对缓脉。2～3天后可有呕吐、腹痛、腹泻、血便等表现，半数患者有咽痛及咳嗽。

病人最显著的表现为低血压、休克和面部水肿。

（二）极期

病程4～5天进入极期，可出现神志的改变，如谵妄、嗜睡等，重症患者在发病数日可出现咯血，鼻、口腔、结膜下、胃肠道、阴道及皮肤出血或血尿，少数患者出血严重，多为病程后期继发弥漫性血管内凝血（DIC），并可因出血、肝肾功能衰竭及致死性并发症而死亡。

病程5～7天可出现麻疹样皮疹，以肩部、手心和脚掌多见，数天后消退并脱屑，部分患者可较长期地留有皮肤的改变。

由于病毒持续存在于精液中，也可引起睾丸炎、睾丸萎缩等迟发症。

90%的死亡患者在发病后12天内死亡（7～14天）。

五、实验室检查

（一）一般检查

1.血常规

早期白细胞减少和淋巴细胞减少，随后出现中性粒细胞升高和核左移。血小板可减少。

2.尿常规

早期可有蛋白尿。

3.生化检查

AST和ALT升高，且AST升高大于ALT。

4.凝血功能

凝血酶原（PT）和部分凝血活酶时间（PTT）延长，纤维蛋白降解产物升高，表现为弥散性血管内凝血（DIC）。

（二）血清学检查

1.血清特异性IgM抗体检测

一般多采用IgM捕捉ELISA法检测。

2.血清特异性IgG抗体

一般采用ELISA、免疫荧光等方法检测。

（三）病原学检查

1.病毒抗原检测

由于埃博拉出血热有高滴度病毒血症，可采用ELISA等方法检测血清中病毒抗原。

2.核酸检测

采用RT-PCR等核酸扩增方法检测。一般发病后一周内的病人血清中可检测到病毒核酸。

3.病毒分离

采集发病一周内患者血清标本，用Vero细胞进行病毒分离。

六、诊断和鉴别诊断

（一）诊断依据

应根据流行病学史、临床表现和相关病原学检查综合判断。流行病学史依据为：

（1）发病前21天内有在埃博拉传播活跃地区居住或旅行史。

（2）发病前21天内，在没有恰当个人防护的情况下，接触过埃博拉患者的血液、体液、分泌物、排泄物或尸体等。

（3）发病前21天内，在没有恰当个人防护的情况下，接触或处理过来自疫区的蝙蝠或非人类灵长类动物。

（二）病例定义

1.留观病例

具备上述流行病学史中第2、3项中任何一项，并且体温>37.3℃者；具备上述流行病学史中第1项，并且体温≥38.6℃者。

2.疑似病例

具备上述流行病学史中符合流行病学史第2、3中任何一项，并且符合以下三种情形之一者：

（1）体温≥38.6℃，出现严重头痛、肌肉痛、呕吐、腹泻、腹痛。

（2）发热伴不明原因出血。

（3）不明原因猝死。

3.确诊病例

留观或疑似病例经实验室检测符合下列情形之一者：

（1）核酸检测阳性：患者血液等标本用RT-PCR等核酸扩增方法检测，结果阳性。若核酸检测阴性，但病程不足72小时，应在达72小时后再次检测。

（2）病毒抗原检测阳性：采集患者血液等标本，用ELISA等方法检测病毒抗原。

（3）分离到病毒：采集患者血液等标本，用Vero、Hela等细胞进行病毒分离。

（4）血清特异性IgM抗体检测阳性，双份血清特异性IgG抗体阳转或恢复期较急性期4倍及以上升高。

（5）组织中病原学检测阳性。

（三）鉴别诊断

需要和以下疾病进行鉴别诊断：

（1）马尔堡出血热、克里米亚刚果出血热、拉沙热和肾综合征出血热等病毒性出血热。

（2）伤寒。

（3）恶性疟疾。

（4）其他：病毒性肝炎、钩端螺旋体病、斑疹伤寒、单核细胞增多症等。

七、病例处置流程

（一）留观病例

符合流行病学史第2、3项的留观病例，按照确诊病例的转运要求转至定点医院单人单间隔离观察，动态监测体温，密切观察病情。及时采集标本，按规定在定点医院达到生物安全2级防护水平的实验室相对独立区域内进行临床检验；按规定送疾病预防控制中心进行病原学检测。

符合下列条件之一者可解除留观：

（1）体温恢复正常，核酸检测结果阴性。

（2）若发热已超过72小时，核酸检测结果阴性。

（3）仍发热但不足72小时，第一次核酸检测阴性，需待发热达72小时后再次进行核酸检测，结果阴性。

对仅符合流行病学史中第（1）项标准的留观病例，按照标准防护原则转运至定点医院单人单间隔离观察，动态监测体温，密切观察病情。

符合下列条件之一者可解除留观：

（1）诊断为其他疾病者，按照所诊断的疾病进行管理和治疗。

（2）体温在72小时内恢复正常者。

（3）发热已超过72小时，而且不能明确诊断为其他疾病的，进行核酸检测结果阴性。

（二）疑似病例

按照确诊病例的转运要求转至定点医院单人单间隔离观察治疗。及时采集标本，按规定在定点医院达到生物安全2级防护水平的实验室相对独立区域内进行临床检验；按规定送疾病预防控制中心进行病原学检测。

（1）病原学检测阳性，转为确诊病例，进行相应诊疗。

（2）若发热已超过72小时，采样进行病原学检测，阴性者排除诊断，解除隔离。

（3）若发热不足72小时，病原学检测阴性，需待发热达72小时后再次进行病原学检测，仍阴性者排除诊断，解除隔离。

（三）确诊病例解除隔离治疗的条件

连续两次血液标本核酸检测阴性。临床医师可视患者实际情况，安排其适时出院。

八、治疗

尚无特异性治疗措施，主要是对症和支持治疗，注意水、电解质平衡，预防和控制出血，控制继发感染，治疗肾功能衰竭和出血、DIC等并发症。一般支持对症治疗：卧床休息，少渣易消化半流质饮食，保证充分热量。

（1）补液治疗：有证据表明，早期补液，维持水电解质和酸碱平衡治疗，可明显提高存活率。可使用平衡盐液，维持有效血容量；加强胶体液补充，如白蛋白、低分子右旋糖酐等，预防和治疗低血压休克。

（2）保肝抗感染治疗：应用甘草酸制剂。

（3）出血的治疗：止血和输血，新鲜冰冻血浆补充凝血因子，预防DIC。

（4）预防及控制继发感染：应减少不必要的有创操作，严格无菌操作，及时发现继发感染。一旦发生继发感染，应早期经验性应用抗生素。

（5）肾功能衰竭的治疗：必要时行血液净化治疗。

（6）呼吸衰竭的治疗：及时行氧疗等呼吸功能治疗。

（7）病原学治疗：未经过人体学试验的三联单克隆抗体（ZMapp），在紧急状态下被批准用于埃博拉出血热患者的治疗。目前已有7人接受此治疗，5人获得较好疗效；恢复期血清治疗曾在小范围内应用，亦似有较好的效果，但和ZMapp一样，还有待于在应用时机、不良反应等方面做进一步观察，目前无法推广应用。

第四节　埃博拉出血热医院感染预防与控制技术指南（第二版）

为加强埃博拉出血热医院感染预防与控制准备工作，最大限度减少医院感染风险，根据《传染病防治法》《医院感染管理办法》等法律法规，制定本技术指南。

一、埃博拉出血热医院感染防控的基本要求

（1）埃博拉出血热是由埃博拉病毒引起的一种急性出血性传染病。主要通过接触患者或感染动物的血液、体液、分泌物和排泄物及其污染物等而感染。医疗机构应当根据埃博拉出血热的流行病学特点，针对传染源、传播途径和易感人群，结合实际情况，建立预警机制，制定应急预案和工作流程。

（2）医疗机构应当针对来自埃博拉疫区的发热、腹泻、疲乏、肌肉痛、头痛等症状的患者做好预检分诊工作。临床医师应当根据患者临床症状和流行病学史进行排查，对留观、疑似和确诊病例按照相应规定报告。严格执行首诊医生负责制。

（3）医疗机构应当根据医务人员的工作职责开展包括埃博拉出血热的诊断标准、医院感染预防与控制等内容的培训，并进行考核。

（4）医疗机构应当在标准预防的基础上采取接触隔离及飞沫隔离措施。

（5）患者隔离区域（可疑病例临时留观场所、留观病区和定点收治病区）应当严格限制人员出入，医务人员应相对固定。建立严格的探视制度，不设陪护。若必须探视应当严格按照规定做好探视者的个人防护。定点医院可设置视频探视装置。

（6）医疗机构应当做好医务人员防护、消毒等措施所需物资的储备，防护用品及相关物资应符合国家有关要求。

（7）医疗机构应当严格遵循《医疗机构消毒技术规范》（WS/T 367—2012）的要求，做好诊疗器械、物体表面、地面等的清洁与消毒。

二、埃博拉出血热患者及密切接触者的管理

（一）埃博拉出血热患者的管理

（1）医疗机构应加强分诊筛查。预检分诊点发现发热、腹泻、疲乏、肌肉痛、头痛等症状的患

者应立即询问流行病学史，对符合"留观、疑似病例"诊断标准的患者，应立即提供口罩，并指导正确佩戴，按照指定路径引导患者至发热门诊诊室，经接诊医师初步判断为留观或疑似病例，隔离在临时隔离场所，及时按照规定上报患者信息，并将患者转至定点医院诊治。

（2）留观、疑似或确诊患者应当采取严格的接触隔离措施，留观、疑似患者实行单间隔离，有条件的医疗机构宜将疑似或确诊患者安置于负压病房进行诊治。

（3）患者诊疗与护理尽可能使用一次性用品，使用后均按照医疗废物处置。

（4）患者的活动应当严格限制在隔离病房内，若确需离开隔离病房或隔离区域时，应当采取相应措施防止造成交叉感染。

（5）患者出院、转院、死亡时，医疗机构应当严格进行终末消毒。

（6）患者所有的废弃物应当视为感染性医疗废物，严格依照《医疗废物管理条例》和《医疗卫生机构医疗废物管理办法》管理，要求双层封扎、标识清楚、密闭转运、焚烧处理。

（7）患者死亡后，应当减少尸体的搬运和转运。尸体应当用密封防渗漏尸体袋双层包裹，及时火化。

（二）医疗机构内密切接触者的管理

对医疗机构内密切接触者立即进行医学观察，医学观察的期限为自最后一次暴露之日起21天。

三、物体表面、地面、复用物品等的消毒

（一）物体表面的消毒

诊疗设施、设备表面以及床围栏、床头柜、门把手等物体表面首选1000～2000mg/L的含氯消毒液擦拭消毒，不耐腐蚀的使用2%双链季铵盐或75%的乙醇擦拭消毒（两遍），每天1～2次。遇污染随时消毒。有肉眼可见污染物时应先使用一次性吸水材料蘸取5000～10000mg/L的含氯消毒液（或使用能达到高水平消毒的消毒湿巾）完全清除污染物，然后常规消毒。清理的污染物可按医疗废物集中处置，也可排入有消毒装置的污水系统。

（二）地面的消毒

有肉眼可见污染物时应先使用一次性吸水材料蘸取5000～10000mg/L的含氯消毒液（或使用能达到高水平消毒的消毒湿巾）完全清除污染物后消毒。无明显污染物时可用2000～5000mg/L的含氯消毒液擦拭或喷洒消毒，每天1～2次。遇污染随时消毒。

（三）复用物品的消毒

应当尽量选择一次性使用的诊疗用品。必须复用的诊疗器械、器具和物品应当专人专用，可采用1000～2000mg/L的含氯消毒液浸泡30min后，再按照常规程序进行处理。

（四）终末消毒

房间、转运车辆等密闭场所的终末消毒可先用500mg/L的二氧化氯溶液或3%过氧化氢溶液喷雾消毒，推荐用量均为20～30mL/m³，作用30～60min后再对重点污染部位、物品、地面等进行消毒处理。消毒后清水擦拭干净，确保终末消毒后的场所及其中的各种物品不再有病原体的存在。

四、医务人员防护

医务人员应根据可能的暴露风险等级，在标准预防的基础上采取接触隔离、飞沫隔离和防喷溅等措施。

（一）低风险暴露防护措施

对预计不会直接接触埃博拉出血热患者或患者的污染物及其污染物品和环境表面的人员，依据《医院隔离技术规范》（WS/T 311—2009）做好标准预防措施。穿工作服、戴一次性工作帽和一次性医用外科口罩，并严格做好手卫生。

（二）高风险暴露防护措施

直接接触患者或可能接触患者、患者的污染物及其污染物品和环境表面的医务人员，在标准预防的基础上依据《医院隔离技术规范》增加接触隔离、飞沫隔离和防喷溅等措施。

在诊疗过程中，应当戴双层乳胶手套（推荐外层手套为长袖）、一次性医用防护服、医用防护口罩或动力送风过滤式呼吸器、防护眼罩、防护面屏或头罩、工作鞋、长筒胶靴、一次性防水靴套。接触患者、患者的污染物及其污染物品和环境表面的医务人员和清洁消毒人员，加穿防水围裙或防水隔离衣。搬运有症状患者和尸体、进行环境清洁消毒或医疗废物处理时，加戴长袖加厚橡胶手套。

避免无防护接触患者的血液、体液、分泌物、排泄物或受到其血液、体液、排泄物污染的物品及环境。尽量减少针头及其他锐器的使用，执行安全注射，正确处理锐器，严格预防锐器伤。

（三）个人防护用品使用原则

（1）在进行埃博拉出血热患者的救治工作前，每一位医务人员都需接受正确穿脱防护用品的培训，经过实践操作合格后方可进入隔离区域。

（2）医务人员应熟练掌握防护用品的性能及使用方法，穿戴前先检查用品的质量。防护用品穿脱具体场所根据病房、实验室布局不同和风险评估结果确定。

（3）医务人员进入隔离病区前应当正确穿戴好防护用品，保证没有暴露的皮肤，并不得在污染区内再行调整。穿着应以安全、利于脱卸为原则，并确保诊疗工作能够顺畅进行。重点做好眼睛、鼻腔、口腔黏膜和手的防护。

（4）脱摘防护用品时遵循从污染到洁净的顺序，原则上先脱污染较重和体积较大的物品。在脱摘过程中，避免接触面部等裸露皮肤和黏膜。脱摘个人防护用品前如外层有肉眼可见污染物时应当使用一次性吸水材料蘸取5000mg/L的含氯消毒液（或使用能达到高水平消毒的消毒湿巾）擦拭消毒。使用后的一次性使用防护用品严格按照医疗废物处置，复用防护用品严格遵循消毒与灭菌的流程。

（5）穿脱防护用品时应当在经过严格训练的监督人员的监视及指导下正确完成，监督人员需在医务人员穿脱防护用品的过程中给予监督、指导及帮助。监督人员应充分知晓穿脱防护用品的所有程序，并知晓发生暴露后的处置流程。穿脱区域应配备穿衣镜。

（四）医务人员穿脱防护用品的建议流程

（1）定点收治医院接诊埃博拉出血热留观、疑似、确诊患者时医务人员穿脱防护用品的建议流程如图 3-22-1、图 3-22-2、图 3-22-3、图 3-22-4、图 3-22-5 所示。

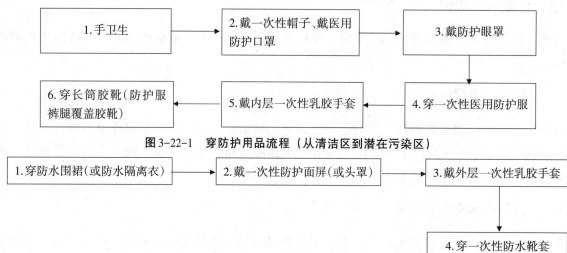

图 3-22-1　穿防护用品流程（从清洁区到潜在污染区）

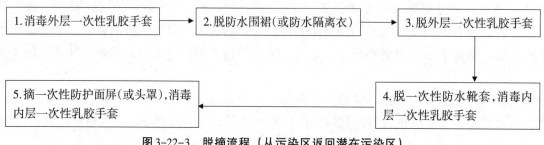

图 3-22-2　穿防护用品流程—从潜在污染区到污染区

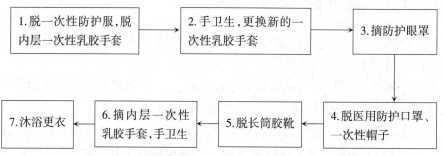

图 3-22-3　脱摘流程（从污染区返回潜在污染区）

图 3-22-4　脱摘流程（从潜在污染区返回清洁区）

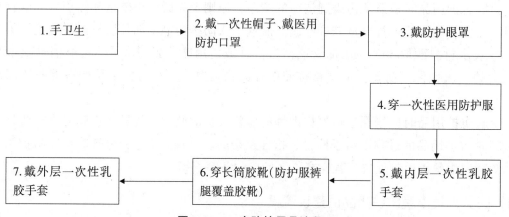

图 3-22-5　穿防护用品流程

（2）和定点收治医院相比，非定点收治医院主要承担接诊和转运任务，原则上不涉及侵入性操作，防护应以接触隔离为主，可视具体情况增加一次性防护面屏或头罩、穿防水围裙或防水隔离衣、穿一次性防水靴套等防喷溅隔离措施。非定点收治医院接诊埃博拉出血热留观、疑似患者时医务人员穿脱防护用品的建议流程如图3-22-6所示。

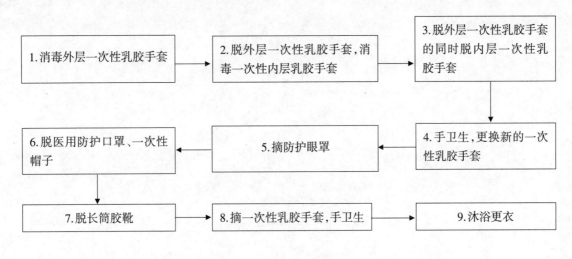

图3-22-6 脱摘流程

（五）正确进行手卫生

医务人员应当严格遵循《医务人员手卫生规范》（WS/T 313—2009）要求，在诊疗工作和脱摘个人防护用品过程中，及时正确进行手卫生。

（六）医务人员职业暴露处理

医务人员暴露于患者的血液、体液、分泌物或排泄物时，应当立即用清水或肥皂水彻底清洗皮肤，再用0.5%碘伏消毒液或75%洗必泰醇擦拭消毒。黏膜应用大量生理盐水冲洗或0.05%碘伏或清水冲洗。发生锐器伤时应当及时按照锐器伤的处理流程进行处理。暴露后的医务人员按照密切接触者进行医学观察。

（七）实验室标本转运要求

采集标本时应当做好个人防护。标本转运应当按照A类感染性物质包装运输要求进行，即应当置于符合规定的具有生物危险标签、标识、运输登记表、警告用语和提示用语的容器内，容器应置于具有防水、防破损、防渗漏、耐高温、耐高压的外包装中，主容器与外包装间填充足够的吸附材料。标本由专人、专车护送至卫生行政部门指定的专门实验室进行病原学检测，护送过程中的医务人员应当采取相应的防护措施。

五、医务人员健康管理

（1）应当对参与患者诊治的医务人员进行健康监测，一旦出现埃博拉出血热临床症状，应当立即进行隔离、诊治并报告。

（2）医务人员发生职业暴露后应按照密切接触者管理，立即进行隔离和医学观察，隔离和医学观察的期限为自最后一次暴露之日起21天。

（3）严密防护下工作的医务人员应当安排好班次进行轮换，合理控制工作时间，注意避免因热负荷引起的相关疾病。

（魏孔福）

第二十三章　马尔堡出血热

第一节　马尔堡出血热预防控制技术指南

马尔堡出血热（marburg hemorrhagic fever，MHF）是由马尔堡病毒（marburg virus）引起的以急性发热伴有严重出血为主要临床表现的传染性疾病，经密切接触传播，传染性强，病死率高。由于马尔堡病毒来自于非洲绿猴并主要在非洲流行，因此马尔堡出血热又被称为青猴病和非洲出血热。

一、疾病概述

（一）病原学

马尔堡病毒和埃博拉病毒同属丝状病毒科（*Filoviridae*），为单股负链RNA病毒。病毒体呈多态性，有时呈分支或盘绕状，盘绕成"U"或"6"形状或环形。病毒颗粒直径为80nm，长度700～1400nm，表面有突起，有包膜。病毒基因组RNA长约19kb，编码7种病毒蛋白。马尔堡病毒目前只发现一种血清型。该病毒可在多种组织细胞中生长繁殖，包括Vero细胞、Vero E6细胞和Hela细胞等。

马尔堡病毒对热有中度抵抗力，56℃、30min不能完全灭活，但60℃、1小时感染性丧失。在室温及4℃存放35天其感染性基本不变，−70℃可以长期保存。一定剂量的紫外线、γ射线、次氯酸、酚类、脂溶剂、β−丙内酯等均可灭活。

（二）流行病学特征

1.传染源和宿主动物

迄今为止，病毒在自然界中的储存宿主目前尚不明确。可能是非洲的野生灵长类动物，近来发现非洲的一些蝙蝠和马尔堡病毒密切相关。

受病毒感染的动物是重要的传染源。许多灵长类动物都可感染马尔堡病毒，在实验室中许多鼠类也可以被感染。

人类在偶然情况下被感染后可成为重要的传染源。通常先由被感染的非人灵长类动物（如绿猴）将病毒传染给人，然后再由病人传染给其他人。人不是病毒自然循环中的一部分，只是偶然被感染。马尔堡病毒的传染性极强，症状越重的患者传染性越强，高滴度的病毒血症可持续整个发热期。病毒可广泛分布于患者的各脏器、血液、尿液和一些分泌物中，并因污染环境而引起传播。有研究表明，从恢复期病人病后第80天的眼房水和精液中，仍可分离出病毒。

2.传播途径

（1）接触传播

主要经密切接触传播，即通过接触病死动物和病人的尸体，以及带毒动物和病人的血液、分泌物、排泄物、呕吐物等，经黏膜和破损的皮肤传播。在非洲疫区，因葬礼时接触病人尸体，曾多次引起暴发。通过密切接触也可以造成医院感染和实验室感染。

（2）气溶胶传播

通过含本病毒的气溶胶感染实验动物也有报道。

（3）注射途径

通过使用被污染的注射器等可造成医源性传播。

（4）性传播

曾有报道，病人在临床康复3个月内仍可在精液中检出马尔堡病毒，因此存在性传播的可能性。

3.人群易感性

人类对马尔堡病毒普遍易感。高危人群为经常接触感染动物及病人尸体的人员，以及密切接触病人的亲属和医护人员。发病无明显季节性。

曾在饲养非洲绿猴和黑猩猩的工作人员体内测出病毒抗体，但这些人员未曾发病，说明可能存在隐性感染者；1985—1987年在加蓬、喀麦隆、中非共和国、乍得共和国、赤道几内亚等几个中部非洲国家对人群随机抽取血液进行检测，发现抗马尔堡病毒抗体的阳性率为0.39%。

4.流行情况

马尔堡出血热的自然流行至今只局限于一些非洲国家，如安哥拉等地，此外，在南非、肯尼亚、津巴布韦、苏丹和扎伊尔也相继出现过马尔堡病毒感染的病例。血清学调查表明，近50%来自乌干达、肯尼亚和埃塞俄比亚的猴、大猩猩和黑猩猩有抗马尔堡病毒抗体。说明非洲可能是马尔堡病毒的自然疫源地。

截至目前，世界范围内共发生过三次马尔堡出血热的流行。第一次为1967年的欧洲，当时在德国马尔堡、法兰克福和前南斯拉夫贝尔格莱德，几家疫苗实验室的工作人员在实验中接触一批来自乌干达的非洲绿猴后，同时出现严重出血热症状，有31人发病，其中7人死亡。从患者的血液和组织细胞中分离出一种新病毒，并根据发现地点命名为马尔堡病毒，其所致疾病称为马尔堡出血热。

第二次流行为1998年至2000年的刚果民主共和国，共造成149人感染，123人死亡。第三次流行为2004年10月至2005年4月，安哥拉的威热省共报告了231例病例，其中210例死亡，这是至今为止最大的一次暴发，病死率高达91%，且是第一次发生在城市环境。

（三）临床表现

潜伏期一般为3～9天，较长的可超过2周。

临床表现为多系统损害，以发热、出血症状为主，病情严重。病程为14～16天，死亡患者多于发病后第6～9天死亡。主要死因为循环系统、肝、肾功能衰竭和出血性休克。主要临床症状有以下几种。

1.发热及毒血症症状

起病急，发热，多于发病数小时后体温迅速上升至40℃以上，为稽留热或弛张热，伴有畏寒、出汗，持续3～4天后体温下降，但有些病人可于第12～14天再次上升，可伴乏力、全身肌肉酸痛、剧烈头痛及表情淡漠等毒血症症状。

2.消化系统表现

发病后第2～3天即可有恶心、呕吐、腹痛、腹泻等消化道症状，严重者可因连续水样便引起脱水。症状可持续1周，可有肝功能异常及胰腺炎等。

3.出血

发病后第4～6天开始有出血倾向，表现为鼻、牙龈、结膜和注射部位等皮肤黏膜出血，咯血、呕血、便血、血尿、阴道出血，甚至多脏器出血。严重者可发生弥散性血管内凝血及失血性休克。严重出血是本病最主要的死因。

4.皮疹

所有病人均可出现麻疹样皮疹，皮肤充血性皮疹是本病特异的临床表现。在发病后第5～7天开始出现红色丘疹，从面部和臀部扩散到四肢和躯干，1天后由小丘疹逐渐融合成片，为融合性斑丘疹，不痒。3～4天后，皮疹消退、脱屑。约半数病人有黏膜充血、腋窝淋巴结肿大，软腭出现暗红色黏膜疹。

5.其他表现

一般可有浅表淋巴结肿大、咽痛、咳嗽、胸痛；少尿、无尿及肾功能衰竭；多数病人有中枢神经系统症状，如谵妄、昏迷等，心律失常甚至心力衰竭及肝功能障碍等。后期可因病毒持续在精液、泪液和肝脏中存在，引起睾丸炎、睾丸萎缩等，并成为潜在的传染源。

（四）病理特点

除横纹肌、肺和骨骼之外，几乎所有器官都可受损。其中肝、肾、淋巴组织的损害最为严重，脑、心、脾次之。

二、诊断、治疗和报告

（一）诊断和鉴别诊断

1.诊断依据
（1）流行病学史
近期有疫区逗留史，与感染者或感染动物的接触史。
（2）临床表现
起病急，发热、肌肉酸痛、头痛、咳嗽、胸痛、呕吐、腹痛、腹泻，皮下和结膜有出血点及其他部位出血表现，在躯干和肩部出现紫红色的斑丘疹，少尿、无尿，谵妄、昏迷等。
（3）实验室检查
实验室诊断可早期采集病人血液和/或皮肤组织活检标本进行马尔堡病毒N蛋白抗原检测（ELISA、免疫荧光法、免疫组化法等）、反转录PCR检测病毒RNA、病毒分离培养等，并进行血清特异性IgM、IgG抗体检测。以下结果可作为实验室确诊依据：
①病毒抗原阳性；
②血清特异性IgM抗体阳性；
③恢复期血清特异性IgG抗体滴度比急性期有4倍以上增高；
④从患者标本中检测出马尔堡病毒RNA；

⑤从患者标本中分离到马尔堡病毒。

2.诊断

本病的诊断要依据流行病学史、临床表现和实验室检查。

（1）疑似病例

具有上述流行病学史和临床表现。对来自马尔堡出血热疫区或接触过新输入的非洲非人灵长类动物的人员，急骤起病，发热，有全身肌肉疼痛、头痛、乏力等全身中毒症状及出血症状，使用抗生素和抗疟药物治疗效果不明显的患者，应高度怀疑为马尔堡出血热。

（2）确诊病例

疑似病例基础上具备诊断依据中实验室检查任一项检测阳性者。

3.鉴别诊断

由于马尔堡出血热在发病早期症状无特异性，因此应在发病早期进行抗原检测、病毒分离、核酸检测和血清学试验，以尽快明确诊断。要注意与埃博拉出血热、肾综合征出血热、新疆出血热、拉沙热、登革出血热等其他病毒性出血热进行鉴别。

（二）治疗原则

目前尚无特效治疗药物。一般采用对症处理和支持疗法，现有抗病毒药物的疗效有待进一步证实。

1.一般支持治疗

应卧床休息，就地隔离治疗。给予高热量、适量维生素流食或半流食。补充足够的液体和电解质，以保持水、电解质和酸碱平衡。

2.对症和并发症治疗

预防及控制出血：有明显出血者应输新鲜血，以提供大量正常功能的血小板和凝血因子；血小板数明显减少者，应输血小板；对合并有弥散性血管内凝血者，可用肝素等抗凝药物治疗。心功能不全者应用强心药物；肾性少尿者，可按急性肾功能衰竭处理，即限制入液量，应用利尿剂，保持电解质和酸碱平衡，必要时采取透析疗法；肝功能受损者可给予保肝治疗。抗生素可用来预防感染。

3.恢复期病人血清治疗

给早期病人注射恢复期患者的血清，可能有效。

（三）预后

病死率高达20%～90%。体内病毒量高，肝、肾等主要脏器功能损害严重者预后差。

（四）报告

各级医疗机构一旦发现符合病例定义的马尔堡出血热疑似或确诊病例时，应参照甲类传染病的报告要求通过国家疾病监测信息报告管理系统进行网络直报，报告疾病类别选择"其他传染病"。符合《国家突发公共卫生事件相关信息报告管理工作规范（试行）》要求的，按照相应的规定进行报告。

三、实验室检测

（一）血常规及生化检查

血常规检查白细胞总数及淋巴细胞减少，周围血象中可见幼稚淋巴细胞；血小板明显减少，于6～12天降至最低值，有的病例可降至10×10^9/L；血浆纤维蛋白原减少，纤维蛋白降解产物增加。血沉加快，血清转氨酶升高。发病早期即可检测到蛋白尿。

（二）血清学检测

应用间接免疫荧光试验、ELISA等检测抗马尔堡病毒IgM和IgG抗体。一般IgM抗体在发病后第7天出现，持续2～3月，单份血清IgM抗体阳性即可诊断。检测急性期和恢复期双份血清IgG抗体，滴度增高4倍以上者也可诊断。

（三）病原学检测

马尔堡病毒高度危险，与活病毒相关实验必须在BSL-4实验室进行。

1.病毒抗原检测

酶联免疫吸附试验（ELISA）检测血清中马尔堡病毒抗原，可用于早期诊断。取皮肤组织活检，应用免疫组化法检测马尔堡病毒抗原。

2.病毒核酸检测

反转录PCR检测血清中病毒RNA，可用于早期诊断。

3.病毒分离培养

接种病人的血液、尿液或咽分泌物等于Vero细胞，进行病毒分离培养和鉴定，阳性者可以诊断。

四、预防控制措施

目前尚无有效的疫苗可以预防马尔堡出血热，控制传染源是预防和控制马尔堡出血热最重要的措施，因此要加强国境卫生检疫，严防本病传入我国。

（一）预防性措施

1.加强输入性马尔堡出血热的监控

检验检疫机构对来自疫区人员应严格采取检疫措施，加强健康申报、体温检测、医学巡查等工作，对发现的可疑病例应当实施隔离等必要措施。有明确暴露史的应实施21天的医学观察，进行留验处理，每日监测体温，并立即通知当地卫生部门开展患者救治和疫情调查处理工作。

要加强对入境动物的检疫工作，特别是对从疫区输入的非人灵长类动物要严格检疫。

2.对疫区旅游者和医务工作人员开展健康宣教

前往马尔堡出血热疫区的旅行者应具备基本防病知识，避免密切接触带毒灵长类动物和患者。到疫区卫生保健机构工作的医务人员应全面了解流行情况和防病知识，避免接触灵长类动物，与可疑病人接触时要采取必要的个人防护措施。离开疫区的人在出发后21天之内，一旦出现发热性疾病，应立即就医，向医生告知疫区旅行史。

3.密切关注马尔堡出血热的流行动态

卫生部门和检疫部门要提高警惕，密切注视国外疫情变化，尤其是非洲国家的流行情况，及时掌握疫情的动态信息。

（二）疫情控制措施

各级医疗机构一旦发现疑似马尔堡出血热病例后要立即报告当地疾病预防控制中心，使卫生行政和疾控部门尽早掌握疫情并采取必要的防控措施。

1.病例和接触者管理

对疑似病例及其接触者应就地实行留验医学观察，确诊病例必须在传染病专业医院进行严格隔离治疗，隔离区内采取呼吸防护措施。男性病人必须禁止性生活至少3个月，直到精子检查无病毒为止。

2.防止医院内感染

（1）加强个人防护

凡是接触、护理染疫动物和病例以及进行疫点处理的工作人员必须穿戴全套防护服和防病毒面罩进行操作。

（2）病人的排泄物及污染物品均严格彻底消毒

病人的排泄物、分泌物、血和病人接触过的所有物品以及血液检查用的试验器械、可疑污染场所，都要选择敏感消毒剂进行喷洒、喷雾或熏蒸消毒处理。常用消毒剂有0.5%的次氯酸钠溶液、过氧乙酸、福尔马林或加去污剂的苯酚等，其他方法有高压消毒、焚化或煮沸，还可用紫外线进行空气消毒。

病人死亡后，应尽量减少尸体的搬运和转运，尸体应用密封防漏物品包裹，及时焚烧或就近掩埋。必须转移处理时，也应在密封容器中进行。需做尸体解剖时，应严格实施消毒隔离措施。病人使用过的衣物应进行蒸气消毒或焚化。

3.加强实验室生物安全

所有涉及马尔堡病毒活病毒的操作必须在BSL-4级实验室中进行。实验室检验应在生物安全柜内进行，如果没有生物安全三级以上的试验条件，则尽可能减少检验次数，操作时做好个人防护。

4.流行病学调查

该病的潜伏期可短达3天，因此必须迅速开展接触者追踪调查。凡在患者传染期内可能密切接触的所有人员都应进行隔离观察：每天测量两次体温，直至最后一次接触3周后，一旦体温高于38.3℃，则应立即进行隔离治疗。所有与患者接触的动物都应进行登记、追踪、隔离、观察。

5.开展公众宣传教育，正确预防，减少恐慌

积极、广泛地宣传马尔堡出血热的防治知识，避免疫情发生后引起不必要的社会恐慌。使公众正确对待事件的发生，及时、有效地采取预防手段。

第二节　马尔堡出血热诊断和治疗方案

马尔堡出血热（marburg hemorrhagic fever，MHF）是一种以急性发热伴有严重出血为主要表现的传染性疾病，经密切接触传播，传染性强，病死率高。1967年秋，德国马尔堡、法兰克福和前南斯

拉夫贝尔格莱德几家疫苗实验室的工作人员，因在实验中接触一批从乌干达运来的非洲绿猴后，同时暴发一种严重出血热。马尔堡疫苗研究所首次从上述患者的血液和组织细胞中分离出一种新病毒，因而命名为马尔堡病毒（marburg virus），其所致的疾病称为马尔堡出血热。

一、病原学

（一）形态与结构

马尔堡病毒属于丝状病毒科（*Filoviridae*）。在自然状态下，病毒呈多态性，有时呈分支或盘绕状，盘绕成"U"或"6"形状或环形。马尔堡病毒为RNA病毒，直径80 nm，长度700～1400 nm，表面有突起，有螺旋形包膜。包膜内有一个管状核心结构，为螺旋状核衣壳所围绕。

（二）分子生物学

病毒基因组为单股负链RNA，长约19kb，编码7种病毒蛋白，包括N蛋白（NP）、病毒蛋白35（VP35）、病毒蛋白30（VP30）、病毒蛋白24（VP24）、糖蛋白4（gp4）、RNA依赖的RNA聚合酶主要成分糖蛋白7（gp7）和次要成分病毒蛋白40（VP40）。

（三）生物学特性

病毒对热有中度抵抗力，56℃、30min不能完全灭活，但60℃、1小时感染性丧失。在室温及4℃存放35天其感染性基本不变，-70℃可以长期保存。一定剂量的紫外线、γ射线、脂溶剂、β-丙内酯、次氯酸、酚类等均可灭活。

本病毒可在多种细胞中培养，其中包括Vero细胞、Vero E6细胞和Hela细胞等。目前只发现一种血清型。

二、流行病学

（一）传染源

感染病毒的非人灵长类动物和病人是主要传染源。通常先由被感染的非人灵长类动物（如绿猴）将病毒传染给人，然后再由病人传染给其他健康人。马尔堡病毒的传染性极强，症状越重的患者传染性越强，潜伏期患者的传染性弱。人不是病毒自然循环中的一部分，只是偶然被感染。

本病毒在自然界中的储存宿主目前尚不清楚。

（二）传播途径

主要经密切接触传播，即接触病死动物和病人的尸体，以及感染动物和病人的血液、分泌物、排泄物、呕吐物等，经黏膜和破损的皮肤传播。在非洲疫区，因葬礼时接触病人尸体，曾多次发生本病暴发。通过密切接触也可以造成医院感染和实验室感染。此外，通过使用被污染的注射器等可造成医源性传播。有报道，病人在临床康复3个月内，仍可在精液中检出马尔堡病毒，因此，存在性传播的可能性。通过含本病毒的气溶胶感染实验动物也有报道。

（三）人群易感性

人对马尔堡病毒普遍易感，高危人群为接触被感染的动物及病人尸体者，以及密切接触病人的亲属和医护人员。人在感染2周后可产生中和抗体，从而获得免疫力。1985—1987年在几个非洲国家的一般人群中进行病毒性出血热抗体检测发现，抗马尔堡病毒抗体的阳性率为0.39%。

（四）流行特征

至今，马尔堡出血热的自然流行局限于一些非洲国家，如安哥拉等，无明显的季节性。在1998年刚果发生马尔堡出血热流行前，本病多为散发，但在家庭、医院及社区内也可暴发。

三、发病机制与病理改变

（一）发病机制

马尔堡病毒进入人体后，首先侵犯树突状细胞和巨噬细胞，尔后被带至区域淋巴结，在淋巴系统内播散，并通过血行感染肝、脾和其他组织。本病的发病机制主要包含以下两方面。

1.病毒感染宿主细胞导致细胞的直接损伤

其机制是：病毒和细胞表面的凝集素结合，通过病毒蛋白的毒性作用导致细胞坏死。

2.病毒和机体免疫系统相互作用导致细胞的间接损伤

其机制是：

（1）病毒由入侵部位扩散至各系统，从而抑制机体固有免疫应答，包括树突状细胞和巨噬细胞对1型干扰素的应答。

（2）由于病毒感染，树突状细胞对T细胞的活化受到部分抑制，从而影响体液免疫反应。

（3）在整个感染过程中产生大量淋巴细胞凋亡，导致免疫抑制。

（4）受感染的巨噬细胞产生各种介质，并通过各种途径导致严重病变，如细胞表面表达组织因子引发播散性血管内凝血，细胞因子和趋化因子的释放导致血管功能失调、低血压和多脏器功能衰竭等。

（二）病理改变

除横纹肌、肺和骨骼之外，几乎所有器官都可受损。其中肝、肾、淋巴组织的损害最为严重，脑、心、脾次之。肝、脾肿大，呈黑色。肝易破碎，切开时有多量血液流出，呈浅黄色。脾明显充血，滤泡消失，髓质软，呈粥糊样，在红色脾髓中可见大量巨噬细胞。红髓坏死并伴淋巴组织破坏，脾小体内淋巴细胞明显减少。肝细胞变性和坏死，常见透明变性。库普弗细胞肿胀凸出，充满细胞残渣和红细胞，窦状隙充满细胞碎屑。门静脉间隙内单核细胞蓄积，但在肝坏死达到高峰时，可见肝细胞再生现象。淋巴组织的单核细胞变形。除了局限的出血和小动脉内膜炎外，肺内损害较少。神经系统的病变主要散布在脑神经胶质的各种成分，包括星状细胞、小神经胶质细胞和少突胶质神经细胞等。神经胶质的损害有两种：一是增生性，表现为胶质结节和玫瑰花状形成；二是变性，表现为核固缩和核破裂。脑实质中可见多处出血。此外，还普遍存在脑水肿。

四、临床表现

（一）潜伏期

一般为3～9天，长的可超过2周。

（二）临床表现

1.发热及毒血症症状

起病急，发热，多于发病数小时后体温迅速上升至40℃以上，为稽留热或弛张热，伴有畏寒、出汗，持续3～4天后体温下降，在第12～14天再次上升，可伴乏力、全身肌肉酸痛、剧烈头痛及表情淡漠等毒血症症状。

2.消化系统表现

发病后第2～3天即可有恶心、呕吐、腹痛、腹泻等消化道症状，严重者可因连续水样便引起脱水。症状可持续1周，可有肝功能异常及胰腺炎等。

3.出血

发病后第4天开始有程度不等的出血，表现为皮肤、黏膜出血，鼻、牙龈出血，呕血、便血、血尿、阴道出血，甚至多脏器出血。严重者可发生弥散性血管内凝血及失血性休克。严重出血是本病最主要的死因。

4.其他

皮肤充血性皮疹是本病特异的临床表现，在发病后第5～7天开始出现红色丘疹，从面部和臀部扩散到四肢和躯干，1天后发展为融合性斑丘疹，不痒，到第12天消退。可有浅表淋巴结肿大、咽痛、咳嗽、胸痛，心律失常甚至心力衰竭，少尿、无尿及肾功能衰竭，谵妄、昏迷等神经系统表现，亦有发生睾丸炎的报道。

临床表现为多系统损害，病情严重。病程为14～16天。多于发病后第6～9天死亡。

五、诊断

（一）流行病学资料

近期有疫区逗留史，与感染者或感染动物的接触史。

（二）临床表现

起病急，发热、肌肉酸痛、头痛、咳嗽、胸痛、呕吐、腹痛、腹泻，皮下和结膜有出血点及其他部位出血表现，在躯干和肩部出现紫红色的斑丘疹，少尿、无尿，谵妄、昏迷等。

（三）实验室检查

1.一般实验室检查

发病早期即可检测到蛋白尿，转氨酶升高。血白细胞总数及淋巴细胞减少，中性粒细胞增多，血小板显著减少。

2.抗原检测

酶联免疫吸附试验（ELISA）检测血清中马尔堡病毒的N蛋白抗原（敏感度为40ng/mL），可用于早期诊断。

取皮肤组织活检，应用免疫组化法检测马尔堡病毒抗原。

3.血清学检测

应用间接免疫荧光试验（IFA）、ELISA等检测抗马尔堡病毒IgM和IgG抗体。一般IgM抗体在发病后第7天出现，持续2～3月，单份血清IgM抗体阳性即可诊断。检测急性期和恢复期双份血清IgG

抗体，滴度增高4倍以上者也可诊断。

4.核酸检测

反转录PCR（reverse transcription RT-PCR）和实时反转录PCR （real time reverse transcription PCR）检测血清中病毒RNA，可用于早期诊断。

5.病毒分离

接种病人的血液、咽分泌物或尿液等在Vero细胞中，进行病毒分离和鉴定，阳性者可以诊断。但必须注意，马尔堡病毒分离只能在BSL-4级实验室中进行。

六、诊断标准

本病的诊断依据流行病学史、临床表现和实验室检查。确诊依靠抗原检测、病毒分离和病毒核酸检测等。对来自马尔堡出血热疫区或接触过新输入的非洲非人灵长类动物的人员，急骤起病，发热，有全身肌肉疼痛、头痛、乏力等全身中毒症状及出血症状，使用抗生素和抗疟药物治疗效果不明显的患者，应高度怀疑为马尔堡出血热。如发现马尔堡病毒的N蛋白抗原阳性，病毒RNA阳性，以及从病人的标本中分离出病毒，即可诊断为马尔堡出血热。

七、鉴别诊断

（一）其他病毒性出血热

1.埃博拉出血热

与马尔堡出血热在传染源、传播途径、疫区分布等方面极其相似，通常无融合性皮疹，可通过病原学和血清学检测相鉴别。

2.肾综合征出血热

有鼠类接触史，临床上有明显的急性肾功能衰竭表现，可通过病原学和血清学检测相鉴别。

3.新疆出血热

为自然疫源疾病，主要分布于有硬蜱活动的荒漠和牧场。发病有明显季节性，每年4～5月为流行高峰，患者有蜱叮咬史。

4.登革出血热

有伊蚊叮咬史，临床表现与马尔堡出血热相似，可通过病原学和血清学检测相鉴别。

（二）拉沙热

一般起病隐匿，主要症状为全身不适、发热、头痛、咽喉痛、咳嗽、恶心、呕吐、腹泻、肌痛及胸腹痛等；早期可见淋巴细胞减少，后期中性粒细胞增多；可通过病原学和血清学检测与马尔堡出血热鉴别。

（三）疟疾

典型症状为间歇性寒战、高热，继之大汗后缓解，血涂片可找到寄生虫，应用抗疟药治疗有效。

（四）细菌感染

血常规检查通常表现为白细胞升高，血培养可帮助诊断，抗生素治疗有效。

由于马尔堡出血热在发病早期症状无特异性，因此，应在发病早期进行抗原检测、病毒分离、核酸检测和血清学试验，以便尽快做出正确诊断。

八、治疗

目前尚无特效治疗药物，现有抗病毒药物的疗效有待进一步证实。

（一）一般支持治疗

应卧床休息，就地隔离治疗。给予高热量、适量维生素流食或半流食。

（二）液体疗法

补充足够的液体和电解质，补液应以等渗液和盐液为主，常用的有平衡盐液和葡萄糖盐水等。以保持水、电解质和酸碱平衡。

（三）恢复期病人血清治疗

给早期病人注射恢复期患者的血清，可能有效。

（四）对症和并发症治疗

有明显出血者应输新鲜血，以提供大量正常功能的血小板和凝血因子；血小板数明显减少者，应输血小板；对合并有弥散性血管内凝血者，可用肝素等抗凝药物治疗。心功能不全者应用强心药物；肾性少尿者，可按急性肾功能衰竭处理，即限制入液量，应用利尿剂，保持电解质和酸碱平衡，必要时采取透析疗法；肝功能受损者可给予保肝治疗。重症病人可酌情应用抗生素预防感染。

九、预后

病死率高达20%～90%。体内病毒量高，肝、肾等主要脏器功能损害严重者预后差。

十、预防

目前尚无有效的疫苗。主要预防措施是切断传播途径、保护易感人群。由于我国至今尚未发现本病，因此，关键是加强国境卫生检疫和监测，防止本病传入我国。

（1）依照《中华人民共和国国境卫生检疫法》和《中华人民共和国检疫条例实施细则》所规定的各项办法实施国境卫生检疫，特别是对从疫区输入的非人灵长类动物要严格检疫。

（2）尽量不要前往疫区，不要接触可疑的感染动物和感染者。如确需前往疫区或接触感染动物和感染者，应配备有效的个人防护设施，并接受防护知识培训。

（3）离开疫区者在21天之内，一旦出现发热，应该立即就医，并务必告诉医生近期的疫区逗留史。

（4）对来自疫区的人员实施相应的检疫措施。对有明确暴露史的旅行者应按接触者对待，实施21天的医学观察，进行留验处理，每日监测体温。有疑似病例，必须立即报告当地疾病预防控制中心，并在专业传染病治疗机构进行严格的隔离治疗。

（5）对可疑污染场所，包括可疑的人为污染场所，要进行喷洒、喷雾或熏蒸消毒处理。常见消毒剂有过氧乙酸、福尔马林、次氯酸等。紫外线照射可做空气消毒。

（6）凡接触感染动物和感染者的医务工作者及疫区工作人员，必须穿戴全套防护服进行操作。

对所有的感染动物和感染者的呕吐物、排泄物及尸体等要进行严格彻底的终末消毒。

（7）所有涉及活病毒的操作必须在 BSL-4 级实验室中进行。

（8）开展各种形式的健康教育活动，杜绝不良的生活习俗和殡葬传统，广泛宣传马尔堡出血热的防治知识，避免在发生疫情时引起不必要的社会惊恐。

（张睿）

第二十四章　西尼罗热

第一节　西尼罗热预防控制技术指南

西尼罗热是由西尼罗病毒（west nile virus，WNV）感染引起的人畜共患病，主要感染鸟类、人类和马、牛等哺乳动物。鸟类是该病毒的储存宿主，人主要通过带毒蚊虫叮咬而感染。人感染西尼罗病毒后多数没有症状，约20%可主要表现为西尼罗热、西尼罗病毒性脑炎。近年来，本病的流行区域逐渐扩大，在北美、欧洲和非洲等地引起流行。我国尚未发现西尼罗病毒感染引起的疾病，也未分离到西尼罗病毒，但随着国际交流的日益频繁，同样面临着该病输入的威胁。

一、疾病概述

（一）病原学

西尼罗病毒属于黄病毒科黄病毒属，是有包膜的正链RNA病毒。西尼罗病毒可分为2个基因型，近几年西尼罗病毒分子生物学研究表明，导致疾病的西尼罗病毒分离株主要为I型。

西尼罗病毒最初在1937年乌干达的西尼罗地区的发热病人血液中成功分离，因此得名。

（二）流行病学

1.传染源

鸟类是西尼罗病毒的储存宿主。马、狗、猫等哺乳动物只是偶然感染成为西尼罗病毒的储存宿主，与感染西尼罗病毒的病人一样，病毒血症期较短且血中病毒滴度低，难以通过蚊虫叮咬将病毒传播给其他动物和人类。但近年来发现西尼罗病毒可经病人器官移植和母婴垂直传播导致受体和婴儿感染。

2.传播途径

人类主要通过带病毒的蚊虫叮咬而感染西尼罗病毒。吸血节肢动物如蚊虫、沙蝇、蠓、壁虱等是西尼罗病毒的传播媒介，库蚊、伊蚊、按蚊等蚊虫是该病的主要传播媒介，其中美洲大陆的尖音库蚊是美洲主要的传播媒介。

近年报道有心脏、肾脏和肝脏等器官移植也可传播西尼罗病毒，因此怀疑西尼罗病毒可以通过血液制品以及器官移植的方式传播。

3.人群易感性和抵抗力

人类对该病毒普遍易感。野外作业者如农民、森林工人、园林工作者、建筑工人或旅行者是本病的高危人群。部分体弱者，特别是老年人和儿童感染病毒后容易引起西尼罗脑炎。

4.流行特征

（1）发病季节特点

热带地区全年均有发病，温带地区发病主要在夏、秋季节。美国1999—2002年的资料显示，病例出现于每年7～12月，多集中在8～9月。

（2）地理分布

近几十年来，西尼罗病毒病在世界范围内的流行区域不断扩大，1999年以前广泛分布在东半球，包括非洲、亚洲、中东以及欧洲的大部分地区。1999年以后，西半球开始出现西尼罗病毒的流行。近几年来该病有扩大流行之势，并在北美开始出现大面积流行。1999年8月美国纽约市首次发现西尼罗病毒脑炎病例以来，WNV在美国和北美地区迅速蔓延，同时出现乌鸦不明原因大量死亡，经过多次采样分离到西尼罗病毒。2000年美国出现西尼罗病毒致人死亡的病例，科研人员在越冬的蚊子体内分离到西尼罗病毒，从而证实西尼罗病毒已在美国稳定存活下来。2007年，美国有43个州通过ArboNET报告了3630例人感染西尼罗病毒，其中34%表现为脑炎或脑膜炎。

我国目前尚未发现西尼罗病毒脑炎病例，没有分离到西尼罗病毒，也不了解人群中西尼罗病毒的既往感染情况。

近年来，国际人员和物资流动加快，感染者、带毒畜禽和媒介蚊虫传入我国的可能性日益增加。加之西尼罗病毒主要分布在北纬23.50°至南纬66.50°的温带地区，而我国大部分领土处在这一地区，并有适宜的鸟类宿主、易感动物和媒介蚊虫分布，因此面临着西尼罗病毒输入和流行的威胁。

（三）动物相关疾病

西尼罗病毒主要感染野生鸟类，偶尔感染马等哺乳动物。鸟类的感染率及其敏感程度随其种类的不同而有所差异，最高可达100%（如美国乌鸦），感染后的死亡率接近90%；鸟类感染主要病理过程为心肌炎，因此通常导致大量鸟类死亡。马感染西尼罗病毒主要表现为马脑炎、孕马流产等。

（四）人感染的临床表现

人类感染西尼罗病毒后多数（约80%）表现为无症状的隐性感染，少数（近20%）可出现相关症状，通常表现为西尼罗热、西尼罗病毒性脑炎，极少数病例还可表现为严重的胰腺炎、肝炎、心肌炎、脊髓灰质炎样综合征。西尼罗病毒感染的潜伏期一般为3～12天。

1.西尼罗热

西尼罗病毒感染者的典型临床表现为西尼罗热，大约占感染者的20%。潜伏期一般为1～6天，临床上表现为发热、头痛、倦怠、乏力、嗜睡、疲劳感加重，有或无前驱症状，1/3以上的病人发热可达到38.3～40℃。在发热期间常有颜面红晕、结膜充血和全身性淋巴结肿大等体征。一半病人皮肤有斑丘疹或白色玫瑰样皮疹，尤其儿童常见。暴发流行中，一半病人有肝脏肿大，10%病人有脾脏肿大。重症病人偶见心肌炎、胰腺炎和肝炎，部分病人还可出现严重的眼痛、结膜水肿、充血和肌肉酸痛等症状。80%左右的病人呈自限性，持续3～5天。在西尼罗河地区，人群感染率很高，青壮年的西尼罗病毒抗体阳性率达到61%，儿童大约为22%。儿童期病人普遍出现不明显的发热或不明原因的发热，可产生终生免疫力。

2.西尼罗病毒性脑炎

有1/300~1/150西尼罗病毒感染者可发展为无菌性脑膜炎、脑炎或脑膜脑炎，一般统称为西尼罗病毒性脑炎。潜伏期为2~14天，临床上表现为发热，头痛，抽搐，意识障碍和脑膜刺激征等脑炎或脑膜脑炎症状。严重的神经系统症状较少见，病变主要集中于丘脑、中脑和脑干等部位。儿童恢复迅速，年龄越大愈后越差。西尼罗病毒性脑炎病死率为3%~15%，主要为老年病人、免疫抑制或者损伤的病人，1999年纽约西尼罗病毒性脑炎病例的平均年龄是81.5岁。血清学检测发现1999年纽约市西尼罗病毒暴发流行仅有＜1%的感染者出现中枢神经系统疾病。

3.脊髓灰质炎样综合征

西尼罗病毒感染可导致脊髓灰质炎样综合征，临床上表现为：高热39℃以上，前期表现为头痛、倦怠，亦有寒战、盗汗、肌痛以及意识混乱等；严重的肌无力也是常见症状，双侧或单侧上肢肌无力呈渐进性发展，下肢无力甚至瘫痪；膀胱功能失调，急性呼吸窘迫亦有报道。物理检查发现：深部腱反射迟缓或消失，肌神经呈现脱髓鞘样改变；脊髓灰质是西尼罗病毒感染的靶位点，在人与动物中相似。脑脊液检测可以发现急性期、恢复期抗西尼罗病毒抗体4倍以上增高。治疗主要为支持治疗，辅助机械呼吸、物理降温等。主要伴发症为格林–巴利综合征。

二、诊断、治疗和报告

西尼罗病毒感染需与流行性乙型脑炎和其他病毒性脑膜脑炎进行鉴别诊断。本病无特殊性治疗方法，轻型患者为自限性，脑炎患者需积极治疗，一般以对症或支持疗法为主。

医疗机构应按照《西尼罗热诊断和治疗方案》做好诊断和治疗。

各级医疗卫生机构发现符合病例定义的疑似、临床诊断或确诊病例时，应参照甲类传染病的报告要求通过国家疾病监测信息报告管理系统进行网络直报，报告疾病类别选择"其他传染病"。符合《国家突发公共卫生事件相关信息报告管理工作规范（试行）》要求的，按照相应的规定进行报告。

三、实验室检测

血清标本中检测西尼罗病毒IgM抗体（ELISA法）阳性；双份血清或脑脊液标本中西尼罗病毒特异性IgG抗体（ELISA或HI法筛检和中和试验法确证）滴度有4倍以上增长；从组织、血液、脑脊液、其他体液标本中分离到西尼罗病毒或PCR检测到西尼罗病毒核酸。

四、预防与控制措施

由于尚无人用的西尼罗疫苗，因此全面、综合的媒介蚊虫控制仍是预防控制西尼罗病毒病的最为有效的措施。

（一）预防措施

1.开展旅游卫生知识宣教

向前往国外流行地区的旅游者普及西尼罗脑炎的基本防治知识，使其提高防范意识，防止在境外感染并输入西尼罗病毒。一旦出现可疑症状，应主动就诊并将旅游史告知医生。

2.加强国境检疫，预防疫情输入

对来自西尼罗病毒病流行国家的人员、动物（鸟类，禽类，马、犬等哺乳动物）和货物做好检疫工作，严防疾病传入我国，尤其加强对可疑病例的检疫。口岸检疫部门一旦发现病例，要及时通报卫生部门做好疫情调查和处理。

（二）控制措施

一旦发现西尼罗病例报告，要及时分析传染来源，降低蚊媒密度，控制疫情传播。

（1）病例的管理：对病人进行防蚊隔离，并开展对症和支持治疗。由于病毒有通过哺乳传播的危险性，故感染西尼罗病毒的授乳期妇女应停止哺乳。另外，要防止通过器官移植或输血传染西尼罗病毒。

（2）及时对病例进行流行病学调查，重点调查病人发病前2周的活动史，查明可疑的感染地点，寻找传染来源，开展病例搜索。

（3）发生疫情的地点要立即开展蚊媒应急监测和控制：一旦蚊虫密度超过正常水平，或当地发生西尼罗热流行，必须采取应急蚊虫控制措施，及时切断传播途径。控制蚊媒的重点地区应是病人集中区或蚊密度高的地方，特别注意人口集中的地方如医院、学校等。在以上区域开展环境清理、清除蚊虫滋生地工作，采用马拉硫磷、杀螟硫磷等化学方法杀灭幼蚊，并进行紧急喷药，杀灭成蚊。

（4）教育疫区的群众加强个人防护，在黄昏和拂晓前后蚊虫活跃的时候尽量减少户外活动。如果不得不外出，应穿长袖衣裤，并涂擦驱虫剂。室内应采用纱门、纱窗、蚊帐、蚊香等防蚊措施。

（5）开展爱国卫生运动，搞好社区环境卫生，清除蚊虫滋生地，如清理户外积水、密集灌木等蚊虫滋生环境和废弃的储水容器，及时更换和清洗室内的储水容器、花盆等。

（三）提高西尼罗病毒的监测和应对能力

（1）建立西尼罗病毒的实验室检测技术：各省级疾病预防控制中心要做好实验室技术和试剂储备，建立实验室检测的相关技术和方法，逐步提高对该病的实验室检测能力，以应对可能发生的疫情。

（2）有条件的疾控中心可以在已有的病毒性脑炎监测、登革热监测或蚊媒监测的基础上，增加西尼罗病毒的实验室检测内容，对病原不明的病例标本或蚊虫标本开展西尼罗病毒的特异性检测，了解是否可能存在西尼罗病毒的感染，为评估我国西尼罗病毒的感染情况提供一定的参考依据。

第二节　西尼罗热诊断和治疗方案

西尼罗热（west nile fever，WNF）是一种由西尼罗病毒（west nile virus，WNV）引起的急性传染病。临床特点有高热、头痛、肌肉疼痛、皮疹、淋巴结肿大等，可侵犯中枢神经系统，产生脑膜脑炎症状。本病广泛分布于非洲、中东、西亚和欧洲南部地区，近年来在北美洲亦有流行。鸟是本病的传染源，主要通过蚊虫传播。

一、病原学和发病机制

（一）病原学

西尼罗热是由西尼罗病毒所致的一种虫媒传染病。1937年，人类首次从乌干达西尼罗省的1名发热女子的血液标本中，分离出该病毒，所以称为"西尼罗病毒"。电镜下西尼罗病毒颗粒为直径40～60nm左右的球形结构，脂质双分子膜包裹着一个直径在30nm左右的二十面体核衣壳。西尼罗病毒有3种结构蛋白，核衣壳蛋白（C）、包膜蛋白（E）和膜蛋白（prM/M）。该病毒属于黄病毒科（Flaviviriade）黄病毒属（Flavivirus），有包膜RNA病毒。病毒对热、紫外线、化学试剂如乙醚等敏感，加热至56℃、30min即可灭活。

（二）发病机制

蚊虫叮咬人时，西尼罗病毒进入人体内，人体的特异性和非特异性免疫功能可将病毒限制在局部并清除，临床上表现为隐性感染。当侵入的病毒量较大且人体免疫功能不足以清除病毒时，病毒入血，引起病毒血症，并可进入中枢神经系统。在动物模型以及人感染病例脑部和脊髓脊索多个位点可同时检测到西尼罗病毒，说明病毒经血液途径传入到中枢神经系统。已经证明神经元细胞是病毒在中枢神经系统的主要靶细胞。病毒进入中枢神经系统，引起脑实质和脑膜炎症，严重者危及病人生命。

二、流行病学

（一）流行概况

非洲、北美洲、欧洲是西尼罗病毒感染的主要流行地区；亚洲报告本病的国家有印度、马来西亚、泰国、菲律宾、土耳其、以色列、印度尼西亚、巴基斯坦等；此外，澳大利亚也发现过。我国尚无此种病例。

（二）传染源

西尼罗病毒感染的传染源主要是鸟类，包括乌鸦、家雀、知更鸟、杜鹃、海鸥等。鸟感染后产生的病毒血症至少可维持3天，足以使蚊感染。人、马和其他哺乳动物感染后不产生高滴度的病毒血症，不能通过蚊子在人与人、人与动物间传播。

（三）传播途径

蚊子是本病的主要传播媒介，以库蚊为主。蚊子因叮咬感染西尼罗病毒并出现病毒血症的鸟类而感染。病毒在蚊体内生长繁殖后进入蚊子唾液。人和动物被蚊子叮咬而受染。有输血、器官移植传播西尼罗病毒的报道，但不是主要的传播方式。哺乳及胎盘传播也是可能的传播方式。

（四）人群易感性

人群对西尼罗病毒普遍易感。有些地区人群感染率很高，但以隐性感染居多。老年人感染后则易发展为脑炎、脑膜炎、脑膜脑炎，具有较高的死亡率。流行高峰一般为夏、秋季节，与媒介密度高及蚊体带毒率高有关。

三、临床表现

西尼罗病毒感染的潜伏期一般为3～12天。

临床可分为隐性感染、西尼罗热、西尼罗病毒脑炎或脑膜脑炎3种类型。感染西尼罗病毒后绝大多数人（80%）表现为隐性感染，不出现任何症状，但血清中可查到抗体。少数人表现为西尼罗热，病人出现发烧、头痛、肌肉疼痛、恶心、呕吐、皮疹、淋巴结肿大等类似感冒的症状，持续3～6天后自行缓解。极少数人感染后表现为西尼罗病毒脑炎或脑膜脑炎，多发生在老年人及儿童。表现为起病急骤，高热，持续不降，伴有头晕，头痛剧烈，恶心，可有喷射样呕吐，嗜睡，昏睡，昏迷，可有抽搐，脑膜刺激征阳性，巴氏征及布氏征阳性，可因脑疝导致呼吸衰竭，病情严重者死亡。近年暴发流行的西尼罗病毒感染，呈现重症病例明显增加的趋势。极个别病人表现为急性弛缓性麻痹，病人出现急性无痛、不对称性肌无力、脑脊液淋巴细胞增多。偶尔也可表现为西尼罗病毒性心肌炎、胰腺炎或肝炎等。

四、实验室检查

（一）血常规

外周血白细胞正常或稍高，中性粒细胞及淋巴细胞多在正常范围。

（二）脑脊液（同其他病毒感染所致的中枢神经系统感染表现相似）

压力升高，外观无色透明或微混，蛋白轻度升高，糖及氯化物正常，细胞数轻度增加，以单核细胞增加为主。

（三）病原学检查

首次出现西尼罗热暴发后进行病毒分离是必需的。主要适用于分离病毒的标本有：患者的脑脊液、脑组织或感染早期血清，鸟及其他哺乳动物的肾、脑组织等。分离到病毒后，用间接免疫荧光试验、核酸检测或中和试验确证。

（四）血清学检查

常用 ELISA 方法检测患者血清或脑脊液的 IgM 和 IgG 抗体。由于西尼罗病毒的血清 IgM 抗体持续时间较长，不能据此判断现症感染，需与临床症状及其他实验室检查结果综合分析，以做出准确判断；采取病人急性期和恢复期双份血清，以恢复期血清较急性期 IgG 抗体滴度升高4倍以上为阳性。

（五）分子生物学检查

一般可用 RT-PCR 或实时 PCR 检测脑脊液和各种组织标本中的西尼罗病毒 RNA。

五、诊断与鉴别诊断

（一）诊断要点

由于感染西尼罗病毒后绝大多数人不出现症状或仅出现发热等非特异性表现，所以诊断上非常困难，一定要注意结合流行病学史来综合判断，诊断要点包括以下几点。

1.流行病学资料

是否来自于西尼罗病毒感染的主要流行地区，如非洲、北美洲和欧洲，发病前2周内有无蚊虫叮咬史。

2.临床特征

有无发热尤其是同时有中枢神经系统受累的表现，如头痛、喷射样呕吐以及昏迷、抽搐、惊厥、脑膜刺激征阳性等。

3.实验室检查

血清西尼罗病毒抗体IgM阳性，恢复期血清较急性期IgG抗体滴度升高4倍以上或PCR检测到血清中西尼罗病毒核酸，有确诊意义。

（二）鉴别诊断

西尼罗热要与其他感染性疾病进行鉴别诊断，尤其是要排除流行性乙型脑炎、其他病毒性脑膜脑炎、中毒型菌痢、化脓性脑膜炎、结核性脑膜炎和脑型疟疾，上述疾病均有各自的临床特征和诊断要点。

六、治疗

目前无针对西尼罗病毒的特效治疗药物。治疗主要是对症和支持治疗。轻症患者呈自限性经过，但脑炎患者需积极治疗，常用措施如下。

（一）一般治疗

卧床休息，对病人要尽量避免不必要的刺激。保持呼吸道通畅，昏迷病人注意定时翻身、拍背、吸痰，吸氧，防止发生褥疮。注意精神、意识、生命体征以及瞳孔的变化。给予足够的营养及维生素，保持水及电解质平衡。

（二）对症治疗

1.降温

高热者以物理降温为主，首选冰帽降温，同时酒精擦浴，放置冰袋；药物降温为辅，阿尼利定、柴胡、消炎痛栓均可选用。上述方法效果不佳时，可采用亚冬眠疗法，每次肌肉注射氯丙嗪及异丙嗪各0.5～1.0 mg/kg，4～6小时给药1次。

2.惊厥或抽搐

脑水肿或脑疝所致者，应立即采用脱水剂治疗，可用20%的甘露醇快速静滴；应及时吸痰、保持呼吸道通畅，必要时气管切开。

镇静剂治疗：安定成人每次10～20mg，小儿每次0.1～0.3mg/kg，肌注，必要时静脉缓注，但不超过10mg；水合氯醛成人每次1.5～2.0g，小儿每次50mg/kg（每次不大于1g），鼻饲或保留灌肠；苯巴比妥钠成人每次100mg，肌肉注射。

3.脑水肿而无抽搐

甘露醇用量同上述。呋塞米、高渗葡萄糖可辅助脱水治疗。糖皮质激素可减轻脑水肿，可短期应用。

4.呼吸衰竭

常规氧疗；静脉滴注呼吸兴奋剂洛贝林、尼可刹米、哌甲酯等；必要时气管插管、气管切开，及时机械通气治疗。

七、预后

轻者预后良好，严重者会有瘫痪，震颤麻痹，可留有乏力、记忆力减退、行走困难、肌无力等后遗症。病死率为3%～5%，老年人免疫力差者病死率较年轻人为高。

八、预防

由于目前无预防西尼罗病毒感染的疫苗，因此预防西尼罗病毒感染的主要手段为切断传播途径，即有效且大规模灭蚊；户外活动时应采取措施以防蚊子叮咬。

（一）保护易感人群

在西尼罗病毒病暴发的疫区，提醒居民减少户外活动，在户外应尽量穿着长袖衣裤，裸露皮肤应涂抹蚊虫驱避剂。注意安装纱窗和纱门，减少蚊虫进入室内的机会，同时可以使用电蚊香和电蚊拍杀死室内的成蚊。

（二）隔离病人

虽然目前认为人与人之间通过蚊虫吸血刺叮传播西尼罗病毒的可能性相对较小，但是为了安全起见，应隔离病人并给加装蚊帐，防止蚊虫刺叮，避免引起传播。

（三）切断传染源

媒介蚊虫的防治，应采取综合防治的方法，将媒介蚊虫的密度尽可能地降低。在西尼罗病毒病疫情暴发后，立即开始启动媒介蚊虫的防治措施。

附件：
实验室生物安全要求（规范性附录）。

附件

实验室生物安全要求（规范性附录）

1.PRNT
所有操作在BSL-3实验室中进行，操作人员防护、所有使用物品和废弃物按BSL-3要求进行。

2.病毒分离
所有操作在BSL-3实验室中进行，操作人员防护、所有使用物品和废弃物按BSL-3要求进行。

3.PCR
前期所有操作在BSC（生物安全柜）内进行，病毒裂解液加入后可转移至生物安全2级（BSL-2）实验室进行操作。

4.动物尸体解剖
所有操作在BSL-3实验室中进行，操作人员防护、所有使用物品和废弃物按BSL-3要求进行。

5.其他有关西尼罗病毒的操作
前期所有操作在BSC内进行，能有效灭活病毒的去垢剂或病毒裂解液加入后，方可转移至BSL-2实验室进行操作。

注：BSL-3为生物安全3级实验室，BSL-2为生物安全2级实验室，BSC为生物安全柜。

（辜吉秀）

第二十五章　基孔肯雅热

第一节　基孔肯雅热预防控制技术指南（2012年版）

基孔肯雅热（chikungunya fever，CHIKF）是一种因感染基孔肯雅病毒导致以发热、关节痛/关节炎、皮疹为主要临床表现的病毒性传染病，主要通过白纹伊蚊、埃及伊蚊叮咬传播。该病虽然病死率很低，但在蚊媒密度较高地区易形成大规模暴发和流行。

为指导各地进一步做好基孔肯雅热防控工作，在2008年印发的《基孔肯雅热预防控制技术指南（试行）》基础上，制定本技术指南。

一、疾病概述

（一）病原学

基孔肯雅病毒（chikungunya virus，CHIKV），属于披膜病毒科甲病毒属，病毒直径60～70nm，有包膜。基因组为单股正链 RNA，长度为11～12kb；有1个血清型，可分3个基因型，即西非型、中-东-南非洲型和亚洲型。病毒可在 Vero、C6/36、BHK-21 和 HeLa 等细胞中培养繁殖并产生病变。病毒不耐酸、不耐热，56℃、30min 即可灭活，70%乙醇、1%次氯酸钠、脂溶剂、过氧乙酸等消毒剂及紫外线照射均可杀灭病毒。

（二）流行病学

1.传染源
患者、隐性感染者是本病的主要传染源。非人灵长类动物是本病的宿主。

2.传播途径
本病主要通过媒介伊蚊叮咬传播。

3.人群易感性与免疫力
人群对基孔肯雅病毒普遍易感。人感染病毒后可获得持久免疫力。

4.传播媒介
白纹伊蚊和埃及伊蚊是本病的主要传播媒介。白纹伊蚊与埃及伊蚊主要滋生在较为洁净的容器积水中，一般在白天叮咬人，活动高峰在日出后2小时和日落前2小时。

伊蚊在叮咬病毒血症期的人或动物后，病毒在蚊虫体内繁殖并到达唾液腺内增殖，经2～10天的外潜伏期再传播病毒。蚊体内的病毒可存活较长时间，甚至终生带毒。

5. 传染期

患者在发病当天至7天具有传染性。

6. 地理分布

基孔肯雅热的地理分布与媒介伊蚊的地理分布相关，在非洲次撒哈拉地区、东南亚地区、印度洋沿岸及岛屿、西太平洋地区的热带或亚热带区域呈地方性流行。

据世界卫生组织（WHO）报道，近年来非洲和东南亚地区常发生基孔肯雅热的暴发和流行。2006年，马尔代夫、毛里求斯、马达加斯加、塞舌尔、法属留尼汪岛、马来西亚、印度尼西亚以及印度等国家和地区曾报道基孔肯雅热暴发疫情。其中，法属留尼汪岛的发病数高达27万人，约占当地人口的40%；印度当年报告的疑似病例超过139万，部分地区的发病率超过45%。2008—2009年，泰国、新加坡、印度、马来西亚报告了基孔肯雅热疫情；2010年，印度、印度尼西亚、越南、中国均有基孔肯雅热疫情报告。法国和美国等非流行国家不断发现输入性病例。

7. 发病季节特点

发病季节与当地的媒介伊蚊季节消长有关。在热带和亚热带地区，基孔肯雅热一年四季均可发病。

（三）主要临床表现

潜伏期1～12天，通常3～7天。发热、关节痛/关节炎、皮疹是本病的典型临床表现。主要症状有急起高热、关节痛、关节肿胀、斑丘疹，可伴有头痛，恶心、呕吐、纳差、腹痛等消化道症状，畏光，结膜充血或出血症状。急性症状一般持续5～7天。皮疹常见于面部或四肢伸展侧。关节痛常表现为游走性疼痛，可累及多个关节，以侵犯小关节（如指关节）多见；关节痛常伴随发热症状出现，可持续数天或数月。部分病人可表现为持续性关节疼痛。少数患者可出现出血、脑炎、脊髓炎等严重并发症导致死亡。

二、疫情分类与防控区域划定

（一）输入性病例

指发病前12天内到过有基孔肯雅热流行的国家或地区的病例。

（二）本地感染病例

指发病前12天内未离开过本地区（以县/区为单位），或未到过有基孔肯雅热流行的国家或地区的病例。

（三）疫点

疫点是指基孔肯雅热病人及隐性感染者活动区域中，能够造成周围人群感染的区域范围。通常以感染者住所或与其相邻的若干户、感染者的工作地点等活动场所为中心，根据蚊媒活动范围划定半径100m之内的空间范围，通常作为疫情处置的核心区。一例感染者可划定多个疫点。

（四）预警区

预警区是指当发生基孔肯雅热疫情时，根据基孔肯雅热病人、隐性感染者和蚊媒等传染源或媒介活动情况，结合流行病学调查结果划定的可能存在疫情扩散风险的区域。通常以核心区周围的半径500m区域作为疫情处置的预警区。农村一般以疫点周围自然村、屯，必要时或以行政村甚至乡、镇划为预警区。在城市一般以疫点周围若干街巷、居委会或街道划为预警区。

三、发现与报告

各级各类医疗机构发现发热、关节痛和/或皮疹的患者，应详细了解患者的流行病学史（旅游史或周围人群发病情况），考虑本病的诊断，及时采样送检。

各级各类医疗机构发现基孔肯雅热疑似、临床诊断或确诊病例时，要于24小时内通过国家疾病监测信息报告管理系统进行网络直报，报告疾病类别选择"其他传染病"，如为输入病例须在备注栏注明来源地区。

构成突发公共卫生事件的，应当在2小时内向所在地县级人民政府卫生行政部门报告。接到报告的卫生行政部门应当在2小时内向本级人民政府报告，并同时通过突发公共卫生事件信息报告管理系统向国家卫生行政部门报告。

各级卫生行政部门与当地出入境检验检疫部门建立信息沟通与交流机制，及时掌握当地口岸输入病例的相关信息，防止发生因输入病例导致本地传播。

四、实验室检测

各级疾病预防控制机构和医疗机构发现可疑病例时，要认真按照《基孔肯雅热实验室检测方案》（附件1）进行标本的采集、保存、运送和实验室检测。

当地实验室无条件检测时，应及时送上级疾控中心进行检测。

五、病例管理与职业防护

基孔肯雅热病例的治疗主要是采取对症、支持等综合治疗。对急性期病例必须采取防蚊隔离措施，防蚊隔离期限从发病日起不少于7天，且应持续到发热症状消退。重症病例应住院治疗。

在做好病例管理的基础上，医疗机构应落实防蚊灭蚊措施，防止院内感染。医疗卫生技术人员在开展诊疗及流行病学调查时，应采取标准防护和防蚊防护等措施。

六、流行病学调查

疾病预防控制机构在接到疫情报告后，必须立即组织专业人员按照《基孔肯雅热流行病学调查方案》（附件2）开展调查，明确感染地点，搜索可疑病例，评估发生感染和流行的风险。

发现本地感染疫情时，必须开展病例的主动搜索以及蚊媒应急监测和评估，分析疫情动态，评估流行趋势，及时提出有针对性的控制措施。

对所有散发病例及暴发疫情的指示病例、首发病例、重症、死亡病例以及为查明疫情性质和波及范围需要而确定的调查对象，按《基孔肯雅热流行病学个案调查表》（附件3）进行详细个案调查。疫情性质确定后发生的病例可使用《基孔肯雅热入户调查登记表》（附件4）收集简要流行病学信息。

七、预防控制措施

目前尚没有基孔肯雅热疫苗。控制伊蚊媒介密度、做好防蚊灭蚊工作是预防控制基孔肯雅热最基本和最重要的措施。

（一）预防性措施

1.加强卫生宣教，普及预防知识

（1）指导群众防蚊灭蚊

在有基孔肯雅热流行风险的地区，要采取多种有效形式，以通俗易懂的方式开展健康教育活动。宣传要点包括：基孔肯雅热由伊蚊（俗称花斑蚊或花蚊子）叮咬传播；伊蚊在水缸、水盆等积水容器中繁殖；清除积水、翻盆倒罐，清除蚊虫滋生地可以预防基孔肯雅热流行；在发生疫情的地区要穿长袖衣，可涂蚊虫驱避剂防止蚊虫叮咬。

（2）提示旅游者预防境外感染

各地卫生机构协助旅游部门做好前往基孔肯雅热流行区的旅游者及导游的宣传教育，尤其是前往东南亚、南亚和非洲流行区的旅游者，提高防范意识，防止在境外感染基孔肯雅热。告知游客一旦出现可疑症状，应主动就诊并将旅游史告知医生。

2.强化医务人员培训，提高疾病识别能力

开展医务人员诊疗知识培训，提高疾病诊断与识别能力。重点地区应在每年流行季节前开展一次基层医务人员基孔肯雅热相关知识的强化培训，增强对基孔肯雅热的认识，及时发现和报告疑似基孔肯雅热病例。

3.加强媒介伊蚊密度监测，落实灭蚊措施

疾控部门应开展以社区为基础的蚊媒密度监测或调查，包括伊蚊种类、密度、季节消长等；发现蚊媒密度偏高时，及时提请相关单位开展清除蚊虫滋生地及预防性灭蚊工作。

4.开展爱国卫生运动，全面清除蚊虫滋生地

存在流行风险的地区应积极做好爱国卫生运动，搞好室内外环境卫生、清除蚊虫滋生地等工作。

5.加强信息沟通，做好联防联控

卫生部门与检验检疫、旅游等部门建立联防机制，及时通报信息和协调疫情处置工作。

（二）疫情控制措施

疫情控制措施包括：病例管理、个案调查、病例搜索、宣传教育、蚊媒密度调查、灭蚊及效果评价等内容。

1.输入性病例的控制措施

输入性病例的防控重点是查明患者病毒血症期（起病7天内）的活动地点，根据蚊媒密度与传播风险评估结果，采取针对性措施控制疫情扩散，主要包括以下几个方面：

（1）开展流行病学调查和风险评估

发现基孔肯雅热病例后，应尽快开展流行病学调查，查明患者感染来源地以及发病前后活动情况；开展病例搜索和疫点蚊媒密度调查，评估传播风险。

（2）疫点现场的组织协调与沟通

根据流行病学调查与传播风险评估划定疫点后，应尽快通知疫情发生地的乡镇（街道）政府

（办事处），做好组织开展基孔肯雅热防治的协调工作，落实防蚊灭蚊药物和物资的储备与调拨，采取杀灭成蚊、清除蚊媒滋生地以及开展公众宣传教育等措施。

（3）开展病例搜索

发现输入病例后，应追踪有共同暴露史人群的健康状况，对可能共同暴露者应尽可能采血送检。

（4）疫情通报，强化部门协作

发现输入病例时，应尽快通报相关地区或由上级疾病预防控制机构向有关地区进行通报，通报内容应包括：病人姓名、发病和诊断情况、主要行程、旅行团或接待单位名称以及相关的联系方式等。

病例途经地区的疾控机构接报后，应根据病例停留日期和传染期，评估当地传播风险，并开展相应的防控工作。

2.本地感染疫情的控制措施

发现本地感染疫情时，应在做好病例管理的基础上，重点做好以下工作：

（1）加强组织领导，建议疫情所在地人民政府尽快成立基孔肯雅热疫情控制领导小组，组织落实各项防控工作。

（2）开展流行病学调查，划定核心区和预警区，制定相应的防控策略。在核心区开展以杀灭成蚊、清理蚊虫滋生地为重点的综合防控措施。对预警区的人群，主动开展发热伴关节痛等症状的应急监测工作。

（3）媒介监测与效果评价。在核心区要求每3天开展1次布雷图指数调查工作，每4天开展1次成蚊密度调查，要求尽快将布雷图指数及诱蚊诱卵指数控制在5以下。在预警区要求每周1次进行蚊媒幼虫和成蚊密度调查，力求将布雷图指数及诱蚊诱卵指数控制在5以下。

（4）开展流行因素调查，评估疫情扩散风险。在开展流行病学调查的同时，详细收集疫点及预警区的自然生态、人口与居住条件、流动人口特点、环境与卫生设施、地形地貌、气温、降雨量等与疾病发生和传播相关的信息，分析当地自然因素和社会因素对疾病传播的影响，评估疫情扩散风险。根据疫情评估结果，及时调整防控策略。

（5）做好风险沟通。依法依规及时向社会公布疫情信息，充分发动群众，开展以清除伊蚊滋生地为主要内容的爱国卫生运动。

（三）疫情终止判定

最后一例病例发生后39天（7天病毒血症期+20天蚊媒寿命+12天内潜伏期）没有新发病例，并且核心区布雷图指数连续两周低于5，可认为本次疫情终止。

附件：

1.基孔肯雅热实验室检测方案。

2.基孔肯雅热流行病学调查方案。

3.基孔肯雅热病例流行病学个案调查表。

4.基孔肯雅热入户调查登记表。

附件1

基孔肯雅热实验室检测方案

一、标本的采集

（一）患者标本的采集

急性期血清：发病1周内，无菌静脉采集非抗凝血5mL。

恢复期血清：发病后2至3周或以上，无菌静脉采集非抗凝血5mL。

（二）伊蚊标本的采集

在本病暴发或流行期间，采集疫点的伊蚊成蚊和幼虫，用于病原学检测。

二、标本的保存与运输

血液标本采集后，在4℃条件下尽快运送至实验室进行血清分离并保存。

血清标本可置于-20℃冰箱短期保存，长期保存须置-70℃以下。

标本运输按照《人间传染的病原微生物名录》的规定执行。

三、检测方法

常用检测方法主要有3种：血清学检测、核酸检测和病毒分离。一般情况下，病毒分离与核酸检测宜采用发病后1周内的血清；IgM抗体检测宜采用发病4天后的血清，IgG抗体的检测宜采用发病1周后的血清。

（一）血清学检测方法

1.特异性IgM检测

采用的方法有：捕获ELISA法（MacELISA）、间接ELISA法、免疫荧光法和免疫层析法等。

2.特异性IgG检测

采用的方法有：间接ELISA法、免疫荧光法和免疫层析法等。

3.意义

（1）IgM阳性结果，表明患者新近CHIKV感染，用于基孔肯雅热早期诊断。

（2）IgG阳性结果，表明曾受到CHIKV感染；恢复期血清抗体滴度比急性期抗体滴度有4倍或4倍以上升高则可确诊。

（二）病原学检测方法

1.基孔肯雅病毒核酸检测

一般发病后7日内在多数患者的血清中可检测到病毒核酸。冻存伊蚊标本也可进行基孔肯雅病毒核酸检测。可采用RT-PCR和real-time RT-PCR等核酸扩增的方法检测。

2.病毒分离鉴定

常用Vero、C6/36等敏感细胞系开展病毒分离，分离物可以免疫荧光法或核酸检测进行鉴定。

3.意义

患者血清中分离到基孔肯雅热病毒和/或检测到病毒核酸后，可确诊基孔肯雅热病毒感染。

附件2

基孔肯雅热流行病学调查方案

为指导疾病预防控制专业人员做好基孔肯雅热疫情的流行病学调查工作，制定本方案。

一、调查目的

（1）追溯可能的传染源和感染地点，掌握病例在病毒血症期的活动情况；

（2）掌握疫情分布，确定波及的范围；

（3）了解周围环境的媒介伊蚊密度，评估传播风险。

二、调查对象、内容和方法

（一）个案调查

调查内容包括：病例的基本情况，发病前旅行史和暴露史，就诊情况，临床表现，实验室检查，诊断和转归情况，居住地及发病后逗留地点，共同暴露者情况等，详见《基孔肯雅热流行病学个案调查表》。

1.临床资料收集

通过查阅病历及化验记录，询问医生及病人、病人家属等方法，详细了解病例的就诊经过、临床表现、实验室检查结果等情况。核实与基孔肯雅热临床表现是否相符。

2.流行病学调查与分析

调查病例发病前12天至发病后7天内的活动情况。确定感染地点，判断该病例为输入性还是本地感染，明确疫情可能扩散的范围。

（二）病例搜索

1.输入性病例

应详细追查旅行史，在与其共同出境的人员中搜索可疑病例。若病例病毒血症期在境内活动，应在其生活、工作区域搜索可疑病例。所有可疑病例均需采血送实验室检测。

2.本地感染

在核心区开展入户调查，搜索病例；通过查找当地医疗机构处方、门诊日志等方式，调查近期发热病例情况。

（三）环境因素调查

详细收集疫点及预警区的自然生态、人口与居住条件、流动人口特点、环境与卫生设施、地形地貌、气温、降雨量等与疾病发生和传播相关的信息，分析当地自然因素和社会因素对疾病传播的影响。

（四）蚊媒调查与评估

发生疫情时，在核心区和预警区开展蚊媒密度调查。调查100户居民，检查室内外所有积水容器及蚊幼虫滋生情况，计算布雷图指数、容器指数；核心区每3天1次，预警区每周1次，以评估疫情传播风险和媒介控制效果。

三、资料的分析和报告

（1）在疫情调查处理进程中或结束后，应及时对流行病学资料进行整理、分析，评估传播风险，撰写流行病学调查报告，向卫生行政部门提出蚊媒控制措施的建议。

（2）疫情结束后，应将流行病学调查原始资料、汇总分析结果及调查报告及时进行整理归档，并录入数据库。

（3）及时上报结案报告，内容包括：疫情概况、流行病学特征、临床特征、暴发原因、流行趋势分析、病例分类及病原学检测结果、控制措施和效果评估及防控建议等。在疫情终止后7天内完成结案报告。

附件3

基孔肯雅热病例流行病学个案调查表

一、基本情况

（一）患者姓名：_____ 联系电话：_____

如患者年龄＜14岁，则家长姓名：_____ 联系电话：_____

（二）性别：（1）男 （2）女

（三）年龄：_____岁

（四）家庭住址：_____省_____市_____县（市、区）_____乡（镇、街道）_____行政村（居委会）

（五）工作单位：

（六）职业：

（1）幼托儿童 （2）散居儿童 （3）学生 （4）教师 （5）保育保姆

（6）饮食从业人员 （7）商业服务 （8）医务人员 （9）工人 （10）民工

（11）农民 （12）牧民 （13）渔（船）民 （14）干部职员 （15）离退人员

（16）家务待业 （17）其他

（七）若是输入性病例，请填写以下内容：

1. 国籍_____

2. 从何处入境本地：_____

3. 入境口岸_____；入境时间：_____年___月___日

4. 入境原因：

（1）旅游 （2）商贸往来 （3）导游工作 （4）留学 （5）探亲访友 （6）其他

5. 入境后到经地区及停留时间：

地点1：_____；日期：_____年___月___日至_____年___月___日

地点2：_____；日期：_____年___月___日至_____年___月___日

二、发病与临床症状

（一）发病日期：_____年___月___日

（二）首发症状：

（三）相关症状体征：

1. 发热（38℃以上）：_____ （1）有 （2）无 （3）不详

如有，则日期：___月___日至___月___日，最高体温___℃，或（未）检测。

2. 关节痛：_____ （1）有 （2）无 （3）不详

如有，则日期：___月___日至___月___日，主要累及的关节为（可多选）：

①手腕 ②脚踝 ③脚趾 ④手指 ⑤膝 ⑥肘 ⑦肩关节 ⑧脊柱 ⑨其他

3. 皮疹：_____　（1）有　　（2）无　　（3）不详

如有，则日期：____月___日至 ____月___日，皮疹为：

①斑丘疹　②麻疹样皮疹条/线状　③猩红热样皮疹簇状　④红斑疹　⑤其他

皮疹部位（可多选）：　①全身　②躯干　③四肢　④面部　⑤其他

4. 头痛：_____　（1）有　　（2）无　　（3）不详

如有，则日期：____月___日至 ___月___日

5. 结膜充血：_____　（1）有　　（2）无　　（3）不详

如有，则日期：____月___日至 ___月___日

6. 颜面潮红：_____　（1）有　　（2）无　　（3）不详

如有，则日期：____月___日至 ___月___日

7. 胸红：_____　（1）有　　（2）无　　（3）不详

如有，则日期：____月___日至 ___月___日

8. 出血症状：_____　（1）有　　（2）无　　（3）不详

如有，则出血部位为（多选）：_____

①结膜出血　②鼻出血　③牙龈出血　④呕血　⑤便血　⑥血尿　⑦其他

9. 皮肤出血点：_____　（1）有　　（2）无　　（3）不详

如有，则出血点为：①散在　②条/线状　③簇状　④其他_____

三、就诊情况

就诊日期	就诊医院名称	有无住院	住院日期	备注

四、住所（病家）环境相关因素

（一）使用的防蚊设备（可多选）：_____

（1）蚊帐　（2）蚊香　（3）纱门　（4）灭蚊剂　（5）其他：

（二）积水容器类型（可多选）：_____

（1）花瓶　（2）瓦盆　（3）铁罐　（4）碗碟缸　（5）池塘　（6）树洞　（7）竹桩

（8）假山　（9）盆景　（10）其他_____

五、发病前后活动情况

（一）外出史：

1. 发病前12天内是否有外出（离开本市县及出境旅游）史：_____　（1）是　　（2）否

如果否，跳至"（二）发病前后在本地活动情况"

如是，地点1：_____；日期：____月___日至 ___月___日

地点2：_____；日期：____月___日至 ___月___日

地点3：_____；日期：____月___日至 ___月___日

返回时间（或入境时间）：____月___日至 ___月___日

同行团队名称（或旅行社名称）：

同行人员姓名1：_____　电话：_____　健康状况：_____

同行人员姓名2：_____　电话：_____　健康状况：_____

同行人员姓名 3：_____ 电话：_____ 健康状况：_____

同行人员姓名 4：_____ 电话：_____ 健康状况：_____

同行人员姓名 5：_____ 电话：_____ 健康状况：_____

2. 外出期间是否明确有蚊虫叮咬史：_____ （1）是 （2）否

如是，则叮咬地点为：

地点 1：_____；地点 2：_____；地点 3：_____。

（二）发病前后在本地的主要活动情况：（备注栏填写具体地点）

	日期	家中	工作单位	公园	运动场所	市场	学校	医院	其他	备注
发病第七日										
发病第六日										
发病第五日										
发病第四日										
发病第三日										
发病第二日										
发病当日										
发病前一日										
发病前二日										
发病前三日										
发病前四日										
发病前五日										
发病前六日										
发病前七日										
发病前八日										
发病前九日										
发病前十日										
发病前十一日										
发病前十二日										

六、共同暴露者健康状况

（一）有无家庭其他成员/接触者出现过类似症状：_____ （1）有 （2）无 （3）不详

（二）家中人口数：_____人，出现类似症状者：_____人。

（三）工作单位所在部门人数：_____人，出现类似症状者：_____人。

请将出现类似症状的家庭成员或同事的相关情况填入下表：

姓名	与患者关系	年龄	性别	发病日期	就诊情况	采样日期	备注

七、其他需补充内容

八、备注

（一）血常规检查

（二）病原学诊断检测

（三）病例诊断分类：本病例属于（输入性病例　本地病例）

调查日期：_____年___月___日　　　调查者：_____

附件4

基孔肯雅热入户调查登记表

调查点名称：_____　　调查人：_____　　联系电话：_____　　调查日期：_____

门牌号	户主姓名	户内居住人口数	家庭成员姓名	性别	年龄	职业	是否出现以下症状				发病日期	最近12天外出情况				是否接受采样检测	采样检测结果	是否列入病例管理	备注
							发热℃	关节痛	肌肉痛	皮疹/出血点		其他社区、村	外市	外省	国外				

填写说明：1.症状：如有相应症状，则填写出现日期；2.外出史：如有外出，则填地址；3.如有联系方式请填在备注。

第二节　基孔肯雅热诊断和治疗方案

基孔肯雅热（chikungunya fever）是由基孔肯雅病毒（chikungunya virus，CHIKV）引起，经伊蚊传播，以发热、皮疹及关节疼痛为主要特征的急性传染病。1952年首次在坦桑尼亚证实了基孔肯雅热流行，1956年分离到病毒。本病主要流行于非洲和东南亚地区，近年在印度洋地区造成了大规模流行。

一、病原学

CHIKV 属于披膜病毒科甲病毒属的 semliki forest（SF）抗原复合群。病毒直径约70nm，有包膜，含有3个结构蛋白（衣壳蛋白C、包膜蛋白E1和E2）和4个非结构蛋白（nsP1、nsP2、nsP3和nsP4）。CHIKV 的基因组为不分节段的正链 RNA，长度为 $11\sim12kb$。病毒基因组编码顺序为 5'-NS1-NS2-NS3-NS4-C-E3-E2-E1-3'。通过病毒部分 E1 基因的系统发生分析可将 CHIKV 分为3个组：第1组包含了全部西非的分离株，第2组是亚洲分离株，东、中、南部非洲的分离株构成了第3组。

CHIKV 可在 Vero、C6/36、BHK-21 和 HeLa 等细胞中繁殖并产生细胞病变。对血细胞如原代淋巴细胞、T淋巴细胞、B淋巴细胞及单核细胞等不敏感。CHIKV 可感染非人灵长类、乳鼠等动物。

CHIKV 对理化因素的抵抗力较弱，对酸、热、脂溶剂、去污剂、漂白粉、酚、70%酒精和甲醛敏感。

二、流行病学

（一）传染源

人和非人灵长类动物是CHIKV的主要宿主。急性期患者、隐性感染者和感染病毒的非人灵长类动物是本病的主要传染源。

1.患者

基孔肯雅热急性期患者是主要传染源。人患该病时，在发病后2～5天内可产生高滴度病毒血症，有较强的传染性。

2.隐性感染者

隐性感染者是CHIKV的重要传染源。

3.非人灵长类动物

在丛林型疫源地内，亦为本病的主要传染源。已证实非洲绿猴、狒狒、红尾猴、黑猩猩、长臂猿、猕猴和蝙蝠可自然或实验感染CHIKV，并能产生病毒血症。

（二）传播途径

埃及伊蚊和白纹伊蚊是本病的主要传播媒介。主要通过感染病毒的伊蚊叮咬而传播。实验室内可能通过气溶胶传播，目前尚无直接人传人的报道。

（三）人群易感性

人对CHIKV普遍易感，感染后可表现为显性感染或隐性感染。

（四）流行特征

1.地区分布

基孔肯雅热主要分布于非洲、南亚和东南亚地区。在非洲主要流行的国家为坦桑尼亚、南非、津巴布韦、扎伊尔、塞内加尔、安哥拉、尼日利亚、乌干达、罗得西亚、科摩罗、毛里求斯、马达加斯加、马约特岛、塞舌尔及法属留尼汪岛等国家和地区。在亚洲有印度、斯里兰卡、缅甸、越南、泰国、老挝、柬埔寨、菲律宾和马来西亚等。2005—2007年本病在印度洋岛屿、印度和东南亚地区广泛流行，导致数百万人患病。

2.人群分布

任何年龄均可感染发病，但新老疫区有差异。在新疫区或输入性流行区，所有年龄组均可发病；在非洲和东南亚等长期流行地区，儿童发病较多。无性别、职业和种族差异。

3.季节分布

本病主要流行季节为夏、秋季，热带地区一年四季均可流行。季节分布主要与媒介的活动有关。

4.输入性

凡有伊蚊存在地区，当伊蚊达到一定密度且自然条件适合时，如有CHIKV传入，就可能引起流行或暴发。

三、发病机制与病理改变

（一）发病机制

基孔肯雅热的发病机制目前尚不清楚，近年来的研究有如下看法。

1.病毒直接侵犯

人被感染CHIKV的蚊子叮咬，约2天后即可发病。发病后第1～2天是高病毒血症期，第3～4天病毒载量下降，通常第5天消失。病毒通过其包膜上的E1、E2蛋白与巨噬细胞、上皮细胞、内皮细胞、成纤维细胞、室管壁膜细胞、小脑膜细胞等细胞上的受体结合，然后通过网格蛋白（calthrin）介导的细胞内吞作用进入细胞，并在细胞内复制，导致细胞坏死和凋亡。

病毒还可通过胎盘感染胎儿，导致流产或胎儿死亡。

动物实验证明病毒易侵犯新生小鼠的中枢神经系统、肝、脾及结缔组织。

2.免疫机制

有研究发现，患者病后2～6天血清中一些细胞因子浓度增高，如干扰素g诱导蛋白-10（CXCL-10）、白细胞介素-8（IL-8）、单核细胞化学趋化蛋白-1（MCP-1）和干扰素g诱导的单核因子（MIG/CXCL9）等，而且以CXCL-10增高为主。患者血清中干扰素g、肿瘤坏死因子a及Th2细胞因子，如IL-1b、IL-6、IL-10和IL-12的浓度保持在正常范围。在恢复期，CXCL-10和MCP-1的浓度下降，由于CXCL-10的功能是在细胞免疫反应中对Th1细胞起化学趋化作用，因此病情严重程度及进展可能与其浓度持续在高水平相关。另外，动物实验证明，干扰素a起着主要的抗病毒作用。

（二）病理改变

1.骨骼肌

主要感染成纤维细胞，在肌外膜检测到大量的病毒，肌束膜和肌内膜有少量的病毒，而且肌外膜可见巨噬细胞浸润；在肌纤维基底层可见小单核细胞。在感染CHIKV的新生小鼠中可见严重的坏死性肌炎，表现为严重的肌纤维坏死、淋巴细胞和单核巨噬细胞浸润。

2.关节

关节囊成纤维细胞可见病毒抗原。

3.皮肤

深真皮层的成纤维细胞可见病毒抗原。

4.中枢神经系统

小鼠实验显示，脉络丛上皮细胞严重的空泡变性，脉络丛上皮细胞、室管壁膜细胞和小脑膜细胞有大量的病毒，但脑实质及构成血脑屏障的微血管上皮细胞未见明显改变。

5.肝脏

免疫标记及透射电镜显示，在病毒感染小鼠的肝窦毛细血管上皮细胞、巨噬细胞和kupffer细胞可见病毒抗原及出芽。

6.脾脏

一般可在红髓中观察到病毒抗原。

四、临床表现

本病的潜伏期为2～12天，通常为3～7天。

（一）急性期

1.发热

病人常突然起病，寒战、发热，体温可达39℃，伴有头痛、恶心、呕吐、食欲减退，淋巴结肿大。一般发热1～7天即可退热，有的病人约3天后再次出现较轻微发热（双峰热），持续3～5天恢复正常。有些患者可有结膜充血和轻度畏光的结膜炎表现。

2.皮疹

80%的患者在发病后2～5天，躯干、四肢的伸展侧、手掌和足底出现皮疹，为斑疹、丘疹或紫癜，疹间皮肤多为正常，部分患者伴有瘙痒感。数天后消退，可伴有轻微脱屑。

3.关节疼痛

发热同时，多个关节和脊椎出现疼痛、关节肿胀，可伴有全身性肌痛。关节痛多为游走性，随运动加剧，晨间较重。病情发展迅速，往往在数分钟或数小时内关节功能丧失，不能活动。主要累及小关节，如手、腕、踝和趾关节等，也可能涉及膝和肩等大关节，腕关节受压引起的剧烈疼痛是本病的特点。关节积液少见。X线检查正常。

4.其他

极少数患者可出现脑膜脑炎、肝功能损伤、心肌炎及皮肤黏膜出血。

（二）恢复期

急性期后，绝大多数患者的关节疼痛及僵硬状态可完全恢复。部分患者持续性关节疼痛和僵硬可达数周至数月，甚至3年以上。个别患者留有关节功能受损等后遗症。

五、实验室检查

（一）一般检查

1.血常规检查

白细胞计数多为正常，少数患者白细胞总数及淋巴细胞减少、血小板轻度降低。

2.生化检查

部分患者血清ALT、AST、肌酸激酶（CK）升高。

3.脑脊液检查

脑膜脑炎患者脑脊液检查符合病毒性损伤的改变。

（二）血清学检查

1.血清特异性IgM抗体

采用ELISA、免疫层析等方法检测，捕获法检测IgM抗体的结果较为可靠。一般情况下，发病后第1天出现IgM抗体，第5天多数患者呈阳性。

2.血清特异性IgG抗体

采用ELISA、免疫荧光抗体测定（IFA）、免疫层析等方法检测。一般情况下，发病后第2天出现IgG抗体，第5天多数患者呈阳性。

（三）病原学检查

1.核酸检测

采用RT-PCR和real-time PCR等核酸扩增方法检测。一般发病后4天内在多数患者的血清中可检测到病毒核酸。

2.病毒分离

采集发病2天内患者血清标本，用Vero、C6/36、BHK-21和HeLa等敏感细胞进行病毒分离。

六、诊断及鉴别诊断

（一）诊断依据

1.流行病学资料

生活在基孔肯雅热流行地区或12天内有疫区旅行史，发病前12天内有蚊虫叮咬史。

2.临床表现

急性起病，以发热为首发症状，病程2～5天出现皮疹，多个关节剧烈疼痛。

3.实验室检查

（1）血清特异性IgM抗体阳性；

（2）恢复期血清特异性IgG抗体滴度比急性期有4倍以上增高；

（3）从患者标本中检出基孔肯雅病毒RNA；

（4）从患者标本中分离到基孔肯雅病毒。

（二）诊断标准

1.疑似诊断

具有上述流行病学史和临床表现；无流行病学史者，但具有上述典型的临床表现。

2.确定诊断

疑似诊断基础上具备诊断依据中实验室检查任一项者。

（三）鉴别诊断

1.登革热

基孔肯雅热与登革热的传播媒介相同，流行区域基本相同，临床表现亦类似，与登革热较难鉴别。基孔肯雅热发热期较短，关节痛更为明显且持续时间较长，出血倾向较轻。鉴别有赖于实验室特异性检测。

2.O'nyong-nyong等甲病毒感染

O'nyong-nyong病毒、Mayaro病毒等甲病毒感染引起的临床表现和基孔肯雅热相似，不易根据临床表现和一般实验室检查进行鉴别，需要通过特异性检测进行鉴别诊断。由于这些病毒之间存在抗原性交叉，对血清学检测结果需要仔细分析。核酸检测和病毒分离是鉴别这些病毒感染的主要方法。

3.传染性红斑

由细小病毒B19引起，首先出现颧部红斑，伴口周苍白，2～5天后出现躯干和四肢的斑丘疹。关节受损表现为多关节周围炎，较多发生在近端指趾关节、掌关节，可侵犯腕、膝和踝关节。细小病毒B19特异性抗体和核酸检测阳性。

4.其他

本病还需与流感、麻疹、风疹、传染性单核细胞增多症、风湿热、细菌性关节炎等疾病相鉴别。

七、治疗

本病无特效药物治疗，主要为对症处理。

（一）一般治疗

发热期应卧床休息，不宜过早下地活动，防止病情加重。采取防蚊隔离措施。

（二）对症治疗

1.降温

对于高热病人应先采用物理降温。有明显出血症状的患者，要避免酒精擦浴，可使用非甾体消炎药（NSAIDs），避免使用阿司匹林类药物。

2.止痛

关节疼痛较为严重者，可使用镇痛药物。

3.治疗

治疗要点主要为防治脑水肿，可使用甘露醇、呋塞米等药物降低颅压。关节疼痛或活动障碍者可进行康复治疗。

八、出院标准

体温恢复正常，隔离期已满（病程大于5天）。

九、预后

本病为自限性疾病，一般预后良好。

十、预防

基孔肯雅热的预防主要采取以下措施。

（一）控制传染源

尽量就地治疗，以减少传播机会。患者在病毒血症期间，应予以防蚊隔离。隔离期为发病后5天。发现疑似和确诊病例应及时上报。

（二）切断传播途径

病室中应有蚊帐、纱窗、纱门等防蚊设备。消灭蚊虫和清除蚊虫滋生地。

（三）保护易感人群

目前尚无可供使用的疫苗。主要采取个人防蚊措施。

（马成霞）

第二十六章　拉沙热

第一节　拉沙热预防控制技术指南

一、疾病概述

（一）病原学

拉沙病毒（lassa virus）属于沙粒病毒科，为负链RNA病毒，对理化因素的抵抗力较弱，对酸、热、紫外线、脂溶剂、去污剂等敏感。拉沙病毒可在Vero细胞中繁殖，也可以感染多种动物如小鼠、仓鼠、豚鼠、恒河猴等。1969年在尼日利亚首次发现拉沙热病原体，并以发现该病毒的地点命名其为拉沙热病毒。

（二）流行病学特征

1.传染源和宿主动物

拉沙病毒在自然界中的主要传染源和宿主为啮齿动物，以多乳鼠为主，其次还有黑家鼠和小鼷鼠。多乳鼠感染拉沙病毒并不发病，该鼠带毒率很高，呈慢性持续无症状感染，其唾液和尿液携带并排出病毒，可污染食物和水源。

感染拉沙热的病人和隐性感染者亦为传染源，可导致医院内感染。

2.传播途径

该病为人畜共患疾病，可通过直接或间接接触鼠排泄物而感染。鼠排泄物、分泌物、含拉沙病毒的病人血液及分泌物可通过破损的皮肤、黏膜或污染的食物传染给接触者。拉沙热病毒也可发生人际传播、医院内感染和实验室感染。

3.人群易感性

人群普遍易感。由于是机会性感染，儿童可能因为接触鼠类机会少而患病率略低。感染后会产生免疫力，但目前尚不清楚免疫的有效期限。

4.流行特征

拉沙热具有传染力强、传播迅速、发病率高的特点，症状不明显，传染源不易被发现，从而容易造成疫情蔓延。

该病多发生在几内亚、利比里亚、塞拉利昂以及尼日利亚地区。在中非共和国、利比里亚、尼日利亚、塞拉利昂以前有过暴发的报道，在民主刚果、几内亚、马里和塞内加尔也曾有人感染的迹象。居住在拥挤、脏乱的钻石采矿地区的居民的发病率最高，医务人员也是高危人群中的重要群体。拉沙热全年均可发病。

最近一次的暴发发生在塞拉利昂，从1996年1月至1997年4月一共报道有823例病人，其中153例死亡（病死率18.16%）。

（三）主要临床表现

拉沙热潜伏期6～21天。起病缓慢，症状包括全身不适、发热、咽痛、咳嗽、恶心、呕吐、腹泻、肌痛及胸腹部疼痛，发热为稽留热或弛张热，常见眼部和结膜的炎症和渗出。约80%的人类感染表现为轻症或无症状，其他表现为严重多系统疾病。疾病在妊娠期尤为严重，超过80%的孕妇可发生流产。严重病例常发生低血压或休克、胸腔积液、出血、癫痫样发作、脑病、脸病和颈部水肿，也常伴有蛋白尿和血液浓缩。恢复期可发生暂时性脱发和运动失调。25%的病人可发生第八脑神经性耳聋，1～3个月后仅半数病人可恢复部分功能。总病死率约为1%，住院病死率接近15%，在一些流行区病死率更高。妊娠第3个月妇女和胎儿病死率尤高。谷草转氨酶高于150和高病毒血症者，预后较差。

二、诊断、报告和治疗

通常应根据流行病学调查、临床表现、实验室检查来进行诊断。

拉沙热的临床症状很难与重症疟疾、败血病、黄热病和其他病毒性出血热疾病（如埃博拉出血热）区别。咽喉部发炎且扁桃体上有白色的斑点是其与其他疾病区分的重要体征。应结合各型VHF特异性体征、症状，以及实验室检查进行鉴别诊断。

本病应采取严密隔离至少3～4周。采取对症支持治疗和抗病毒治疗，其中利巴韦林治疗拉沙热抗病毒效果较好，在病程的任一时期使用都有一定疗效，早期使用最佳，病程1周内接受治疗可降低病死率，静脉用药比口服效果更好。本病于1969年就开始使用免疫血浆治疗，但除了在免疫血浆的获得、检测、控制、储存等方面存在困难外，免疫血浆的疗效在动物实验中相对有限。一般可使用免疫血浆1～2单位/次，10～12小时可见效。

具体诊断和治疗方法参见《拉沙热诊断和治疗方案》。

各级医疗卫生机构发现符合病例定义的疑似或确诊病例时，应参照甲类传染病的报告要求通过国家疾病监测信息报告管理系统进行网络直报，报告疾病类别选择"其他传染病"。符合《国家突发公共卫生事件相关信息报告管理工作规范（试行）》要求的，按照相应的规定进行报告。

三、实验室检测

（一）一般检查

1.血常规检查
白细胞分类中淋巴细胞增多，血小板减少。
2.尿常规检查
一般可出现蛋白尿、血尿，在尿液中可出现管型。便潜血（＋）。

3.生化检查

一般可有 AST、ALT、BUN 升高。

（二）血清学检查

有助于病人早期诊断，目前主要应用的检查方法有间接免疫荧光试验、酶联免疫吸附试验、血凝抑制试验、固相免疫血球吸附试验等。检测结果发病早期和恢复期两次血清特异性 IgG 或 IgM 型抗体效价递增4倍以上或抗原（+）均具有确诊意义。

（三）病原学检查

1.血清中特异性抗原

一般多采用 ELISA 法检测。一般情况下，拉沙病毒抗原于发病后第1周出现。

2.核酸检测

一般采用 RT-PCR 等核酸扩增等方法检测。病程5天内大多数患者的血清中可检测到病毒核酸，发病后30天内在半数以上患者中仍可检测到。

3.病毒分离

采集发病14天内患者血清或全血标本，用 Vero 细胞进行病毒分离。

目前，多采用将病毒分离培养法与间接免疫荧光法、核酸检测等技术结合起来，这就在保留其可靠性的同时提高了实验的敏感度和特异性。

四、预防控制措施

（一）预防措施

1.加强国境检疫，预防疫情输入

对来自西非流行地区的人员，动物和货物做好检疫工作，严防疾病传入我国，尤其加强对可疑病例和染疫动物的检疫。口岸检疫部门一旦发现病例，要及时通报卫生部门做好疫情调查和处理。

2.加强对出境人员防病知识的宣传

防止拉沙热流行的最有效的方法是切断人与鼠类之间的接触。前往流行地区的人员应避免与鼠类接触，采取有效措施防止鼠类进入家中，避免接触鼠类污染的食物和物品。注意做好食品卫生、食具消毒和食物保藏等工作。避免与疑似病例接触。

（二）控制措施

1.医学观察、留验和隔离

对疑似病例应就地实行医学观察，进行留验处理。对确诊病例，必须在专业的传染病治疗机构进行严格的隔离治疗。由于可以发生院内感染，因此必须采取严格措施隔离病人的体液和分泌物。隔离区内采取呼吸防护措施。男性病人必须禁止性生活3个月，直到精子内检查无病毒为止。

2.消毒

病人的排泄物、分泌物、血和病人接触过的所有物品以及血液检查用的试验器械、可疑污染场所，都要选择敏感消毒剂进行喷洒，喷雾或熏蒸消毒处理。常用消毒剂有0.5%的次氯酸钠溶液或加去污剂的苯酚进行消毒，其他可供选择的方法尚有高压消毒、焚化或煮沸。此外，紫外线可做空气消毒。

实验室检验应在生物安全柜内进行，如果没有生物安全三级以上的试验条件，则尽可能减少检验次数，操作时做好个人防护。

对所有的可疑污染物品和场所要进行严格和彻底的终末消毒处理。终末消毒常选择0.5%的次氯酸钠溶液或苯酚复合物进行，也可选用甲醛熏蒸的方式进行。

3.个人防护

凡是接触、护理染疫动物和病例的人，进行疫点处理的工作人员必须穿戴全套防护服和防病毒面罩进行操作。

4.接触者管理

该病的潜伏期可短达三天，使得有必要迅速和有效开展接触者追踪。凡在患者传染期内可能密切接触的所有人员都应进行隔离观察：每天测量两次体温，直至最后一次接触3周后，一旦体温高于38.3℃，则应立即进行隔离治疗。

第二节　拉沙热诊断和治疗方案

拉沙热（lassa fever）是由拉沙病毒（lassa virus）引起，主要经啮齿类动物传播的一种急性传染病，20世纪50年代首次被发现，但直到1969年才分离出病毒。临床表现主要为发热、寒战、咽炎、胸骨后疼痛和蛋白尿，可出现多系统病变。本病主要在几内亚、利比里亚、塞拉利昂和尼日利亚等西非国家流行。

一、病原学

拉沙病毒属于沙粒病毒科，病毒直径80～150nm（平均100nm），有包膜。拉沙病毒的基因组为2条双义单股负链RNA（S和L），S片段全长3.5kb，编码病毒的核蛋白（NP）和包膜糖蛋白（GP1、GP2），L片段全长7.2kb，编码病毒RNA多聚酶和Z蛋白。

拉沙病毒可在Vero细胞中繁殖，也可以感染多种动物如小鼠、仓鼠、豚鼠、恒河猴等。

拉沙病毒对理化因素的抵抗力较弱，对酸、热、紫外线、脂溶剂、去污剂等敏感。

二、流行病学

（一）传染源

拉沙病毒在自然界中的主要传染源和宿主为啮齿动物，以多乳鼠为主，其次还有黑家鼠和小鼷鼠。多乳鼠感染拉沙病毒并不发病，但在其排泄物（如尿和粪便等）中含有病毒。

感染拉沙热的病人和隐性感染者亦为传染源，可导致医院内感染。

（二）传播途径

拉沙热为人畜共患疾病，人主要通过接触受染动物及其排泄物而感染，也可通过直接接触拉沙热患者的血液、尿、粪便或其他身体分泌物，以及通过污染的针头等感染。拉沙病毒可发生人际传播或医院内感染。尚无证据表明人与人之间可通过空气传播。

（三）人群易感性

人对拉沙病毒普遍易感，隐性感染及轻症病例占多数。

（四）流行特征

1.地区分布

拉沙热主要分布于几内亚、利比里亚、塞拉利昂和尼日利亚等西非国家，在布基纳法索、中非共和国、冈比亚、加纳、科特迪瓦、马里、塞内加尔等国家也存在拉沙病毒感染的血清学证据。据估计，每年新发病例数达100000人以上，其中1000～3000人死亡（病死率1%～3%），住院患者的病死率为15%～25%。

2.人群分布

任何年龄均可感染发病，无性别、职业和种族差异。

3.季节分布

无明显的季节性，全年均可流行。

4.输入性

自1969年以来，美国、英国、德国、荷兰、以色列、日本、加拿大等国家均有输入性病例的发生。

三、发病机制与病理改变

（一）发病机制

拉沙热的发病机制尚未完全阐明。目前认为拉沙病毒可通过损伤的皮肤或黏膜侵入，进入淋巴系统和血液循环。病毒在咽部淋巴组织内增殖，出现咽炎症状。导致多器官损伤的主要机制为病毒直接作用，以肝损伤最常见。出血原因主要为血小板和内皮细胞功能丧失所致。拉沙病毒可感染人树突状细胞（DC）和巨噬细胞（MP），但不引起DC、MP细胞凋亡。拉沙热患者血清中炎性介质升高，如IL-8、干扰素诱导蛋白-10（IP-10）、IFN-γ、IL-12、IL-6、RANTES等。在致死性患者中，IL-8水平较低或检测不到。IP-10可通过抑制内皮细胞功能，趋化T细胞和NK细胞参与感染和休克。重症病例表现为细胞免疫反应受到抑制。

（二）病理改变

本病病例尸检资料较少，现有的少数病理所见多为非特异改变。肝脏为主要靶器官。肝脏肿大、切面苍白。肝索和肝窦状隙可见凋亡小体。电镜下肝脏细胞内可见大量的拉沙病毒颗粒。肝细胞质致密可见嗜酸性包涵体，胞核固缩或消失。肝小叶内点、灶状坏死、出血，但其网状组织构架完好。炎症细胞较少，可见到库普弗细胞。心、肺、肾、脑等器官可见充血、水肿。淋巴结单核吞噬细胞增生，皮质、滤泡淋巴细胞减少。

四、临床表现

潜伏期：6～21天，平均10天。起病较缓，发热，寒战，全身不适，虚弱，头痛，咽痛，咳嗽，弥漫性肌痛。少数病例在病程第2周在面、颈、躯干和臀部出现微小的斑丘疹。胸骨后疼痛、肝区触痛明显。发热一般持续7～17天，第2～4周开始恢复，多数患者周身虚弱乏力并持续数周。

少数患者（5%～20%）在病程3～6天上述表现加重。病程后期可出现脑膜脑炎，可表现为震颤、肌阵挛性抽搐、癫痫样发作、定向力障碍、痴呆、嗜睡、昏迷等，致死性病例表现为多脏器功能障碍、衰竭。文献报道，重症儿童病例可出现严重全身水肿、口唇起泡、腹胀和出血等，病死率高。恢复期可出现短暂性头发脱落、步态不稳、共济失调、听觉神经损伤等。

后遗症：主要为神经精神系统后遗症，如听觉异常、耳聋，前庭功能障碍，幻觉、痴呆、躁狂、抑郁等。

五、实验室检查

（一）一般检查

1.血常规检查

重症病例白细胞计数及中性粒细胞升高。

2.尿常规检查

一般约2/3病例有蛋白尿。

3.生化检查

一般可有 AST、ALT、BUN 升高。

（二）血清学检查

1.血清特异性 IgM 抗体

一般多采用 IgM 捕捉 ELISA 的方法检测。IgM 抗体一般于发病后第2周出现。

2.血清特异性 IgG 抗体

一般采用 ELISA、免疫荧光法（IFA）等方法检测，但 IFA 的敏感性较 ELISA 差。一般情况下，发病后第3周出现 IgG 抗体。

（三）病原学检查

1.血清中特异性抗原

一般多采用 ELISA 法检测。一般情况下，拉沙病毒抗原于发病后第1周出现。

2.核酸检测

一般采用 RT-PCR 等核酸扩增等方法检测。病程5天内大多数患者的血清中可检测到病毒核酸，发病后30天内在半数以上患者中仍可检测到。

3.病毒分离

采集发病14天内患者血清或全血标本，用 Vero 细胞进行病毒分离。

六、诊断及鉴别诊断

（一）诊断依据

1.流行病学资料

生活在拉沙热流行地区或3周内有疫区旅行史。

2.临床特点

发热、咽炎、胸骨后疼痛和蛋白尿可作为早期诊断线索。

3.实验室检查

（1）血清中特异性病毒抗原阳性；

（2）血清特异性IgM抗体阳性；

（3）恢复期血清特异性IgG抗体滴度比急性期有4倍以上增高；

（4）从患者标本中检出拉沙病毒RNA；

（5）从患者标本中分离到拉沙病毒。

（二）诊断

1.疑似病例

具有流行病学史和临床表现。

2.确诊病例

疑似或临床诊断基础上具备诊断依据中实验室检查任一项者。

（三）鉴别诊断

本病应与流感、疟疾、伤寒、黄热病、其他病毒性出血热如埃博拉出血热等鉴别。

七、治疗

本病无特效药物治疗，主要为对症处理。应采取严密隔离至少3～4周。

（一）对症支持治疗

卧床休息，水电解质平衡，补充血容量、防治休克，密切观察心肺功能，监测血压、肾功能，继发细菌感染时使用抗生素。

（二）抗病毒治疗

利巴韦林：发热期均可使用，应尽早应用，病程1周内接受治疗可降低病死率。

首选静脉给药。成人首剂30mg/kg，最大剂量不超过2g。之后每6小时给药1次，剂量16mg/kg，每次最大剂量不超过1g，持续4天。再改为8mg/kg，每次最大剂量不超过0.5g，连续6天。儿童按体重给药，和成人同。

口服。成人首剂2g，之后按体重：>75kg者，1200mg/d，分2次；<75kg者，1000mg/d，分2次（上午400mg，下午600mg），连续10天。儿童30mg/kg，一次服，之后每次15mg/kg，分2次，持续10天。

（三）免疫血浆

1969年就开始使用免疫血浆治疗，但除了在免疫血浆的获得、检测、控制、储存等方面存在困难外，免疫血浆的疗效在动物实验中相对有限。一般可使用免疫血浆1～2单位/次，10～12小时可见效。

八、预后

大部分病例预后良好，少数可遗留听力丧失等后遗症。病死率小于1%，重症病例病死率约为15%～25%，孕妇感染后病死率较高。

九、预防

拉沙热的预防主要采取以下措施。

（一）控制传染源

主要为灭鼠和环境整治，降低鼠密度。

（二）切断传播途径

主要为防鼠，避免直接接触鼠类及其排泄物。

（三）保护易感人群

目前尚无可供使用的疫苗，主要采取个体防护措施，家庭成员和医务人员避免接触患者血液、体液和排泄物。

（张睿）

第二十七章　裂谷热

第一节　裂谷热预防控制技术指南

裂谷热（rift valley fever）是由裂谷热病毒（rift valley fever virus，RVFV）引起的急性传染病，可感染多种脊椎动物。人感染裂谷热病毒后多无症状，少数可有发热、头痛、视网膜炎、出血等表现。该病主要流行于非洲，亚洲中东地区也有报道。

一、疾病概述

（一）病原学

RVFV为RNA病毒，属于布尼亚病毒科白蛉病毒属。病毒直径90～110nm，球形，有包膜。RVFV可在Vero、BHK-21和C6/36等细胞中繁殖。RVFV对理化因素的抵抗力较强，能够抵抗0.5%石碳酸6个月，56℃、40min才可灭活，在-60℃以下，病毒可存活多年。病毒对酸（pH3.0以下）、脂溶剂、去污剂和甲醛敏感。

（二）流行病学

1.传染源和传播途径

多种家畜如绵羊、山羊、牛、水牛、骆驼等可感染裂谷热病毒，为主要传染源。

人对RVFV普遍易感，人感染裂谷热主要是通过直接接触感染动物的组织、血液、分泌物和排泄物或食用未煮熟的肉、奶等引起；或者通过伊蚊、库蚊、按蚊和其他很多蚊种叮咬而传播，但以伊蚊为主；因气溶胶导致的实验室感染也有报道，但很少见，尚未有人–人传播的报道。

2.易感人群

任何年龄均可感染发病，但儿童发病较少，男性多于女性。动物养殖和屠宰人员、兽医等为高危人群。本病一年四季均可流行，季节分布主要与媒介的活动有关。

3.地理和时间分布

裂谷热主要分布于东部和南部非洲的肯尼亚、津巴布韦、赞比亚、纳米比亚、索马里等国家，埃及、沙特阿拉伯、也门也有本病的报道。本病一年四季均可流行，季节分布主要与媒介的活动有关。

二、临床表现

人感染 RVFV 大多为隐性感染，只有少数感染后有发热、肝炎、视网膜炎等症状。

裂谷热潜伏期为 2～6 天，有时甚至不超过 24 小时。病人突然出现发热，伴畏寒、寒战、头痛、乏力、肌肉关节疼痛等症状。大多数病例表现相对轻微，常在 2 周内完全恢复。部分病例可表现为多系统受累。

1. 视网膜炎（1%～20%）

多发生在病程 1～3 周。表现为视物模糊或视力下降，有时产生盲点。严重时发生视网膜脱落。视力障碍可持续 10～12 周，当损伤发生在黄斑或严重出血和视网膜脱落，约 50% 的病人可导致单只眼或双眼永久性失明。

2. 出血综合征（约 1%）

病程 2～4 天后出现，表现为皮肤黏膜黄染、斑疹、紫癜、瘀斑和广泛的皮下出血，穿刺部位出血、咯血、鼻衄、牙龈出血、月经增加、黑便、肝脾肿大。重症病例往往死于出血、休克及肝、肾功能衰竭。

3. 脑膜脑炎

一般可单独出现，也可和出血综合征同时出现。病程 1～4 周突然发生脑炎症状，如剧烈头痛、记忆丧失、颈强直、眩晕、精神异常、定向障碍、遗忘、假性脑膜炎、幻觉、多涎、舞蹈样运动、抽搐、偏瘫、昏睡、去大脑强直、昏迷甚至死亡。存活病例可有后遗症（如偏瘫）。

三、诊断、治疗和报告

大多数裂谷热病例症状较轻，不需要任何特殊治疗。对于较为严重的病例，常采用支持疗法。各医疗机构应按照《裂谷热诊断和治疗方案》做好诊断和治疗。

各级医疗卫生机构发现符合病例定义的疑似和确诊病例时，应参照甲类传染病的报告要求通过国家疾病监测信息报告管理系统进行网络直报，报告疾病类别选择"其他传染病"。符合《国家突发公共卫生事件相关信息报告管理工作规范（试行）》要求的，按照相应的规定进行报告。

四、实验室检测

一般可采用病毒分离、分子生物学技术及血清学试验进行诊断。常采集发病 4 天内患者血清标本，用 Vero、BHK-21 和 C6/36 等敏感细胞进行病毒分离。血清学试验常采用空斑减少中和试验（PRNT）、血凝抑制试验及酶联免疫吸附试验等方法检测裂谷热抗体，一般情况下，患者发病 5 天后出现 IgM 抗体，可持续 2 个月。

以下结果均可确诊：

（1）病毒抗原阳性；

（2）血清特异性 IgM 抗体阳性；

（3）恢复期血清特异性 IgG 抗体滴度比急性期增高 4 倍以上；

（4）从患者标本中检出 RVFV RNA；

（5）从患者标本中分离到 RVFV。

五、预防控制措施

（1）由于裂谷热在动物中的暴发先于人间病例的出现，应当与动物部门建立联系，了解当地的动物疫情信息，为人间疫情的防控提供预警。

（2）加强对赴疫区人员以及兽医等高危人群的宣教。对赴疫区人员开展宣教，提高防病意识，加强个人防护，减少暴露机会，避免与患病动物组织、体液等接触，不食用未煮熟的肉、奶等。兽医、实验室人员或医护人员在接触染病动物或病人时，必须加强个人防护。

（3）加强口岸的动物及人间检疫工作，严防国外染病动物及人间病例输入我国。

（4）疫情控制措施。一旦有疫情报告，要立即在家畜养殖场所和人群密集地方，采取消除蚊虫滋生地、药物喷洒等多种措施减少蚊虫滋生，降低蚊媒密度，控制疫情播散。同时教育群众采取个人防护，避免直接与染病动物组织、体液等接触，不食用未煮熟的肉、奶等。

（5）提高发现和应对能力。各地卫生部门应组织印发国家的相关技术指南，提高医务人员对裂谷热的发现、识别能力，提高疾控人员的流行病学调查和疫情处置能力。

第二节　裂谷热诊断和治疗方案

裂谷热（rift valley fever）是由裂谷热病毒（rift valley fever virus，RVFV）引起、由节肢动物传播的急性传染病。1931年首次在肯尼亚证实了本病的存在，并分离到病毒。临床特点为突然发热（常为双相热）、头痛、肌肉关节疼痛等，重症病例可表现为多脏器受累。本病主要流行于非洲，亚洲中东地区也有报道。

一、病原学

RVFV属于布尼亚病毒科白蛉病毒属。直径90～110nm，球形，有包膜。基因组为分节段的单股RNA，分为L、M、S三个片段，长度分别为6.4kb、1.7kb和3.9kb，其中L和M片段为负链RNA，S片段为双义RNA。L片段编码RNA依赖的RNA聚合酶，M片段可编码至少4种产物：糖蛋白Gn和Gc、NSm（14kDa）和一种NSm与Gn的融合蛋白（78kDa），S片段编码病毒核蛋白和NSs（31kDa）。

RVFV可在Vero、BHK-21和C6/36等细胞中繁殖并产生细胞病变，可感染鸡胚、大鼠、小鼠、仓鼠和猴等实验动物和家禽，并产生高滴度病毒。

裂谷热病毒抵抗力弱，56℃、40min可灭活，对酸（pH3.0以下）、脂溶剂、去污剂和甲醛敏感。

二、流行病学

（一）传染源

RVFV主要在家畜（如绵羊、牛、骆驼和山羊等）中引起流行或暴发，家畜是本病的主要传染源。

（二）传播途径

1.直接接触受染动物组织、体液或食用未煮熟的肉、奶等。

2.蚊虫传播，伊蚊、库蚊、按蚊和其他很多蚊种均可传播，但以伊蚊为主。

3.因气溶胶导致的实验室感染偶有报道，尚未有人-人传播的报道。

（三）人群易感性

人对RVFV普遍易感，多为隐性感染，病后可产生持续免疫力。

（四）流行特征

1.地区分布

裂谷热主要分布于非洲东部和南部，主要流行的国家为肯尼亚、津巴布韦、赞比亚、纳米比亚、索马里、坦桑尼亚、莫桑比克、马达加斯加、南非、苏丹、毛里塔尼亚、埃及等，中东的沙特阿拉伯、也门也有本病的报道。

2.人群分布

任何年龄均可感染发病，但儿童发病较少，男性多于女性，动物养殖和屠宰人员、兽医等为高危人群。

3.季节分布

本病全年均可流行。季节分布主要与媒介的活动有关。

三、发病机制与病理改变

（一）发病机制

裂谷热的发病机制尚未完全阐明。病毒进入机体后，首先在侵入的局部组织中复制，通过淋巴系统转移至局部淋巴结进一步复制；继而进入血循环形成病毒血症，一般持续4～7天，出现发热等感染中毒症状，并可引起多脏器局灶性感染，以肝脏受累为主。动物实验证明，各器官病变部位和病毒复制部位相一致，病毒对细胞的损伤可能通过溶解效应所致。此外还可能与免疫损伤有关。

血管炎和肝坏死是导致出血的关键性病变。严重的病毒血症和来自肝脏及其他受染细胞的广泛坏死导致促凝物质释放，终末毛细血管内皮细胞受损，纤维素沉着，纤维降解产物增加，促进血小板聚集、消耗，引起DIC。肾小球毛细血管和近曲小管内可出现纤维素沉着，尿中出现红细胞、白细胞、管型、少尿甚至肾功能衰竭。

（二）病理改变

皮肤、皮下组织和内脏器官表面浆膜广泛出血；肝中度肿大，有广泛坏死灶，并可融合成大片坏死，镜下可见肝细胞灶性坏死，可相互融合，病变广泛，多见于肝中带，肝细胞内可见嗜酸性变；脾脏充血肿大，包膜下出血，滤泡中淋巴细胞减少；肾皮质可见充血和点状出血，肾实质可见出血和肾小球毛细血管纤维素沉着，以肾小管病变为主；肾上腺肿大、皮质点状出血；脑组织和脑膜呈灶性细胞变性与炎症浸润。

四、临床表现

潜伏期：2～6天，可短至数小时。

急性起病，发热，伴畏寒、寒战、头痛、乏力、肌肉关节疼痛；发热可持续数天，常为双相热。病程4～7天后体温恢复正常，症状改善，常在2周内完全恢复。部分病例可表现为多系统受累。

（一）视网膜炎（1%～20%）

多发生在病程1～3周。表现为视物模糊或视力下降，有时产生盲点。严重时发生视网膜脱落。视力障碍可持续10～12周，当损伤发生在黄斑或严重出血和视网膜脱落，约50%的病人可导致单只眼或双眼永久性失明。

（二）出血综合征（约1%）

病程2～4天后出现，表现为皮肤黏膜黄染、斑疹、紫癜、瘀斑和广泛的皮下出血，穿刺部位出血、咯血、鼻衄、牙龈出血、月经增加、黑便、肝脾肿大。重症病例往往死于出血、休克及肝、肾功能衰竭。

（三）脑膜脑炎

一般可单独出现，也可和出血综合征同时出现。病程1～4周突然发生脑炎症状，如剧烈头痛、记忆丧失、颈强直、眩晕、精神异常、定向障碍、遗忘、假性脑膜炎、幻觉、多涎、舞蹈样运动、抽搐、偏瘫、昏睡、去大脑强直、昏迷甚至死亡。存活病例可有后遗症（如偏瘫）。

五、实验室检查

（一）一般检查

1.血常规

病程1～2天白细胞可正常或轻度增高，伴中性粒细胞增多，继而白细胞下降，可<$2×10^9$/L，可出现血小板减少。出凝血时间、凝血酶原时间及凝血酶时间均延长，凝血因子Ⅱ、Ⅴ、Ⅶ、Ⅸ显著减少。纤维蛋白原减少和血纤维蛋白降解产物增多。

2.尿常规

一般可见少量尿蛋白、红细胞、管型。

3.肾功能

主要有血肌酐、尿素氮增高。

4.肝生化

血清ALT、AST均可增高，可伴TBIL增高。

5.脑脊液

压力增高，蛋白轻度增高，细胞数增加，以淋巴细胞为主，糖和氯化物正常。

（二）血清学检查

1.血清特异性IgM抗体检测

一般多采用IgM捕捉ELISA法检测。一般情况下，病程第5天即可出现IgM抗体，可持续2个月。

2.血清特异性IgG抗体

一般采用ELISA、空斑减少中和试验（PRNT）等方法检测。一般情况下，病程1周后出现IgG抗体。

（三）病原学检查

1.病毒抗原检测

一般多采用ELISA法检测。动物试验表明，恒河猴感染后第1~2天就可检测到特异性病毒抗原。

2.核酸检测

一般采用RT-PCR等核酸扩增方法检测。病程4天内在多数患者的血清中可检测到病毒核酸。

3.病毒分离

采集发病4天内患者血清标本，用Vero、BHK-21和C6/36等敏感细胞进行病毒分离。

六、诊断及鉴别诊断

（一）诊断依据

1.流行病学资料

生活在裂谷热流行地区或到疫区旅行，有患病动物接触史或蚊虫叮咬史。

2.临床表现

发热（常为双相热）、头痛、乏力、肌肉关节疼痛，部分病例可表现为多系统受累。

3.实验室检查

（1）病毒抗原阳性；

（2）血清特异性IgM抗体阳性；

（3）恢复期血清特异性IgG抗体滴度比急性期增高4倍以上；

（4）从患者标本中检出RVFV RNA；

（5）从患者标本中分离到RVFV。

（二）诊断

1.疑似病例

具有流行病学史和临床表现。

2.确诊病例

疑似或临床诊断基础上具备诊断依据中实验室检查任一项者。

（三）鉴别诊断

一般需要与流感、乙脑、病毒性肝炎、布氏杆菌病、Q热、其他各种病毒性出血热等鉴别。

1.流行性感冒

全身中毒症状明显，表现为高热、头痛、全身酸痛，呼吸道症状较轻，高热持续2~3天后缓解，呈双峰热，确诊需病毒分离或血清学检查。

2.乙脑

夏、秋季流行，蚊虫叮咬，临床上以高热、意识障碍、抽搐、呼吸衰竭和脑膜刺激征常见。一般无肝损伤和出血症状。

3.病毒性肝炎

起病初可有畏寒、发热，体温38℃左右，伴有全身乏力、食欲不振、厌油、恶心、呕吐和上腹胀不适。重症肝炎有出血倾向，肝性脑病，意识障碍，但无DIC出血表现。

七、治疗

本病无特效药物治疗，大多数RVF为轻症病例且病程较短，无须特别治疗，对重症病例主要是对症和支持治疗。

（一）对症和支持治疗

1.高热

给予物理降温，也可使用小剂量解热镇痛药，避免大量出汗。

2.呕吐

甲氧氯普胺、维生素B_6。

3.出血

发现DIC，可早期用肝素，应用止血敏、维生素C等，补充血容量、血浆、白蛋白、全血、纤维蛋白原、血小板等替代疗法治疗DIC。

4.肝损伤

保肝、退黄、营养支持，可用甘草酸制剂。

5.颅内高压

密切观察生命体征、呼吸节律、瞳孔等变化，予20%甘露醇（1~2g/kg）快速静点脱水，必要时每4小时1次。

6.肾功能衰竭

少尿、无尿、高血钾等积极行血液透析，同时注意维持水、电解质、酸碱平衡。

（二）抗病毒治疗

利巴韦林在动物实验和细胞培养中有抗RVFV作用，可考虑在早期试用。

八、预后

该病为自限性疾病，大部分病例可自愈，不到5%的病人发展为视网膜炎、出血综合征、脑膜脑炎。病死率约为1%。

九、预防

裂谷热的预防主要采取以下措施。

（一）控制传染源

家畜的预防接种：有灭活疫苗和减毒活疫苗两种，应在动物疫情发生前接种。

（二）切断传播途径

（1）避免与患病动物组织、体液等接触，不食用未煮熟的肉、奶等；
（2）灭蚊防蚊。

（三）保护易感人群

目前尚无可供使用的人用疫苗。防护措施主要为：

（1）在屠宰及出栏患病动物时做好个人防护。

（2）采取个人防蚊措施。

（张睿）

第二十八章　发热伴血小板减少综合征

第一节　发热伴血小板减少综合征流行病学调查方案

为做好流行病学调查工作，准确描述和分析疫情特征，科学制定防控策略和措施，特制定本方案。

一、调查目的

（1）为控制疫情提供流行病学线索。

（2）为了解该病流行病学特征积累数据。

二、调查对象

（一）散发病例

主要包括疑似病例和实验室确诊病例。

（二）聚集性病例

2周内，在同一村庄，或在同一山坡、树林、茶园、景区等地劳动或旅游的人员中，出现2例及以上病例，或在病例的密切接触者中出现类似病例。

三、调查内容和方法

（一）个案调查

发现病例后，应当及时开展流行病学个案调查。调查内容包括病例的基本情况、家庭及居住环境、暴露史、发病经过、就诊情况、实验室检查、诊断、转归情况等（见附件《流行病学个案调查表》），并采集病例急性期和恢复期血清标本，开展检测。

1.基本情况

一般包括年龄、性别、民族、住址、职业、联系方式等。

2.临床资料

通过查阅病历及化验记录、询问经治医生及病例、病例家属等方法，详细了解病例的发病经过、就诊情况、实验室检查结果、诊断、治疗、疾病进展、转归等情况。

3.病例家庭及居住环境情况。

通过询问及现场调查，了解病例及其家庭成员情况、家庭居住位置、环境、家禽及家畜饲养情况等。

4.暴露史及病例发病前活动范围

（1）询问病例发病前2周内劳动、旅行或可疑暴露史，了解其是否到过有蜱生长的场所，是否有蜱叮咬史。

（2）询问病例发病前2周内与类似病例的接触情况，包括接触方式、地点等。

（二）聚集性病例的调查

在出现聚集性病例或暴发疫情时，应当注意调查感染来源。如怀疑有人传人可能时，应当评估人群感染及人传人的风险。应当组织疾控人员或医务人员，采用查看当地医疗机构门诊日志、住院病历等临床资料、入户调查等方式，开展病例的主动搜索，并对搜索出的疑似病例进行筛查、随访，必要时采集相关样本进行检测。

（三）病例对照调查

通过开展病例对照调查，研究感染、发病等危险因素，选取实验室确诊病例为病例组，一般按照1:2的比例在同村同性别同年龄组（年龄相差5岁以内）健康人中选取对照组，有条件的情况下，可采集对照组的血清标本进行筛查，以排除可能的隐性感染病例。

（四）宿主媒介调查

调查病例居住地和生产活动周围生境中的动物种类（包括家畜及啮齿动物）以及媒介的分布情况，采集动物血清标本和媒介标本进行相关血清学和病原学检测，以查明可能的动物宿主和生物媒介。

四、调查要求

（一）调查者及调查对象

应当由经过培训的县（区）级疾病预防控制机构专业人员担任调查员。现场调查时，应当尽可能直接对病人进行访视、询问。如病人病情较重，或病人已死亡，或其他原因无法直接调查时，可通过其医生、亲友、同事或其他知情者进行调查、核实或补充。

（二）调查时间及调查内容

应当在接到疫情报告后迅速开展流行病学调查，调查内容见附表。调查表应当填写完整，实验室检测结果、病人转归等情况应当及时填补到调查表中，以完善相关信息。

（三）调查者的个人防护

在流行病学调查及标本采集过程中，调查者应当采取相应的个人防护措施，尤其应当注意避免被蜱叮咬或直接接触病人的血液、分泌物或排泄物等。

五、调查资料的分析、总结和利用

（1）在疫情调查处理进程中或结束后，应当及时对流行病学资料进行整理、分析，撰写流行病学调查报告，并及时向上级疾病预防控制机构及同级卫生行政部门报告。

（2）疫情调查结束后，各省级疾病预防控制机构应当按时将发热伴血小板减少综合征流行病学个案调查表及流行病学调查报告上报中国疾病预防控制中心。

（3）疫情调查结束后，各地疾病预防控制机构应当将流行病学调查原始资料、分析结果及调查报告及时整理归档。

附件：
流行病学个案调查表。

附件

流行病学个案调查表

编码□□□□□□□　　　　　　　　　□□□□□□（编码规则附后）

1　一般情况

1.1　姓名：＿＿＿＿＿＿＿＿（14岁以下同时填写家长姓名）

1.2　性别：①男　②女

1.3　民族：①汉族　②其他

1.4　出生日期：＿＿＿＿年＿＿月＿＿日（若无详细日期，填写实足年龄岁）

1.5　职业：

（1）幼托儿童　（2）散居儿童　（3）学生　（4）教师　（5）保育员/保姆

（6）餐饮食品业　（7）公共场所服务业　（8）商业服务　（9）旅游服务业

（10）医务人员　（11）干部职员　（12）工人　（13）民工　（14）农民

（15）林业　（16）采茶　（17）牧民　（18）狩猎　（19）销售/加工野生动物

（20）离退人员　（21）家务待业　（22）不详　（23）其他

1.6　现住址：＿＿＿＿＿省＿＿＿＿＿市＿＿＿＿县（市、区）＿＿＿＿＿乡（镇、街道）＿＿＿＿＿村（居委会）＿＿＿＿组（门牌）

1.7　联系电话：＿＿＿＿＿联系人：＿＿＿＿＿与患者关系：＿＿＿＿＿

1.8　身份证号：＿＿＿＿＿＿＿＿＿＿＿

2　发病情况

2.1　发病时间：＿＿＿＿年＿＿月＿＿日

2.2 就诊情况：

就诊次数	就诊日期	就诊医疗机构	医疗机构级别	诊断	门诊/住院病例
第1次					
第2次					
第3次					
第4次					

注：医疗机构级别：（1）村卫生室 （2）乡镇级 （3）县区级 （4）地市级及以上

2.3 现住医院入院时间：＿＿＿＿年＿＿月＿＿日

2.4 住院号：

2.5 入院诊断：

2.6 是否出院：①是 ②否 □

如已出院：

2.6.1 出院诊断：

2.6.2 出院时间：＿＿＿＿年＿＿月＿＿日

2.7 本次调查时病人情况：①痊愈 ②好转 ③恶化 ④死亡 □

2.8 最后转归：①痊愈 ②死亡 ③其他

3 临床表现

3.1 首发症状：

3.2 全身症状、体征：

3.2.1 发热 ①有 ②无 最高： ℃ □

3.2.2 畏寒 ①有 ②无 □

3.2.3 头痛 ①有 ②无 □

3.2.4 乏力 ①有 ②无 □

3.2.5 全身酸痛 ①有 ②无 □

3.2.6 眼结膜充血 ①有 ②无 □

3.2.7 皮肤瘀点或瘀斑 ①有 ②无 □

3.2.8 牙龈出血 ①有 ②无 □

3.2.9 食欲减退 ①轻度 ②厌食 ③无 □

3.2.10 恶心 ①有 ②无 □

3.2.11 呕吐 ①有 ②无 □

3.2.12 呕血 ①有 ②无 □

3.2.13 腹痛 ①有 ②无 □

3.2.14 腹胀 ①有 ②无 □

3.2.15 腹泻 ①有，次/天 ②无 □

3.2.16 大便性状 ①血便 ②黑便 ③水样便 ④其他 □

3.2.17 肾区疼痛 ①有 ②无 □

3.2.18 淋巴结肿大 ①有 ②无 □

3.2.18.1 若有，肿大部位及大小、是否压痛：

3.3 其他：

4 血常规检查

序次	检查日期 （年/月/日）	白细胞 （10⁹/L）	血小板 （10⁹/L）	中性粒细胞计数 （10⁹/L）	淋巴细胞计数 （10⁹/L）	检测单位

5 流行病学调查

5.1　发病前1个月居住地类型（可多选）：①丘陵或山区　②平原　③其他_____□

5.2　若5.1选②或③，则发病前1个月是否去过丘陵或山区？

①是，具体地点（越细越好）_____②否　③不记得　□

5.3　发病前两周户外活动史：

5.3.1　种地　①是　②否　□

5.3.2　割草　①是　②否　□

5.3.3　打猎　①是　②否　□

5.3.4　采茶　①是　②否　□

5.3.5　放牧　①是　②否　□

5.3.6　采伐　①是　②否　□

5.3.7　旅游　①是_____②否　□

5.3.8　其他主要活动_____

5.4　发病前1个月居住地是否有蜱：　①有　②无　③不知道　□

5.5　发病前1个月内是否见过蜱：　①是　②否　③不认识　□

5.6　发病前2周内是否被蜱叮咬过：　①是　②否　③不知道　□

5.6.1　若被叮咬过，时间及次数：①次数：

②首次被咬时间：_____年____月____日

③末次被咬时间：_____年____月____日

5.6.2　叮咬部位（可多选）：①脚　②腿　③腹部　④背部　⑤颈部　⑥其他　□

5.7　发病前2周内有无皮肤破损：①有　②无　□

5.8　发病前是否听说过同村有类似病人（未接触）：①是　②否（跳至5.9）□

听说类似病人情况：

姓名	性别	年龄	现住址	联系方式

5.9　发病前是否接触过类似病人：①是　②否（跳至5.10）□

所接触病人情况：

姓名	性别	年龄	现住址	关系	诊断	接触方式	联系方式

注：接触方式（可多选）：①直接接触病人血液　②直接接触病人分泌物、排泄物　③救治/护理　④同处一室　⑤其他（在表中注明）　□

5.10　家中饲养动物情况：①是（填下表）②否　③不知道□

饲养动物种类	发病前2周内是否与饲养动物接触	动物身上是否有蜱附着

注：动物身上是否有蜱附着：①是　②否　③不知道　□

5.11　发病前两周与野生动物接触情况：①是　（填下表）　②否　③不知道　□

动物种类	动物身上是否有蜱附着	备注

5.12　病前1个月内家中是否发现过老鼠？①有　②无　③不知道　□

6　调查小结

7　标本编号（编码规则附后）：

7.1　血清标本：

7.1.1　急性期血清编号：

7.1.2　恢复期血清编号：

8　实验室检验结果

8.1　病毒分离结果：①阳性　②阴性　③未检测/未收到标本　□

8.2　核酸检测结果：①阳性　②阴性　③疑似　④未检测/未收到标本　□

8.3　血清学检测结果：

	ELISA		间接免疫荧光法（IFA）	
	IgG	IgM	IgG	IgM
急性期血清				
恢复期血清				

注：请在空格中填写：①阳性　②阴性　③未检测/未收到标本。

编码规则："年份（2位）–乡镇级地区编码（8位）–流水号（3位）"。地区编码可通过中国疾病预防控制中心网络直报系统查询。如2010年云南省昆明市五华区沙朗乡的第12位调查者的编码为"10-53010220-012"。该调查者的急性期和恢复期血清分别在编号首位增加"J"和"H"。如上例调查者的急性期血清编号为J10-53010220-012，恢复期血清编号为H10-53010220-012。

调查人员签名：_____

调查时间：_____年____月____日

单位：_____

第二节 发热伴血小板减少综合征防治指南（2010版）

近年来，河南、湖北、山东、安徽等省相继发现并报告一些以发热伴血小板减少为主要表现的感染性疾病病例，其中少数重症患者可因多脏器损害，救治无效死亡。为确定该类患者的致病原因，中国疾病预防控制中心与有关省开展了流行病学调查与病原学研究。2010年5月，中国疾病预防控制中心在湖北、河南两省的部分地区启动了发热伴血小板减少综合征病例监测工作。经对患者血液中分离到的病毒进行鉴定，全基因组基因序列分析，急性期和恢复期双份血清抗体中和试验等实验室检测，发现两省报告的大部分病例标本中存在一种属于布尼亚病毒科的新病毒感染，并初步认定检测发现的发热伴血小板减少病例与该新病毒感染有关。由于该病毒命名和进一步确认工作还在进行之中，暂以发热伴血小板减少综合征命名此病毒感染所致疾病。为及时指导临床医生和疾病预防控制专业人员做好该病的诊断、报告、治疗、现场调查、实验室检测、疫情防控和公众健康教育工作，依据目前对该病的认识和研究进展制定本技术指南。

一、目的

（1）指导各级医疗机构开展发热伴血小板减少综合征的诊断和治疗，及时报告病例并做好个人防护工作。

（2）指导各级疾病预防控制机构开展发热伴血小板减少综合征流行病学调查、实验室检测和疫情控制工作。

（3）指导各地做好预防发热伴血小板减少综合征的公众健康教育工作。

二、疾病概述

（一）病原学

新发现的病毒属于布尼亚病毒科（*Bunyaviridae*）白蛉病毒属（*Phlebovirus*），病毒颗粒呈球形，直径80～100nm，外有脂质包膜，表面有棘突。基因组包含三个单股负链RNA片段（L、M和S），L片段全长为6368个核苷酸，包含单一读码框架编码RNA依赖的RNA聚合酶；M片段全长为3378个核苷酸，含有单一的读码框架，编码1073个氨基酸的糖蛋白前体；S片段是一个双义RNA，基因组以双向的方式编码病毒核蛋白和非结构蛋白。病毒基因组末端序列高度保守，与白蛉病毒属其他病毒成员相同，可形成锅柄状结构。

该病毒与布尼亚病毒科白蛉病毒属的裂谷热病毒Uukuniemi病毒的氨基酸同源性约为30%。

布尼亚病毒科病毒抵抗力弱，不耐酸、易被热、乙醚、去氧胆酸钠和常用消毒剂及紫外线照射等迅速灭活。

（二）流行病学

1.地理分布

目前已在河南、湖北、山东、安徽、辽宁、江苏等省发现该病病例，病例主要分布在以上省份的山区和丘陵地带的农村，呈高度散发。

2.发病季节

本病多发于春、夏季，不同地区可能略有差异。

3.人群分布

人群普遍易感，在丘陵、山地、森林等地区生活、生产的居民和劳动者以及赴该类地区户外活动的旅游者感染风险较高。

4.传播途径

传播途径尚不确定。目前，已从病例发现地区的蜱中分离到该病毒。部分病例发病前有明确的蜱叮咬史。尚未发现人传人的证据。急性期病人血液可能有传染性。

（三）临床表现

潜伏期尚不十分明确，可能为1～2周。急性起病，主要临床表现为发热，体温多在38℃以上，重者持续高热，可达40℃以上，部分病例热程可长达10天以上，伴乏力、明显纳差、恶心、呕吐等，部分病例有头痛、肌肉酸痛、腹泻等。查体常有颈部及腹股沟等浅表淋巴结肿大伴压痛、上腹部压痛及相对缓脉。

少数病例病情危重，出现意识障碍、皮肤瘀斑、消化道出血、肺出血等，可因休克、呼吸衰竭、弥漫性血管内凝血（DIC）等多脏器功能衰竭死亡。

绝大多数患者预后良好，但既往有基础疾病、老年患者、出现精神神经症状、出血倾向明显、低钠血症等提示病重，预后较差。

三、诊断、治疗和报告

医疗机构应当按照《诊疗方案》和《中医诊疗方案》做好诊断和治疗。

各级医疗机构发现符合病例定义的疑似或确诊病例时，暂参照乙类传染病的报告要求于24小时内通过国家疾病监测信息报告管理系统进行网络直报。疑似病例的报告疾病类别应选择"其他传染病"中的"发热伴血小板减少综合征"；对于实验室确诊病例，应当在"发热伴血小板减少综合征"条目下的"人感染新型布尼亚病毒病"进行报告或订正报告。

符合《国家突发公共卫生事件相关信息报告管理工作规范（试行）》要求的，按照相应的规定进行报告。

四、实验室检测

各级医疗机构发现疑似病例时，应当按照《实验室检测方案》要求，采集病人急性期血清标本，并进行实验室检测。若诊断需要，当地疾病预防控制机构可协助医疗机构采集恢复期标本进行抗体滴度对比检测。无条件检测的医疗机构，应当将标本运送至当地疾病预防控制机构开展检测工作。当地疾病预防控制机构若无条件进行检测，应当将标本运送至上级疾病预防控制机构开展检测工作。疾病预防控制机构应当及时向医疗机构反馈检测结果。

在标本采集、运输及实验室工作过程中，要按照《病原微生物实验室生物安全管理条例》等相关规定，做好生物安全工作。标本采集时可进行一般性防护（穿戴口罩、手套和长袖工作服）。采集后应当将标本置于防漏容器中送检，注意不要污染容器的外表，并做好相应的消毒。进行血清学和核酸检测时，应当在生物安全Ⅱ级及以上的实验室开展。

五、流行病学调查

疾病预防控制机构接到病例报告后，应当按照《流行病学调查方案》，立即组织专业人员开展流行病学调查，追溯可能的感染来源，调查传播途径及相关影响因素，填写《流行病学个案调查表》，并录入至 EpiData 数据库（中国疾病预防控制中心网站下载），由省级疾病预防控制机构每月月底收集汇总本省（区、市）数据库，并及时上报至中国疾病预防控制中心。

出现聚集性病例时，应当及时上报上级疾病预防控制机构，并由省级及以上疾病预防控制机构组织开展相关调查工作。

六、预防控制措施

（一）加强病例管理，降低传播风险

一般情况下无须对病人实施隔离。对病人的血液、分泌物、排泄物及被其污染的环境和物品，可采取高温、高压、含氯消毒剂等方式进行消毒处理。在抢救或护理危重病人时，尤其是病人有咯血、呕血等出血现象时，医务人员及陪护人员应加强个人防护，避免与病人血液直接接触。

（二）开展各级医疗卫生专业人员培训，提高防治能力

各地应当开展对医务人员和疾控人员的培训工作，提高医务人员发现、识别、报告和治疗能力；提高疾控人员的流行病学调查和疫情处置能力。

（三）加强检测，提高实验室诊断能力

发现疑似病例时，应当及时采集标本开展实验室检测。各省级疾病预防控制中心应当尽快建立对该病的实验室检测能力。已发生或可能发生疫情的地市级和县（区）级疾病预防控制中心和医疗机构也应当逐步建立该病的实验室诊断能力。

（四）做好公众健康教育，提高防病知识水平

积极、广泛地宣传疾病防治和蜱等媒介昆虫的防治知识，使广大群众掌握最基本的预防常识从而有意识地去保护自己，及时有效地采取预防手段，使公众正确对待疾病的发生，避免疫情发生后引起不必要的社会恐慌。

（五）做好媒介控制工作，降低传播媒介密度

应当通过开展爱国卫生运动、进行环境清理，必要时采取灭杀蜱等措施，降低生产、生活环境中蜱等传播媒介的密度。

第三节 发热伴血小板减少综合征诊疗方案

为指导各地及时、有效地开展发热伴血小板减少综合征的诊断和救治工作，依据现有的临床和实验室资料，制定本方案。随着临床经验积累以及对本病认识的深入，将进一步修订完善。

一、临床表现

潜伏期尚不十分明确，可能为1～2周。急性起病，主要临床表现为发热，体温多在38℃以上，重者持续高热，可达40℃以上，部分病例热程可长达10天以上。伴乏力、明显纳差、恶心、呕吐等，部分病例有头痛、肌肉酸痛、腹泻等。查体常有颈部及腹股沟等浅表淋巴结肿大伴压痛、上腹部压痛及相对缓脉。

少数病例病情危重，出现意识障碍、皮肤瘀斑、消化道出血、肺出血等，可因休克、呼吸衰竭、弥漫性血管内凝血（DIC）等多脏器功能衰竭死亡。

绝大多数患者预后良好，既往有基础疾病、老年患者、出现精神神经症状、出血倾向明显、低钠血症等提示病重，预后较差。

二、实验室检查

（一）血常规检查

外周血白细胞计数减少，多为$1.0×10^9$/L～$3.0×10^9$/L，重症可降至$1.0×10^9$/L以下，嗜中性粒细胞比例、淋巴细胞比例多正常；血小板降低，多为$30×10^9$/L～$60×10^9$/L，重症者可低于$30×10^9$/L。

（二）尿常规检查

半数以上病例出现蛋白尿（+至+++），少数病例出现尿潜血或血尿。

（三）生化检查

一般可出现不同程度LDH、CK及AST、ALT等升高，尤以AST、CK-MB升高为主，常有低钠血症，个别病例BUN升高。

（四）病原学检查

（1）血清新型布尼亚病毒核酸检测。
（2）血清中分离新型布尼亚病毒。

（五）血清学检查

（1）新型布尼亚病毒IgM抗体（尚在研究中）。
（2）新型布尼亚病毒IgG抗体。

三、诊断与鉴别诊断

（一）诊断标准

依据流行病学史（流行季节在丘陵、林区、山地等地工作、生活或旅游史等或发病前2周内有被蜱叮咬史）、临床表现和实验室检测结果进行诊断。

1.疑似病例

具有上述流行病学史、发热等临床表现且外周血血小板和白细胞降低者。

2.确诊病例

疑似病例具备下列之一者：

（1）病例标本新型布尼亚病毒核酸检测阳性；

（2）病例标本检测新型布尼亚病毒IgG抗体阳转或恢复期滴度较急性期4倍以上增高者；

（3）病例标本分离到新型布尼亚病毒。

（二）鉴别诊断

应当与人粒细胞无形体病等立克次体病、肾综合征出血热、登革热、败血症、伤寒、血小板减少性紫癜等疾病相鉴别。

四、治疗

本病尚无特异性治疗手段，主要为对症支持治疗。

患者应当卧床休息，流食或半流食，多饮水。密切监测生命体征及尿量等。不能进食或病情较重的患者，应当及时补充热量，保证水、电解质和酸碱平衡，尤其注意对低钠血症患者进行补充。高热者物理降温，必要时使用药物退热。有明显出血或血小板明显降低（如低于$30×10^9/L$）者，可输血浆、血小板。中性粒细胞严重低下患者（低于$1×10^9/L$），建议使用粒细胞集落刺激因子。

体外实验结果提示利巴韦林对该病毒有抑制作用，临床上可以试用。继发细菌、真菌感染者，应当选敏感抗生素治疗，同时注意基础疾病的治疗。目前尚无证据证明糖皮质激素的治疗效果，应当慎重使用。

五、出院标准

体温正常、症状消失、临床实验室检查指标基本正常或明显改善后，可出院。

六、隔离及防护

一般情况下无须对病人实施隔离。医护人员和看护人接触病人时应当采取通用防护措施。对病人的血液、分泌物、排泄物及被其污染的环境和物品，可采取高温、高压、含氯消毒剂等方式进行消毒处理。在抢救或护理危重病人时，尤其是病人有咯血、呕血等出血现象时，医务人员及陪护人员应当加强个人防护，避免与病人血液直接接触。

第四节　发热伴血小板减少综合征中医诊疗方案

　　人感染新型布尼亚病毒病临床可表现为发热、全身不适、乏力、头痛、肌肉酸痛，以及恶心、呕吐、厌食、腹泻、便血等；可伴肺、肾、肝、心、脑等多脏器功能损害，少数重症患者可因呼吸衰竭、急性肾功能衰竭、弥漫性血管内凝血而死亡。

　　国家中医药管理局组织中医药防治传染病专家委员会专家与来自河南信阳市商城、山东蓬莱、广东省等地的中医药一线专家，对近年来蜱虫传播疾病病例的中医证候特点、核心病机进行了研讨，总结了既往的相关救治经验，认为本病属于中医"瘟疫"范畴，初起邪犯肺卫，卫气同病，毒邪壅盛，毒损脉络，重症可表现为气营（血）两燔，若热势鸱张，败坏形体，可导致正衰邪陷，中医药应早期介入，根据本病的不同阶段辨证施治。

一、辨证论治

（一）邪犯肺卫

　　临床表现：患者有蜱虫咬病史，发热，恶寒或不恶寒，无汗或少汗，肌肉酸痛，头痛，或咳嗽，或恶心，舌质红，苔薄白、薄黄或薄腻，脉浮数。

　　治法：辛凉解毒，疏风透邪。

　　基本方药：银翘散加减。

　　金银花、连翘、荆芥穗、芦根、白茅根、薄荷、赤芍、粉葛根、黄芩、生甘草。

　　用法：水煎服，日一剂至二剂。

　　加减：

　　（1）便秘加大黄；腹泻加黄连；

　　（2）咽喉肿痛加元参；

　　（3）咳嗽加桔梗、杏仁、前胡；

　　（4）表情淡漠、舌苔腻者加藿香、苍术、苏叶；

　　（5）恶心加姜半夏。

　　中成药：金振口服液、抗病毒口服液、蓝芩口服液等。

（二）毒壅肺胃

　　临床表现：壮热不退，汗出，烦躁口渴，头痛，面红，恶心或呕吐，纳差，腹痛，便秘，尿黄，舌质红，苔黄或腻，脉洪大或脉缓。

　　治法：清气泄热，解毒活络。

　　参考方药：白虎汤加减。

　　生石膏、知母、苍术、板蓝根、炒栀子、连翘、炒杏仁、丹参、鲜茅根、生甘草。

　　用法：水煎服，日一剂至二剂。

　　加减：

　　（1）腹满、便秘加酒大黄、芒硝；

（2）恶心、呕吐加苏叶、黄连、芦根。

中成药：金振口服液、抗病毒口服液、蓝芩口服液等，可选用喜炎平注射液、热毒宁注射液等静脉点滴。

（三）毒损脉络

临床表现：高热，或伴皮肤斑疹，便血，或见咯血，尿赤，小便不利，舌质暗红，伴瘀斑等，舌苔薄黄，脉细数。

治法：凉血解毒，清热通络，益气养阴。

方药：犀角地黄汤合生脉散加减。

水牛角、生地、粉丹皮、赤芍、桃仁、连翘、生石膏、鲜茅根、紫草、西洋参、三七、麦冬、五味子。

用法：水煎服，日二剂至三剂。

中成药：口服云南白药，可选用喜炎平注射液、热毒宁注射液、丹参注射液、参麦注射液等静脉点滴。

（四）气营（血）两燔

临床表现：壮热烦躁，夜寐不安，间有谵语，吐血、衄血、便血、尿血，或发斑，舌绛，苔黄少津，脉细数。

治法：清气凉营（血），泻热解毒。

基本方药：清瘟败毒饮加减。

生石膏、水牛角、生地、银花、黄连、栀子、知母、白茅根、赤芍、玄参、丹参、麦冬、西洋参、生甘草。

用法：水煎服，日二剂至三剂。

加减：

（1）疫毒迫血妄行，出血较多者，加侧柏叶、旱莲草；

（2）呕血、便血者加生大黄粉、三七粉。

中成药：口服安宫牛黄丸或紫雪散，可选用喜炎平注射液、热毒宁注射液、丹参注射液、参麦注射液等静脉点滴。

（五）正衰邪陷

临床表现：精神萎靡，嗜睡，甚则神昏，谵妄；呼吸急促；少尿；汗出肢冷，脉细数或微等。

治法：扶正固脱，解毒开窍。

方药：参附龙牡汤合生脉散加减。

红人参、炮附子、麦冬、五味子、山萸肉、生龙骨、生牡蛎、连翘、草河车、人工牛黄、石菖蒲、郁金

用法：水煎服，日二剂至三剂。

加减：神昏或抽搐加人工麝香、羚羊角粉。

中成药：口服苏合香丸，可选用参麦注射液、生脉注射液、醒脑静注射液等静脉点滴。

（六）余邪未清，气阴两伤

临床表现：低热，乏力，纳差，口渴，舌质红，苔薄白，脉细数或缓。

治法：清解余邪，益气养阴。

方药：连翘竹叶石膏汤加减。

连翘、竹叶、生石膏、青蒿、太子参、麦冬、北沙参、鲜芦根、陈皮、生甘草。

用法：水煎服，日一剂。

二、外治法

（一）结肠滴注给药

恶心、呕吐症状重，口服汤药困难者，可用中药汤剂结肠滴注；高热持续，可用柴胡注射液、清开灵注射液等结肠滴注给药。

（二）外用

蜱虫叮咬局部可选用梅花点舌丹、六神丸、玉枢丹、新癀片等，研细末醋调外用。

第五节　发热伴血小板减少综合征实验室检测方案

为保证及时、科学地采集、运送发热伴血小板减少综合征病例（包括疑似病例标本），规范发热伴血小板减少综合征的实验室检测程序，提高检测质量，特制定本方案。

一、样本采集对象

发热伴血小板减少综合征病例（包括疑似病例，以下同）。

二、标本种类及采集方法

（一）血清标本

用无菌真空管，采集患者急性期（发病2周内）和恢复期（发病4周左右）非抗凝血5mL，及时分离血清，分装保存于带螺旋盖、内有垫圈的冻存管内，标记清楚后将血清保存于-70℃冰箱（一周内可保存在-20℃冰箱），用于病毒特异性核酸、抗原和抗体检测及病原体分离。

编码规则："年份（2位）-乡镇级地区编码（8位）-流水号（3位）"。地区编码可通过中国疾病预防控制中心网络直报系统查询。如2010年云南省昆明市五华区沙朗乡的第12位调查者的编码为"10-53010220-012"。该调查者的急性期和恢复期血清分别在编号首位增加"J"和"H"。如上例调查者的急性期血清编号为J10-53010220-012，恢复期血清编号为H10-53010220-012。

（二）必要时可采集病例的活检或尸检标本进行实验室检测

具体方法参照病理实验室相关要求和《传染病人或疑似传染病人尸体解剖查验规定》。

三、实验室检测和诊断

（一）病原学

1.核酸检测

采用RT-PCR和real-time PCR病毒核酸诊断方法进行检测和诊断，患者血清中扩增到特异性核酸，可确诊新型布尼亚病毒感染。

2.病毒分离

用于病毒分离的患者急性期血清标本经处理后，可采用Vero、Vero E6等细胞或其他敏感细胞进行，用real-time PCR病毒核酸诊断方法、ELISA、免疫荧光等方法确定。患者血清中分离到病毒可确诊。

（二）血清学

1.血清特异性IgG抗体

采用ELISA、免疫荧光（IFA）抗体测定、中和试验等方法检测，新型布尼亚病毒IgG抗体阳转或恢复期滴度较急性期4倍以上增高者，可确认为新近感染。

2.血清特异性总抗体

一般可采用双抗原夹心ELISA法检测，血清病原特异性总抗体阳性表明曾受到病毒感染。

四、生物安全

生物安全按照《病原微生物实验室生物安全管理条例》等相关规定要求，做好生物安全工作。

（一）实验室生物安全

加强实验室生物安全，应当在生物安全Ⅱ级及以上的实验室开展标本的血清学、核酸检测和病毒分离工作。

（二）标本采集个人防护

采集病人标本时可进行一般性防护（穿戴口罩、手套和长袖工作服）。野外采集标本时，应穿着颜色明亮的防护服，并将衣袖或裤管口扎紧以防蜱叮咬人体。一旦发现有蜱附着体表，应当用镊子等工具夹取，不要用手直接摘除。野外作业或活动的人员可使用驱避剂喷涂皮肤。

（三）医疗废物的处理

在诊疗及标本的采集、包装和实验室检测等过程中所产生的医疗废物，应当按照《医疗废物管理条例》和《医疗卫生机构医疗废物管理办法》等相关规定处理。

第六节　蜱防治知识宣传要点

一、蜱的特点

蜱在分类上属于节肢动物门蛛形纲蜱螨目蜱总科，蜱总科又分为硬蜱科及软蜱科。蜱俗称壁虱、扁虱、草爬子、犬豆子、八脚子等，通常寄生在鼠类、家畜等体表。一般呈红褐色或灰褐色，长卵圆形，背腹扁平，从芝麻粒大到米粒大不等。

全世界已知蜱类800余种，我国已发现110余种。中原地区常见的有长角血蜱、血红扇头蜱、微小牛蜱等。

蜱的一生包括卵、幼虫、若虫和成虫4个阶段，其中成虫、若虫有8条腿，幼虫有6条腿。春秋季是蜱的活动高峰，冬天基本不活动。

蜱一般寄生在动物皮肤较薄、不易被搔到的部位。蜱离开动物后附着草上，可叮人、吸血。蜱吸饱血后，虫体膨胀后如黄豆大小。

二、蜱的分布

国内各省（区、市）都有分布，不同地区蜱种类不同。蜱大多生活在草地、农田、森林等野外环境，因蜱种不同而异。一般须具备较适宜的温、湿度条件。如全沟硬蜱主要见于北方森林地区、长角血蜱多见于丘陵地区、草原革蜱多见于草坪和草原牧场，而二棘血蜱主要见于南方丘陵、山区等。

三、蜱的危害

蜱叮咬人后可引起过敏、溃疡或发炎等症状，一般均较轻微。

蜱是媒介生物，常通过叮咬吸血传播病原体（病毒、细菌、寄生虫）使人患病。

蜱可传播多种疾病。已知蜱可携带83种病毒、31种细菌、32种原虫，其中大多数是重要的自然疫源性疾病和人畜共患病，如森林脑炎、蜱传出血热、Q热、蜱传斑疹伤寒、野兔热、莱姆病、人粒细胞无形体病、巴尔通体感染等，给人类健康及畜牧业带来很大危害。

蜱传疾病极少见人传人现象，但是接触含有较大量病原的血液或分泌液，有可能感染发病。

四、个人防护

（1）应当尽量避免在蜱类主要栖息地如草地、树林等环境中长时间坐卧。如需进入此类地区，应当注意做好个人防护，穿长袖衣服；扎紧裤腿或把裤腿塞进袜子或鞋子里；穿浅色衣服可便于查找有无蜱附着；针织衣物表面应当尽量光滑，这样蜱不易黏附；不要穿凉鞋。

（2）裸露的皮肤涂抹驱避剂，如避蚊胺（DEET，只推荐2岁以上年龄的人员使用），可维持数小时有效。衣服和帐篷等露营装备用杀虫剂浸泡或喷洒，如氯菊酯、含避蚊胺的驱避剂等。

（3）蜱常附着在人体的头皮、腰部、腋窝、腹股沟及脚踝下方等部位，一旦发现有蜱已叮咬皮肤，可用酒精涂在蜱身上，使蜱头部放松或死亡，再用尖头镊子取下蜱，或用烟头、香头轻轻烫蜱露在体外的部分，使其头部自行慢慢退出，不要生拉硬拽，以免拽伤皮肤，或将蜱的头部留在皮肤内。取出后，再用碘酒或酒精做局部消毒处理，并随时观察身体状况。

无论是在人体或动物体表，还是游离在墙面、地面发现蜱，不要用手直接接触，甚至挤破，要用镊子或其他工具夹取后烧死；如不慎皮肤接触蜱，尤其是蜱挤破后的流出物，要用碘酒或酒精做局部消毒处理。

（4）有蜱叮咬史或野外活动史者，一旦出现发热等疑似症状或体征，应当及早就医，并告知医生相关暴露史，应当对疫区的蜱传疾病保持警惕。即使未发现被蜱叮咬，从疫区旅行回来的人员也应当随时观察身体状况。

（5）都市中除大型公园、植被茂盛地区外，一般社区内极少有蜱类生存，无须过分担心生活在都市里会感染上该病。但当携带宠物外出到蜱类生活地区旅行时，除个人要做好个人防护，离开时要仔细检查宠物体表是否有蜱类附着。

（6）生活在丘陵、山地、森林等地区居民，应当注意家居环境中游离蜱和饲养家畜身上附着蜱的清理和杀灭工作。

（梁启军）

第二十九章　中东呼吸综合征

第一节　中东呼吸综合征疫情防控方案（第二版）

中东呼吸综合征（Middle East respiratory syndrome，简称为MERS）是2012年9月发现的，由一种新型冠状病毒引起的发热呼吸道疾病。世界卫生组织将该冠状病毒命名为中东呼吸综合征冠状病毒（Middle East respiratory syndrome coronavirus，简称为MERS-CoV）。

为适应防控形势的变化，进一步做好防控工作，切实维护人民群众身体健康和生命安全，根据中东呼吸综合征疫情形势和研究进展，特对《中东呼吸综合征疫情防控方案（第一版）》进行修订，形成了本方案。

一、目的

及时发现和报告中东呼吸综合征病例，规范疫情调查和密切接触者管理，防止疫情扩散蔓延。

二、适用范围

适用于尚未发生中东呼吸综合征持续社区传播疫情时各地的监测与防控工作。本方案将根据疫情形势的变化和评估结果及时更新。

三、防控措施

（一）加强组织领导，高度重视中东呼吸综合征疫情的防控工作

各级卫生行政部门在本级政府领导下，加强对本地疫情防控工作的指导，组建防控技术专家组，按照"预防为主、防治结合、科学指导、及时救治"的工作原则，组织有关部门制定并完善相关工作和技术方案等，规范开展中东呼吸综合征防控工作。

各级卫生行政部门负责疫情控制的总体指导工作，落实防控资金和物资。

各级疾控机构负责开展监测工作的组织、协调、督导和评估，进行监测资料的收集、分析、上报和反馈；开展现场调查、实验室检测和专业技术培训；开展对公众的健康教育与风险沟通。

各级各类医疗机构负责病例的发现与报告、诊断、救治和临床管理，开展标本采集工作，并对本机构的医务人员开展培训。

（二）加强中东呼吸综合征病例的监测

各级各类医疗机构、各级疾控机构负责开展中东呼吸综合征病例的发现和报告工作（相关定义见附件1）。

1.病例发现

（1）建立健全中东呼吸综合征病例的监测体系。各级各类医疗机构的医务人员在日常诊疗活动中，应提高对中东呼吸综合征病例的诊断和报告意识，对于不明原因发热病例，应注意询问发病前14天内的旅行史或可疑的暴露史，了解本人或其密切接触的类似病人近期有无赴沙特、阿联酋、卡塔尔、约旦等中东国家以及韩国等其他近期有中东呼吸综合征病例国家的旅行史，或可疑动物（如单峰骆驼）/类似病例的接触史。发现符合中东呼吸综合征病例定义的患者时应当及时报告属地县区级疾控机构。

（2）加强严重急性呼吸道感染（SARI）和不明原因肺炎监测。医务人员在诊治SARI和不明原因肺炎患者时要仔细询问上述流行病学史；对于缺乏流行病学史，在14天内发生的病因不明的SARI/不明原因肺炎聚集性病例，以及医务人员中发生（尤其是在重症监护室）的SARI/不明原因肺炎病例均应当考虑开展中东呼吸综合征病毒实验室检测。

（3）应当注意部分中东呼吸综合征病例在病程早期临床表现可能不典型，如有基础性疾病或免疫缺陷者，可能早期仅出现腹泻症状。另外，还有部分病例可能存在合并感染，如同时感染中东呼吸综合征冠状病毒及其他流感病毒等。

（4）对于口岸发现的可疑病例，应当按照病例诊疗方案进行诊断、报告，并收治在具备诊疗和院感防控条件的医疗机构。口岸所在地的地市级疾控机构，应口岸检验检疫部门的协助要求，负责对口岸发现病例的标本采集转运或仅负责标本转运工作。

2.病例报告

发现中东呼吸综合征疑似病例、临床诊断病例、确诊病例及无症状感染者时，具备网络直报条件的医疗机构应当于2小时内进行网络直报（"无症状感染者"选择"隐性感染者"类别）；不具备网络直报条件的，应当于2小时内以最快的通信方式（电话、传真）向当地县区级疾控机构报告，并于2小时内寄送出传染病报告卡，县区级疾控机构在接到报告后立即进行网络直报。

3.流行病学调查

县区级疾控机构接到辖区内医疗机构或医务人员报告中东呼吸综合征疑似病例、临床诊断病例及确诊病例后，应当按照《中东呼吸综合征病例流行病学个案调查表》（见附件2）进行调查。

4.标本采集与检测

标本采集与检测参照中国疾控中心制定的检测技术指南进行。

有实验室检测条件的医疗机构要对病例进行实验室检测。不具备实验室检测条件的，应当在确保生物安全的情况下，按照规定将标本送邻近的具备检测条件的医疗机构进行检测，或协助县区级疾控机构采集标本，由县区级疾控机构送省级疾控机构或具备检测能力的地市级疾控机构进行检测。

5.病例订正

负责病例网络直报的医疗机构或疾控机构要根据实验室检测结果及时对病例分类进行订正。

（三）病例管理及救治

承担中东呼吸综合征病例救治的医疗机构，应做好医疗救治所需的人员、药品、设施、设备、防护用品等保障工作。

对临床诊断和确诊病例实行隔离治疗，同时对参与救治的医护人员实施有效防护措施（标准预防+飞沫传播预防+接触传播预防）。病例管理和感染防护具体要求参见国家卫生行政部门印发的最新版中东呼吸综合征病例诊疗方案和中东呼吸综合征医院感染预防与控制技术指南。

对于疑似病例，在尚未明确排除中东呼吸综合征冠状病毒感染前，也应当实施隔离医学观察和治疗，并做好感染防护，直至病人发热、咳嗽等临床症状体征消失，或排除感染中东呼吸综合征冠状病毒。

（四）密切接触者的追踪和管理

现阶段，对确诊病例和临床诊断病例的密切接触者实施医学观察。对疑似病例的密切接触者，要及时进行登记并开展健康随访，告知本人一旦出现发热、咳嗽、腹泻等症状，要立即通知当地开展健康随访的卫生部门。

由县区级卫生行政部门组织、协调密切接触者的追踪和管理。对确诊病例和临床诊断病例的密切接触者实行隔离医学观察（登记表见附件3），每天至少进行2次体温测定，并询问是否出现急性呼吸道症状或其他相关症状及病情进展。密切接触者医学观察期为与病例末次接触后14天。医学观察期内，一旦出现发热、咳嗽、腹泻等临床症状时，应当立即对其进行诊断、报告、隔离及治疗。如排除中东呼吸综合征诊断，则按原来的医学观察期开展医学观察。医学观察期满，如果未出现临床症状，可解除医学观察。密切接触者医学观察期间，如果其接触的疑似病例排除中东呼吸综合征诊断，该病例的所有密切接触者解除医学观察。

县区级疾控机构应当采集密切接触者的呼吸道标本和双份血清标本。第一份血清标本应当尽可能在末次暴露后7天内采集，第二份血清标本间隔3～4周后采集。所采集的呼吸道标本和双份血清标本按照上级疾控机构的要求及时送检。

（五）宣传教育与风险沟通

积极开展舆情监测，普及疫情防控知识，及时向公众解疑释惑，回应社会关切，做好疫情防控风险沟通工作。要加强学校、托幼机构、养老院、大型工矿企业等重点人群、重点场所以及大型人群聚集活动的健康教育和风险沟通工作。

（六）加强医疗卫生机构专业人员培训

对医疗卫生机构专业人员开展中东呼吸综合征病例的发现与报告、流行病学调查、标本采集、实验室检测、医疗救治、感染防控、风险沟通等内容的培训，提高防控能力。

（七）加强实验室检测及生物安全

各省级疾控机构及具备实验室检测能力的地市级疾控机构做好实验室诊断方法建立和试剂、技术储备，按照实验室生物安全规定开展各项实验室检测工作。应当尽可能采集病例的下呼吸道标本，以提高检出率。

四、督导检查

各级卫生行政部门负责组织本辖区防控工作的督导和检查，发现问题及时处理。

附件：

1.中东呼吸综合征病例及密切接触者定义。

2.中东呼吸综合征病例流行病学个案调查表。

3.中东呼吸综合征病例密切接触者医学观察登记表。

附件1

中东呼吸综合征病例及密切接触者定义

一、病例定义

参照国家卫生行政部门最新的中东呼吸综合征诊疗方案执行。

二、密切接触者定义

（1）诊疗、护理中东呼吸综合征确诊、临床诊断或疑似病例时未采取有效防护措施的医护人员、家属或其他与病例有类似近距离接触的人员。

（2）在确诊、临床诊断或疑似病例出现症状期间，共同居住、学习、工作或其他有密切接触的人员。

（3）现场调查人员调查后经评估认为符合条件的人员。

附件2

中东呼吸综合征病例流行病学个案调查表

国标码□□□□□□　　　　　　病例编码□□□□

病例类型：（1）疑似病例　（2）临床诊断病例　（3）确诊病例

信息提供者：（1）本人　（2）家属或知情人（关系）

1.一般情况

1.1　姓名：＿＿＿＿＿＿

1.2　性别：＿＿＿＿＿＿（1）男　（2）女

1.2.1　如为女性，是否怀孕：＿＿＿（1）是（孕周）　（2）否

1.2.2　如为女性，是否曾生产：

（1）是（最近一次分娩时间：＿＿＿年＿＿月＿＿日）　（2）否

1.3　年龄：＿＿＿岁

1.4　职业：

1.4.1　医务人员：（1）医生　（2）护士　（3）护工　（4）检验　（5）行政管理人员　（6）其他

1.4.2　非医务人员：（1）幼托儿童　（2）散居儿童　（3）学生　（4）教师　（5）保育保姆（6）餐饮业　（7）商业服务人员　（8）工人　（9）民工　（10）农民　（11）牧民　（12）渔（船）民　（13）干部职员　（14）离退人员　（15）家务待业人员　（16）其他

1.5　工作单位：

1.6　现居住地（详填）：＿＿＿＿＿省＿＿＿＿市＿＿＿＿县（市、区）＿＿＿＿乡（镇、街道）村

1.7 户口所在地（详填）：_____省_____市_____县（市、区）_____乡（镇、街道）村

1.8 国籍：（1）中国 （2）其他

1.9 身份证或护照号码：□□□□□□□□□□□□□□□□□□

1.10 联系电话：

2.临床信息

2.1 发病时间：_____年___月___日

2.2 发病地点：

（1）中国境内：_____省_____市_____县（区）

（2）中国境外：

（3）交通工具上：□飞机 □火车 □轮船 □汽车 □其他

2.3 临床症状、体征和并发症：

症状	有	无	是否为首发症状	备注
发热			□是 □否	最高体温： ℃
咳嗽			□是 □否	
咳痰			□是 □否	
卡他症状			□是 □否	
胸闷			□是 □否	
腹泻			□是 □否	
其他症状/体征：			□是 □否 □是 □否	
呼吸困难			—	出现日期：____年__月__日
急性呼吸窘迫综合征(ARDS)			—	出现日期：____年__月__日
呼吸衰竭			—	出现日期：____年__月__日
肾衰竭			—	出现日期：____年__月__日
凝血功能障碍(DIC)			—	出现日期：____年__月__日
继发细菌感染			—	出现日期：____年__月__日
其他并发症：			—	出现日期：____年__月__日 出现日期：____年__月__日

2.4 门/急诊就诊情况

就诊日期	就诊医院和科室	是否使用抗病毒药物	是否使用激素	临床检查项目

注：临床检查项目包括（可多选）：1.影像学检查；2.血常规；3.血生化；4.便常规；5.尿常规；6.细菌培养；7.其他（需详述）。

2.5 住院治疗情况

2.5.1 是否住院治疗：

（1）是 （2）否（跳转至"3.流行病学信息"部分）

2.5.2 入院日期：_____年___月___日

2.5.3　入住医院名称：

2.5.4　住院号：□□□□□□□□

2.5.5　入院诊断：（1）疑似病例　（2）临床诊断病例　（3）确诊病例　（4）其他临床诊断

2.5.6　治疗情况：

2.5.6.1　药物治疗：（1）抗生素　（2）激素　（3）抗病毒药物　（4）其他

2.5.6.2　是否入住ICU：（1）是（入住日期＿＿＿＿年＿＿月＿＿日）　（2）否

2.5.6.3　是否采用辅助呼吸治疗：（1）是，填写下表　（2）否

辅助呼吸治疗措施	是	否	开始使用日期
吸氧			＿＿＿＿年＿＿月＿＿日
非侵入性机械通气			＿＿＿＿年＿＿月＿＿日
侵入性机械通气			＿＿＿＿年＿＿月＿＿日
体外膜肺氧合(ECMO)			＿＿＿＿年＿＿月＿＿日
其他：			＿＿＿＿年＿＿月＿＿日

2.5.6.4　其他器官支持疗法：（1）是，填写下表　（2）否

辅助呼吸治疗措施	是	否	开始使用日期
透析			＿＿＿＿年＿＿月＿＿日
血管加压药物			＿＿＿＿年＿＿月＿＿日
其他：			＿＿＿＿年＿＿月＿＿日

2.5.6.5　是否隔离治疗：（1）是（隔离日期＿＿＿＿年＿＿月＿＿日）　（2）否

2.5.7　是否存在呼吸系统合并感染：（1）是（感染病原体名称：＿＿＿＿＿＿＿＿）　（2）否

2.6　临床与实验室检查：

就诊	检查项目	检查日期	检查方法/指标	结果
首诊时	血常规	＿＿＿＿年＿＿月＿＿日	白细胞	计数:×10⁹/L
		＿＿＿＿年＿＿月＿＿日	中性粒细胞	%
		＿＿＿＿年＿＿月＿＿日	淋巴细胞	%
	胸部影像学	＿＿＿＿年＿＿月＿＿日	胸透	
		＿＿＿＿年＿＿月＿＿日	胸片	
		＿＿＿＿年＿＿月＿＿日	CT	
		＿＿＿＿年＿＿月＿＿日	MRT	
入院时	血常规	＿＿＿＿年＿＿月＿＿日	白细胞	计数:×10⁹/L
		＿＿＿＿年＿＿月＿＿日	中性粒细胞	%
		＿＿＿＿年＿＿月＿＿日	淋巴细胞	%
	胸部影像学	＿＿＿＿年＿＿月＿＿日	胸透	
		＿＿＿＿年＿＿月＿＿日	胸片	
		＿＿＿＿年＿＿月＿＿日	CT	
		＿＿＿＿年＿＿月＿＿日	MRT	

3.流行病学信息

3.1　发病前14天内逐日活动情况

日期	活动地点	活动内容	接触人员 （有无接触发热等可疑病人）

备注：当活动地点变更时或有特殊活动情况时，如到医院、去外地、聚餐、聚会、外人来访时，需要详细描述。

3.2　发病前14天内中东呼吸综合征病例接触史：（1）有　　（2）无（跳至3.3）

病人姓名	发病时间	临床诊断	与病人关系[1]	最后接触病例时间	接触方式[2]	接触频率[3]	接触地点[4]

备注：1.与病人关系：（1）家庭成员；（2）参与诊疗的医务人员；（3）同学；（4）同事；（5）其他（需详述）。

2.接触方式：（1）与病人同进餐；（2）与病人同处一室；（3）与病人同一病区；（4）与病人共用食具、茶具、毛巾、玩具等；（5）接触病人分泌物、排泄物等；（6）诊治、护理；（7）探视病人；（8）共用交通工具；（9）其他接触。

3.接触频率描述：（1）经常；（2）有时；（3）偶尔。

4.可能的接触地点：（1）家；（2）工作单位；（3）学校；（4）集体宿舍；（5）医院；（6）室内公共场所；（7）其他。

3.3　发病前14天内中东地区的单峰骆驼、蝙蝠及其他动物接触情况：（1）有　　（2）无（跳至3.4）

接触时间	接触地点#	接触动物名称	接触方式*

备注：#：（1）居室内；（2）居室外；（3）交易场所。

*：（1）饲养；（2）交易；（3）屠宰；（4）烹饪；（5）运输；（6）食用；（7）清理动物饲养场所；（8）接触动物排泄物/分泌物；（9）其他。

3.4 发病前14天内境外旅行史：＿＿＿（1）有 （2）无（跳至3.5）

3.4.1 旅游场所暴露情况

时间	交通方式	旅游城市[1]	旅游场所	单峰骆驼、蝙蝠及其他动物接触情况[2]	骆驼奶、骆驼肉接触情况	发热等可疑病人接触[3]

备注：1.如当日旅游城市包含2个及以上城市时，请分别填写各个城市旅行情况。

2.（1）＿＿＿＿＿＿＿＿有（填写动物名称），（2）＿＿＿＿＿＿＿无。

3.（1）＿＿＿＿＿＿＿＿有（病人姓名），（2）＿＿＿＿＿＿＿＿无。

4.有上述暴露者，需详细记录暴露情况。

3.4.2 回国入境时间：＿＿＿＿＿年＿＿月＿＿日

3.4.3 入境口岸：

3.4.4 入境航班号：

3.4.5 入境航班座位号：

3.4.6 入境住宿地点：

3.5 密切接触者：

姓名	性别	年龄	与病人关系[1]	暴露方式[2]	住址(或工作单位)	电话号码

备注：1.与病人关系：（1）家庭成员；（2）参与诊疗的医务人员；（3）同学；（4）同事；（5）其他（需详述）。

2.接触方式：（1）与病人同进餐；（2）与病人同处一室；（3）与病人同一病区；（4）与病人共用食具、茶具、毛巾、玩具等；（5）接触病人分泌物、排泄物等；（6）诊治、护理 （7）探视病人；（8）共用交通工具；（9）其他接触。

4.标本采集

采样时间	标本类型	标本量

备注：标本类型：（1）咽拭子/鼻咽拭子；（2）痰；（3）气道分泌物/气管抽取物；（4）肺组织/肺穿刺物；（5）全血；（6）血清；（7）粪便；（8）其他（请详述）。

5. 疾病转归

时 间	临床结局#	临床诊断情况*	备注

备注：#：1.痊愈（非住院病例）；2.好转出院；3.死亡。

*：1.疑似病例；2.临床诊断病例；3.确诊病例；4.其他。

6. 既往健康状况

6.1 糖尿病：_____ （1）有 （2）无

胰岛素治疗：_____ （1）有 （2）无

6.2 哮喘：_____ （1）有 （2）无

过去一个月内是否使用激素：（1）有 （2）无

6.3 慢性肺部疾病（肺气肿、慢性支气管炎等，哮喘除外）：_____ （1）有 （2）无

药物治疗：（1）有（药物名称：_____） （2）无

6.4 肾功能不全：_____ （1）有 （2）无

6.5 肾衰：_____ （1）有 （2）无

透析治疗：_____ （1）有 （2）无

6.6 慢性肝炎：_____ （1）有 （2）无

6.7 心脏病：_____ （1）有 （2）无

6.8 内分泌紊乱：_____ （1）有 （2）无

6.9 代谢障碍：_____ （1）有 （2）无

6.10 免疫系统缺陷：_____ （1）有 （2）无

6.11 神经系统疾病：_____ （1）有 （2）无

6.12 血液系统疾病（如慢性贫血、血红蛋白病）（1）有 （2）无

6.13 癌症：_____ （1）有 （2）无

过去一年进行癌症治疗：_____ （1）有 （2）无

6.14 长期服用药物：_____ （1）有（药物名称：_____） （2）无

7. 调查小结：

补充调查（时间、内容等）：_____

调查单位：_____

调查日期：____年___月___日

调查者签名：_____

附件3

中东呼吸综合征病例密切接触者医学观察登记表

_____省/____市/____自治区____市/州/地区____县/区医学观察地点：_____病例姓名：_____

姓名	性别	年龄	末次暴露时间	暴露类型	与病例的关系	接触方式	医学观察开始日期	医学观察记录														医学观察解除日期	标本采集时间	
								D1	D2	D3	D4	D5	D6	D7	D8	D9	D10	D11	D12	D13	D14		第一次	第二次
								体温/症状	体温/症状	体温/症状	体温/症状	体温/症状	体温/症状	体温/症状	体温/症状	体温/症状	体温/症状	体温/症状	体温/症状	体温/症状	体温/症状			

注：1.暴露类别：（1）接触疑似病例；（2）接触临床诊断病例；（3）接触实验室确诊病例。

2.与病人关系：（1）家庭成员；（2）参与诊疗的医务人员；（3）同学；（4）同事；（5）其他（需详述。）

3.接触方式：（1）与病人同进餐；（2）与病人同处一室；（3）与病人同一病区；（4）与病人共用食具、茶具、毛巾、玩具等；（5）接触病人分泌物、排泄物等；（6）诊治、护理；（7）探视病人；（8）共用交通工具；（9）其他接触。

4.症状：指发热、咳嗽、胸痛、气促以及腹泻等临床表现。

医学观察实施责任人：_____、_____、_____、_____。

第二节　中东呼吸综合征病例诊疗方案（2015年版）

一、前言

2012年9月沙特阿拉伯首次报告了2例临床表现类似于SARS的新型冠状病毒感染病例。2013年5月23日，世界卫生组织（WHO）将这种新型冠状病毒感染疾病命名为"中东呼吸综合征"（Middle East respiratory syndrome，MERS）。截至2015年6月10日，全球共有25个国家累计报告MERS实验室确诊病例1231例，其中死亡451例，病死率37.0%。韩国自2015年5月20日确诊首例输入性病例，截至6月10日，累计报告确诊病例108例，其中死亡9例。

根据WHO通报的MERS疫情，结合文献报道，对《中东呼吸综合征病例诊疗方案（2014年版）》进行修订。

二、病原学

中东呼吸综合征冠状病毒（MERS-CoV）属于冠状病毒科，β类冠状病毒的2c亚群，是一种具有包膜、基因组为线性非节段单股正链的 RNA 病毒。病毒粒子呈球形，直径为120～160nm。基因组全长约30kb。病毒受体为二肽基肽酶4（DPP4，也称为CD26），该受体与ACE2类似，主要分布于人深部呼吸道组织，可以部分解释 MERS 临床症状严重性。2014年分别从沙特地区一个MERS-CoV 感染病人及其发病前接触过的单峰骆驼体内分离出基因序列完全相同的 MERS-CoV，同时在埃及、卡塔尔和沙特其他地区的骆驼中也分离到和人感染病例分离病毒株相匹配的病毒，并在非洲和中东的骆驼中发现 MERS-CoV 抗体，因而骆驼可能是人类感染来源，但不排除蝙蝠或其他动物也可能是中东呼吸综合征冠状病毒的自然宿主。

该病毒被病原学特征仍不完全清楚，病毒结构、性状、生物学和分子生物学特征还有待于进一步的研究。

三、流行病学

截至2015年6月10日，中东呼吸综合征已在中东地区（10个：沙特阿拉伯、阿联酋、约旦、卡塔尔、科威特、阿曼、也门、埃及、黎巴嫩和伊朗）、欧洲（8个：法国、德国、意大利、英国、希腊、荷兰、奥地利和英国）、非洲（2个：突尼斯和阿尔及利亚）、亚洲（4个：马来西亚、菲律宾、韩国、中国）与美洲（1个：美国）等25个国家报告。自 MERS 发现以来，包括沙特、韩国、阿联酋、英国、法国等在内的国家报告了至少10起聚集病例，多发生在医院和家庭。此次韩国中东呼吸综合征疫情的多数病例为医院感染。

根据目前已知的病毒学、临床和流行病学资料，中东呼吸综合征冠状病毒已具备一定的人传人能力，虽然大多数第二代病例发生在医务人员、在院的其他病人或探视的家属，尚无证据表明该病毒具有持续人传人的能力，但应警惕社区传播的可能性。

MERS-CoV 的确切来源和向人类传播的准确模型尚不清楚。从现有的资料看，单峰骆驼可能为MERS-CoV 的中间宿主。人可能通过接触含有病毒的单峰骆驼的分泌物、排泄物（尿、便）、未煮熟的乳制品或肉而感染。而人际间主要通过飞沫经呼吸道传播，也可通过密切接触患者的分泌物或排泄物而传播。

由于我国与中东地区、韩国等疫情发生地存在商务、宗教交流、旅游等人员往来，不能排除疫情输入风险。尽管输入性疫情引发我国境内大范围传播的风险较低，但仍应当密切监测可能来自疫情发生地的输入性病例。

四、发病机制和病理

MERS 的发病机制可能与 SARS 有相似之处，可发生急性呼吸窘迫综合征和急性肾功能衰竭等多器官功能衰竭。冠状病毒入侵首先通过表面的 S 蛋白和（或）HE 蛋白与宿主细胞的表面受体相结合。第一群冠状病毒（HCoV-229E）能特异地与人类氨肽酶 N（aminopeptidase）结合。第二群冠状病毒（如 HCoV-NL63 和 SARS-CoV）与 ACE2 结合，还可同时与9-0-乙酰神经氨酸分子结合。中东呼吸综合征冠状病毒的受体则为 DPP4。病理主要表现为：肺充血和炎性渗出、双肺散在分布结节和间质性肺炎。从目前中东呼吸综合征病例的发展进程来看，可能存在过度炎症反应。其详细机制仍有待于在临床实践和基础研究中进一步阐明。

五、临床表现和实验室检查

（一）临床表现

1.潜伏期

该病的潜伏期为2～14天。

2.临床表现

早期主要表现为发热、畏寒、乏力、头痛、肌痛等，随后出现咳嗽、胸痛、呼吸困难，部分病例还可出现呕吐、腹痛、腹泻等症状。重症病例多在一周内进展为重症肺炎，可发生急性呼吸窘迫综合征、急性肾功能衰竭甚至多脏器功能衰竭。

年龄大于65岁，肥胖，患有其他疾病（如肺部疾病、心脏病、肾病、糖尿病、免疫功能缺陷等），为重症高危因素。部分病例可无临床症状或仅表现为轻微的呼吸道症状，无发热、腹泻和肺炎。

（二）影像学表现

发生肺炎者影像学检查根据病情的不同阶段可表现为单侧至双侧的肺部影像学改变，主要特点为胸膜下和基底部分布，磨玻璃影为主，可出现实变影。部分病例可有不同程度胸腔积液。

（三）实验室检查

1.一般实验室检查

（1）血常规

白细胞总数一般不高，可伴有淋巴细胞减少。

（2）血生化检查

部分患者肌酸激酶、天门冬氨酸氨基转移酶、丙氨酸氨基转移酶、乳酸脱氢酶、肌酐等升高。

2.病原学相关检查

主要包括病毒分离、病毒核酸检测。病毒分离为实验室检测的"金标准"，病毒核酸检测可以用于早期诊断。及时留取多种标本（咽拭子、鼻拭子、鼻咽或气管抽取物、痰或肺组织，以及血液和粪便）进行检测，其中以下呼吸道标本阳性检出率更高。

（1）病毒核酸检测（PCR）

一般以RT-PCR（最好采用real-time RT-PCR）法检测呼吸道标本中的MERS-CoV核酸。

（2）病毒分离培养

一般可从呼吸道标本中分离出MERS-CoV，但在细胞中分离培养较为困难。

六、临床诊断

（一）疑似病例

患者符合流行病学史和临床表现，但尚无实验室确认依据。

1.流行病学史

发病前14天内有中东地区和疫情暴发的地区旅游或居住史；或与疑似、临床诊断或确诊病例有密切接触史。

2.临床表现

难以用其他病原感染解释的发热，伴呼吸道症状。

（二）临床诊断病例

1.满足疑似病例标准，仅有实验室阳性筛查结果（如仅呈单靶标PCR或单份血清抗体阳性）的患者。

2.满足疑似病例标准，因仅有单份采集或处理不当的标本而导致实验室检测结果阴性或无法判断结果的患者。

（三）确诊病例

具备下述4项之一，可确诊为中东呼吸综合征实验室确诊病例：

（1）至少双靶标PCR检测阳性。

（2）单个靶标PCR阳性产物，经基因测序确认。

（3）从呼吸道标本中分离出MERS-CoV。

（4）恢复期血清中MERS-CoV抗体较急性期血清抗体水平阳转或呈4倍以上升高。

七、鉴别诊断

主要与流感病毒、SARS冠状病毒等呼吸道病毒和细菌等所致的肺炎进行鉴别。

八、治疗

（一）基本原则

1.根据病情严重程度评估确定治疗场所

疑似、临床诊断和确诊病例应在具备有效隔离和防护条件的医院隔离治疗，危重病例应尽早入重症监护室（ICU）治疗。转运过程中严格采取隔离防护措施。

2.一般治疗与密切监测

（1）卧床休息，维持水、电解质平衡，密切监测病情变化。

（2）定期复查血常规、尿常规、血气分析、血生化及胸部影像。

（3）根据氧饱和度的变化，及时给予有效氧疗措施，包括鼻导管、面罩给氧，必要时应进行无创或有创通气等措施。

3.抗病毒治疗

目前尚无明确有效的抗MERS冠状病毒药物。体外试验表明，利巴韦林和干扰素-α联合治疗，具有一定抗病毒作用，但临床研究结果尚不确定。一般可在发病早期试用抗病毒治疗，使用过程中应注意药物的副作用。

4.抗菌药物治疗

避免盲目或不恰当使用抗菌药物，加强细菌学监测，出现继发细菌感染时应用抗菌药物。

5.中医中药治疗

依据文献资料，结合中医治疗"温病，风温肺热"等疾病的经验，在中医医师指导下辨证论治：

（1）邪犯肺卫

主症：发热，咽痛，头身疼痛，咳嗽少痰，乏力倦怠，纳食呆滞等。

治法：解毒宣肺，扶正透邪。

推荐方剂：银翘散合参苏饮。

常用药物：银花、连翘、荆芥、薄荷、苏叶、前胡、牛蒡子、桔梗、西洋参、甘草等。

推荐中成药：连花清瘟颗粒（胶囊），清肺消炎丸，疏风解毒胶囊，双黄连口服液等。

（2）邪毒壅肺

主症：高热，咽痛，咳嗽痰少，胸闷气短，神疲乏力，甚者气喘，腹胀便秘等。

治法：清热泻肺，解毒平喘。

推荐方剂：麻杏石甘汤、宣白承气汤合人参白虎汤。

常用药物：麻黄、杏仁、生石膏、知母、浙贝母、桑白皮、西洋参等。

加减：腑实便秘者合桃仁承气汤。

一般可根据病情选用中药注射液：热毒宁注射液，痰热清注射液，血必净注射液，清开灵注射液等。

（3）正虚邪陷

主症：高热喘促，大汗出，四末不温，或伴见神昏，少尿或尿闭。

治法：回元固脱，解毒开窍。

推荐方剂：生脉散合参附汤加服安宫牛黄丸。

常用药物：红参、麦冬、五味子、制附片、山萸肉等。

一般可根据病情选用中药注射液：生脉注射液，参附注射液，参麦注射液。

（4）正虚邪恋

主症：乏力倦怠，纳食不香，午后低热，口干咽干，或咳嗽。

治法：益气健脾，养阴透邪。

推荐方剂：沙参麦门冬汤合竹叶石膏汤。

常用药物：沙参、麦冬、白术、茯苓、淡竹叶、生石膏、山药、陈皮等。

（二）重症病例的治疗建议

重症和危重症病例的治疗原则是在对症治疗的基础上，防治并发症，并进行有效的器官功能支持。实施有效的呼吸支持（包括氧疗、无创／有创机械通气）、循环支持、肝脏和肾脏支持等。有创机械通气治疗效果差的危重症病例，有条件的医院可实施体外膜氧合支持技术。维持重症和危重症病例的胃肠道功能，适时使用微生态调节制剂。详见国家卫生行政部门重症流感病例治疗措施。

九、出院标准

体温基本正常、临床症状好转，病原学检测间隔2～4天，连续两次阴性，可出院或转至其他相应科室治疗其他疾病。

第三节 中东呼吸综合征医院感染预防与控制技术指南 (2015年版)

根据世界卫生组织（WHO）通报的"中东呼吸综合征"（Middle East respiratory syndrome, MERS）疫情，部分国家出现聚集性疫情和医务人员感染。根据沙特阿拉伯对402例MERS感染病例的统计资料显示，医务人员感染者占27%，医务人员感染者中57.8%无症状或症状轻微。近期，韩国出现MERS疫情，截止到2015年6月10日韩国卫生福利部通报该国确诊病例达108例，其中死亡9例，绝大多数为医院内获得。由此表明MERS病毒已具备一定的人传人能力，但尚无证据表明该病毒具有持续人传人的能力。由于本次韩国暴发病例较多，应警惕社区传播的可能性。

根据WHO通报的MERS疫情，结合文献报道，对《中东呼吸综合征医院感染预防与控制技术指南（2014版）》进行修订。

一、基本要求

（1）各级卫生行政部门会同中医药管理部门应根据疫情变化趋势，指定中东呼吸综合征患者的定点救治医疗机构并建立转运流程。

（2）医疗机构应当根据MERS的流行病学特点，针对传染源、传播途径和易感人群三个环节，结合医疗机构的实际情况，制定医院感染防控预案、工作流程并进行演练。

（3）医疗机构应对所有医务人员开展相应的培训，提高医务人员对就诊者患中东呼吸综合征的警惕性及医院感染预防与控制的意识，做到早发现、早隔离、早诊断、早报告、早治疗。

（4）医疗机构应依据疫情变化趋势建立中东呼吸综合征早期筛查和医院感染监测工作流程，严格落实预检分诊及首诊医师负责制，发现疑似、临床诊断或确诊中东呼吸综合征感染患者时，应当按照卫生行政部门的要求，做好相应处置工作。

（5）医疗机构应当重视并落实消毒、隔离和防护工作，为医务人员提供充足的防护用品，确保诊疗区域的工作环境达到切断传播途径、保护医务人员安全救治患者的需求。

（6）严格按照《医疗机构消毒技术规范》做好医疗器械、污染物品、物体表面、地面等的清洁与消毒；按照《医院空气净化管理规范》要求进行空气消毒。

（7）医疗机构应当合理安排医务人员的工作，劳逸结合，并及时对其健康情况进行监测，注意监测医务人员的体温和呼吸系统的症状。

（8）在诊疗中东呼吸综合征感染患者过程中产生的医疗废物，应根据《医疗废物处理条例》和《医疗卫生机构医疗废物管理办法》的有关规定进行处置和管理。

二、医院感染预防与控制

（一）发热门（急）诊

（1）建筑布局和工作流程应当符合上级卫生行政部门的设置条件及《医院隔离技术规范》等有关要求。

（2）未设立发热门（急）诊的医疗机构，应建立患者就地隔离的应急预案，发现疑似病例，应就地隔离，及时上报当地卫生行政部门，妥善转运至定点医疗机构。

（3）应当配备数量充足、符合要求的消毒用品和防护用品。

（4）医务人员在诊疗工作中应当遵循标准预防和额外预防相结合的原则。严格执行手卫生、消毒、隔离及个人防护等措施。

（5）如果发现疑似、临床诊断或确诊MERS病例，在转出前应按照"收治疑似、临床诊断或确诊中东呼吸综合征患者的病区（房）"中的防护要求进行个人防护，并对诊疗过程可能暴露的风险进行评估。

（6）疑似、临床诊断或确诊中东呼吸综合征患者在转运过程中应戴外科口罩并采取相应隔离防护措施，避免疾病的传播。

（二）收治疑似、临床诊断或确诊中东呼吸综合征患者的病区（房）

（1）建筑布局和工作流程应当符合上级卫生行政部门的设置条件和《医院隔离技术规范》等有关要求。

（2）应当配备数量充足、符合要求的消毒用品和防护用品。

（3）患者安置原则：隔离病房应通风良好，有条件的医疗机构应将患者安置到负压隔离病房，参照国家相关规定监测负压运行状况。疑似及临床诊断病例应当进行单间隔离，经实验室确诊的感染患者可以多人安置于同一房间。

（4）医务人员在诊疗工作中应当遵循标准预防和额外预防（飞沫预防+接触预防）相结合的原则。严格执行手卫生、消毒、隔离及个人防护等措施。在诊疗患者时应当戴外科口罩，如有血液、体液、分泌物、呕吐物暴露风险时或进行可能产生气溶胶诊疗操作时应当戴医用防护口罩。戴口罩前和摘口罩后应当进行洗手或手消毒。

（5）听诊器、温度计、血压计等医疗器具和物品实行专人专用。重复使用的医疗器具应当参照《医疗机构消毒技术规范》11.3款和《医院消毒供应中心第2部分：清洗消毒及灭菌技术操作规范》6款中"关于突发原因不明的传染病病原体污染的诊疗器械、器具和物品的处理流程"进行处置。

（6）医疗废物的处置遵循《医疗废物管理条例》的要求，双层封装后按照当地的常规处置流程进行处置。

（7）患者在活动原则上限制于隔离病房内，若确需离开隔离病房或隔离区域时，应当采取相应措施防止造成病原体的传播。

（8）患者出院、转院后应当按照《医疗机构消毒技术规范》制定详细且可操作的终末消毒清洁流程，并按该流程的要求对病房进行终末消毒清洁。

（9）制定并落实探视制度，不设陪护。若必须探视时，应当按照本医疗机构的规定做好探视者的防护。

（10）患者体温基本正常、临床症状好转时，病原学检测间隔2～4天，连续两次阴性，可根据相应规定解除隔离措施。

（三）医务人员的防护

（1）医务人员应当按照标准预防和额外预防（飞沫预防+接触预防）相结合的原则，遵循《医院隔离技术规范》的有关要求，正确选择并穿脱防护用品。

（2）医务人员应掌握防护用品选择的指征及使用方法，并能正确且熟练地穿脱防护用品。

（3）医务人员使用的防护用品应当符合国家有关标准。

（4）每次接触患者前后应当严格遵循《医务人员手卫生规范》要求，及时正确进行手卫生。

（5）医务人员应当根据导致感染的风险程度采取相应的防护措施。

①进入隔离病房的医务人员应戴医用外科口罩、医用乳胶清洁手套、穿防护服（隔离衣），脱手套及防护用品后应洗手或手消毒。

②医务人员进行可能受到患者血液、体液、分泌物等物质喷溅的操作时，应当戴医用防护口罩、医用乳胶无菌手套、护目镜或防护面屏、穿防渗防护服。

③对疑似、临床诊断或确诊患者进行气管插管等可能产生气溶胶的有创操作时，应当戴医用防护口罩、医用乳胶手套、防护面屏或呼吸头罩、穿防渗防护服。

④外科口罩、医用防护口罩、护目镜或防护面屏、防护服等个人防护用品被血液、体液、分泌物等污染时应当及时更换。

⑤医务人员在诊疗操作结束后，应及时离开隔离区，并及时更换个人防护用品。

⑥正确穿戴和脱摘防护用品，脱去手套或隔离衣后立即洗手或手消毒。

（四）对患者的管理

（1）应当对疑似、临床诊断或确诊患者及时进行隔离，并按照指定路线由专人引导进入病区。

（2）患者转运和接触非感染者时，如病情允许应当戴外科口罩；对患者进行咳嗽注意事项（咳嗽或者打喷嚏时用纸巾遮掩口鼻，在接触呼吸道分泌物后应当使用流动水洗手）和手卫生的宣传教育。

（3）未解除隔离的患者死亡后，应当及时对尸体进行处理。处理方法为：用双层布单包裹尸体，装入双层尸体袋中，由专用车辆直接送至指定地点火化；因民族习惯和宗教信仰不能进行火化的，应当经上述处理后，按照规定深埋。

（梁启军）

第三十章　寨卡病毒

第一节　寨卡病毒病防控方案（第二版）

寨卡病毒病是由寨卡病毒引起并通过蚊媒传播的一种自限性急性疾病。寨卡病毒主要通过埃及伊蚊叮咬传播，临床特征主要为发热、皮疹、结膜炎或关节痛，极少引起死亡。世界卫生组织认为，新生儿小头畸形、格林-巴利综合征可能与寨卡病毒感染有关。

寨卡病毒最早于1947年在乌干达发现，目前寨卡病毒病主要流行于拉丁美洲及加勒比、非洲、东南亚和太平洋岛国等国家和地区。我国目前已有寨卡病毒病输入病例，在有伊蚊分布的地区存在发生本地传播的风险。

一、疾病概述

（一）病原学

寨卡病毒属黄病毒科黄病毒属，呈球形，直径为40~70nm，有包膜。基因组为单股正链RNA，长度约为10.8kb，分为亚洲型和非洲型两个基因型，目前在南美地区流行的病毒为亚洲型。寨卡病毒与同为黄病毒属的登革病毒、黄热病毒及西尼罗病毒等存在较强的血清学交叉反应。病毒可在蚊源细胞（C6/36）、哺乳动物细胞（Vero）等细胞中培养繁殖并产生病变。

寨卡病毒的抵抗力不详，但黄病毒属的病毒一般不耐酸、不耐热，60℃、30min可灭活，70%乙醇、0.5%次氯酸钠、脂溶剂、过氧乙酸等消毒剂及紫外线照射均可灭活。

（二）流行病学

1.传染源和传播媒介

（1）传染源

患者、无症状感染者和感染寨卡病毒的非人灵长类动物是该病的可能传染源。

（2）传播媒介

埃及伊蚊为寨卡病毒主要传播媒介，白纹伊蚊、非洲伊蚊、黄头伊蚊等伊蚊属蚊虫也可能传播该病毒。

根据监测，我国与传播寨卡病毒有关的伊蚊种类主要为埃及伊蚊和白纹伊蚊，其中埃及伊蚊主要分布于海南省沿海市县及火山岩地区，广东省雷州半岛，云南省的西双版纳州、德宏州、临沧市，以及台湾嘉义县以南及澎湖县部分地区；白纹伊蚊则广泛分布于北至沈阳、大连，经天水、陇南，至西藏墨脱一线及其东南侧大部分地区。

2.传播途径

（1）蚊媒传播为寨卡病毒的主要传播途径。蚊媒叮咬寨卡病毒感染者而被感染，其后再通过叮咬的方式将病毒传染给其他人。

（2）人与人之间的传播。

①母婴传播：有研究证明寨卡病毒可通过胎盘由母亲传染给胎儿。孕妇可能在分娩过程中将寨卡病毒传播给新生儿。在乳汁中曾检测到寨卡病毒核酸，但尚无寨卡病毒通过哺乳感染新生儿的报道。

②性传播：寨卡病毒可通过性传播，目前报告的少量病例均为男性患者感染其女性性伴。目前尚无证据表明感染寨卡病毒的女性可将病毒传播给其性伴。

③血液传播：寨卡病毒可能通过输血传播，目前已有可能经输血传播的病例报告。

3.人群易感性

主要包括孕妇在内的各类人群对寨卡病毒普遍易感。曾感染过寨卡病毒的人可能对再次感染具有免疫力。

4.潜伏期和传染期

（1）潜伏期

目前该病的潜伏期尚不清楚，有限资料提示可能为3～12天。

（2）传染期

患者的确切传染期尚不清楚，有研究表明患者发病早期可产生病毒血症，具备传染性。病毒血症期多为5～7天，一般从发病前2～3天到发病后3～5天，部分病例可持续至发病后11天。患者尿液可检出病毒，检出持续时间长于血液标本。患者唾液也可检出病毒，病毒载量可高于同期血液标本。病毒在患者精液中持续检出时间长，个别病例发病后62天仍可检出病毒核酸。无症状感染者的传染性及期限尚不明确。

5.地区分布

寨卡病毒病目前主要流行于拉丁美洲及加勒比、非洲、东南亚和太平洋岛国等国家和地区。1947年病毒发现至2007年以前，寨卡病毒病主要表现为散发。2007年在太平洋岛国出现暴发疫情。2013—2014年在南太平洋的法属波利尼西亚发生暴发疫情，报告病例约10000例。2015年开始蔓延至拉丁美洲及加勒比多个国家。北美洲的美国、加拿大，亚洲及欧洲部分国家有输入病例报告。我国目前有输入病例报道，随着蚊媒活跃季节的到来，有伊蚊分布的地区存在发生本地传播的风险。

6.发病季节特点

寨卡病毒病发病季节与当地的媒介伊蚊季节消长有关，疫情高峰多出现在夏、秋季。在热带和亚热带地区，寨卡病毒病一年四季均可发病。

（三）临床表现

临床症状包括发热、皮疹（多为斑丘疹）、结膜炎、关节痛及肌肉痛等。感染寨卡病毒后，约80%的人为隐性感染，仅有20%的人出现上述临床症状，一般持续2～7天后自愈，重症和死亡病例少见。

寨卡病毒感染可能导致少数人出现神经系统和自身免疫系统并发症。越来越多的研究结果提示，孕妇感染寨卡病毒可能导致新生儿小头畸形。

二、诊断、报告和治疗

（一）诊断

各级各类医疗机构应按照《寨卡病毒病诊疗方案》做好相关病例的诊断工作。诊断时应注意与登革热、基孔肯雅热等疾病进行鉴别。

各省份发现的首例寨卡病毒感染病例的确诊，应由中国疾病预防控制中心实验室检测复核后予以确认。重症病例、死亡病例以及暴发疫情的指示病例和首发病例标本均应送至中国疾病预防控制中心实验室进行复核检测。

（二）报告

各级各类医疗机构发现寨卡病毒病疑似病例、临床诊断病例或确诊病例时，应于24小时内通过国家疾病监测信息报告管理系统进行网络直报，报告疾病类别选择"其他传染病中的寨卡病毒病"，如为输入性病例须在备注栏注明来源地区，统一格式为"境外输入/×国家或地区"或"境内输入/×省×市×县"。

各县（区）内出现首例病例，暂按照突发公共卫生事件要求在2小时内向所在地县级卫生行政部门报告，并同时通过突发公共卫生事件信息报告管理系统进行网络报告。接到报告的卫生行政部门应当在2小时内向本级人民政府和上级卫生行政部门报告。

（三）治疗

本病一般为自限性疾病，目前尚无针对该病的特异性抗病毒药物，临床上主要采取对症治疗。

三、实验室检测

对疑似病例、临床病例和确诊病例的血液等相关标本进行实验室病原学和血清学检测，对蚊媒标本进行采集、包装、运送和实验室检测，具体方案由中国疾病预防控制中心下发。

寨卡病毒在我国归属于三类病原体，应在生物安全二级实验室（BSL-2）开展实验室检测。应按照《病原微生物实验室生物安全管理条例》等相关规定要求，做好生物安全防护工作。

四、流行病学调查

疾病预防控制机构在接到病例报告后，应立即组织专业人员开展调查，分析感染来源，搜索可疑病例，评估进一步发生感染和流行的风险。

发现本地感染病例时，应开展病例的主动搜索以及蚊媒应急监测，分析疫情动态，评估流行趋势，及时提出有针对性的控制措施。

对所有散发病例及暴发疫情的指示病例、首发病例、重症、死亡病例，以及因查明疫情性质和波及范围需要而确定的调查对象，均应进行详细个案调查。疫情性质确定后发生的后续病例应收集简要流行病学信息。具体个案调查表和信息收集表由中国疾病预防控制中心下发。

五、预防与控制措施

（一）预防输入及本地传播

1.关注国际疫情动态

密切追踪寨卡病毒病国际疫情进展信息，动态开展风险评估，为制定和调整本地防控策略与措施提供依据。

2.根据需要发布旅行健康提示

各地卫生部门协助外交、教育、商务、旅游及出入境检验检疫等部门做好前往寨卡病毒病流行区旅行者、居住于流行地区的中国公民及从流行地区归国人员的宣传教育和健康提示。健康教育要点为：防止蚊虫叮咬，若出现发热、皮疹、红眼及肌肉关节痛等症状或体征要及时就医。

3.对群众开展健康教育

若发现输入病例或者出现本地传播，当地卫生行政部门要组织做好对群众的健康教育。健康教育要点为：防止蚊虫叮咬，若出现发热、皮疹、红眼及肌肉关节痛等症状或体征要及时就医。

4.做好口岸卫生检疫

卫生检疫部门一旦发现疑似病例，应及时通报卫生部门，共同做好疫情的调查和处置。

（二）病例监测与管理

1.病例监测与早期发现

各级各类医疗机构发现发热、皮疹、结膜炎及肌肉关节痛的患者，应注意了解患者的流行病学史（流行地区旅行史），考虑本病的可能，并及时采样送检。此外，对于新生儿出现小头畸形的产妇，如有可疑流行病学史，也需考虑寨卡病毒感染的可能。

2.流行病学调查

对相关病例进行个案调查，重点调查病人发病前2周的活动史，查明可疑感染地点，寻找感染来源；同时调查发病后1周的活动史，开展病例搜索，评估发生感染和流行的风险。

3.病例搜索

对于输入病例，应详细追查旅行史，重点在与其共同出行的人员中搜索。如病例从入境至发病后1周曾在本县（区）活动，还应在其生活、工作区域搜索可疑病例。

在出现本地感染散发病例时，以病例住所或与其相邻的若干户、病例的工作地点等活动场所为中心，参考伊蚊活动范围划定半径200m之内空间范围为核心区，1例感染者可划定多个核心区，在核心区内搜索病例。通常可根据城区或乡村不同建筑类型，推测伊蚊活动范围，适当扩大或缩小搜索半径。

4.病例管理

病例管理主要包括急性期采取防蚊隔离措施，患者发病后2～3个月内应尽量避免性行为或采取安全性行为。

防蚊隔离期限为从发病之日起至患者血液标本中连续两次病毒核酸检测阴性，两次实验室检测间隔不少于24小时；如果缺乏实验室检测条件则防蚊隔离至发病后10天。防蚊措施包括病房/家庭安装纱门、纱窗，清除蚊虫滋生环境；患者采取个人防蚊措施，如使用蚊帐、穿长袖衣裤、涂抹驱避剂等。

应向男性患者提供病毒传播、疾病危害和个人防护等基本信息。男性患者发病后2～3个月内应尽量避免性行为或每次性行为中全程使用安全套。如果其配偶处于妊娠期，则整个妊娠期间应尽量避免性行为或每次性行为中全程使用安全套。

如果经检测发现无症状感染者，应采取居家防蚊隔离措施，防蚊隔离期限为自检测之日起10天；自检测之日起2～3个月内尽量避免性行为或采取安全性行为。

医疗卫生人员在开展诊疗及流行病学调查时，应采取标准防护措施。在做好病例管理和一般院内感染控制措施的基础上，医疗机构，特别是收治病例的病区，应严格落实防蚊灭蚊措施，防止院内传播。病例的尿液、唾液及其污染物的处理按照《医院感染管理办法》和《医疗废物管理条例》等相关规定执行。

（三）媒介监测与控制

有媒介分布地区，除做好上述工作外，还需做好媒介监测与控制工作。

1.日常监测与控制

各级卫生行政部门负责领导并组织当地疾病预防控制机构开展以社区为基础的伊蚊密度监测，包括伊蚊种类、密度、季节消长等。日常监测范围、方法及频次要求同登革热，可参照《登革热媒介伊蚊监测指南》中的常规监测进行。

当发现媒介伊蚊布雷图指数及诱蚊诱卵器指数超过20时，应及时提请当地政府组织开展爱国卫生运动，清除室内外各种媒介伊蚊的滋生地及开展预防性灭蚊运动，降低伊蚊密度，以降低或消除寨卡病毒病等蚊传疾病的暴发风险。

2.应急监测与控制

当有寨卡病毒病病例出现且以疫点为圆心200m半径范围内布雷图指数或诱蚊诱卵指数≥5、警戒区（核心区外展200m半径范围）≥10时，其他区域布雷图指数或诱蚊诱卵器指数大于20时，应启动应急媒介伊蚊控制。

媒介伊蚊应急控制要点包括：做好社区动员，开展爱国卫生运动，做好蚊虫滋生地的清理工作；教育群众做好个人防护；做好病例和医院防蚊隔离；采取精确的疫点应急成蚊杀灭；根据媒介伊蚊抗药性监测结果指导用药，加强科学防控等。通过综合性的媒介伊蚊防控措施，尽快将布雷图指数或诱蚊诱卵器指数控制在5以下。

（四）宣传与沟通

存在流行风险的地区应全民动员，采取多种有效形式，以通俗易懂的方式开展健康教育活动。宣传要点包括：寨卡病毒病主要由伊蚊（俗称花斑蚊或花蚊子）叮咬传播；伊蚊在室内外的水缸、水盆、轮胎、花盆、花瓶等积水容器中滋生繁殖；翻盆倒罐清除积水，清除蚊虫滋生地可以预防寨卡病毒病流行；在发生疫情的地区要穿长袖衣裤，在身体裸露部位涂抹防蚊水、使用驱蚊剂或使用蚊帐、防蚊网等防止蚊虫叮咬。

除一般旅行健康提示外，应提醒孕妇及计划怀孕的女性谨慎前往寨卡病毒病流行的国家或地区，如确需赴这些国家或地区时，应严格做好个人防护措施，防止蚊虫叮咬。若怀疑可能感染寨卡病毒时，应及时就医，主动报告旅行史，并接受医学随访。

（五）培训和实验室能力建设

1.强化医务人员培训，提高疾病识别能力

开展医务人员诊疗知识培训，提高疾病诊断与识别能力。重点地区应在每年流行季节前，结合登革热、基孔肯雅热的防控工作开展基层医务人员寨卡病毒病相关知识的强化培训，增强对寨卡病毒病的认识，及时发现和报告疑似寨卡病毒感染病例。

2.建立寨卡病毒检测能力

建立和逐步推广寨卡病毒的实验室检测技术。各省级疾病预防控制中心要尽快建立实验室检测的相关技术和方法，做好实验室技术和试剂储备，逐步提高基层疾病预防控制中心对该病的实验室检测能力，以应对可能发生的疫情。

附件：

1.寨卡病毒病流行病学个案调查表。

2.寨卡病毒病入户调查登记表。

附件1

寨卡病毒病流行病学个案调查表

一、基本情况

（一）患者姓名：_____ 联系电话：_____

如患者年龄＜14岁，则家长姓名：_____ 联系电话：_____

（二）性别：（1）男 （2）女

（三）年龄：_____岁

（四）家庭住址：_____省（自治区/直辖市）_____市_____县（市/区）_____乡（镇/街道）_____村（居委会）

（五）工作单位：_____

（六）职业：

（1）幼托儿童 （2）散居儿童 （3）学生 （4）教师 （5）保育保姆 （6）饮食从业人员

（7）商业服务人员 （8）医务人员 （9）工人 （10）民工 （11）农民 （12）牧民

（13）渔（船）民 （14）干部职员 （15）离退人员 （16）家务待业 （17）其他

（七）若是输入性病例，请填写以下内容：

1.国籍_____

2.从何处入境本地：_____

3.入境口岸_____；入境时间：_____年___月___日

4.入境原因：（1）旅行 （2）商贸往来 （3）留学 （4）探亲访友 （5）其他_____

5.入境后到经地区及停留时间：

地点1：_____；日期：_____年___月___日至_____年___月___日

地点2：_____；日期：_____年___月___日至_____年___月___日

二、发病与临床症状

（一）发病日期：_____年___月___日

（二）首发症状：_____

（三）相关症状体征：

1.发热（38℃以上）：（1）有 （2）无 （3）不详

如有，则日期：____月____日至____月____日，最高体温℃，或（未）检测。

2. 关节痛：（1）有　　（2）无　　（3）不详

主要累及的关节为（可多选）：①手腕　②脚踝　③脚趾　④手指　⑤膝　⑥肘　⑦肩关节　⑧脊柱　⑨其他

3. 肌肉痛：（1）有　　（2）无　　（3）不详

如有，部位：_____

4. 皮疹：（1）有　　（2）无　　（3）不详

皮疹为：①斑丘疹　②麻疹样皮疹条/线状　③猩红热样皮疹簇状　④红斑疹　⑤其他

皮疹部位（可多选）：①全身　②躯干　③四肢　④面部　⑤其他

5. 头痛：（1）有　　（2）无　　（3）不详

6. 结膜充血：（1）有　　（2）无　　（3）不详

7. 颜面潮红：（1）有　　（2）无　　（3）不详

8. 胸红：（1）有　　（2）无　　（3）不详

9. 出血症状：（1）有　　（2）无　　（3）不详

如有，则出血部位为（多选）：_____

①结膜出血　②鼻出血　③牙龈出血　④呕血　⑤便血　⑥血尿　⑦其他

10. 神经症状：（1）有　　（2）无　　（3）不详

如有，则日期：____月____日至____月____日，症状描述：_____

11. 如为妇女，有无怀孕：（1）有　　（2）无　　（3）不详

如有，则孕期为____周

三、就诊情况

就诊日期	就诊医院名称	有无住院	住院日期	备注

四、住所（病家）环境相关因素

（一）使用的防蚊设备（可多选）

（1）蚊帐（2）蚊香（3）纱门/纱窗（4）灭蚊剂（5）其他：_____

（二）积水容器类型（可多选）

（1）花瓶（2）瓦盆（3）铁罐（4）碗碟缸（5）池塘（6）树洞（7）竹桩（8）假山（9）盆景（10）其他_____

五、发病前后活动情况

（一）外出史：

1. 发病前14天内是否有外出（离开本市县及出境旅行）史：_____　（1）是　（2）否

如否，跳至"（二）发病前后在本地活动情况"

如是，地点1：_____；日期：_____年____月____日至_____年____月____日

地点2：_____；日期：_____年____月____日至_____年____月____日

地点3：_____；日期：_____年____月____日至_____年____月____日

返回时间（入境时间）：_____年____月____日

同行团队名称（或旅行社名称）：_____

同行人员姓名1：_____电话：_____　健康状况：_____
同行人员姓名2：_____电话：_____　健康状况：_____
同行人员姓名3：_____电话：_____　健康状况：_____
同行人员姓名4：_____电话：_____　健康状况：_____
同行人员姓名5：_____电话：_____　健康状况：_____

2. 外出期间是否明确有蚊虫叮咬史：（1）是　（2）否　（3）不详
如是，则叮咬地点为：
地点1：_____；地点2：_____；地点3：_____

（二）发病前后在本地的主要活动情况：（备注栏填写具体地点）

日期	家中	工作单位	公园	运动场所	市场	学校	医院	其他	备注

六、共同暴露者健康状况

（一）有无家庭其他成员/接触者出现过类似症状：（1）有　（2）无　（3）不详
（二）家中人口数：_____人，出现类似症状者：_____人。
（三）工作单位所在部门人数：_____人，出现类似症状者：_____人。
请将出现类似症状的家庭成员或同事的相关情况填入下表：

姓名	与患者关系	年龄	性别	发病日期	就诊情况	采样日期	备注

七、其他需补充内容

八、备注

（一）血常规检查。
（二）病原学诊断检测。
（三）病例诊断分类：本病例属于_____（输入性病例、本地病例）。
调查日期：_____年___月___日　　调查者：_____

附件2

寨卡病毒病入户调查登记表

调查点名称：＿＿＿＿＿＿＿＿　　调查人：＿＿＿＿＿

联系电话：＿＿＿＿＿＿＿＿＿　　调查日期：＿＿＿＿＿年＿＿＿＿月＿＿＿＿日

门牌号	户主姓名	户内居住人口数	家庭成员姓名	性别	年龄	职业	是否出现以下症状					发病日期	最近14天外出情况				是否接受采样检测	采样检测结果	是否列入病例管理	备注
							皮疹	发热℃	肌肉痛	关节痛	结膜炎		其他社区、村	外市	外省	国外				

填写说明：1. 症状：如有相应症状，则填写出现日期；2. 外出史：如有外出，则填写地址；3. 如有联系方式请填在备注栏。

第二节　寨卡病毒病诊疗方案（2016年第2版）

寨卡（zika）病毒病是由寨卡病毒引起的一种自限性急性传染病，主要通过埃及伊蚊叮咬传播。临床特征主要为皮疹、发热、关节痛或结膜炎，极少引起死亡。世界卫生组织（WHO）认为，新生儿小头畸形、格林-巴利综合征（吉兰-巴雷综合征）可能与寨卡病毒感染有关。

寨卡病毒病主要在全球热带及亚热带地区流行。1952年，在乌干达和坦桑尼亚的人体中分离到该病毒。此后，多个国家有散发病例报道。2007年，首次在西太平洋国家密克罗尼西亚的雅普岛发生寨卡病毒疫情暴发。截至2016年3月8日，至少在非洲、亚洲、欧洲、美洲的55个国家有寨卡病毒传播的证据，以巴西疫情最为严重。我国于2016年2月9日在江西省发现首例输入性病例，截至2016年3月11日共发现输入性病例13例。

一、病原学

寨卡病毒是一种蚊媒病毒，于1947年首次在乌干达恒河猴中发现，属黄病毒科黄病毒属，为单股正链RNA病毒，直径40～70nm，有包膜，包含10794个核苷酸，编码3419个氨基酸。根据基因型别分为非洲型和亚洲型，本次美洲流行的为亚洲型。

寨卡病毒的抵抗力不详，但黄病毒属的病毒一般不耐酸、不耐热。60℃、30min可灭活，70%乙醇、0.5%次氯酸钠、脂溶剂、过氧乙酸等消毒剂及紫外线照射均可灭活。

二、流行病学特征

（一）传染源

患者、无症状感染者和感染寨卡病毒的非人灵长类动物是该病的可能传染源。

（二）传播途径

带病毒的伊蚊叮咬是本病最主要的传播途径。传播媒介主要为埃及伊蚊，白纹伊蚊、非洲伊蚊和黄头伊蚊也可能传播该病毒。本病亦可通过母婴传播（包括宫内感染和分娩时感染）、血源传播和性传播。

病毒血症持续时间一般在10天以内。在感染者的唾液、尿液、精液中可检测到寨卡病毒RNA，且持续时间可长于病毒血症期。乳汁中可检测到寨卡病毒核酸，但尚无通过哺乳感染新生儿的报道。

根据监测，我国与传播寨卡病毒有关的伊蚊种类主要为埃及伊蚊和白纹伊蚊，其中埃及伊蚊主要分布于海南省，广东省雷州半岛，云南省的西双版纳州、德宏州、临沧市以及我国台湾部分地区；白纹伊蚊则广泛分布于我国辽宁、河北、山西、陕西、甘肃、四川、西藏及以南广大区域。

（三）人群易感性

人群普遍易感，曾感染过寨卡病毒的人可能对再次感染具有免疫力。

三、临床表现

寨卡病毒病的潜伏期一般为3～12天。人感染寨卡病毒后，仅20%出现症状，且症状较轻，主要表现为皮疹（多为斑丘疹）、发热（多为中低度发热），并可伴有非化脓性结膜炎、肌肉和关节痛、全身乏力以及头痛，少数患者可出现腹痛、恶心、腹泻、黏膜溃疡、皮肤瘙痒等。症状持续2～7天缓解，预后良好，重症与死亡病例罕见。婴幼儿感染病例还可出现神经系统、眼部和听力等改变。

孕妇感染寨卡病毒可能导致胎盘功能不全、胎儿宫内发育迟缓、胎死宫内和新生儿小头畸形等。

有与寨卡病毒感染相关的格林-巴利综合征（吉兰-巴雷综合征）病例的报道，但两者之间的因果关系尚未确定。

四、实验室检查

（一）一般检查

血常规：部分病例可有白细胞和血小板减少。

（二）血清学检查

1.寨卡病毒IgM检测

一般采用酶联免疫吸附法（ELISA）、免疫荧光法等进行检测。

2.寨卡病毒中和抗体检测

一般采用空斑减少中和试验（PRNT）检测血液中和抗体。应尽量采集急性期和恢复期双份血清开展检测。

寨卡病毒抗体与同为黄病毒属的登革病毒、黄热病毒和西尼罗病毒抗体等有较强的交叉反应，易于产生假阳性，在诊断时应注意鉴别。

（三）病原学检查

1.病毒核酸检测

一般采用荧光定量RT-PCR检测血液、尿液、精液、唾液等标本中的寨卡病毒核酸。

2.病毒抗原检测

一般采用免疫组化法检测寨卡病毒抗原。

3.病毒分离培养

通常可将标本接种于蚊源细胞（C6/36）或哺乳动物细胞（Vero）等方法进行分离培养，也可使用乳鼠脑内接种进行病毒分离。

五、诊断和鉴别诊断

（一）诊断依据

根据流行病学史、临床表现和相关实验室检查综合判断。

（二）病例定义

1.疑似病例

符合流行病学史且有相应临床表现。

（1）流行病学史

发病前14天内在寨卡病毒感染病例报告或流行地区旅行或居住，或者接触过疑似、临床诊断或确诊的寨卡病毒病患者。

（2）临床表现

难以用其他原因解释的发热、皮疹、关节痛或结膜炎等。

2.临床诊断病例

疑似病例且寨卡病毒IgM抗体检测阳性，同时排除登革热、流行性乙型脑炎等其他常见黄病毒感染。

3.确诊病例

疑似病例或临床诊断病例经实验室检测符合下列情形之一者：

（1）寨卡病毒核酸检测阳性。

（2）分离出寨卡病毒。

（3）恢复期血清寨卡病毒中和抗体阳转或者滴度较急性期呈4倍以上升高，同时排除登革热、流行性乙型脑炎等其他常见黄病毒感染。

（三）鉴别诊断

需要和以下疾病进行鉴别诊断：
（1）主要与登革热和基孔肯雅热进行鉴别诊断。
（2）其他：与微小病毒、风疹、麻疹、肠道病毒、立克次体病等相鉴别。

六、治疗

（一）一般治疗

寨卡病毒病通常症状较轻，不需要做出特别处理，以对症治疗为主，加强营养支持。在排除登革热之前避免使用阿司匹林等非甾体类抗炎药物治疗。

（二）对症治疗

（1）高热不退患者可服用解热镇痛药，如对乙酰氨基酚，成人用法为250～500mg/次、每日3～4次，儿童用法为每次10～15mg/kg，可间隔4～6小时1次，24小时内不超过4次。儿童应避免使用阿司匹林以防并发Reye综合征。

（2）伴有关节痛患者可使用布洛芬，成人用法为200～400mg/次，4～6小时1次，儿童用法为5～10mg/kg，每日3次。

（3）伴有结膜炎时可使用重组人干扰素α滴眼液，1～2滴/次滴眼，每天4次。

（三）中医药治疗

本病属中医"瘟疫·疫疹"范畴，可参照"疫疹"辨证论治。

1.邪犯卫表证

症状：皮疹，发热，恶风寒，咽痛，肌肉骨节疼痛，或见肌肤疹点隐约，或头颈皮肤潮红，目赤多泪。可见舌尖边红，脉浮数。

治法：清热解表。

基本方药：银花、连翘、荆芥穗、赤芍、青蒿、淡豆豉、黄芩、柴胡。

加减：目赤者，加菊花、夏枯草；肌肤疹点显露者，加升麻、紫草；热甚者，加生石膏、知母。

中成药：可选用清热解表类中成药。

2.邪郁气营证

症状：发热，口渴，疹点稠密，紫赤成片，头痛，骨节疼痛。可见舌质红绛，脉数。

治法：清营透邪。

基本方药：生地、赤芍、丹皮、紫草、银花、连翘、白茅根、青蒿、炒栀子、生石决明。

加减：大便秘结者，加生大黄、枳实；热甚者，加生石膏；头疼甚者，加钩藤；关节疼痛重者，加松节、桑枝。

中成药：可选用清营透邪类中成药。

3.气阴两虚证

症状：热退，神疲，口干，少气，斑疹渐隐，小便黄。可见舌红、少苔，脉细。

治法：益气养阴。

基本方药：北沙参、麦冬、山药、五味子、天花粉、淡竹叶、白茅根、麦芽。

中成药：可选用益气养阴类中成药。

（四）其他

对感染寨卡病毒的孕妇，建议定期产检，每3～4周监测胎儿生长发育情况。

七、出院标准

综合评价住院患者病情转归情况以决定出院时间。建议出院时应符合以下条件：

（1）体温正常，临床症状消失。

（2）血液核酸连续检测2次阴性（间隔24小时以上）；不具备核酸检测条件者，病程不少于10天。

八、预防

目前尚无疫苗进行预防，最佳预防方式是防止蚊虫叮咬。建议准备妊娠及妊娠期女性谨慎前往寨卡病毒流行地区。

患者及无症状感染者应当实施有效的防蚊隔离措施10天以上，4周内避免献血，2～3个月内如发生性行为应使用安全套。

第三节　寨卡病毒实验室检测技术方案

寨卡病毒（zika virus）属黄病毒科（*flaviviridae*）黄病毒属（*flavivirus*），呈球形，直径为40～70nm，有包膜。基因组为单股正链RNA，长度约为10.8kb，可分为亚洲型和非洲型两个基因型。

寨卡病毒病的检测方法包括病毒核酸检测、IgM抗体检测、中和抗体检测和病毒分离等。寨卡病毒与黄病毒属其他病毒具有较强的血清学交叉反应，目前主要采用病毒核酸检测。

一、检测对象

（1）疑似和临床诊断病例。

（2）伊蚊成蚊和幼虫。

二、样本采集、保存和运输

（一）病例标本采集

对怀疑感染寨卡病毒的患者，要尽早采集血标本，同时要采集尿液和唾液标本。如果临床高度怀疑男性为寨卡病毒病，在上述标本无法确诊时，可考虑采集精液开展检测。

血液标本采集办法：用无菌真空干燥管，采集患者非抗凝血5mL，及时分离血清，分装2管，保存于带螺旋盖、内有垫圈的冻存管内，标记清楚后低温保存，其中1管用于现场实验室检测，1管用于上级疾病预防控制机构复核。对病例应尽可能采集双份血液标本，两份标本之间相隔14天为宜，住院病例可于入院当天和出院前1天各采集1份。

尿液标本的采集方法：采集尿液标本10mL，置于无菌50mL塑料尖底离心管中，2000rpm离心5min去沉淀，将上清液分装至无菌15mL离心管中，每份5 mL。如需采集精液标本，应在采集精液标本前采集尿液标本。

唾液标本的采集方法：将唾液吐入50mL塑料尖底离心管中，4000rpm离心15min去沉淀，将离心后上清液分装，分装2管，每份1mL，保存于带螺旋盖、内有垫圈的冻存管内后保存。

采集精液开展实验室检测时，需采集标本1～2mL，置于无菌干燥、带螺旋盖、内有垫圈的冻存管内后保存。

（二）蚊媒标本采集

疫点内采集的伊蚊成蚊及幼虫，分类鉴定后填写媒介标本采集信息表，按照采集地点分装，每管10～20只。

（三）标本保存、运送

如标本能够在24小时内开展实验室检测，应将标本置于2～8℃保存；不能及时检测的标本应尽快置于-70℃以下保存。

标本运送时采用低温冷藏运输，避免冻融，样本运输应遵守国家相关生物安全规定。

三、检测方法

寨卡病毒病的检测方法包括病毒核酸检测、IgM抗体检测、中和抗体检测和病毒分离等。寨卡病毒与黄病毒属其他病毒具有较强的血清学交叉反应，目前主要采用病毒核酸检测。

开展蚊媒寨卡病毒检测时，主要对捕获的伊蚊成蚊或幼虫进行病毒核酸检测和病毒分离。

开展寨卡病毒实验室检测时，应同时考虑登革病毒和基孔肯雅病毒感染的可能性。登革病毒和基孔肯雅病毒实验室检测应按照相应的技术指南开展。

（一）临床标本检测

1.病原学检测

病原学检测主要适用于急性期血液标本，一般认为发病7天内检测阳性率高。

（1）核酸检测

一般采用荧光定量RT-PCR方法，是目前早期诊断寨卡病毒病的主要检测手段，可采用中国疾病预防控制中心病毒病所发放的荧光定量PCR试剂或其他商品化试剂盒进行检测。

（2）病毒分离

将标本接种于蚊源细胞（C6/36）或哺乳动物细胞（BHK21、Vero）进行分离培养，出现病变或5～7天以后，用检测核酸的方法鉴定病毒，也可使用乳鼠脑内接种进行病毒分离。

2.血清学检测

（1）血清特异性IgM抗体

发病3天后可检出病毒特异性IgM抗体，但发病7天后检出率高，可采用ELISA、免疫荧光等方法检测。IgM抗体阳性，提示患者可能新近感染寨卡病毒，但寨卡病毒IgM抗体与登革病毒、黄热病毒和西尼罗病毒等黄病毒有较强的交叉反应，易于产生假阳性。

（2）中和抗体

一般采用空斑减少中和试验方法检测。患者恢复期血清中和抗体阳转或滴度较急性期呈4倍及以上升高，且排除登革、乙脑等其他常见黄病毒感染，可以确诊。

3.其他标本检测

尿液、唾液和精液标本的检测可用血清病毒RNA提取试剂盒及核酸特异性检测试剂进行检测，结果判定同血清标本。

（二）媒介标本检测

1.标本处理

将分类后的伊蚊成蚊或幼虫，按照采集地点，每10～20只为1份进行研磨处理。

2.病毒核酸检测

用RT-PCR的方法进行寨卡病毒核酸检测。

3.病毒分离

病毒核酸阳性的标本进行病毒分离。

四、生物安全

寨卡病毒按照第三类病原微生物进行管理。凡涉及寨卡病毒的分离、培养、未经培养的感染材料等的操作应在生物安全二级（BSL-2）实验室进行；灭活材料和无感染性材料的操作可在生物安全一级（BSL-1）实验室进行。病毒培养物的运输应满足国际民用航空组织公布的《危险物品安全航空运输技术细则》（Doc9284号文件）A类感染性物资的包装要求，对应的联合国编号为UN2814；未经培养的感染性材料（包括患者血、尿液、唾液或动物体液标本以及现场采集的媒介生物标本等）运输时应满足B类感染性物质的包装要求，对应的联合国编号为UN3373。开展相关运输活动须按照原卫生部发布的第45号令《可感染人类的高致病性病原微生物菌（毒）种或样本运输管理规定》进行审批后，方可实施运输。

第四节　世卫组织针对寨卡病毒流行区哺乳临时指南摘译

一、引言

（一）背景

寨卡病毒主要通过伊蚊传播，然而在目前广泛传播的形势下，我们需要考虑寨卡病毒是否能够通过母乳传播，这对于婴幼儿的健康和成长是非常重要的。故为指导寨卡病毒流行区的哺乳行为，特制定本指南。

（二）目标人群

本指南供政府、医疗卫生健康机构、政策制定者及医疗卫生专业人士阅读，亦可在公众沟通中应用。

二、临时建议

（一）临时建议

世卫组织建议，新生儿出生1小时内开始母乳喂养，在6月龄之前，应以纯母乳喂养，此后逐渐添加辅食并同时母乳喂养至2岁或以上。

（1）在当前寨卡病毒流行的条件下，世卫组织仍然维持原有母乳喂养建议。

（2）如母体在怀孕期间或哺乳期被诊断为疑似、可能或寨卡病毒病确诊病例，应在卫生专业人员的辅助下开始并维持母乳喂养。同样，如果新生儿被诊断为疑似、可能或寨卡病毒病确诊病例，则母亲或家庭也应在专业人士的辅助下进行正确的母乳喂养。

（3）伴有出生缺陷的患儿（如小头畸形）应根据世卫组织的建议给予母乳喂养，如果可能，建议在专业人士的指导下进行母乳喂养。

（二）理论依据

母乳喂养对母婴双方均大有裨益，并且有利于实现妇幼保健、营养、教育、减贫和经济增长等的可持续发展。

现已从2例母体的乳汁中检出寨卡病毒RNA，但尚未从细胞培养中发现病毒复制。寨卡病毒RNA阳性的乳汁是在母体出现临床症状且血清RT-PCR阳性时采集的。

目前尚无通过母乳喂养传播寨卡病毒的报告。病毒检测的频率、病毒动力学和乳汁中的病毒载量目前尚未明确。

寨卡病毒流行区目前尚无出生后感染病毒的婴儿出现神经系统不良结局或严重疾病的报告。如果出现此类事件，应仔细监测。基于现有证据，母乳喂养对母婴的益处远大于寨卡病毒母乳传播的任何潜在风险。

（三）研究空白

专家委员会认为，下列问题应当列入今后研究的重点：

（1）寨卡病毒病患者和隐性感染者乳汁中可检测出寨卡病毒的比例和持续时间。

（2）寨卡病毒通过乳汁传播的能力。

（3）新生儿被母体感染寨卡病毒后的隐性感染率及发病率。

（4）母乳喂养和非母乳喂养的婴幼儿感染寨卡病毒时的临床表现。

（5）哺乳期女性感染寨卡病毒的临床表现，以及是否会影响其哺乳能力。既往感染过寨卡病毒女性乳汁中的保护性抗体的情况。

（梁启军　辜吉秀　赵亚栋）

第三十一章　全国病媒生物监测实施方案

一、总则

根据"国家卫生计生委办公厅关于印发全国病媒生物监测方案的通知"（国卫办疾控函〔2016〕215号）中《全国病媒生物监测方案》（以下简称《监测方案》）要求，中国疾病预防控制中心制定了《全国病媒生物监测实施方案》（以下简称《实施方案》）。

（一）监测点的设置

各省（自治区、直辖市）、地（市）、县（区）根据本地生态环境特点、传染病流行情况和卫生创建工作需求设置本地常规监测点。

在全国常规监测基础上，每个省份选择2～5个地级市（其中应包括1～2个国家卫生城市）作为国家级监测点，每个国家级监测点至少选2个县（区）开展监测工作。现有国家级监测点原则上保持不变，目前尚无国家级监测点或监测点数量不够的省份，根据生态环境特点、传染病流行情况等因素提出增加和设立监测点的申请，经过中国疾病预防控制中心评估后确定。

（二）监测类群与方法

本方案对于国家级监测点、常规监测点的不同病媒生物生态学及抗药性监测方法提出如下要求（见表3-31-1）。

（三）监测频次、时间

本方案对国家级监测点、常规监测点的不同病媒生物及抗药性监测频次、时间提出如下要求（见表3-31-2）。

（四）数据收集、上报与分析反馈

各省按照《监测方案》和《实施方案》组织开展本辖区的病媒生物监测工作，各监测点负责调查、收集和整理辖区内的病媒生物监测数据，在每次监测工作结束后3个工作日内通过电子邮件将本监测点原始记录表和汇总表逐级上报并汇总，按时间要求，将国家级监测点监测记录表和汇总表、常规监测点汇总表上报至中国疾病预防控制中心。上级疾病预防控制机构对下级单位监测数据完整性和科学性进行逐级审核，如发现问题，通过电话逐级通知数据报送单位。数据报送单位在3个工作日内对数据核实或解释，并重新上报监测数据。

承担监测任务的单位将原始纸质版监测记录至少保留5年。

　　各级疾病预防控制机构在监测结束时，应及时对本辖区内的监测数据进行分析，根据历年同期病媒生物监测结果和本地病媒传染病流行情况，开展病媒生物及传播疾病的风险评估，提出病媒生物防治工作建议，报同级卫生行政部门（爱卫办），并反馈下级疾病预防控制机构。发现未记录过的重要病媒生物种类需及时报上级疾病预防控制机构，并保留标本以便复核。

表 3-31-1　国家级监测点不同病媒生物的监测方法

监测类群	国家级监测点	常规监测点
鼠	夹(笼)夜法或粘鼠板法(室内) 可增加:路径法	室内可选夹(笼)夜法或粘鼠板法; 室外可选夹(笼)夜法或用路径法
蚊	媒介伊蚊分布区必选:诱蚊灯法、双层叠帐法、布雷图指数法、勺捕法 非媒介伊蚊分布区必选:诱蚊灯法、路径法、勺捕法 可增加:CO_2诱蚊灯法、人诱停落法、路径法	成蚊:诱蚊灯法/CO_2诱蚊灯法和人诱停落法/双层叠帐法,至少选其一 幼蚊:布雷图指数法/路径法,至少选其一;勺捕法可选
蝇	必选:笼诱法 可增加:目测法	笼诱法/目测法,至少选其一
蟑螂	必选:粘捕法 可增加:目测法	粘捕法/目测法,至少选其一
蜱	必选:体表检蜱法和布旗法	体表检蜱法/布旗法,至少选其一
臭虫	必选:目检法	目检法可选做
抗药性	蚊:幼虫采用浸渍法,成虫采用接触筒法 家蝇:点滴法 德国小蠊:药膜法	蚊:幼虫浸渍法、成虫接触筒法,至少选其一 家蝇:点滴法 德国小蠊:药膜法

表 3-31-2　不同病媒生物的监测频次、时间及数据上报要求

监测类群	监测频次	监测时间	上半月		下半月	数据报至国家疾控中心时间
			上旬	中旬	下旬	
鼠	1次/2个月	单月		鼠		次月5日之前
蚊(成蚊)	2次/月	活动期每半月	成蚊		成蚊	当月20日之前和次月5日之前
蚊(幼蚊)	1次/月	活动期每月			幼蚊	次月5日之前
蝇	1次/月	活动期每月			蝇	次月5日之前
蟑螂	1次/2个月	单月	蟑螂			次月5日之前
蜱	≥3次/年	蜱活动高峰期每月1次		蜱		3月可在下旬次月5日之前
臭虫	2次/年	平时可根据报告监测 4月、9月集中调查	(无要求)			当年5月31日和10月31日之前
抗药性	1次/2年	蚊、蝇活动期 蟑螂全年	(无要求)			当年11月30日之前

二、鼠类监测实施方案

（一）监测生境的选择

夹夜法或笼夜法的监测在每个县（区）设城镇居民区、重点行业（餐饮、食品制售、建筑工地、屠宰场、酿造厂等）、农村居民区3个类型的监测生境各1个。各地可根据本地鼠传疾病流行情况和本地条件增加农田、林地等生境。城镇居民区生境应选择当地居住条件和环境卫生较差的城中村、城乡接合部等有适宜鼠类生存的地点，包括室内和室外。

粘鼠板法作为夹（笼）夜法监测的替代方法，主要用于城镇和农村居民室内的鼠密度监测。

路径法选择公共绿地/公园/道路两侧、垃圾中转站/公共厕所、单位/居民区院内、农贸市场/工地/车站等类型的生境，用于城镇居民区室外环境鼠密度监测。

国家级监测点所在地市需至少2个县（区）参加监测工作，原则上须采用夹（笼）夜法，居民区室内环境布放鼠夹有困难时，可以使用粘鼠板法。常规监测点在本辖区内选择适当的方法开展室内外环境的鼠类监测。

由于采用夹（笼）夜法和粘鼠板法灭鼠措施，可在一定时间内，降低监测地点鼠密度，影响监测结果，所以各地应结合本地情况，确定监测地点的范围，不同月份应在监测点内的不同区域进行监测，以免连续监测对鼠密度造成影响。因此3个月内不得在同一区域实施监测，不同月份选取的监测区域之间距离应大于250m。

（二）监测时间

夹（笼）夜法和粘鼠板法的监测至少每两月（单月监测）监测一次，每监测月中旬开展监测，两次监测时间间隔不小于30天。路径法作为夹（笼）夜法替代，监测时间同上。各地也可以根据当地灭鼠工作需求开展工作。

（三）监测方法

1.夹（笼）夜法

建议统一选用质量可靠稳定的中型钢板夹和鼠笼，以各地便于获得的材料为诱饵长期使用，晚放晨收。室内按每15m²布夹（笼）1只，超过100m²的房间沿墙根每5m布夹（笼）1只。重点行业以室内环境为主，各种房间（厨房、库房）均应兼顾，农村居民区室内外均匀布放。室外布放在鼠类出没的地方。农田沿直线或田埂、沟渠等自然地形每5m布放1只，行间距不少于50m。每一监测生境每月布夹累计不少于200有效夹（笼）。捕获鼠类后，进行鼠种鉴定，并同时记录性别等信息，逐只鼠登记并顺序编号，每个监测县（区）每年监测的序号不得重复。鼠尸不完整而无法鉴定种类的，填入其他并在记录表中备注注明。填写记录表和汇总表。

2.粘鼠板法

居民区室内外环境布放鼠夹有困难时，可以使用粘鼠板法。粘鼠板胶面15cm×20cm。布放时将粘鼠板展开，靠墙或鼠类经常活动、栖息的场所布放，不需要诱饵。应避免放置在阳光直射、淋水和地面潮湿的场所，并防止尘土等污物对粘鼠板的污染。民房室内每15m²放1张，每户布放不超过3张，监测居民区不少于35户。捕获鼠类后，计数捕鼠数量和鉴定鼠种，并尽量记录性别等特征信息，无法鉴别性别的请在备注中注明。

3.路径法

沿选择的线路如街道或铁路两侧、河湖两岸或公共绿地行走，仔细搜索并记录行走距离内发现的鼠洞、活鼠、鼠尸、鼠粪、鼠道、鼠爪印、鼠咬痕等鼠迹的处数，填写记录表。合计检查单位20个以上，总调查路径2000m以上。

（四）统计与计算

1.夹（笼）夜法鼠密度

以每百只鼠夹（笼）捕获鼠数量，即捕获率表示，计算公式如下：

$$捕获率（\%）=\frac{捕鼠总数（只）}{有效夹（笼）总数（只）}\times100$$

$$有效夹（笼）数=布夹（笼）总数-无效夹（笼）数$$

无效夹（笼）：是指丢失或不明原因击发的鼠夹（笼）。

捕鼠总数：是指鼠夹（笼）捕获鼠类的数量总和，鼠夹上夹有完整鼠或鼠头、鼠皮、鼠毛、鼠尾、鼠爪等部分肢体的定为捕到鼠，记入捕鼠总数。

2.粘鼠板法鼠密度

以每百张粘鼠板捕获鼠数量，即捕鼠率表示，计算公式如下：

$$捕获率（\%）=\frac{捕鼠总数（只）}{有效粘鼠板数（只）}\times100$$

捕获鼠数要求同夹（笼）夜法。

$$有效板数=布放粘鼠板总数-无效粘鼠板数$$

无效粘鼠板：是指丢失或水淋及尘土污染导致失效的粘鼠板。

3.路径指数法鼠密度

以每千米发现的鼠迹数量，即路径指数表示，计算公式如下：

$$路径指数=\frac{鼠迹数（处）}{检查距离（千米）}$$

（五）监测时的个人防护

夹（笼）夜法和粘鼠板法监测鼠密度时，容易和鼠类密切接触。为防止感染各种鼠传病原体，需要做好个人防护。流行性出血热疫区监测人员应该按免疫程序接种流行性出血热疫苗。收放鼠夹和鉴定鼠种时应戴手套及可防止气溶胶吸入的口罩。农田鼠类监测应穿防蚤袜并喷洒驱避剂。鉴定鼠类标本前需要将所有标本在密闭容器中用乙醚或氯仿进行麻醉熏蒸10min左右，防止鼠类体表各种寄生虫逃逸及叮咬。鼠尸体用消毒液消毒后深埋或焚烧。接触鼠尸物品经消毒后才可继续使用。

附件：

1.鼠密度监测记录表（夹/笼/粘鼠板法）。

2.鼠密度监测记录表（路径法）。

3.鼠密度监测汇总表。

4.鼠夹和鼠笼规格要求。

附件1

鼠密度监测记录表（夹/笼/粘鼠板法）

调查时间：_____年___月___日；　诱饵：_____

调查地点：_____省（自治区、直辖市）_____地（市）_____县（区）_____街道（乡）

调查生境：□居民区；□特殊行业；□农村自然村；□其他：_____

室内布夹（笼/粘鼠板）总数：_____；室内有效夹（笼/粘鼠板）数：_____

室外布夹（笼）总数：_____；室外有效夹（笼）数：_____

捕鼠数：_____；鼠密度：_____%

序号	捕鼠地点	鼠种	雌	雄	室内	室外	捕鼠方法	备注

注：每个生境填写1张表格。

监测单位：_____　监测人：_____　审核人：_____

附件2

鼠密度监测记录表（路径法）

_____年____月____日

_____省（自治区、直辖市）_____地（市）_____县（区）

检查生境	检查单位	检查距离(km)	鼠迹数	备注
合计				

监测单位：_____　监测人：_____　审核人：_____

附件3

鼠密度监测汇总表

_____省_____市_____县_____年_____月

□夹/□笼夜法	布夹环境	有效夹/笼数	捕鼠数	捕获率（%）	褐家鼠	黄胸鼠	小家鼠	黑线姬鼠	黄毛鼠	其他
	城镇居民区									
	农村居民区									
	重点行业									
	其他（　）									
	合计									
粘鼠板法	布夹环境	有效板数	捕鼠数	捕获率（%）	褐家鼠	黄胸鼠	小家鼠	/	/	其他
	城镇居民区									

路径法	单位类型	检查距离	鼠迹数	阳性率	备注
	公共绿地、公园或道路两侧				
	垃圾中转站或公共厕所				
	单位或居民区院内				
	农贸市场、工地、车站				
	合计				

监测单位：_____　　填表人：_____　　审核人：_____

附件4

鼠夹和鼠笼规格要求

鼠夹：中号钢板夹（12cm×6.5cm），触发灵敏，使用产品最好有延续性。

鼠笼：可折叠铁丝鼠笼（24cm×11cm×11cm）。

三、蚊虫监测实施方案

监测生境选择适合的条件：蚊虫滋生的最佳生境，当地蚊媒传染病疫情高发区，监测工作方便执行。

（一）成蚊监测

成蚊监测采用诱蚊灯法或CO_2诱蚊灯法、人诱停落法或双层叠帐法。常规监测点可以根据本地需要选择不少于其中一种方法开展监测。国家级监测点须采用诱蚊灯法和双层叠帐法进行成蚊监测。

1.诱蚊灯法

（1）监测生境的选择

每监测县（区）城区选择城镇居民区、公园（含街心公园）、医院各不少于2处，农村选择民房和牲畜棚（牛棚、猪圈、羊圈、养殖场等）各不少于2处。除牲畜棚外，其他均在外环境中进行。

（2）监测频次

蚊虫活动时间内每月开展工作不少于2次，相邻两次的测定时间间隔不少于10天。

（3）操作方法

选择远离干扰光源和避风的场所作为挂灯点，每处监测生境放置诱蚊灯1台。诱蚊灯光源离地1.5m。日落前1小时接通电源，开启诱蚊灯诱捕蚊虫，直至次日日出后1小时。密闭收集器后，再关闭电源，将集蚊袋取出，乙醚麻醉或冰箱冷冻处死，鉴定种类、性别并计数。分别将每台灯每晚的监测结果填入数据记录表。

（4）统计与计算：密度指数计算。

$$蚊密度[只/(灯\cdot夜)]=\frac{捕获雌蚊数（只）}{布放灯数（灯）\times诱蚊夜数（夜）}$$

（5）监测器具

诱蚊灯、手电筒、乙醚、搪瓷盘、口罩、手套、镊子、计数器、成蚊标本制作和保存工具、冻存管、冰箱。

2.CO_2诱蚊灯法

在方法1的操作中增加CO_2供给，或者直接选用CO_2诱蚊灯。其他要求同方法1。记录表见附件5。

3.人诱停落法

（1）监测生境的选择

每监测县（区）选择居民区、公园/竹林、旧轮胎堆放地/废品站/工地等三类生境各不少于1处，每处做2次，两次场所间隔100m以上。

（2）监测频次

媒介伊蚊活动时间内每月监测2次，相邻两次的测定时间间隔不少于10天，风力五级以上顺延。

（3）操作方法

每处生境选择避风遮阴处，在媒介伊蚊活动高峰时段（15:00—18:00），诱集者暴露一侧小腿，利用电动吸蚊器收集被引诱的伊蚊并持续30min，将捕获蚊虫用乙醚麻醉或冰箱冷冻处死，鉴定种类、性别并计数，填入记录表。

（4）统计与计算

密度指标：停落指数计算公式。

$$停落指数 [只/（人·小时）] = \frac{捕获雌蚊数（只）}{人数×30分钟}×60分钟/小时$$

（5）监测器具

计数器、手电筒、电动吸蚊器，蚊虫处死、分拣、分类和储存工具等。

4.双层叠帐法

（1）监测生境的选择

每监测县（区）选择居民区、公园/竹林、旧轮胎堆放地/废品站/工地等三类生境各不少于1处，每处做2个帐次，两帐间隔100m以上。

（2）监测频次

媒介伊蚊活动时间内每月监测2次，相邻两次的测定时间间隔不少于10天，风力五级以上顺延。

（3）操作方法

每处生境选择避风遮阴处放置蚊帐，在媒介伊蚊活动高峰时段（15：00—18：00），诱集者位于内部封闭蚊帐中暴露两条小腿，收集者利用电动吸蚊器在两层蚊帐之间收集停落在蚊帐上的伊蚊并持续30min，将捕获蚊虫用乙醚麻醉或冰箱冷冻处死，鉴定种类、性别并计数，填入记录表。

（4）统计与计算

密度指标：帐诱指数计算公式。

$$帐诱指数（顶·小时） = \frac{捕获雌蚊数（只）}{蚊帐数×30分钟}×60分钟/小时$$

（5）个人防护

收集者着长衣长裤，必要时戴好防蚊帽，但监测过程中不使用蚊虫驱避剂。

（6）监测器具

伞状双层叠帐、计数器、手电筒、电动吸蚊器等。

（二）幼蚊监测

幼蚊监测采用布雷图指数法、路径法和勺捕法。常规监测点布雷图指数法、路径法任选一种，勺捕法可选。媒介伊蚊分布区的国家级监测点须采用布雷图指数法和勺捕法进行幼蚊监测，非媒介伊蚊分布区国家级监测点须采用路径法和勺捕法。

1.布雷图指数法

（1）监测生境的选择及方法

每个监测县（区）按不同地理方位选4个街道/村的居民区等调查不少于100户，其他生境[医院、公园、工地、废品收购站和废旧轮胎厂（废旧物品处）、港口/码头等]视各地实际情况选择。检查记录室内外所有小型积水容器及其幼蚊滋生情况，收集阳性容器中的幼蚊进行种类鉴定，或带回实验室饲养至成蚊进行种类鉴定，计算布雷图指数，监测结果填写记录表。

户的定义：每个家庭、集体宿舍/单位办公室/酒店的2个房间、农贸市场/花房/外环境/室内公共场所等每30㎡定义为1户。

（2）监测时间

蚊虫活动时间内每月中旬监测1次。

（3）密度指标

布雷图指数（*BI*）计算公式

$$布雷图指数（BI）= \frac{伊蚊阳性容器数}{调查户数} \times 100$$

（4）监测器具

手电筒、捞勺、吸管、蚊虫收集装置、标签纸等。

2.路径法

（1）监测生境的选择及方法

以人居环境为核心，根据当地实际情况，选择居民区、单位（有独立院落）、建筑工地、道路等，总调查路径4000米以上。调查时，依据监测人的步幅设定好计步参数，随身携带计步器等，沿监测路径，以均匀步伐前进，并记录沿途所有积水容器及小型水体（如水生植物、废弃容器、功能性积水容器、管井及下水道口、竹筒/树洞、轮胎、绿化带垃圾、喷泉、叶鞘积水等）中发现的幼蚊（蛹）阳性容器数和小型积水处数，收集阳性容器中的幼蚊进行种类鉴定并填写记录表，结束后记录路径长度。

（2）监测时间

蚊虫活动高峰时间内每月中旬开展1次。

（3）统计与计算

密度指标：路径指数（*I*），单位为阳性水体数每千米（阳性水体数/千米）。

$$路径指数（I）= \frac{阳性容器或小型水体数}{行走距离（千米）}$$

（4）监测器具

计步器、手电筒、捞勺、长吸管、小滴管、白色方盘、采样管、水网等。

3.勺捕法

（1）监测生境的选择及方法

每个监测县（区）选取户外大中型水体共20处（如河流、池塘/水坑、湖泊、水渠等）进行调查，且监测县（区）当地主要水体类型每种不少于5处。调查时，沿着大中型水体岸边，每隔10m选择一个采样点，每个水体共捞10勺（水体面积确实不足捞10勺时，记录实际捞勺数，但不得少于5勺），用水勺在水体边缘或有水草缓流处迅速从水体中舀起一勺水，吸出幼蚊（蛹）并放入已编号的采样管中，进行种类鉴定并填写记录表。

（2）监测时间

蚊虫活动高峰时间内每月中旬监测1次。

（3）统计与计算

密度指标：采用幼蚊（蛹）阳性勺指数，单位为阳性勺/100勺；勺舀指数（*I*），单位为条/勺。

$$阳性勺指数 = \frac{具有幼蚊（蛹）勺数}{采集总勺数} \times 100$$

$$勺舀指数（I）= \frac{采集得到的幼蚊（蛹）}{阳性勺数}$$

（4）监测器具

长吸管、小滴管、采样管、500mL标准水勺等。

附件：

5.成蚊（CO₂）诱蚊灯监测记录表。

6.人诱停落法/双层叠帐法监测记录表。

7.布雷图指数法监测记录表。

8.幼蚊（蛹）路径法和勺捕法监测记录表。

9.蚊密度监测汇总表。

10.诱蚊灯。

11.伞状双层叠帐。

附件5

成蚊（CO₂）诱蚊灯监测记录表

监测方法：诱蚊灯法□　　CO₂诱蚊灯法□

调查时间：_____年____月____日

调查地点：_____省（自治区、直辖市）_____地（市）_____县（区）_____乡镇（街道）

气温：_____℃，风速：_____m/s，天气：晴□　多云□　阴□

环境类型：居民区□；公园□；医院□；农户□；牛棚□；猪圈□；养殖场□

诱蚊灯号：				监测地点：
蚊种	捕获蚊虫数量（只）			合计
	雌	雄	无法鉴别	
淡色(致倦)库蚊				
三带喙库蚊				
白纹伊蚊				
埃及伊蚊				
中华按蚊				
骚扰阿蚊				
合计				
备注:依实际捕获蚊虫种类填写记录。				

监测单位：_____　监测人：_____　审核人：_____

附件6

人诱停落法/双层叠帐法监测记录表

监测方法：人诱停落法□ 双层叠帐法□

调查时间：_____年____月____日

调查地点：_____省_____市_____县（市、区）_____乡（镇、街道）_____行政村（居委会）

气温：_____℃，最高_____℃，最低_____℃，相对湿度：_____%，风速：_____m/s

天气：晴□ 阴□ 雨□

地点	环境类型*	起始时间	结束时间	白纹伊蚊数		埃及伊蚊数		停落指数〔只/（人·小时）〕/帐诱指数〔只/（顶·小时）〕
				雌	雄	雌	雄	

*请填环境类型序号：1.居民区；2.公园/竹林；3.旧轮胎堆放地/废品站/工地；4.其他。

监测单位：_____ 监测人：_____ 审核人：_____

附件 7

布雷图指数法监测记录表

调查时间：_____年_____月_____日

调查地点：_____省(自治区、直辖市)_____地(市)_____县(区)_____乡镇(街道)_____村(居委会)

环境类型：居民区□；医院□；公园□；工地□；废品收购站□；废旧轮胎厂□；港口/码头□；其他□_____

编号	地址门牌	调查地(户内/户外)	水体类型[a]									幼蚊种类存在情况[b]		
			盆景、水生植物	贮水池、缸、盆、桶、坛、槽	闲置容器(碗、瓶、缸、罐)	明渠、假山水池	竹头、树洞、石穴	轮胎、废旧轮胎	绿化带垃圾、可存水废弃物	地下室及停车场	其他水体	伊蚊[c]	按蚊	库蚊
布雷图指数(*BI*)：														

注：[a]为水体类型：每种水体类型填写一条记录；[b]为幼蚊种类存在情况：对应的部分请打"√"；伊蚊请按[c]要求填写；[c]为请填写伊蚊种类序号：1.白纹伊蚊；2.埃及伊蚊。

监测单位：_____ 监测人：_____ 审核人：_____

附件8

幼蚊（蛹）路径法和勺捕法监测记录表

调查时间：_____年____月____日

调查地点：_____省_____市_____县（市、区）_____乡（镇、街道）_____行政村（居委会）

环境类型：居民区□；单位（有独立院落）□；建筑工地□；道路□；其他□

| 编号 | 监测地点 | 路径法[a] | | 幼蚊（蛹）存在情况[d] | | | 勺捕法[a] | | | 幼蚊（蛹）数[e] | | |
		行走距离[b]	水体类型[c]	库蚊	按蚊	伊蚊	水体类型[c]	第几勺	是否阳性	库蚊	按蚊	伊蚊

路径指数(I)：_____

阳性勺指数：_____

勺舀指数(条/勺)：_____

注：a 路径法、勺捕法：请在对应表格相应的位置填写；路径法每一水体记录一条，勺捕法每勺填写一行。

b 行走距离：请填写每一监测场所总的行走距离。

c 水体类型：请在以下水体类型内选择填写。路径法小型积水及容器类型：水生植物、废弃容器、功能性积水容器、管井及下水道口、竹筒/树洞、轮胎、绿化带垃圾、喷泉、叶鞘积水等；勺捕法大中型水体类型：河流、池塘或水坑、水渠、湖泊等。

d 幼蚊（蛹）存在情况：对应的部分请打"√"，其中，伊蚊需注明埃及伊蚊、白纹伊蚊、其他伊蚊。

e 幼蚊（蛹）数：请计数每勺幼蚊（蛹）数，其中，伊蚊需注明埃及伊蚊、白纹伊蚊、其他伊蚊。

监测单位：_____ 监测人：_____ 审核人：_____

附件9

蚊密度监测汇总表

_____省_____市_____县_____年___月___日

	环境类型	布灯数	捕获雌蚊数	密度〔只/(灯·夜)〕	捕获雌蚊数量(只)					
					淡色/致倦库蚊	三带喙库蚊	白纹伊蚊	埃及伊蚊	中华按蚊	其他(实际种类)
□诱蚊灯法/□CO$_2$诱蚊灯法	居民区									
	公园									
	医院									
	民房									
	牲畜棚									
	其他									
	合计									

	环境类型	人次/帐次	捕获雌蚊数			停落指数/帐诱指数
			白纹伊蚊	埃及伊蚊	合计	
□人诱停落法/□双层叠帐法	居民区					
	公园/竹林					
	废旧物品处/工地					
	合计					

	环境类型	调查户数	调查容器数	阳性容器数	布雷图指数
布雷图指数法	居民区				
	医院				
	公园				
	工地				
	废旧物品处				
	港口/码头				
	其他				
	合计				

	环境类型	行走距离(km)	调查水体数	阳性水体数	路径指数(阳性水体数/km)
路径法	居民区				
	单位				
	建筑工地				
	道路				
	其他				
	合计				

	调查水体数	捞勺数	阳性勺数	阳性勺指数(%)	蚊虫数量(只)				勺舀指数(条/勺)
					库蚊	按蚊	伊蚊	合计	
勺捕法									

监测单位:_____   填表人:_____   审核人:_____

附件10

诱蚊灯

性能要求：

波长：2537Å。

功率：8W。

功能：全自动或手动。

操作方便，性能稳定，对虫体无损伤。

使用产品要有延续性。

附件11

伞状双层叠帐

内帐直径1.2m，外帐与内帐之间径向间距35cm，外帐距离地面35cm。

四、蝇类监测实施方案

（一）监测生境的选择

笼诱法每个监测县（区）随机选择农贸市场、餐饮外环境、绿化带和居民区各不少于2处，各个监测地点相对固定。国家级监测点每个市至少选择2个县（区）。

目测法监测生境数量参照GB/T 27772—2011国家标准《病媒生物控制水平　蝇类》，按照城市人口规模抽取室内蝇类控制水平的抽查数量和室外蝇类滋生地控制水平的抽查数量。

（二）监测时间

笼诱法根据当地主要蝇类发生规律，确定常年的监测时间。一般为当地气象入春月份启动监测，在气象入冬月份停止监测，每月中旬监测一次，遇雨天顺延。

目测法在每年蝇类活动的高峰季节开展，在上半年和下半年各检查一次。如辖区仅选择目测法开展监测，可适当增加监测频次。

（三）监测方法

国家级监测点须采用笼诱法进行监测，目测法可选择开展。常规监测点至少选一种方法开展监测。

1.笼诱法

每处放诱蝇笼1个，捕蝇笼着地放置。农贸市场监测环境内的捕蝇笼为避免农副产品对蝇类的引诱干扰，可将捕蝇笼设置在距离农贸集市50~100m的绿地内。基本诱饵为红糖、食醋（陈醋）饵（50g＋50g）＋50mL水。于第一天9:00前（各地可根据当地作息情况适当调整）布放，次日

9:00左右收回。收笼后，用乙醚或氯仿杀死后分类，统计各蝇种的数量。记录监测当天的天气情况（气温、湿度、风力）。

在全国没有实施统一商品诱饵前，各地可以根据当地的实际情况选择诱饵用于笼诱法监测，但是该诱饵需与基本诱饵进行一个监测周期的同步监测，获得相关性及对应比值后方可采用，并在第二年上报监测结果时报告监测值及折算标准诱饵监测值。

2.目测法

检查餐饮店、商场、超市、机关、企业单位、饭店宾馆、农贸市场、医院、建筑拆迁工地、机场或车站室内成蝇、防蝇设施，检查室内外蝇类滋生物；检查室外垃圾容器、垃圾中转站、外环境散在滋生地、公共厕所的蝇类滋生物。

根据GB/T 27772—2011《病媒生物控制水平》要求，生产销售直接入口食品的场所不得有蝇，因此厨房、熟食间、非包装即食食品橱柜应设置防蝇设施，如纱门、纱窗、门帘、风帘（风幕机）、纱罩，一个整体空间为一个应设置防蝇设施间数，有一处不合格即为该间防蝇设施不合格；其他场所则根据A、B、C级标准允许有一定比例的房间有蝇，但每个房间蝇数不得超过3只。检查时以实际检查区域面积除以15m²标准间折算检查标准间数，以查见总蝇数除以3折算阳性标准间数。为保证房间阳性率和密度在C级标准之内，鼓励各类单位设置防蝇设施。

记录检查间数、阳性间数、蝇数、防蝇设施合格数、滋生物和阳性滋生物数。

（四）统计与计算

1.捕蝇笼蝇密度

$$成蝇密度（只/笼）=\frac{捕蝇总数}{捕蝇笼数}$$

2.室内成蝇侵害率、成蝇密度、防蝇设施合格率和蝇类滋生率

$$室内成蝇侵害率（\%）=\frac{阳性标准间数}{检查标准间数}×100$$

注：$检查标准间数=\frac{实际检查面积（m^2）}{15（m^2）}$，$阳性标准间数=\frac{查见蝇数（只）}{3（只/间）}$

$$室内蝇密度（只/间）=\frac{蝇数}{阳性间数}$$

$$防蝇设施合格率（\%）=\frac{合格防蝇间数}{应设防蝇间数}×100$$

$$蝇类滋生率（\%）=\frac{阳性畜生物数}{检查滋生物数}×100$$

附件：

12.蝇类监测记录表（笼诱法）。

13.蝇类监测记录表（目测法）。

14.蝇密度监测汇总表。

15.评价室内蝇类控制水平的抽查数量表。

16.评价室外蝇类滋生地蝇类控制水平的抽查数量表。

17.捕蝇笼。

附件 12

蝇类监测记录表（笼诱法）

调查时间：_____年___月___日

调查地点：_____省（自治区、直辖市）_____地（市）_____县（区）_____乡（镇、街道）

气温：_____℃；风力：_____级；天气：晴□　多云□　阴□

诱饵种类：监测方案规定诱饵□；其他□：_____

环境类型	地点	家蝇	市蝇	丝光绿蝇	铜绿绿蝇	亮绿蝇	大头金蝇	伏蝇	新陆原伏蝇	巨尾阿丽蝇	红头丽蝇	厩腐蝇	夏厕蝇	元厕蝇	麻蝇科	其他	合计	备注
农贸市场																		
餐饮外环境																		
绿化带																		
居民区																		
合计																		

监测单位：_____　监测人：_____　审核人：_____

附件 13

蝇类监测记录表（目测法）

调查时间：_____年___月___日

调查地点：_____省（自治区、直辖市）_____地（市）_____县（区）_____乡（镇、街道）

序号	单位名称	成蝇			不得有蝇场所		防蝇设施		蝇类滋生地		备注
		检查间数	有蝇间数	查获只数	检查间数	有蝇只数	检查间数	合格间数	检查处数	阳性处数	
合计											

监测单位：_____　监测人：_____　审核人：_____

附件 14

蝇密度监测汇总表

_____省_____市_____县_____年____月____日

	环境	布笼数	捕蝇数	蝇密度（只/笼）
笼诱法	农贸市场			
	餐饮外环境			
	绿化带			
	居民区			
	合计			

	检查类型	检查单位数	折合标准间数	阳性标准间数	室内成蝇阳性率(%)	阳性间密度（只/间）	应设防蝇设施间数	合格防蝇设施间数	防蝇设施合格率(%)	检查滋生物数	阳性滋生物数	滋生物阳性率（%）
目测法	室内											
	室外	/	/	/	/	/	/	/	/			
	合计											

监测单位：_____   监测人：_____   审核人：_____

附件 15

评价室内蝇类控制水平的抽查数量表

城市规模	200万以上人口		>100万～200万人口		50万～100万人口		10万～50万以下人口		10万以下人口	
	单位数	房间数	单位数	房间数	单位数	房间数	单位数	房间数	单位数	房间数
餐饮店	80	800	60	600	40	400	20	200	10	100
商场、超市	40	400	30	300	20	200	10	100	5	50
机关、企业单位	40	400	30	300	20	200	10	100	5	50
饭店宾馆	20	200	15	150	10	100	6	60	3	30
农贸市场	12	120	9	90	6	60	3	30	2	20
医院	10	100	7	75	5	50	3	30	2	20
建筑拆迁工地	10	100	7	75	5	50	3	30	2	20
学校	2	20	2	20	1	10	1	7	1	5
机场或车站	2	20	1	10	1	10	1	8	1	5
合计	216	2160	161	1620	108	1080	57	565	31	300

注：以上各项如有缺项以餐饮店填补。

附件 16

评价室外蝇类滋生地蝇类控制水平的抽查数量表

城市规模	200万以上人口		>100万～ 200万人口		50万～ 100万人口		10万～ 50万以下人口		10万以下人口	
	检查单位数或容器数	延长米数	检查单位数或容器数	延长米数	检查单位数或容器数	延长米数	检查单位数或容器数	延长米数	检查单位数或容器数	延长米数
室外垃圾容器	200	2000	150	1500	100	1000	50	500	25	250
垃圾中转站	20	1000	15	750	10	500	5	250	2	100
外环境散在滋生地	40	4000	30	3000	20	2000	15	1500	10	1000
公共厕所	20	1000	15	750	10	500	5	250	2	100

注：外环境延长米包括农贸市场、车站、公共绿地、居民区等，每处不超过100m。

附件 17

捕蝇笼

诱蝇笼规格：为锥形芯圆形诱蝇笼，笼高40cm，直径25cm，圆锥形芯高35cm，顶口直径2cm。
诱饵：红糖、食醋（酿造陈醋）饵（50g＋50g）＋50mL水。

五、蟑螂监测实施方案

（一）监测生境的选择

每监测县（区）可选择农贸市场、超市、宾馆、餐饮环境、医院、居民区各不少于2处，按照粘捕法开展监测；或参照GB/T 27773—2011《病媒生物密度控制水平　蜚蠊》中相关要求选择抽样量和生境按目测法开展监测。

国家级监测点每个市选择不少于2个县（区）。

（二）监测时间

粘捕法全年监测，至少两个月监测一次，监测时间为奇数月的上旬。
目测法一年至少进行两次，每半年完成50%监测抽样数量。

（三）监测方法

国家级监测点必须采用粘捕法进行监测。常规监测点可根据实际情况至少选择一种方法进行监测。

1.粘捕法

统一用粘蟑纸（规格：170mm×100mm）调查，粘蟑纸中央放2g新鲜面包屑等作为诱饵，每处布放不少于10张粘蟑纸，晚放晨收，记录粘捕到的蟑螂种类，以及雌、雄成虫和若虫数，并记录有效粘蟑纸数；同时记录每个场所3min内观察到的蟑螂种类、数量、活卵鞘数和蟑迹（空卵鞘壳、死尸、残尸等）数。市场和超市布放在食品加工销售柜台，餐饮环境和宾馆布放在操作间及餐厅，医院布放在病房，居民区布放在厨房。每个标准间（房间数按15m²/间折算）放置1张，若监测点面积不足，须另加相同环境类型场所。不得选择一周内药物处理过的场所作为监测点，每次监测时，粘蟑纸必须更新。

2.目测法

参照GB/T 23795—2009《病媒生物密度监测方法　蜚蠊》中3.3目测法进行。在监测房间内选择蟑螂栖息活动的场所，用手电筒照明，检查并记录每个场所3min内观察到的蟑螂种类、数量、活卵鞘数和蟑迹（空卵鞘壳、死尸、残尸等）数。

（四）统计与计算

1.粘捕法

$$蟑螂粘捕率（\%）\frac{粘捕到蟑螂的粘蟑纸数}{有效粘蟑纸数}×100$$

$$蟑螂侵害率（\%）\frac{监测蟑螂的房间数}{监测总房间数}×100$$

$$蟑螂密度（只/张）\frac{捕获蟑螂总数（只）}{有效粘蟑纸数（张）}×100$$

$$蟑螂密度指数（只/张）\frac{捕获蟑螂总数（只）}{粘捕到蟑螂的粘蟑纸数（张）}$$

2.目测法

$$侵害率（\%）\frac{有蟑螂/卵鞘/蟑迹房间数}{监测总房间数}×100$$

$$密度指数（只/间）\frac{监测到活蟑螂/卵鞘总数（只）}{有活蟑螂/卵鞘房间数（间）}$$

（五）标本收集

对于监测捕获的蟑螂，选择体态完整者分类鉴定，并做成针插标本备查，以便于标本复核和质量控制。

附件：

18.蟑螂密度监测记录表（粘捕法）。

19.蟑螂密度监测记录表（目测法）。

20.蟑螂密度监测汇总表。

21.评价城镇蟑螂控制水平的抽样数量表。

附件18

蟑螂密度监测记录表（粘捕法）

调查时间：_____ 年 ____ 月 ____ 日

调查地点：_____ 省（自治区、直辖市）_____ 地（市）_____ 县（区）_____ 乡镇（街道）

监测场所[1]：_____

环境类型：农贸市场□　超市□　餐饮□　医院□　宾馆□　居民区□

投放张数：_____

监测地点[2]	房间总数	阳性房间数	有效张数	粘捕张数	德国小蠊				美洲大蠊				澳洲大蠊				黑胸大蠊				褐斑大蠊				日本大蠊				其他				合计			
					若	雌	雄	合计	若	雌	雄	合计	若	雌	雄	合计	若	雌	雄	合计	若	雌	雄	合计	若	雌	雄	合计	若	雌	雄	合计	若	雌	雄	总数
合计																																					

1. 监测场所；2. 监测地点：指监测场所内具体的房间、楼层或区域名称。

调查单位名称：_____

监测人：_____　　监测单位：_____　　审核人：_____

附件 19

蟑螂密度监测记录表（目测法）

调查时间：＿＿＿＿年＿＿月＿＿日

调查地点：＿＿＿＿省（自治区、直辖市）＿＿＿＿地（市）＿＿＿＿县（区）＿＿＿＿乡镇（街道）＿＿＿＿

监测场所[1]：

环境类型：农贸市场□ 超市□ 餐饮□ 医院□ 宾馆□ 居民区□ 其他□

监测地点[2]	成若虫											卵鞘				蟑迹（粪、虫尸、残尸、空鞘等）	
	大蠊				小蠊												
	监测间数	阳性间数	查获只数	侵害率（%）	密度指数	阳性间数	查获只数	侵害率（%）	密度指数	阳性间数	查获只数	侵害率（%）	密度指数	阳性间数	阳性间数	侵害率（%）
合计																

1. 监测场所：调查单位名称；2. 监测地点：指监测场所内具体的房间，楼层或区域名称。

调查单位：＿＿＿＿ 监测人：＿＿＿＿ 审核人：＿＿＿＿

监测单位：＿＿＿＿

附件20

蟑螂密度监测汇总表

___省___市___县___年___月

监测方法	环境类型	房间总数	阳性房间数	有效粘捕蟑纸数	粘捕张数	蟑螂成若虫			总虫数	粘捕率	侵害率	蟑螂密度	密度指数
						德国小蠊	美洲大蠊	其他					
粘捕法	市场												
	超市												
	宾馆												
	餐饮												
	医院												
	居民区												
合计				—	—				—	—		—	
目测法	市场			—	—				—	—	—	—	
	超市			—	—				—	—	—	—	
	宾馆			—	—				—	—	—	—	
	餐饮			—	—				—	—	—	—	
	医院			—	—				—	—	—	—	
	居民区			—	—				—	—	—	—	
合计				—	—				—	—	—	—	

监测单位：_____ 监测人：_____ 审核人：_____

附件 21

评价城镇蟑螂控制水平的抽样数量表

城市规模	200万人口以上		>100万~200万人口		50万~100万人口		10万~50万以下人口		10万以下人口	
类型	单位数	房间数	单位数	房间数	单位数	房间数	单位数	房间数	单位数	房间数
农贸市场	6	60	4	40	3	30	2	20	1	10
商场超市	15	150	10	100	8	80	5	50	2	20
宾馆	30	300	20	200	15	150	10	100	5	50
餐饮店	150	1500	100	1000	80	800	50	500	30	300
医院	8	80	6	60	4	40	3	30	1	10
居(家)委会	8	80	5	50	5	50	3	30	2	20
机场或车站	3	30	3	30	2	20	1	10	1	10
学校	15	150	12	120	8	80	6	60	3	30
机关单位	75	750	50	500	40	400	30	300	15	150
合计	310	3100	210	2100	165	1650	110	1100	60	600

注:以上各项如有缺项以餐饮店补,每个居(家)委会会入户检查10户居民。

六、蜱类监测实施方案

（一）监测生境的选择

每个监测县（区）设农村居民区、农村外环境（农田、荒坡、林地）、景区三个类型的监测生境各不少于1个，有条件的地区可以在城镇居民区开展监测。

农村居民区：选择农村自然村开展寄生蜱监测，自然村农户户数少于20户时，可将监测范围扩大至生境相似的临近村庄。每村庄调查至少10头放养的家养动物（牛、羊、狗为主）。

农村外环境：每监测县（区）选择1个自然村，在自然村周边任选农田（包括茶园等经济作物田地）、荒坡草地或林地生境至少1处。

景区：包括城市公园、郊野公园、森林公园、荒漠、草原等人造和自然景观等，每县（区）至少选择其中1处。

城镇居民区：选择居民区或宠物医院，每监测县（区）至少调查20只宠物，宠物种类以狗为主。

（二）监测时间

各地根据当地气候条件、蜱类活动高峰和实际工作情况，确定当地监测月份，但每年监测不少于3次。建议长江以南地区及以北临近地区增加监测频次，其他省份根据当地情况，冬季可不监测。

监测月份：每月中旬监测一次，或根据当地蜱类活动情况选择开展时间。

（三）监测方法

国家级监测点必须在选定县（区）同时开展寄生蜱和游离蜱监测，其余县（区）可根据实际情况至少选择一种方法进行监测。

1.寄生蜱

在城镇居民区、农村居民区生境，采用体表检蜱法开展监测。

重点检查动物的耳朵、眼睛周围、口鼻周围、脖子、腋窝、胸脯、乳房、大腿根、阴囊、肛周、会阴、尾根等部位，毛较长的动物需用手触摸，收集和记录蜱的种类和数量，动物可适当固定。

如需收集蜱，由于正在吸血的蜱类假头容易折断，应用小镊子夹紧假头先轻轻拉拽和左右晃动，使之能上下摇动，然后再果断拔除，必要时可连带部分动物皮毛。

2.游离蜱

在农村外环境和景区生境，采用布旗法开展监测。

采用布旗法在选择的样地均匀地拖或挥旗，以每人每500m所捕获蜱数进行密度指数统计（单位只/布旗100m）。一般每一样地拖旗不能少于500m，时间不能少于30min，记录捕获蜱的种类和数量。

（1）拖（挥）旗方法：用90cm×60cm的白色或浅色布旗，窄的一边两端用绳子固定，将旗子平铺地面，拖拉绳子前进，每步行10m停下检视附着的蜱数，根据调查地段内植被情况选择不同的方法进行定距离拖蜱。如是较平整的草地，可拖拉布旗在草地上行走；如是灌木丛则手持木杆在灌木丛和杂草上来回挥动布旗。将附着在布旗上和拖蜱者身上的蜱用镊子捡起装入管内，立即旋紧管盖或塞紧塞子。每一样地的蜱放入同一管内或做一致编号，带回实验室进行相关的分类鉴定、计数和检测。

（2）农田：在选定自然村周边选择一种主要的农田形式，在农田周边用布旗拖蜱。

（3）荒坡草地：指较大面积的无耕种荒地、草地，在荒坡草地内拖蜱。

（4）林地：包括各种种植的、野生的、面积较大的可能有动物，包括鸟类出现的林地，在林地内、林中小路两侧进行调查。

（5）景区：在游人活动的小路两边调查。

（6）监测时做好环境数据采集：对调查点的经纬度、农田农作物、荒地、林地的植被类型、林地的类型（针叶、阔叶、混交林）和地形进行描述性记录。

（四）统计与计算

1.动物（家养动物）体表蜱

采用蜱指数统计，单位：无。

$$蜱指数 = \frac{每种动物体表检获或记录的蜱总数}{动物的调查数量}$$

2.游离蜱

以每人每100m每小时所捕获蜱数进行密度指数统计，单位：只/（布旗100m·h）。

$$密度指数 = \frac{(\frac{x_1}{l_1} + \frac{x_2}{l_2} + \cdots + \frac{x_n}{l_n}) \times 60分钟/小时 \times 100}{s_1 + s_2 + \cdots + s_n}$$

注：s_1，s_2，$\cdots$，s_n 分别为各布旗拖蜱距离，单位：米（m）；t_1，t_2，$\cdots$，t_n 分别为各布旗相应拖蜱时间，单位：分钟（min）；x_1，x_2，$\cdots$，x_n 分别为各布旗采获蜱数，单位：只。

（五）标本保存

分类用标本可用70～80℃的热水将蜱烫死，然后放入70%的乙醇保存，注意保存容器的密封，定期检查添加乙醇。

短期内（6～10天），可将采到的标本装入50mL离心管内，内塞入采集点附近的树叶或草叶保持湿度，旋紧管盖，每隔1天更换一次草叶或树叶，以活蜱形态带回实验室进行鉴定、计数及其他检测；如需长期保存，可将活蜱装入冻存管，置于液氮内或超低温冰箱保存，如暂时无液氮，可先置于-20℃保存，有条件时（不超过3个月）转入液氮内或超低温冰箱保存。

监测点在鉴定和计数后应将捕获的蜱标本送省级疾病预防控制中心或国家疾病预防控制中心（中国疾病预防控制中心传染病预防控制所媒介生物控制室）。省级疾病预防控制中心或国家疾病预防控制中心根据情况进行种类复核和其他相关工作。

（六）个人防护及其他注意事项

（1）如有可能，提前注射相关的疫苗。

（2）最好穿白色连体防护服，特别是进入林区，如是不连脚防护服，需加穿防蚤袜，套于裤腿外，并扎紧收口。进入林区采蜱时务必带好防护帽。操作时带上乳胶手套。

（3）裸露的皮肤涂抹驱避剂，如含有避蚊胺的市售驱避剂或花露水，可以持续保护几个小时。

（4）每天的调查活动结束后，调查人员应仔细检查自己或相互检查对方的身体和衣物，看是否有蜱叮入或爬上，发现蜱后立即清除。

（5）一旦发现有蜱已咬钻入皮肤，不要生拉硬拽，以免拽伤皮肤，还易将蜱的头部留在皮肤内，应尽快找专业医疗机构取出，然后做局部消毒处理，并随时观察身体状况，如出现发热、叮咬部位发炎破溃及红斑等症状，及时到相关部门诊断是否患上蜱传疾病，避免错过最佳治疗时机。

（6）尽量不要接触蜱的体液，如不小心接触，及时做消毒处理。

（七）监测工具

1.采集工具

白布旗（推荐用白色摇粒绒）、眼科镊子（弯头、直头）、离心管、防水记号笔。

2.防护用品

驱避剂、白色光面连体防护服、防蚤袜、一次性手套、一次性口罩。

3.标本储存工具

冰箱、超低温冰箱、冻存管、带盖玻璃小瓶。

附件：

22.动物体表寄生蜱监测记录表。

23.游离蜱调查记录表。

24.蜱密度监测汇总表。

附件22

动物体表寄生蜱监测记录表

调查日期：_____年____月____日

调查地点：_____省（自治区、直辖市）_____地（市）_____县（区）_____乡镇（街道）_____村（小区）

动物编号[1]	动物种类[2]	活动区域[3]	蜱种类[4]	蜱数量					备注[5]
				幼	若	雌	雄	合计	

注：1.动物编号：阴性动物也请编号，并填入动物种类、活动区域等。

2.动物种类：指动物的一般分类，如马、水牛、黄牛、牦牛、山羊、绵羊、猫、狗等。

3.活动区域：请填入序号，（1）农田；（2）林地；（3）农村荒坡草地；（4）城市公园；（5）郊野公园；（6）森林公园；（7）荒漠；（8）草原；（9）圈养。

4.蜱种类：如在一只动物上捕获几种蜱，请将各种类分行填写；鉴定不出种类的请写未鉴定种，如有多种，请编号，（属名）1、（属名）2等。

5.备注：可填写家养动物主人姓名。

监测单位：_____ 监测人：_____ 审核人：_____

附件 23

游离蜱调查记录表

调查日期：_____年____月____日

调查地点：_____省_____地（市）_____县（区）_____乡镇_____村

海拔：_____ 经度：_____ 纬度：_____

监测生境：农村自然村周边□ 农田□ 荒坡草地□ 林地□ 城市公园□

郊野公园□ 森林公园□ 荒漠□ 草原□ 其他_____

环境简要描述：_____

拖蜱距离：_____m 拖蜱时间：_____min

地点[1]	蜱种类[2]	蜱数量					密度指数	备注
		幼	若	雌	雄	合计		

备注：

1.地点：农村自然村内和周边可填写距离其最近的住户姓名。

2.蜱种类：如在一只动物上捕获几种蜱，请将各种类分行填写；鉴定不出种类的请写未鉴定种，如有多种，请编号，如未鉴定种1、未鉴定种2……

监测单位：_____ 监测人：_____ 审核人：_____

附件24

蜱密度监测汇总表

省/市/县_____　　_____年_____月_____日

	动物种类	动物数量	蜱数量	蜱指数	备注
寄生蜱	牛				
	羊				
	狗（农村）				
	狗（城镇）				
	其他				
	合计				
游离蜱	生境类型	拖蜱距离（m）	拖蜱时间（min）	蜱数量（只）	密度指数 （只/布旗100m·h）
	农村外环境				
	景区				
	合计				

监测单位：_____　　监测人：_____　　审核人：_____

七、臭虫监测实施方案

（一）监测生境的选择

臭虫监测的环境类型包括（但不限于）：集体宿舍（工地、工厂、学校等）、旅馆、养老院、电影院、交通工具、居民区等。每个县（区）每次调查不少于30家企事业单位，每家单位检查不少于10间标准间（房间数按15m²/间折算）。

国家级监测点应选择不少于2个县（区）开展臭虫监测；其他地区可根据实际情况自行确定。

（二）监测时间

根据当地的臭虫发生情况，随时开展监测。集中监测至少每年进行两次，监测时间在每年4月和9月，监测数据上报时间是每年5月31日和10月31日之前。

（三）监测方法

（1）调查PCO公司是否做过臭虫防治业务，及有关业务中臭虫发生的时间、地点等信息。建议每城市调查所有的PCO公司，填写调查表。根据调查结果，找出哪些地方和建筑可以进行臭虫调查。

（2）对于居民可电话咨询臭虫信息，或通过其他途径获得臭虫的发生信息，获得可以去调查的臭虫发生的地方或建筑。

（3）如果未发现有臭虫的信息，可考虑每种环境类型随机抽查一定数量进行调查，重点调查工地宿舍、工厂宿舍、学校宿舍、旅馆、电影院等。

（4）确定现场调查的地点，派人到现场做目视检查。若目检发现有臭虫痕迹或活的臭虫，则每个建筑所有房间需要检查。如人力有限，至少已知臭虫发生房间的左、右、上、下房间需检查。

（5）目检法：询问房间居住人员是否有臭虫，在可能有臭虫的地方，搜索10min，检查臭虫侵害的粪迹、血迹、蜕皮、卵、臭虫尸体、活臭虫等指征，以针挑结合目测检查可疑栖息场所（床板、床架、床垫、板墙缝隙、桌椅、沙发等物件）的臭虫侵害指征，记录查获/看见的臭虫成若虫数和臭虫迹数，将检查结果记录到记录表。

（四）统计与计算

$$臭虫侵害率（\%）\frac{臭虫阳性间数}{监测间数}\times100$$

$$臭虫密度指数=\frac{查获/看见臭虫成若虫数（只）}{阳性间数}$$

$$臭虫迹侵害率（\%）=\frac{臭虫迹阳性间数}{监测间数}\times100$$

（五）标本收集和保存

监测采集的臭虫，放入95%乙醇浸泡保存，用于监测结果的复核和其他相关工作。

附件：

25. 臭虫电话调查记录表（PCO公司/单位）。

26. 臭虫密度监测记录表（目检法）。

27. 臭虫密度监测汇总表。

附件25

臭虫电话调查记录表（PCO公司/单位）

调查日期：_____年___月___日

调查地点：_____省（自治区、直辖市）____地（市）___县（区）

PCO公司/单位名称：_____

联系人：_____ 联系电话：_____

最近一年是否处理过臭虫：是□ 否□

编号	臭虫发生时间	臭虫发生地点	环境类型*	联系人	联系电话

备注：*为填写数字代码：1.工地宿舍；2.工厂宿舍；3.学校宿舍；4.旅馆；5.养老院；6.电影院；7.交通工具；8.居民区；9.其他_____。

监测单位：_____ 监测人：_____ 审核人：_____

附件26

臭虫密度监测记录表（目检法）

调查日期：_____年___月___日

调查地点：_____省（自治区、直辖市）_____地（市）_____县（区）

调查单位名称：_____　　环境类型：_____

联系人：_____　　　　　　联系电话：_____

序号	监测楼号/楼层/房号	监测间数*	臭虫成若虫			臭虫迹	
			阳性间数	成虫数	若虫数	阳性间数	臭虫迹数

备注：*监测间数是指标准间数（房间数按15m²/间折算）。

监测单位：_____　　监测人：_____　　审核人：_____

附件 27

臭虫密度监测汇总表

_____省/市/县_____年___半年

环境类型	监测间数	臭虫成若虫						臭虫迹			电话调查结果（处理次数）
		阳性间数	成虫数	若虫数	总虫数	侵害率（%）	密度指数	阳性间数	臭虫迹数	侵害率（%）	
工地宿舍											
工厂宿舍											
学校宿舍											
旅馆											
养老院											
电影院											
居民区											
其他											
合计											
其他环境包括：											
备注：											

监测单位：_____　　监测人：_____　　审核人：_____

八、重要病媒生物抗药性监测实施方案

通过抗药性监测工作的开展，能够使我们了解病媒生物对常用杀虫剂的抗药性水平，掌握抗药性的发展变化趋势，合理选择、使用有效杀虫剂；通过抗药性治理措施的落实，可以保护杀虫剂的有效性，提高病媒生物的防控效果。

（一）监测病媒生物种类

蚊虫（当地优势蚊种或重要媒介蚊种至少一种，一旦选定，应持续监测）、家蝇和德国小蠊。

（二）监测生境

每个监测县（区），选择辖区内不同方位的城市居民区、公园、医院、城乡接合部、农村等生境采集蚊虫、家蝇和德国小蠊，移入实验室饲养，进行抗药性测定。不同年度间抗药性监测试虫采集点应相对固定。

（三）监测频率和时间

每类病媒生物至少每两年开展一次抗药性监测。各类试虫应在其活动高峰期采集。

（四）待测杀虫剂

选择当地防控蚊虫、家蝇和德国小蠊的常用杀虫剂不少于3种。监测必须使用中国疾病预防控制中心传染病预防控制所统一标定的杀虫剂原药。

（五）监测方法

1.蚊虫抗药性测定

用WHO推荐使用的幼虫浸渍法和成蚊接触筒法（参考GB/T 26347—2010）分别测定幼虫和成蚊的抗药性。幼虫测定3龄末至4龄初幼虫对常用杀虫剂的LC_{50}。成蚊用诊断剂量测定其24小时死亡率。

（1）蚊虫的采集和饲养

在当地有代表性的区域（如东、西、南、北、中不同方位，或者某一个特定区域），根据蚊虫的吸血活动、栖息和滋生环境采集蚊虫。按列出的项目，记录采集时间、地点、经纬度、采集数量和虫态等信息。试虫采集后，根据蚊虫的滋生习性、成蚊或4龄幼虫形态学特征，鉴定种类，进行常规饲养。

（2）成蚊抗药性测定

把恢复筒与隔板连接，用吸蚊管取20～30只羽化后3～5天的健康雌蚊（中华按蚊用采自野外的健康雌蚊）放入恢复筒中，平行放置15min，剔除不健康蚊虫。在隔板另一面装上已衬贴药纸（可自制、购买，或由中国疾病预防控制中心传染病预防控制所提供）的接触筒，使恢复筒在下面，竖直放置，轻轻拍打使蚊虫聚集于恢复筒底部，然后瞬间把隔板抽开，颠倒接触筒与恢复筒位置，将恢复筒内蚊虫轻吹入接触筒，迅速关上隔板。将筒平放，即开始计算接触时间。

试虫死亡的判断标准：试虫完全不动，或仅躯体、足、翅或触角等震颤而无存活的可能性，视为死亡。若对照死亡率超过20%，试验视为无效，重新测定。

结果用死亡率表述：

$$死亡率=\frac{死亡虫数}{试虫总数}\times100\%$$

对照组死亡率小于5%无须校正，对照组死亡率在5%～20%之间，用Abbott公式进行校正。

$$校正死亡率=\frac{处理组死亡率-对照组死亡率}{1-对照组死亡率}\times100\%$$

抗性水平判断标准：在诊断剂量下，蚊虫的死亡率在98%～100%表明其为敏感种群；死亡率在80%～98%（不含）表明其为可能抗性种群；死亡率<80%表明其为抗性种群。

（3）幼虫浸渍法测定

用丙酮配制杀虫剂的5～7个系列浓度；取相应数量的烧杯，各加入200mL脱氯水，并用微量移液器吸去100μL；首先在对照组烧杯加入100μL丙酮，再依次向各试验组中加入100μL浓度药液，用玻璃棒或磁力搅拌器，按照对照、低浓度、高浓度的次序搅拌均匀。每个浓度设置至少3个重复。

用幼虫吸管，吸取3龄末至4龄初幼虫，用小漏勺将水滤掉，按照对照组、低浓度组到高浓度组依次分别加入20只幼虫。放入设定好的温度〔（25±1)℃〕和湿度〔（70±10)%〕的培养箱或房间中，24小时后查看蚊虫的死亡情况。

测定信息和结果记录见附表29，获得毒力回归线、致死中浓度、斜率值、卡方值等数据，计算抗性倍数（RR）。

RR=待测种群 LC_{50} 值/敏感种群 LC_{50} 值

可参考如下标准判断抗药性水平：$RR<3$ 为敏感，$3 \leqslant RR<10$ 为低抗，$10 \leqslant RR<40$ 为中抗，$RR \geqslant 40$ 为高抗。

2.家蝇抗药性测定

家蝇的抗药性测定采用WHO推荐的点滴法（参考GB/T 26350—2010）。

（1）采集和饲养

用网捕或笼诱等方法，在代表性区域采集成蝇，也可以在养殖场挖取采集幼虫（蛆）。从采集到的蝇类中挑选家蝇，在室内按照常规方法饲养。

（2）杀虫剂配制

用丙酮将杀虫药剂母液稀释到一系列的浓度（通过预试验确定药剂的浓度范围，最低浓度时死亡率小于10%，最高浓度时大于80%）。

（3）测定和恢复环境

温度：（25±1）℃；光周期：14 L,10D；相对湿度：60%～70%。

（4）测定方法

将试虫用乙醚或 CO_2 等麻醉至昏迷。用点滴器将0.3μL左右杀虫药剂溶液点滴在雌性家蝇前胸背板上。每个处理组点滴30只羽化后3～5天的雌性家蝇，以相应溶剂点滴为空白对照，试验重复3次。将受药后的试虫转入清洁容器内，供给水和食物，正常饲养，24小时后统计死亡情况。凡腹部上翻、六足抽搐、用锐器触之不能翻身爬行者判为死亡。根据每一浓度对应的死亡率求出回归方程，根据回归方程求出 LD_{50} 值。

（5）抗药性水平判定标准

敏感品系和测定样本95%置信区间不重叠，且抗性倍数≥5为抗性种群。

3.德国小蠊抗药性测定

采用药膜法，参见GB/T 26352—2010。

（1）采集和饲养

用诱捕器（内部放置诱饵）、捕蟑器或粘蟑板等在所选生境采集试虫，数量不少于50只，常规饲养。

（2）抗药性测定

用丙酮或其他的有机溶剂将杀虫剂原液逐级稀释到所需浓度，取2.5mL药液加入500mL锥形瓶中，不断转动锥形瓶，使药液均匀分布于瓶内壁，置于通风橱中过夜，使有机溶剂全部挥发。

每瓶放入试虫10只，用纱网或纱布封口。试验重复10次，以相应溶剂处理作为对照组。24小时后记录每次以及对照组的死亡数。试虫不能正常爬行或者完全不动视为死亡，可用器具碰触试虫查看其反应。

（3）结果计算

$$死亡率 = \frac{死亡虫数}{试虫总数} \times 100\%$$

对照死亡率小于5%无须校正；对照死亡率在5%～20%，用Abbott公式校正。对照死亡率大于20%为无效测定，需重新进行测定。

$$校正死亡率=\frac{处理组死亡率-对照组死亡率}{1-对照组死亡率}\times100\%$$

（4）抗药性水平判定标准：（校正）死亡率小于80%为抗性种群。

附件：

28.采集信息记录表。

29.病媒生物抗药性测定记录表（毒力回归线）。

30.病媒生物抗药性测定记录表（诊断剂量）。

31.WHO推荐的几种杀虫剂对成蚊的区分剂量。

附件28

采集信息记录表

省（自治区、直辖市）_____地（市）_____县（区）

编号	采集时间	采集地点	生境特点	经度,纬度	数量(只或块)				备注
					成蚊	幼虫	蛹	卵块	

采集单位：_____   采集人：_____

附件 29

病媒生物抗药性测定记录表（毒力回归线）

___省（自治区、直辖市）___ 地（市）___ 县（区）___

试虫名称：___
药剂名称：___
测定人：___
虫态：___ 虫龄：___
培育温度：___℃；相对湿度：___%

虫源地名：___
经度：___ 纬度：___
英文药名：___
处理日期：___年___月___日至___月___日
测定室温：___℃；相对湿度：___%

处理浓度剂量	重复1		重复2		重复3		合计	
单位	死虫数	总虫数	死虫数	总虫数	死虫数	总虫数	死总	死总
								/
								/
								/
								/
对照								/

处理虫数：___ 毒力回归线：___ $X2$：___
斜率 b 值（95%置信限）：___
LC_{50}/LD_{50}：___ 95%置信限：___
LC_{95}/LD_{95}：___ 95%置信限：___

备注：蚊幼虫测定 LC_{50}（mg/L），家蝇成虫测定 LD_{50}（μg/雌）

监测单位___ 监测人：___ 审核人：___

附件30

病媒生物抗药性测定记录表（诊断剂量）

____省____地（市）____县

试虫名称：_____
药剂名称：_____
测定人：_____
虫态：_____ 虫龄：_____
培育温度：____℃；相对湿度：____%

虫源地名：_____
经度：_____ 纬度：_____
英文药名：_____
处理日期：____年____月____日至____月____日
测定室温：____℃；相对湿度：____%

重复	对照		A杀虫剂名称			B杀虫剂名称		
	死虫数	总虫数	浓度及单位/接触时间及单位			浓度及单位/接触时间及单位		
			死虫数	总虫数		死虫数	总虫数	
I								
II								
III								
IV								
V								
VI								
VII								
VIII								
IX								
X								
合计								

监测人：_____ 审核人：_____
监测单位：_____

备注：本表格适用于通过诊断剂量测定蚊成虫及德国小蠊成虫的抗药性。

附件31

WHO推荐的几种杀虫剂对成蚊的区分剂量

杀虫剂类型	杀虫剂	区分剂量〔接触时间(h)〕		
		致倦库蚊	埃及伊蚊	按蚊
有机氯	DDT	4%(4)	4%(0.5)	4%(1)
	狄氏剂	4%(1)	0.4%(1)	0.4%(1)
有机磷	杀螟硫磷	1%(2)	—	1%(2)
	DDVP	—	—	—
	马拉硫磷	5%(1)	0.8%(1)	5%(1)
氨基甲酸酯	残杀威	0.1%(2)	0.1%(1)	0.1%(1)
拟除虫菊酯	高效氟氯氰菊酯	0.025%(1)	0.03%(1)	—
	氯菊酯	0.25%(3)	0.25%(1)	0.25%(1)
	溴氰菊酯	0.025%(1)	—	0.025%(1)

（吴刚）

附　录

附录1

国境口岸烈性接触性传染病卫生检疫技术规范（摘录）

第1部分：总则

1　范围

SN/T 4346的本部分规定了国境口岸烈性接触性传染病卫生检疫技术规范的术语和定义、内容、基本要求和流程。

本部分适用于国境口岸埃博拉病毒病等烈性接触性传染病的卫生检疫。

2　规范性引用文件

下列文件对于本文件的应用是必不可少的。凡是注日期的引用文件，仅注日期的版本适用于本文件。凡是不注日期的引用文件，其最新版本（包括所有的修改单）适用于本文件。

SN/T 0003.3　出入境检验检疫业务档案管理规范。

SN/T 4346.2　国境口岸烈性接触性传染病卫生检疫技术规范第2部分：风险评估及预警。

SN/T 4346.3　国境口岸烈性接触性传染病卫生检疫技术规范第3部分：风险交流。

SN/T 4346.4　国境口岸烈性接触性传染病卫生检疫技术规范第4部分：交通工具、货物及集装箱卫生检疫查验。

SN/T 4346.5　国境口岸烈性接触性传染病卫生检疫技术规范第5部分：人员及行李卫生检疫查验。

SN/T 4346.6　国境口岸烈性接触性传染病卫生检疫技术规范第6部分：境外病例转运专用包机卫生检疫。

SN/T 4346.7　国境口岸烈性接触性传染病卫生检疫技术规范第7部分：卫生处理。

SN/T 4346.8　国境口岸烈性接触性传染病卫生检疫技术规范第8部分：实验室检测。

SN/T 4346.9　国境口岸烈性接触性传染病卫生检疫技术规范第9部分：个人防护。

SN/T 4346.10　国境口岸烈性接触性传染病卫生检疫技术规范第10部分：保障。

3　术语和定义

下列术语和定义适用于本文件。

3.1　烈性接触性传染病

由高致病性病原微生物引起的，通过接触患者和被感染动物的体液、分泌物、排泄物、呕吐物、机体组织、尸体及其污染物的途径在人群中迅速传播，能导致严重病情且病死率较高，需采取紧急防治措施的一类传染病。

3.2　风险

烈性接触性传染病（3.1）在或经国境口岸发生传染的可能性和其后果的组合。

3.3　风险评估

运用相关技术手段收集、分析、确认风险（3.2）信息，并进行危害度评价的过程。

3.4　风险预警

根据风险评估（3.3），向相关部门发布危险情况及应对措施信号，从而最大程度地减轻烈性接触性传染病（3.1）传播带来的危害。

3.5　风险交流

检验检疫部门与可能影响风险（3.2）和受到风险影响或自认为会受到风险影响的个人、团体或组织之间交换或分享风险信息的过程。

3.6　境外病例转运专用包机

经过特殊设计、改造，具备转运烈性接触性传染病病例功能，用于转运烈性接触性传染病病例的专用航空器。

3.7　卫生处理

隔离、留验和就地诊验等医学措施，以及消毒、除鼠、除虫等卫生措施的总称。本标准未明确说明的均指卫生措施。

3.8　医源性检疫废弃物

国境口岸卫生检疫施行过程中产生的具有直接或间接感染性、毒性以及其他危害性的医源性垃圾，包括：一次性防护装备、一次性检疫用器具以及其他涉及染疫对象或染疫嫌疑对象检疫处理后产生的垃圾。

3.9　综合演练

应对可能发生的风险（3.2）组织开展的多项或全部应对措施的协同演练活动。

3.10　单项演练

应对可能发生的风险（3.2）组织开展的单项应对措施演练活动。

3.11　现场演练

应对可能发生的风险（3.2）选择或模拟卫生检疫工作现场的设施、设备、装置或场所，按照工作程序和流程，组织开展的演练活动。

3.12　桌面演练

应对可能发生的风险（3.2）利用图纸、沙盘、流程图、计算机、视频等辅助手段，组织开展的演练活动。

4　内容

4.1　风险评估与预警

内容包括：

（1）风险识别。包括：

①信息收集；

②信息核实与分析；

③风险确认。

（2）风险分析。包括：

①可能性分析；

②后果分析。

（3）风险评价。包括：

①可能性评价；

②后果评价；

③风险等级。

（4）风险预警。包括：

①预警级别；

②预警内容；

③预警发布。

风险等级划分为Ⅰ级（极高）、Ⅱ级（高）、Ⅲ级（中）和Ⅳ级（低）。相应风险等级给予红色、橙色、黄色、蓝色预警。

4.2　风险交流

内容包括：

（1）交流对象。包括：

①内部交流对象；

②外部交流对象；

③出入境人员。

（2）具体要求。

（3）主要内容。

（4）交流方法。包括：

①目标制定；

②信息收集；

③信息整理；

④工作方案制定及实施；

⑤保障措施。

（5）评价措施。

4.3　交通工具、货物、邮包、集装箱卫生检疫查验

内容包括：

（1）检疫查验对象。

（2）检疫查验程序，包括：

①工作准备；

②交通工具查验；

③货物、邮包及集装箱的检疫查验。

（3）结果判定。

（4）处置措施。

4.4 人员及行李卫生检疫查验

内容包括：

（1）检疫查验对象。

（2）检疫查验准备，包括：

①机制准备；

②信息准备；

③人员准备；

④场地准备；

⑤设备准备；

⑥物品准备；

⑦单证准备。

（3）检疫查验流程，包括：

①来自烈性接触性传染病疫情发生国家或地区的人员检疫查验程序；

②来自非烈性接触性传染病疫情发生国家或地区的人员检疫查验程序。

（4）人员检疫查验方法。

（5）行李卫生检疫查验方法。

（6）处置措施。

（7）资料保存。

（8）个人防护。

4.5 境外病例转运专用包机卫生检疫

内容包括：

（1）卫生检疫对象。

（2）工作要求。

（3）工作准备。

（4）检疫查验。

（5）卫生处理。

（6）信息整理上报。

4.6 卫生处理

内容包括：

（1）处理对象。

（2）处理程序，包括：

①准备工作；

②实施过程；

③处理要求。

（3）处理方法，根据处理对象不同，包括：

①环境与物品的卫生处理；

②交通工具的卫生处理；

③行李的卫生处理；

④邮包的卫生处理；

⑤集装箱、货物的卫生处理；

⑥医源性检疫废弃物的卫生处理；

⑦尸体的卫生处理。

（4）效果评价。

（5）处置措施。

4.7　实验室检测

内容包括：

（1）实验室资质要求。

（2）检测对象。

（3）样本采集和处理。

（4）检测方法，包括：

①分子生物学检测；

②血清学检测。

（5）生物安全措施。

4.8　个人防护

内容包括：

（1）防护用品。

（2）不同岗位人员防护装备选用及穿脱顺序，包括：

①一般航班（车、船）检疫人员；

②重点航班（车、船）旅客专用通道检疫人员和环境清洁消毒人员；

③重点航班（车、船）登机（车、船）检疫人员、留观和疑似病例流行病学调查人员；

④留观和疑似病例转运人员；

⑤尸体处理人员；

⑥公共场所的环境清洁消毒人员；

⑦疑似病例人员。

（3）手卫生要求和标准洗手方法。

（4）防护基本要求。

（5）个人防护注意事项。

4.9　保障

内容包括：

（1）组织保障，包括：

①领导小组；

②工作小组；

③专家小组。

（2）人员保障，包括：

①风险评估人员；

②卫生检疫查验人员；

③卫生处理人员；

④后勤保障人员。

（3）技术保障，包括：

①设施设备；

②信息传递；

③实验室检测；

④个人防护；

⑤培训和演练，其中演练的形式包括综合演练、单项演练、现场演练和桌面演练。

（4）物资保障，包括：

①原则；

②物资种类；

③保障支持；

④保障方法；

⑤保障要求，包括：预防性储备、预备动员和应急物资保障；

⑥保障效果判定；

（5）处置措施。

5　基本要求

5.1　预案制定要求

按照涵盖的范围不同分为：

（1）综合预案，要求包括：

①国境口岸烈性接触性传染病卫生检疫的全部内容；

②明确的预案制定、实施与解释部门；

③与地方政府预案、上级主管单位以及相关部门预案的衔接；

④行政管理措施，包括人事、组织、财政保障等措施；

⑤宜包含详细的、有针对性的专项预案。

（2）专项预案，要求包括：

①针对国境口岸烈性接触性传染病卫生检疫的部分内容或单个步骤制定，是综合预案的组成部分；

②明确的预案制定、实施与解释人员或部门。

5.2　资料管理要求

按照SN/T 0003.3执行。

6　流程（架构图）

国境口岸烈性接触性传染病卫生检疫的流程图。

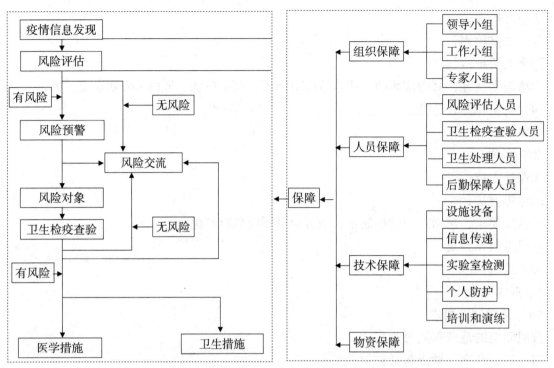

国境口岸烈性接触性传染病卫生检疫的流程

第2部分：风险评估及预警

1 范围

SN/T 4346的本部分规定了用矩阵法对国境口岸烈性接触性传染病风险评估及预警的对象、方法和程序。

本部分适用于国境口岸烈性接触性传染病的风险评估和预警。

2 术语和定义

下列术语和定义适用于本文件。

（1）风险识别

发现、列举和描述风险要素、来源的过程。

（2）风险分析

系统地运用相关信息来确认风险的来源，并对风险进行估计。

（3）风险评价

将估计后的风险与给定的风险准则对比，来决定风险严重性的过程。

3 对象

国境口岸烈性接触性传染病。

4 方法和程序

4.1 风险评估

4.1.1 风险识别

（1）信息收集

信息来源包括：

①以病例为基础的监测：口岸检验检疫机构开展检疫查验过程中针对烈性接触性传染病可疑病例的监测情况；

②以事件为基础的监测：包括与烈性接触性传染病传播相关的动物传染病、动物及动物产品、食品污染等有关的事件；

③世界卫生组织发布的烈性接触性传染病相关疫情信息；

④其他国家和地区官方发布的烈性接触性传染病相关疫情信息；

⑤国家和地方卫生部门发布的烈性接触性传染病相关疫情信息；

⑥媒体报道的烈性接触性传染病相关疫情信息；

⑦其他途径获得的烈性接触性传染病相关疫情信息。

（2）信息核实与分析

对收集到的信息进行核实，并对整合的信息开展分析。

（3）风险确认

通过信息分析，确认需进一步开展分析、评价的风险。

4.1.2　风险分析

（1）可能性

选择以下需分析的影响因素，将其每一个影响因素按轻重程度分为3～0的四个等级；

——疫情国（地区）的疫情流行情况；

——疫情在世界范围内的流行历史；

——传染病病原体来源是否明确；

——传染病病原体的毒力情况；

——传染病的潜伏期情况；

——人群易感性情况；

——是否有输入性病例；

——疫情国（地区）与我国通航、通邮情况；

——世界卫生组织发布的旅行限制措施情况；

——疫情国（地区）的检疫筛查、控制措施情况；

——是否有相应的疫苗或特效治疗、控制药物；

——其他相关影响因素。

（2）后果

选择以下需分析的影响因素，将其每一个影响因素按轻重程度分为3～0的四个等级：

①疾病病死率；

②疾病治疗措施的有效性；

③疾病预防措施（含疫苗、药物、防护等）的有效性；

④地方政府的传染病防控能力；

⑤国际、国内的关注程度；

⑥对社会稳定的影响；

⑦对相关动物及其产品、特殊物品等贸易的影响；

⑧其他相关影响因素。

4.1.3　风险评价

（1）可能性评价

①组织相关专家根据以上列出的影响因素进行筛选，可将烈性接触性传染病发生的可能性影响因素评分（见附件A）中一些影响因素设置为合理缺项，不进行评价，也可将其他重要的影响因素

补充在"其他相关影响因素"一栏里进行评价，最终确定与疾病相关的影响因素并评价影响因素等级。

②对确定的影响因素赋予权重，设置权重系数。然后根据烈性接触性传染病发生的可能性分析表（见附件B），将影响因素等级及权重系数进行影响因素加权评分并计算影响因素总加权评分占最大分值的百分比。其中，"影响因素加权评分"="影响因素评分"×"权重系数""影响因素总加权评分"为表中各项"影响因素加权评分"的总和；"影响因素总加权评分最大值（满分）"，是"影响因素评分"均为最大值时的表中各项"影响因素加权评分"的总和；影响因素总加权评分占最大分值的百分比=影响因素加权评分/影响因素总加权评分最大值（满分）×100%。

③根据上述②的得分情况，按照烈性接触性传染病发生的可能性水平分级表（见附件C）综合判定可能性评价的等级：几乎确定、很可能、可能和不太可能。

④针对某种具体烈性接触性传染病，在适宜情况下可开展定量或半定量风险评估。

（2）后果评价

根据后果的风险分析情况，按照可能性评价的方法及烈性接触性传染病发生的后果影响因素评分（见附件D），烈性接触性传染病发生的后果分析表（见附件E），烈性接触性传染病危害水平分级表（见附件F），综合评价国境口岸烈性接触性传染病后果的严重程度。评价结果分为三个等级：严重、中等、低等。

（3）风险等级

依据可能性评价和后果评价，将风险等级划分为Ⅰ级（极高）、Ⅱ级（高）、Ⅲ级（中）和Ⅳ级（低），具体见下表。

风险综合评价矩阵分析表

可能性评价	后果评价		
	严重	中等	低等
几乎确定	Ⅰ级	Ⅰ级	Ⅱ级
很可能	Ⅰ级	Ⅱ级	Ⅲ级
可能	Ⅱ级	Ⅲ级	Ⅳ级
不太可能	Ⅲ级	Ⅳ级	Ⅳ级

4.2　风险预警

4.2.1　预警级别

根据风险等级划分的相应风险等级给予红色（Ⅰ级）、橙色（Ⅱ级）、黄色（Ⅲ级）、蓝色（Ⅳ级）预警。

4.2.2　预警内容

预警内容包括烈性接触性传染病的类别、预警级别、起始时间、可能影响范围、警示事项、建议采取的措施等。

4.2.3　预警发布

预警由规定的相关部门统一对系统内、社会公众发布或取消，发布方式包括公告、警示通报、内部通知、网上疫情警示等。预警级别调整为更高级别时，终止当前响应；当国境口岸烈性接触性传染病疫情的威胁和危害得到控制或者消除后，应当停止执行相应的应急处置措施。

附件：

A.烈性接触性传染病发生的可能性影响因素评分（规范性附录）。

B.烈性接触性传染病发生的可能性分析表（资料性附录）。

C.烈性接触性传染病发生的可能性水平分级表（规范性附录）。

D.烈性接触性传染病发生的后果影响因素评分（规范性附录）。

E.烈性接触性传染病发生的后果分析表（资料性附录）。

F.烈性接触性传染病危害水平分级表（规范性附录）。

附件A

烈性接触性传染病发生的可能性影响因素评分（规范性附录）

根据烈性接触性传染病不同的影响因素，规定了其发生的可能性影响因素评分。

烈性接触性传染病发生的可能性影响因素评分

影响因素类别	影响因素评分	描 述
疫情国（地区）的疫情流行情况	3	疫情大范围流行,波及周边国家、地区或通航人流量较大的国家、地区
	2	疫情流行范围较大,波及周边少数国家、地区
	1	疫情控制在本国、地区范围内
	0	疫情控制在有限的区域范围内
疫情在世界范围内的流行历史	3	全球范围曾广泛分布,或多处暴发、流行
	2	全球范围曾多处有分布,或周边国家、地区或通航人流量较大的国家、地区曾暴发、流行
	1	周边国家、地区或通航人流量较大的国家、地区曾有报道
	0	全球范围内未见报道
传染病病原体来源是否明确	3	不明确
	2	已明确,但较难控制与其接触
	1	已明确,可避免与其接触
	0	已明确,无接触
传染病病原体的毒力情况	3	对人毒力极强
	2	对人毒力极强
	1	对人毒力低
	0	对人无毒力
传染病的潜伏期情况	3	潜伏期长≥30天
	2	潜伏期较长10～30天
	1	潜伏期短1～10天
	0	潜伏期极短≤1天
人群易感性情况	3	大众均为易感人群,无免疫能力
	2	易感人群分布广,免疫能力低
	1	易感人群分布相对局限,部分具有免疫能力
	0	易感人群分布局限,免疫能力强,易于控制
是否有输入性病例	3	发现10例以上(含10例)输入性病例,而且已发现有二代病例
	2	发现10例以上(含10例)输入性病例,但尚未发现二代病例
	1	发现10例以下的输入性病例
	0	未发现有输入性病例

续表

影响因素类别	影响因素评分	描 述
疫情国(地区)与我国通航、通邮情况	3	有直航、直邮情况,与疫情国(地区)人员来往频繁,定居者较多
	2	有直航、直邮情况,与疫情国(地区)人员来往较少,无定居者或定居者较少
	1	无直航、直邮但有中转航班
	0	无直航、直邮,无中转航班
世界卫生组织发布的旅行限制措施情况	3	建议实施旅行限制措施,并关闭边境
	2	建议实施旅行限制措施,未关闭边境
	1	暂不实施旅行限制,但提出旅行建议
	0	未实施旅行限制措施
疫情国(地区)的检疫筛查、控制措施情况	3	卫生检疫能力强,筛查、控制措施到位且有效
	2	卫生检疫能力较强,筛查、控制措施基本有效
	1	卫生检疫能力较弱,筛查、控制措施不到位
	0	无卫生检疫能力,筛查、控制措施缺乏
是否有相应的疫苗或特效治疗、控制药物	3	无有效的疫苗或预防用药
	2	有有效的疫苗或预防用药,但由于经济及适用性等原因,难以推广应用
	1	有有效的疫苗或预防用药,较易推广应用
	0	有有效的疫苗或预防用药,且易于推广应用
其他相关影响因素	1	

附件B

烈性接触性传染病发生的可能性分析表(资料性附录)

烈性接触性传染病发生的可能性分析表

影响因素类别	影响因素评分	权重系数	影响因素加权评分
疫情国(地区)的疫情流行情况			
疫情在世界范围内的流行历史			
传染病病原体来源是否明确			
传染病病原体的毒力情况			
传染病的潜伏期情况			
人群易感性情况			
是否有输入性病例			
疫情国(地区)与我国通航、通邮情况			

影响因素类别	影响因素评分	权重系数	影响因素加权评分
世界卫生组织发布的旅行限制措施情况			
疫情国(地区)的检疫筛查、控制措施情况			
是否有相应的疫苗或特效治疗、控制药物			
其他相关影响因素			
疾病病死率			
后遗症			
疾病预防、治疗措施(含疫苗、药物、防护等)的有效性			
地方政府的传染病防控能力			
国际、国内的关注程度			
对社会稳定的影响			
对相关动物及其产品、特殊物品等贸易的影响			
其他相关影响因素			
影响因素总加权评分			
影响因素总加权评分最大值(满分)			

附件C

烈性接触性传染病发生的可能性水平分级表（规范性附录）

烈性接触性传染病发生的可能性水平分级表

水 平	影响因素总加权评分占最大分值的百分比
几乎确定	75%～100%
很可能	50%～75%
可能	25%～50%
不太可能	0%～25%

附件 D

烈性接触性传染病发生的后果影响因素评分（规范性附录）

根据烈性接触性传染病不同的影响因素，规定了其发生的后果影响因素评分。

烈性接触性传染病发生的后果影响因素评分

影响因素类别	影响因素评分	描述
疾病病死率	3	病死率极高≥30%
	2	病死率较高10%～30%
	1	病死率较低≤10%
后遗症	3	留有终身后遗症
	2	留有后遗症可部分或完全恢复
	1	一般无后遗症
疾病预防、治疗措施（含疫苗、药物、防护等）的有效性	3	无有效治疗药物及疫苗,对症治疗效果不佳
	2	有特效治疗药物或疫苗
	1	不需治疗即可自愈
地方政府的传染病防控能力	3	有快速、有效地对传染病进行防控
	2	防控能力较强弱,防控措施不完善
	1	无防控能力
国际、国内的关注程度	3	可引起国际公共卫生关注,按《国际卫生条例(2005)》附件2评估属于应向世界卫生组织报告的突发公共卫生事件
	2	可引起国际公共卫生关注,按《国际卫生条例(2005)》附件2评估属于不需向世界卫生组织报告的突发公共卫生事件
	1	不属于可能引起国际公共卫生关注的事件,不需要按《国际卫生条例(2005)》附件2进行评估
对社会稳定的影响	3	引起社会恐慌,严重影响社会正常秩序和稳定
	2	引起人们的关注,对社会生产、生活造成一定影响,但不影响社会稳定
	1	基本无影响
对相关动物及其产品、特殊物品等贸易的影响	3	在一定范围和时期内禁止进行贸易
	2	贸易量减少,市场份额减少或市场价格降低
	1	对货物贸易的影响可忽略
其他相关影响因素	1	

附件E

烈性接触性传染病发生的后果分析表（资料性附录）

烈性接触性传染病发生的后果分析表

影响因素类别	影响因素评分	权重系数	影响因素加权评分
疾病病死率			
后遗症			
疾病预防、治疗措施(含疫苗、药物、防护等)的有效性			
地方政府的传染病防控能力			
国际、国内的关注程度			
对社会稳定的影响			
对相关动物及其产品、特殊物品等贸易的影响			
其他相关影响因素			
影响因素总加权评分			
影响因素总加权评分最大值(满分)			

附件F

烈性接触性传染病危害水平分级表（规范性附录）

烈性接触性传染病危害水平分级表

水平	影响因素总加权评分占最大分值的百分比
严重	70%~100%
中等	35%~70%
低等	0%~35%

第3部分：风险交流

1　范围

SN/T 4346的本部分规定了对国境口岸烈性接触性传染病风险交流的对象、要求、内容、方法和评价。

本部分适用于国境口岸烈性接触性传染病的风险交流。

2　规范性引用文件

下列文件对于本文件的应用是必不可少的。凡是注日期的引用文件，仅注日期的版本适用于本文件。凡是不注日期的引用文件，其最新版本（包括所有的修改单）适用于本文件。

SN/T 4346.1国境口岸烈性接触性传染病卫生检疫技术规范第一部分：总则。

SN/T 4346.10 国境口岸烈性接触性传染病卫生检疫技术规范第 10 部分：保障。

3 术语和定义

SN/T 4346.1 界定的有关风险交流的术语和定义适用于本文件。

4 对象

主要内容包括：

（1）内部交流的对象，包括：

①检验检疫风险交流的决策者；

②检验检疫风险交流的执行者。

（2）外部交流的对象，包括：

①口岸行政执法部门；

②口岸服务保障单位；

③交通工具运输管理部门；

④国内医疗卫生管理部门；

⑤出入境管理局。

⑥出入境人员。

5 要求

（1）广泛收集烈性接触性传染病的疫情信息，充分考虑成本，方可制定风险交流的工作方案。

（2）工作方案的目标应明确，措施应易于理解，涉及的内部交流和外部交流的对象应协同实施工作方案。

（3）以行政职能为依托，保证工作方案有效实施。

（4）工作方案的实施过程应公开化，并提供咨询的渠道。

（5）如果信息收集不全面或存在不确定性，应在工作方案中明确提出，并预判可能出现的结果。

（6）实际情况发生变化时，决策者应及时修改工作方案。

6 内容

主要包括疫情信息的上报、通报、共享，病例追踪，信息宣传，信息咨询，以及联防联控机制的建立。

7 方法

7.1 目标制定

（1）有效配置资源，提高风险交流的有效性。

（2）提高健康、安全、环保的水平，保障国境口岸工作人员的身体健康。

（3）对风险的发生实施主动的、前瞻性的管理。

（4）为风险的处置奠定基础。

（5）维护国境口岸检验检疫工作的正常秩序。

7.2 信息收集

信息来源可包括：

——以病例为基础的监测：检验检疫机构开展检疫查验过程中疑似病例的监测情况；

——以事件为基础的监测：包括与烈性接触性传染病传播有关的动物传染病、动物及动物产品、食品污染等有关的事件；

——世界卫生组织发布的相关疫情信息；

——其他国家和地方官方发布的相关疫情信息；

——国家和地方卫生部门发布的相关疫情情况；

——媒体报道的相关疫情情况；

——其他途径获得的相关疫情情况。

7.3 信息整理

（1）确定风险交流涉及的相关利益方。

（2）确定风险交流工作方案的决策者、执行者、评价者。

7.4 工作方案制定及实施

（1）成立领导小组，使风险交流得到行政职能的依托，保障其顺利开展，具体职责：

——工作方案制定及修改的决策；

——重大风险交流信息的决策；

——人员分配的决策；

——保障的决策；

——联防联控机制的决策；

——督察。

（2）成立工作小组，具体职责：

——信息收集、分析及发布；

——编写、修改、发布、实施工作方案；

——一般风险交流信息的决策；

——明确风险评估中的不确定性，以及说明所有制约因素，并预判可能出现的结果。

（3）成立评价小组，具体职责：

——评价工作方案的适用性和有效性；

——向领导小组反馈评价结果。

（4）成立保障小组，具体职责：

——保障资源的调配；

——保障物资储备。

（5）对内部交流对象进行风险交流工作的内容包括：

——建立疫情信息上报系统，宜通过文件的形式规定疫情信息上报系统的使用范围和方法；

——建立疫情信息通报机制，宜通过文件的形式规定疫情信息通报机制的实施方法；

——建立风险交流方案的评价方法；

——宜配置专人负责疫情上报与通报的工作。

（6）对外部交流对象进行风险交流工作的内容包括：

——应建立联防联控协作机制，签订合作协议，明确各单位各部门的职责，制定防控措施；

——宜建立信息管理平台，把联防联控机制的具体操作电子化，如交流和共享疫情监测信息、检疫查验措施、出入境人员信息，以及通报风险评估和预警等级；

——如没有条件建立信息管理平台，应通过会议或函告的形式，完成联防联控协作机制的工作。

（7）对出入境人员进行风险交流工作的内容包括：

——对于转送的疑似病例，应及时追踪后续情况，要求地方卫生部门以公文、传真、电邮等方式通报转送病例检测结果、确诊或排除信息，以及诊疗等情况；

——应通过网站宣传、发放宣传品、播放宣传片、粘贴宣传海报、电话热线的形式，建立信息宣传、咨询的渠道，包括疫病名称、特点、个人防范措施以及相关出入境注意事项等。

7.5 保障措施

详见 SN/T 4346.10。

8 评价

（1）评价小组的组成应包括内部交流对象与外部交流对象的所有相关利益方。

（2）评价方法宜采取头脑风暴法，宜采取会议的形式，让相关利益方各抒己见，从而进行评价，并提出改进措施。

（3）及时向领导小组反馈评价结果。

（4）根据评价结果，及时调整风险交流的工作方案。

第 4 部分：人员及行李卫生检疫查验

1 范围

SN/T 4346 的本部分规定了国境口岸来自烈性接触性传染病发生国家或地区的人员及行李的卫生检疫程序、方法、疫情报告，以及病例隔离、转运和追踪。

本部分适用于国境口岸烈性接触性传染病人员及行李的卫生检疫查验。

2 规范性引用文件

下列文件对于本文件的应用是必不可少的。凡是注日期的引用文件，仅注日期的版本适用于本文件。凡是不注日期的引用文件，其最新版本（包括所有的修改单）适用于本文件。

SN/T 4346.9 国境口岸烈性接触性传染病卫生检疫技术规范第 9 部分：个人防护。

3 术语和定义

下列术语和定义适用于本文件。

3.1 有症状者

出现烈性接触性传染病症状的人，如发热、呕吐带血、腹泻、出血、皮疹等。

3.2 疑似病例

出现以下症状之一的人员，包括：潜伏期内曾经到过烈性接触性传染病疫情发生国家或地区的有症状者，有烈性接触性传染病感染动物接触史的有症状者，出现症状的密切接触者。

3.3 密切接触者

接触或可能接触烈性接触性传染病患者的血液、体液、分泌物、排泄物等的人员。

3.4 医疗转运通道

将染疫人、有症状者、疑似病例转运至医疗急救部门救护车的通道。

4 对象

4.1 人员

主要包括：

——来自烈性接触性传染病疫情发生国家或地区的人员；

——染疫人；

——有症状者；

——疑似病例；

——密切接触者。

4.2 行李

主要包括：

——染疫人的行李及其接触过的行李；

——有症状者或疑似病例的行李及其接触过的行李；

——含有来自烈性接触性传染病疫情发生国家或地区的宿主动物及其制品的行李；

——含有血液及其制品、人体组织、微生物等特殊物品的行李。

5　准备

5.1　机制准备

建立疫情联防联控协作机制，内容包括：

（1）与出入境人员信息管理部门协作，提前获取入境旅客的信息，如国籍、姓名、航班号、船次、车次、座位号、旅行史等；

（2）与边防部门协作，将其工作岗位前置到入境通道上的普通检疫查验区，对来自非烈性接触性传染病疫情发生国家或地区人员的旅行史进行初审，提前甄别国籍是否来自烈性接触性传染病疫情发生国家或地区；

（3）与出入境管理部门协作，在入境通道上的重点检疫查验区内，对来自烈性接触性传染病疫情发生国家或地区的入境人员旅行史进行审核；

（4）与国内医疗卫生管理部门协作，在入境通道上的重点检疫查验区内，与检疫部门共同完成对来自烈性接触性传染病疫情发生国家或地区的入境人员的信息登记、体温检测、医学巡查、流行病学调查、病例隔离、病例转运、疫情上报、疫情通报等工作；

（5）与交通工具运输管理部门协作，宣传检疫防控措施及相关出入境注意事项，完成对疫情的主动申报，配合检疫部门的检疫查验措施；

（6）与口岸管理部门协作，在入境通道上建立重点检疫查验区、隔离区、医疗转运通道、独立医学排查室，配合检疫部门宣传检疫防控措施及相关出入境注意事项；

（7）与海关部门协作，对来自烈性接触性传染病疫情发生国家或地区的染疫人、有症状者、疑似病例的行李物品进行检疫查验。

5.2　信息准备

实施检疫查验前，应收集以下信息：

（1）国际、国内的疫情信息；

（2）疫情的风险评估及预警等级；

（3）出入境人员的信息；

（4）检疫对象的国籍名称、代码、标志等。

5.3　人员准备

各岗位检疫人员应具备专业知识，其中，体温检测、医学巡查、流行病学调查、病例隔离、医疗转运通道的岗位应由公共卫生、临床医学、医疗护理等方面的专业人员组成。

5.4　场地准备

国境口岸宜设立重点检疫查验区，与普通检疫查验区的职能区分开，专用于烈性接触性传染病的检疫查验，区内设置独立的医学排查室、病例隔离的场所、医疗转运通道，并保持医疗转运通道畅通。如条件允许，重点检疫查验区与普通检疫查验区宜采取前后两级设置的检疫查验模式。

5.5　设备准备

实施检疫查验前，应安装、校准、检查、维护以下设备：

（1）在检疫查验通道上安装红外线快速体温检测系统，并定期进行校准，根据症状和体征，设置系统的温度报警阈值；

（2）应对视频监控的设备进行定期检查及维护；

（3）应定期对医学排查室的通风系统、排污系统、室内的高压蒸汽灭菌器进行检查和维护。

5.6 物品准备

准备所需要的医疗器械、药品、防护用品、取证用品、体温计，以及宣传资料等。

5.7 单证准备

实施检疫查验前，应准备以下单证：

（1）《烈性接触性传染病人员信息登记表》（参见附录A）；

（2）《国境口岸烈性接触性传染病流行病学调查表》（参见附录B）；

（3）《口岸传染病疑似病例转诊单》（参见附录C）；

（4）《就诊方便卡》（参见附录D）；

（5）《出入境人员携带物留验/处理凭证》（参见附录E）。

6 人员检疫查验程序

6.1 来自烈性接触性传染病疫情发生国家或地区的人员检疫查验程序

6.1.1 主动申报人员的检疫查验程序

来自烈性接触性传染病疫情发生国家或地区的交通工具应停靠在专用的检疫查验地点，检疫人员提前获取交通工具、人员的信息，然后进入交通工具，实施人员检疫，具体措施：

（1）对主动申报人员进行体温检测、医学排查、旅行史询问，如能排除染疫嫌疑，可予以离开交通工具的放行，引导其进入重点检疫查验区；

（2）如不能排除染疫嫌疑，应确定其为染疫人、有症状者或疑似病例，并通过医疗转运通道，将其转运至有资质的医疗部门进行诊治；

（3）确定密切接触者，引导其进入重点检疫查验区，进行流行病学调查，人员信息登记，发放就诊方便卡和出入境健康建议，并予以放行；

（4）其他人员可予以离开交通工具的放行，引导其进入重点检疫查验区，进行体温检测、医学巡查、人员信息登记，如无染疫嫌疑，则对其发放就诊方便卡，并予以放行，如有染疫嫌疑，则应确定其为有症状者或疑似病例，并通过医疗转运通道，将其转运至有资质的医疗部门进行诊治。

6.1.2 无申报人员的检疫查验程序

（1）来自烈性接触性传染病疫情发生国家或地区的交通工具应停靠在专用的检疫查验地点，检疫人员对交通工具运输管理部门询问基本情况，经确认无染疫嫌疑后，所有人员可予以离开交通工具的放行，引导其进入重点检疫查验区，进行体温检测、医学巡查、人员信息登记。

（2）如无染疫嫌疑，则对其发放就诊方便卡，并予以放行。

（3）不能排除染疫嫌疑，则应确定其为有症状者或疑似病例，进行流行病学调查，并通过医疗转运通道，将其转运至有资质的医疗部门进行诊治。

6.2 来自非烈性接触性传染病疫情发生国家或地区的人员检疫查验程序

6.2.1 主动申报人员的检疫查验程序

检疫人员提前获取交通工具、人员的信息，如能排除染疫嫌疑，交通工具上的所有人员可予以离开交通工具的放行，进入普通检疫查验区，进行体温检测、医学巡查，如无染疫嫌疑，则予以放行；如不能排除染疫嫌疑，对主动申报人员、密切接触者执行6.1.1的检疫查验程序，其他人员可予以离开交通工具的放行，引导其进入普通检疫查验区。

6.2.2 无申报人员的检疫查验程序

检疫人员对交通工具运输管理部门询问基本情况，经确认无染疫嫌疑后，所有人员可予以离开交通工具，引导其进入普通检疫查验区，进行体温检测、医学巡查，如无染疫嫌疑，则予以放行；如不能排除染疫嫌疑，对染疫人、有症状者、疑似病例、密切接触者执行6.1.1的检疫查验程序。

7　人员检疫查验方法

7.1　体温检测

（1）所有人员逐一通过红外体温检测系统，检疫人员（应2人以上）密切注意体温检测系统，对体温不超过报警阈值者予以放行。

（2）若检测体温超过报警阈值，引导其再次通过体温检测系统，若检测体温仍然超过报警阈值，应记录体温，并立即指导其佩戴一次性口罩和一次性乳胶手套，由其中1名检疫人员将其引导至独立医学排查室，使用水银体温计进行体温复测。

（3）若检测体温仍然超过报警阈值，应记录体温，对其进行进一步的医学排查、流行病学调查。负责引导的检疫人员也应同时佩戴一次性口罩和一次性乳胶手套，并避免与该旅客发生直接接触。

7.2　医学巡查

检疫人员应密切观察出入境人员是否有面色异常（苍白或潮红）、呕吐、腹泻、头痛、肌痛、乏力、结膜充血、皮疹等症状以及逃避检疫的情况。

（1）如发现任何烈性接触性传染病相关症状人员，应从三方面查询该出入境人员：

①潜伏期内是否到过烈性接触性传染病疫情发生国家或地区；

②潜伏期内是否接触过烈性接触性传染病染疫人或疑似病例；

③潜伏期内是否接触过来自烈性接触性传染病疫情发生国家或地区的野生动物或动物尸体、血液、排泄物等。

（2）如存在以上任意一种情况，应立即指导该出入境人员佩戴一次性口罩和一次性乳胶手套，并由1名检疫人员引导其进入独立医学排查室进行流行病学调查和医学排查。检疫人员也应同时佩戴一次性口罩和一次性乳胶手套，并避免与该旅客发生直接接触。

8　行李卫生检疫查验方法

8.1　外包装检查

查验行李的外包装是否遭受污染与破损，如有此情况，应进行卫生处理后，再施行开箱检查。

8.2　内容物检查

内容物检查包括：

（1）检查行李是否携带来自烈性接触性传染病疫情发生国家或地区的宿主动物及其制品、特殊物品，如发现，应实施销毁处理，并签发《出入境人员携带物留验/处理凭证》；

（2）对有污染嫌疑的行李进行扣押、隔离及卫生处理，并签发《出入境人员携带物留验/处理凭证》；

（3）对发现的来自烈性接触性传染病疫情发生国家或地区的行李中的啮齿动物、医学媒介生物进行捕杀，并对行李进行卫生处理，签发《出入境人员携带物留验/处理凭证》；

（4）对发现的来自烈性接触性传染病疫情发生国家或地区的行李中的腐败变质食品实施销毁处理，并对行李进行卫生处理，签发《出入境人员携带物留验/处理凭证》。

9　处置

9.1　疫情报告

（1）发现疑似病例，应在2小时内报告国家质检总局并确认收到。发现来自疫情发生国家或地区的每一例有症状者，应在24小时内将查验、处置情况以文本形式上报国家质检总局。

（2）地方卫生部门核实为确诊病例后，直属检验检疫机构应按规定将病例检疫查验处置情况上报国家质检总局，病例检疫查验影像资料、交通工具总申报单、旅客清单等收集保存，需要时再提供。同时，将病例检疫查验情况通报当地政府应急办和地方卫生部门。涉及外国人的，及时通报当地外事部门。

9.2 病例追踪

对于转送的疑似病例，应及时追踪后续情况，要求地方卫生部门以公文、传真、电邮等方式通报转送病例检测结果、确诊或排除信息，以及诊疗等情况。

9.3 病例隔离

在对染疫人、有症状者、疑似病例实施转运前，应由已做好个人防护的检疫人员进行暂时隔离监管，应为被隔离人提供食品和饮水等必要的生活用品、临时休息设施、相应的通信手段，并确保被隔离人员在被转运前，任何无防人员不得入内。

9.4 病例转运

由检疫部门通知医疗急救部门，并填写《口岸传染病疑似病例转诊单》，由医疗急救部门派车派员，直接到达重点检疫查验区，将染疫人、有症状者、疑似病例送到有资质的医疗部门进行诊治。

10 资料保存

检疫查验过程应有全程录像，录像资料至少保存两个月。检疫查验过程中涉及的检疫单证归档保存，建立完善的档案管理制度。

11 个人防护

按照 SN/T 4346.9 执行。

附件：

A. 来自疫区的入境人员信息登记表（资料性附录）。

B. 国境口岸烈性接触性传染病流行病学调查表（资料性附录）。

C. 口岸传染病疑似病例转诊单（资料性附录）。

D. 就诊方便卡（资料性附录）。

E. 出入境人员携带物留验/处理凭证（资料性附录）。

附件 A

来自疫区的入境人员信息登记表（资料性附录）

尊敬的旅客：为了您和他人的健康，请务必如实逐项填报。

姓名_____　性别　□男　□女　国籍/地区_____

护照号码航班（船、车次）号_____　座位号_____

职业_____　拟离开中国时间_____

在华期间电话_____

在华期间住址_____

1.如果您来自或过去　　天内去过以下国家，请在"□"中画"√"：

（根据疫情信息而定）

2.您如有以下症状，请在"□"中画"√"：

□发热　□呕吐　□腹泻　□出血　□肌肉痛和关节痛

□皮疹　□咳嗽　□喉咙痛　□鼻塞　□头痛　□流鼻涕

□呼吸困难　□其他症状或传染病_____

我确认以上信息真实可信。

签名_____　日期：_____

重要提示：根据《中华人民共和国国境卫生检疫法》有关规定，如您的申报内容有隐瞒或虚假填报，将承担相应的法律责任。

检疫官员填写_____

体温（检疫人员填写）_____℃

检疫人员签名_____

附件 B

国境口岸烈性接触性传染病流行病学调查表（资料性附录）

1.一般情况调查

入境人员基本信息

姓名		性别	男□　女□	出生年月	
国籍		职业		入境时间	
航班号/座位号		船次/铺位号		车次/座位号	
在华联系人					
在华联系电话					
在华住址	省	市	县(区)	乡(街道)	门牌

2.临床表现调查

入境人员临床表现

红外线体温检测		℃	腋下体温测量		℃	发病时间：年　月　日	
A.畏寒	有□	无□	不详□	B.呕吐	有□	无□	带血□	不详□
C.腹痛	有□	无□	不详□	D.腹泻	有□	无□	带血□	不详□
E.关节痛	有□	无□	不详□	F.肌肉痛	有□	无□	不详□	
G.皮疹	有□	无□	不详□	H.极度乏力	有□	无□	不详□	
I.头痛	有□	无□	不详□	J.咳嗽	有□	无□	不详□	

3.旅行史调查

过去____天里去过的国家：（列举疫情发生国家或地区）

4.接触史与既往感染史调查

入境人员接触史及既往感染史

过去　　天内是否接触过发热、呕吐带血、腹泻、出血、肌肉或关节疼痛、皮肤症状的病人	有□	无□	不详□
过去　　天里是否接触、处理、食用过野生动物或未煮熟的动物肉类	有□	无□	不详□
是否从事动物饲养、宰杀、捕捉或标本制作的工作	有□	无□	不详□
是否从事病原学研究或医务工作	有□	无□	不详□
近期有无输血或献血	有□	无□	不详□
既往感染史：			

5.初步判断及处理意见

初步判断及处理意见

序号	初步判断	处理意见
□1	排除传染病可能	放行
□2	不能排除传染病可能	转送有资质的医疗机构诊治
□3	呼吸道传播传染病	排查处理/转送有资质的医疗机构诊治
□4	消化道传播传染病	排查处理
□5	普通接触性传染病	排查处理
□6	烈性接触性传染病（埃博拉病毒病、马尔堡出血热）	转送有资质的医疗机构诊治
□7	虫媒传染病	排查处理/转送有资质的医疗机构诊治
□8 其他		
流调人员	带班人员	日期：

附件C

口岸传染病疑似病例转诊单（资料性附录）

口岸传染病疑似病例转诊单

序号	病例姓名	性别	国籍	护照/证件号码	检疫人员排查结果

交通工具/航班号：＿＿＿＿＿＿　　　入/出境日期：＿＿＿＿＿＿

检疫医师（签字）：＿＿＿＿＿＿　　电话：＿＿＿＿＿＿

救护车号：＿＿＿＿＿＿　　　离开时间：＿＿＿＿＿＿　　拟送医院：＿＿＿＿＿＿

接受医院名称：＿＿＿＿＿＿　　接诊医师（签字）：＿＿＿＿＿＿

诊断结果及处理结果：＿＿＿＿＿＿

主检医师（签字）：＿＿＿＿＿＿　　电话：日期：＿＿＿＿＿＿

注：请病人接受医院做出诊断及处理意见后立即将此单传真出入境检验检疫局，以便做好疫情后续管理工作。

传真号码：＿＿＿＿＿＿　　　联系电话：＿＿＿＿＿＿

本转诊单一式两联，一联由检验检疫机构保存，另一联请救护车医师交给接收医院接诊医师。

附件D

就诊方便卡（资料性附录）

就诊方便卡

致入境的旅客：

　　鉴于您在入境以前可能感染传染病，为了您的健康，请您在入境后的4周内保存好此卡。如在此期间您有发热、咳嗽、呼吸困难、呕吐、腹泻、头痛、急性皮疹、黄疸、淋巴结肿大等症状，请持此卡到附近医院，即可得到优先诊治或咨询指导，并请向医师报告您最近在境外的旅行史和接触史，以助医师诊断您的疾病。

致就诊医师：

　　持此卡的病人最近从境外入境，可能感染传染病，请优先诊治。

中华人民共和国

××××出入境检验检疫局

附件E

出入境人员携带物留验/处理凭证（资料性附录）

中华人民共和国出入境检验检疫出入境人员携带物留验/处理凭证

编号 No.

姓名 Name		来自 From	
在华联系地址及电话 Address and Tel,in China			
品名 Description of Goods		数量/重量 Quantity/Weight	
检验情况 Inspection		用途 Usage	
处理意见 Disposition		检疫官 Quarantine Officer:	日期 Date:

第5部分：境外病例转运专用包机卫生检疫

1 范围

SN/T 4346 的本部分规定了国境口岸烈性接触性传染病疫情防控中病例转运专用包机卫生检疫和处置的对象、工作要求、工作程序。

本部分适用于我国公民在境外诊断为烈性接触性传染病疑似病例或确诊病例，并由我国相关部门安排专用包机将病例接回本国治疗的卫生检疫工作。

2 规范性引用文件

下列文件对于本文件的应用是必不可少的。凡是注日期的引用文件，仅注日期的版本适用于本文件。凡是不注日期的引用文件，其最新版本（包括所有的修改单）适用于本文件。

SN/T 4346.7 国境口岸烈性接触性传染病卫生检疫技术规范第7部分：卫生处理。

SN/T 4346.9 国境口岸烈性接触性传染病卫生检疫技术规范第9部分：个人防护。

3 对象

境外病例转运专用包机卫生检疫的对象为：

——境外病例转运专用包机；

——专用包机上载运的烈性接触性传染病疑似或确诊病例；

——专用包机上载运的乘务人员及医护人员；

——专用包机上的行李、物品、餐食、固液废弃物、排泄物等；

——病例转运过程中可能造成现场污染的区域。

4 工作要求

4.1 联防联控

检验检疫机构在由卫生、检验检疫、边检、海关、机场管理部门、航空公司等部门共同参与的联防联控机制下开展工作，在接触性传染病转运专用包机保障联防联控工作组框架下开展多方协作。

4.2 工作职责

检验检疫机构主要负责入境转运专用交通工具指定机位停靠，协调救护车进入隔离区，登机检疫，协助进行病例转送，协助相关人员办理入境手续，对转运专用交通工具及可能污染区域进行消毒处理。

4.3　入境流程

口岸现场不再对病例进行流行病学调查和医学检查，病例及所有乘务人员、医护人员及行李均通过（负压）救护车直接转送至医疗机构接受进一步的诊治和评估。

4.4　做好个人防护

准备足量的个人防护装备，严格执行个人防护要求，具体要求参见 SN/T 4346.9。

5　工作准备

5.1　工作协调

5.1.1　与相关部门沟通，明确检验检疫机构的工作要求，协助相关部门做好检疫查验准备工作：

（1）要求组织方向检验检疫机构提供烈性接触性传染病病例的个人信息及执行转运专用交通工具任务的医护人员、乘务人员健康档案；

（2）启运前检验检疫机构应与相关部门沟通，要求转运专用交通工具在专业人员指导下进行设置，须配有负压担架、个人防护装备、医疗废弃物、病人排泄物专用污物桶等防控物资；

（3）与机场管理部门协调，提前指定转运专用包机专用廊桥或远机位停靠点；

（4）提前协助医疗机构医护人员及（负压）救护车办理进入口岸隔离区。

5.1.2　组织召集本单位包机现场检验检疫预备会议，确定参与成员，根据航空器具体情况研究制定包机卫生检疫现场操作方案。

5.2　信息核实

包机前往疫区接送病例前，检验检疫机构应取得所属航空公司指定负责人或其代理人的联系方式，详细了解以下信息：

——包机的国籍、所属航空公司、机型、航班号；

——包机的飞行计划，包括：始发港、经停港、起飞和抵达时间，以及载客和载货情况；

——包机的机组人员和所载病例、医护人员情况；

——包机的客、货舱及机上病例负压隔离单元结构图；

——机上人员（病例、机组、医务人员）所用生活、医疗、餐余废弃物存放和包装情况。

5.3　物品准备

按照包机人员数量确定查验物品、防护物品和卫生处理物品的数量，保证登机检疫查验所需物品齐全，仪器设备工作正常，具体物资保障要求参见 SN/T 4346.9。

5.4　人员准备

转运专用包机到达前 30min，所有现场检疫人员和车辆到达指定远机位待命，所有人员做好个人防护，协助其他单位参与人员按要求做好个人防护，清点防护消毒物品和其他处置物品。

6　检疫查验

6.1　登机检疫

6.1.1　与机场当局确认，转运专用包机停靠指定机位。

6.1.2　未经检验检疫人员许可，任何人不得上下该专用包机。

6.1.3　转运专用包机降落后，检疫人员首先登机，由转运专用包机上医疗负责人向检验检疫人员报告有关情况，并对相关检疫单证进行审核。

6.2　病例移交

6.2.1　在核实机上人员和行李防护符合要求后允许下机（病例使用负压担架，其他人员着个人防护装备，行李使用医用垃圾袋包裹）。

6.2.2　对密切接触者进行流行病学调查，将信息交由卫生部门并由其进行隔离观察；其他人员登记有关信息后交卫生部门追踪随访。

6.2.3 协助将机上病例、医护人员、工作人员及行李移送至（负压）救护车，转送指定医院进行诊疗。

6.2.4 与卫生部门做好病例及密切接触者的信息交接工作。

7 卫生处理

7.1 区域划定

7.1.1 包机停指定机位后，划定控制工作区域，包括污染区、半污染区。未经检验检疫人员许可，无关人员不得进入控制区域。以航空器中心为原点，向外20m，围绕航空器机身设置警戒标志，标志内为污染区。污染区出入口设在航空器机舱口方向，在该侧应放置浸泡过氯制剂的踏脚垫。同时，应在该区机梯口侧方准备1块浸泡过氯制剂的隔水垫，供放置废弃物收置箱。

7.1.2 污染区外10m范围内为半污染区，卫生处理药械存放在该区域。同时，应在该区靠近污染区出入口处准备1块浸泡过氯制剂的隔水垫，供现场人员喷洒消毒站立使用。

7.2 通道划定

实施登机处理前，先从半污染区至机舱口划定出1条工作通道，并做好标识。

7.3 登机处理航空器卫生处理应按照"先外后内、先上后下、先左后右、先近后远"的顺序实施开展，先货舱、后客舱。

7.4 其他处理对航空器、环境与物品、医源性检疫废弃物等的卫生处理要求具体参见SN/T 4346.7。

注：对必要的工作记录单证放入密封袋中，使用生物安全转运箱运送并实施紫外线照射消毒30min。

8 信息整理上报

8.1 填写转运专用交通工具检疫查验记录，对以上检疫实施过程进行描述、记录。

8.2 对各种检疫查验工作单证进行整理并归档。

第6部分：卫生处理

1 范围

SN/T 4346的本部分规定了国境口岸烈性接触性传染病卫生处理的对象、程序、方法、效果评价及处置。

本部分适用于国境口岸烈性接触性传染病卫生检疫中公共场所、交通工具、行李、邮包、集装箱、货物、医源性检疫废弃物的卫生处理。

2 规范性引用文件

下列文件对于本文件的应用是必不可少的。凡是注日期的引用文件，仅注日期的版本适用于本文件。凡是不注日期的引用文件，其最新版本（包括所有的修改单）适用于本文件。

GB 156981 消毒与灭菌效果的评价方法与标准。

SN/T 1231 国境口岸埃博拉出血热和马尔堡出血热疫情监测与控制规程。

SN/T 1245 入出境列车消毒规程。

SN/T 1250 入出境船舶船舱消毒规程。

SN/T 1253 入出境集装箱及其货物消毒规程。

SN/T 1270 入出境散装货物消毒规程。

SN/T 1333 入出境汽车及其他车辆消毒规程。

SN/T 4346.1 国境口岸烈性接触性传染病卫生检疫技术规范第1部分：总则。

3 术语和定义

SN/T 4346.1界定的以及下列术语和定义适用于本文件。

3.1 地理信息系统

获取、存储、编辑、处理、分析和显示地理数据的空间信息系统，其核心是用计算机来处理和分析地理信息。

4 对象

4.1 来自烈性接触性传染病发生国家或地区，或受烈性接触性传染病污染，有污染嫌疑的交通工具、人员、行李、邮包、货物、集装箱、特殊物品。

4.2 医源性检疫废弃物。

4.3 染疫人或疑似病例的排泄物、呕吐物以及受污染的环境和物品。

4.4 经风险评估需实施预防性卫生处理的对象。

5 程序

5.1 准备

5.1.1 信息核实

卫生处理前，应先核实确定卫生处理的对象和范围，制定卫生处理方案。

5.1.2 物质准备

根据卫生处理方案，选择适宜的药械、个人防护用品，准备好相关单证、记录、封识、警示牌、急救用品。消毒药品应在通风良好的场所配制，现配现用，确保有效。航空器消毒应使用经民航总局批准使用的航空器消毒剂。卫生处理器械应保证处于正常使用状态。

5.1.3 人员准备

卫生处理应由符合资质要求的专业机构和专业人员实施。

5.2 实施

5.2.1 到达卫生处理现场，应首先核对地址和待消毒对象种类、范围、数量，做好卫生处理区域的标识，禁止无关人员进入。

5.2.2 进入卫生处理区域，应先用喷洒的方法在地面消毒出一条1.5m宽的通道。表面消毒按先上后下、先左后右、从外到内、由轻度污染区到重度污染区的顺序，依次进行喷雾或喷洒消毒，以消毒表面湿润，消毒液不滴流为宜。地面消毒先由外向内喷雾一次，消毒完毕后再由内向外重复喷雾一次。不适宜喷洒的物品表面，应用浸泡消毒液的毛巾进行擦拭消毒，必要时可用干毛巾擦干。药物作用时间不少于30min，具体方法见第6章。

5.2.3 卫生处理结束后，填写卫生处理记录，同时，清点所消耗的药品、器材，必要时加以整修、补充，残药不得随意倾倒。将工作服、胶靴等进行喷洒消毒后脱下，衣物污染面向内卷起，放入污物袋中。可回收的防护用品用100mg/L二氧化氯或有效氯为500mg/L的含氯消毒剂浸泡30min；不可回收的防护用品用密封袋收集，做销毁处理。所有消毒工具表面用消毒剂进行擦洗消毒。

5.2.4 卫生处理应进行效果评价，具体方法见第7章。

5.3 要求

5.3.1 卫生处理的对象明确、方法科学、程序规范。

5.3.2 使用的药剂和器械应经国家药械主管部门许可，符合卫生处理的规定要求。

5.3.3 最大限度减少对任何人的健康造成危害，减少对公共场所的设施、交通工具的结构及设备和货物、行李等造成损害。

5.3.4 卫生处理应有记录，内容包括处理对象、目的、方法、药物剂型、剂量、作用时间、效果评价等。

5.3.5 医源性检疫废弃物的收集、暂存和移交需要有带标识的专用设施，并有专人负责实施与监督。

5.3.6 在风险预警等级为黄色和蓝色时，实施预防性消毒处理；风险预警等级为橙色和红色时，应进行随时消毒及终末消毒。

6 方法

6.1 环境与物品

6.1.1 物体表面、墙壁、地面

疑似病例可能接触的部位，如门把手、桌子、椅子、水龙头等物体表面，以及墙壁、地面，用100mg/L二氧化氯或有效氯为500mg/L的含氯消毒剂进行喷洒、擦拭，作用30min。

6.1.2 排泄物、分泌物或呕吐物

先用有效氯500mg/L的消毒剂进行喷洒消毒，再用固体容器进行收集，每1000mL加入有效氯为20000mg/L的含氯消毒剂2000mL，搅拌均匀放置2小时；或喷洒消毒30min后，用100mg/L二氧化氯或有效氯为500mg/L的含氯消毒剂浸泡过的可吸收材料吸收液体成分，再用固体容器或可高温高压密封袋收集后进行无害化处理。

6.1.3 体液污染物

被排泄物、分泌物或呕吐物等体液污染的器具、地面或座位的表面，用100mg/L二氧化氯或有效氯为500mg/L的含氯消毒剂喷洒消毒30min。对于渗透性的物品，如座套、坐垫和地毯等，应进行拆除，转移至交通工具下，用200mg/L二氧化氯或有效氯为1000mg/L的含氯消毒剂浸泡30min或做焚毁处理。疑似病例使用过的坐便器，用200mg/L二氧化氯或有效氯为500mg/L的含氯消毒剂进行喷洒、擦拭，作用30min。

6.1.4 固体废弃物

对有症状者、密切接触者及疑似病例产生的固体废弃物需装入双层专用垃圾袋，并做好特殊标记，由卫生处理人员对垃圾袋内外用200mg/L二氧化氯或有效氯为1000mg/L的含氯消毒剂喷洒至表面湿润后密封处理，保持4小时以上。

6.1.5 液体废弃物

液体废弃物在排放前，卫生检疫人员应指导相关单位投放适宜的消毒剂，并做好消毒记录。卫生处理人员对排入污水车内的液体废弃物投放含氯消毒剂，使有效氯浓度达到200mg/L，作用至少60min。污水车与交通工具的管道及接口用200mg/L二氧化氯或有效氯为1000mg/L的含氯消毒剂进行喷洒消毒。

6.1.6 疑似病例使用过的医疗器具

用体积分数为75%酒精擦拭30s，自然晾干；工作记录纸和记录本可使用紫外线照射消毒30min。

6.1.7 疑似病例乘坐过的接驳车辆

用100mg/L二氧化氯或有效氯为500mg/L的含氯消毒剂进行车厢内部喷洒至表面湿润，作用30min；也可用500mg/L氯己定或2000mg/L季铵盐类消毒液擦拭座椅、桌面、交通工具内部墙壁，拖擦或喷洒地面。

6.1.8 对装运废弃物（固体废弃物、液体废弃物、医源性检疫废弃物等）的运载工具

卸空后及时用100mg/L二氧化氯或有效氯为500mg/L的含氯消毒剂进行消毒处理，作用30min。

6.2 交通工具

6.2.1　航空器

6.2.1.1　客机

应首先了解航空器的机型、识别标志、染疫嫌疑人人数及座位号等信息，并指定其停靠远机位，并以其为中心的周围20m区域内实施隔离，禁止任何人上下交通工具。卫生处理人员对航空器入口处及通道用100mg/L二氧化氯或有效氯为500mg/L的含氯消毒剂实施喷雾消毒。以疑似病人座位为原点，2m为半径设疫点区域进行卫生处理。航空器上其他物品的消毒见6.1。

6.2.1.2　货机

用100mg/L二氧化氯或有效氯为500mg/L的含氯消毒剂先喷洒货机舱门四周，开启舱门后喷洒通道，再沿通道喷洒地面及所载货物，直至覆盖全部舱底。然后喷洒消毒货舱顶部，再沿通道用先上后下的方式喷洒舱壁，顶部和舱壁喷洒的消毒剂溶液不宜超过其吸液量，结束后边退边喷洒再次消毒地面及舱门。货物和集装箱的消毒见6.5。

6.2.2　船舶

6.2.2.1　货舱

用100mg/L二氧化氯或有效氯为500mg/L的含氯消毒剂先喷洒货舱四周。再进入舱底，用喷洒的方式向前开辟出行走通道，沿通道喷洒地面，直至覆盖全部舱底。然后左右移动消毒货舱顶部，再沿通道用先上后下的方式喷洒舱壁，顶部和舱壁喷洒的消毒剂溶液不宜超过其吸液量，结束后边退边喷洒再次消毒地面，沿梯子返回甲板后，再喷洒梯子。

6.2.2.2　宿舱、客舱

消毒宿舱、客舱地面，家具和陈设物品时，用100mg/L二氧化氯或有效氯为500mg/L的含氯消毒剂进行喷洒消毒。采取后退方式，按照上下左右顺序，依次进行；先消毒污染轻的舱室，后消毒污染重的舱室；对有污染嫌疑的物品尽可能减少移动。终末消毒应先外围、后中心，先室外、后室内，包围式地进行一次彻底消毒。

船舶上其他物品的卫生处理见6.1。船舶的卫生处理无特殊要求的按SN/T 1250规定执行。

6.2.3　列车、汽车及其他车辆

6.2.3.1　货车

对于来自烈性接触性传染病疫区或有染疫嫌疑的货车的车体外表面、停车处地面及所载物品表面用100mg/L二氧化氯或有效氯为500mg/L的含氯消毒剂喷雾消毒。喷雾顺序从上风向至下风向；先对停车处地面进行消毒，之后对车体外表面按从左至右，从上至下实施消毒，最后脚踏消毒液浸泡的踏脚垫进入车厢或驾驶室内。边进边对室内各部位进行喷洒和/或擦拭消毒，按先门把手、门，后地面、厢壁的顺序进行由外向内消毒。

6.2.3.2　客车

对于来自烈性接触性传染病疫区或有染疫嫌疑的客车车厢宜采用喷雾消毒法。多个车厢均须消毒时，应先消毒污染轻、后消毒污染重的车厢，最后消毒患者住处；车体外表面的消毒见6.2.3.1。

列车、汽车及其他车辆的卫生处理无特殊要求的按SN/T 1245、SN/T 1333规定执行。

6.3　行李

6.3.1　对来自烈性接触性传染病发生国家或地区或有染疫嫌疑的行李进行临时扣押、隔离、表面消毒；用100mg/L二氧化氯或有效氯为500mg/L的含氯消毒剂对行李的表面进行喷洒、把手处擦拭，作用30min。

6.3.2　对烈性接触性传染病病人个人随身行李和物品，无留存价值的按医疗废弃物处理；需留存的行李和物品装入防水、密封的双层塑料袋内，每层密封袋外喷洒有效氯为1000mg/L的含氯消毒剂，用专用救护车运送到指定地方，采用辐照灭菌或环氧乙烷灭菌处理。

6.3.3　对行李中发现的啮齿动物、医学媒介生物进行捕杀；对来自烈性接触性传染病发生国家或地区禁止进境的动植物产品、特殊物品实施销毁处理，并签发《出入境人员携带物留验/处理凭证》。

6.4　邮包

6.4.1　对来自烈性接触性传染病发生国家或地区或有染疫嫌疑的邮包应首先用100mg/L二氧化氯或有效氯为500mg/L的含氯消毒剂进行表面消毒，不应随处移动，作用30min。

6.4.2　对不适宜使用化学消毒法进行外包装消毒的，如精密仪器、电子产品、公函信件等，宜选择紫外线消毒法，紫外线照射剂量不低于$100000\mu W \cdot s/cm^2$。

6.5　集装箱、货物

6.5.1　对来自烈性接触性传染病发生国家或地区，或有染疫嫌疑的集装箱用100mg/L二氧化氯或有效氯为500mg/L的含氯消毒剂对其外部喷洒消毒，至表面湿润后作用30min。

6.5.2　货物消毒采用熏蒸方法进行。

6.5.3　集装箱、货物的卫生处理无特殊要求的按SN/T 1253、SN/T 1270规定执行。

6.6　医源性检疫废弃物

6.6.1　收集

根据废弃物的不同来源及特点，采取如下方法并满足相应要求：

——尖硬锐利废弃物应单独放置于符合国家规定的专用医疗废弃物利器盒中；

——柔软的废弃物放置于符合国家规定的专用医疗废弃物垃圾袋中；

——取出医用垃圾收集箱中的废弃物要先对其中使用的医疗垃圾袋袋中废弃物进行喷雾消毒，待浸湿充分后用胶带密封袋口后，置入另一洁净的医疗垃圾袋中；

——将消毒包装好的医疗垃圾袋置入医疗垃圾周转箱中；

——医疗废弃物利器盒要摆放在医疗垃圾周转箱的最上面；

——每件医源性检疫废弃物存储、包装容器上均需粘贴检疫处理相关信息标签，包括种类、来源、日期、收集人等；

——以上医源性检疫废弃物使用的包装容器上均需标注"感染性废物"字样及生物安全图标。

6.6.2　暂存

医源性检疫废弃物在移交前应按如下要求暂存：

——医源性检疫废弃物临时存放点应远离办公区域及生活区域，暂时存放时间不得超过48小时；

——医源性检疫废弃物及其临时存放点应使用有效氯为5000～25000mg/L的含氯消毒剂喷洒消毒，以消毒液充分湿润废弃物为度，作用30～60min。或将医源性检疫废弃物高压蒸汽灭菌后进行移交。

6.6.3　移交

废弃物的移交符合以下要求：

——医源性检疫废弃物应移交有相应资质、有经营许可证的单位移运和集中处置。卫生主管部门负责对医疗废弃物集中处置单位进行监管和技术指导；

——向医疗废物集中处置单位移交废弃物时，应由经过相关培训的专业人员负责实施与监督；

——移交时详细填写《医源性检疫废弃物转运申请单》"见附录A"一式2份，双方签字后归档保存，或在地方固体废物GIS管理信息系统进行登记；

——装运废弃物的运输工具卸空后及时进行消毒处理，经消毒效果评价合格后方可继续使用。

6.7　尸体

对染疫嫌疑人的尸体应最大限度减少搬运和转运。使用有效氯为5000～25000mg/L的含氯消毒剂喷洒尸体表面，用密封、防漏材料双层包裹，并用指示标签标明烈性传染性，尽快深埋或焚烧处理（土葬地点应距水源50m以上，距地面2m以下），尸体卫生处理按SN/T 1231规定执行。

7　效果评价

7.1　对于国境口岸烈性接触性传染病的卫生处理效果不建议采用自然菌采样检测法以及目标致病菌检测法进行判定。对于烈性接触性传染病染疫人或染疫嫌疑人的排泄物、分泌物和呕吐物不建议进行消毒效果评价。

7.2　国境口岸烈性接触性传染病的具体卫生处理效果评价方法及评价标准按GB 156981规定执行。

8　处置

交通工具、行李、货物、集装箱、邮包实施卫生处理合格的，按证书签发规范签发《卫生处理证书》或《熏蒸/消毒证书》。卫生处理结果检测为不合格的，应查找原因，重新卫生处理直至合格为止。

附录A

（规范性附录）医源性检疫废弃物转运申请单

日期：_____年___月___日　　　　　　　　　　　编号：（年）　号

检疫疫病名称	传播途径类型	周转箱标识	内容物数量		
			医用垃圾袋	利器盒	其他物品
申请部门			负责人签名		
承运司机签名			接收人签名		
承运部门意见	负责人签名：				
单位负责人意见	签名：				
备注					

第7部分：个人防护

1　范围

SN/T 4346的本部分规定了国境口岸针对烈性接触性传播传染病的一线工作人员个人防护要求，包括防护用品的选择、分级防护的原则、防护用品的正确使用方法、疑似病例的防护、手的消毒方法。

本部分适用于国境口岸一线检疫查验人员及卫生处理人员和操作灭活处理材料的实验室工作人员对烈性接触性传播传染病如埃博拉病毒的防护。

本部分不适用于病毒培养及动物感染操作的实验室工作人员对烈性接触性传播传染病如埃博拉病毒的防护。

2 规范性引用文件

下列文件对于本文件的应用是必不可少的。凡是注日期的引用文件，仅注日期的版本适用于本文件。凡是不注日期的引用文件，其最新版本（包括所有的修改单）适用于本文件。

GB 2626 呼吸防护用品 自吸过滤式防颗粒物呼吸器。

GB 7543 一次性使用灭菌橡胶外科手套。

GB 19083 医用防护口罩技术要求。

GB 26368 含碘消毒剂卫生标准。

GB 26373 乙醇消毒剂卫生标准。

GB 27950 手消毒剂卫生要求。

GB 27951 皮肤消毒剂卫生要求。

GB 27952 普通物体表面消毒剂的卫生要求。

SN/T 4346.2 国境口岸烈性接触性传染病卫生检疫技术规范第2部分：风险评估及预警。

3 术语和定义

下列术语和定义适用于本文件。

3.1 N95口罩

美国国家职业安全卫生研究所（NIOSH）认证的9种防颗粒物口罩中的一种。"N"的意思是不适合油性的颗粒；"95"是指在NIOSH标准规定的检测条件下，过滤效率达到95%。

3.2 消毒

清除和杀灭传播媒介上的病原微生物，使其达到无害化的处理。

3.3 消毒剂

能杀灭传播媒介上的病原微生物并达到消毒要求的制剂。

4 防护用品

4.1 防护口罩

防护口罩标准遵循GB 19083的要求并经国家FDA注册，N95 1860医用防护口罩，带有鼻夹，过滤效率95%，透气、防水、防血。无纺布口罩的选择应综合考虑其阻尘效率、密合程度和佩戴舒适与否。

注：本标准推荐使用N95医用1860型口罩。

4.2 防护服

符合国家标准并经国家FDA注册。穿脱方便，结合严密，袖口脚口弹性收口，过滤效率70%以上，透气、防水、防血。

4.3 防护眼镜

密封，透气，视野宽阔，透亮度好，有较好的防溅性能，弹力带佩戴。

4.4 披肩式防护面罩（面屏）：标准遵循GB 2626。

4.5 防护手套：医用一次性乳胶手套，标准遵循GB 7543。

4.6 长筒胶靴：防水、防污染。

4.7 一次性工作服、工作帽、过膝鞋套、鞋套。

4.8 隔离衣：如内层分体式隔离衣、连体式隔离衣。

4.9 胶带。

4.10　长袖橡胶手套。

4.11　清洁剂、手消毒剂和表面消毒剂等：遵循 GB 27952、GB 27951 和 GB 27950。

5　不同岗位人员个人防护装备选用及穿脱顺序

5.1　一般航班（车、船）检疫人员

5.1.1　场所

清洁区。

5.1.2　防护要求

按常规工作防护要求，注意手卫生。

5.2　重点航班（车、船）旅客专用通道检疫人员和环境清洁消毒人员

5.2.1　防护装备医用防护口罩、手套。

5.2.2　穿戴

5.2.2.1　场所。

清洁区。

5.2.2.2　穿戴顺序

穿戴顺序如下：

步骤1：手卫生。

步骤2：戴医用防护口罩。

步骤3：戴手套。

5.2.3　脱摘

5.2.3.1　场所

半污染区。

5.2.3.2　需要物品

医用灭菌袋、医用污物桶、消毒液。

5.2.3.3　脱摘顺序

脱摘顺序如下：

步骤1：用消毒液对外层手套进行消毒，脱去手套，丢入装有灭菌袋的污物桶中。

步骤2：脱去医用防护口罩，丢入装有灭菌袋的污物桶中。

步骤3：手卫生。

5.3　重点航班（车、船）登机（车、船）检疫人员、留观和疑似病例流行病学调查人员

5.3.1　防护装备

一次性工作帽、一次性手套、防护面屏或防护面罩或防护眼镜、医用防护口罩（N95及以上）、内层分体隔离衣、医用一次性防护服、工作鞋、一次性防水靴套。针对上述相对应的风险等级给予红色、橙色、黄色、蓝色预警，具体要求见 SN/T 4346.2。

5.3.2　穿戴

5.3.2.1　场所

清洁区。

5.3.2.2　穿戴顺序

穿戴顺序如下：

步骤1：脱去个人所有饰物，脱去制服，手卫生。

步骤2：戴一次性工作帽。

步骤3：戴医用防护口罩。

步骤4：戴内层手套。

步骤5：穿内层分体隔离衣。

步骤6：用胶带绑紧袖口。

步骤7：穿工作鞋、外层连体防护服。

步骤8：穿防水靴套。

步骤9：手卫生后戴防护面屏或面罩。

步骤10：戴外层手套后，穿戴完成。

注：如选择防护眼镜可在步骤7后穿戴。

5.3.3 脱摘

5.3.3.1 需要物品

医用高压灭菌袋、医用污物桶、消毒液。

5.3.3.2 场所要求及脱摘步骤

场所要求及脱摘步骤如下：

步骤1：手卫生（消毒外层手套）。

步骤2：更换外层手套。在污染区内必须先消毒和更换外层手套后，清理完毕工作过程中产生的废弃物方可进行后续脱摘流程，完成以上步骤1和2。

在半污染区完成以下步骤3、4和5，半污染区应事先铺好隔水垫，并喷洒消毒液，工作人员站在隔水垫上操作。

步骤3：脱防护面屏或面罩。

步骤4：一次性脱去外层连体防护服、外层手套及防水靴套。

步骤5：更换外层手套收拾隔水垫及所有废弃物，放入高压灭菌袋中，然后进行手卫生。

在清洁区完成以下步骤6、7、8、9、10和11。

步骤6：脱内层隔离衣和工作鞋，换鞋。

步骤7：手卫生或更换手套。

步骤8：脱医用防护口罩。

步骤9：脱防护帽。

步骤10：脱内层手套。

步骤11：手卫生。

注：置于污物袋中的面罩等进行严格消毒后再使用，而一次性用品则进行彻底消毒后装入密封医用垃圾袋中待销毁。消毒标准遵循WS/T 367—2012。

5.4 留观和疑似病例转运人员

参照5.3个人防护的基础上，外层增加"隔离衣"。如患者需要搬运，外层穿戴长袖橡胶手套和防水围裙；如环境中有大量体液、血液、呕吐物、排泄物，须穿长筒胶靴。

5.5 尸体处理人员

5.5.1 防护装备

一次性工作帽、一次性手套和长袖橡胶手套、动力送风呼吸器、医用一次性防护服和防水围裙（或化学防护服）、长筒胶靴。

5.5.2 穿戴

5.5.2.1 穿戴场所

清洁区。

5.5.2.2 穿戴顺序

穿戴顺序如下：

步骤1：脱去个人所有饰物，脱去制服，手卫生。

步骤2：戴一次性工作帽。

步骤3：戴医用防护口罩。

步骤4：戴内层手套。

步骤5：穿内层隔离衣。

步骤6：用胶带绑紧袖扣。

步骤7：穿外层连体防护服。

步骤8：穿防水靴套。

步骤9：穿长筒胶靴。

步骤10：穿防水围裙。

步骤11：戴动力送风呼吸器。

步骤12：戴长袖橡胶手套。

5.5.3 脱摘

5.5.3.1 需要物品

医用高压灭菌袋、医用污物桶、消毒液。

5.5.3.2 场所要求及脱摘顺序

以下步骤1、2、3、4、5和6应在污染区进行，污染区应事先铺好隔水垫，并喷洒消毒液，工作人员站在隔水垫上操作，脱摘顺序如下：

步骤1：手卫生。

步骤2：外层长袖橡胶手套更换为一次性手套。

步骤3：脱防水围裙。

步骤4：长筒胶靴更换为工作鞋。

步骤5：脱动力送风呼吸器。

步骤6：收拾隔水垫及所有废弃物，放入高压灭菌袋中，然后进行手卫生。

以下步骤7、8、9和10应在半污染区进行，半污染区应事先铺好隔水垫，并喷洒消毒液，工作人员站在隔水垫上操作，脱摘顺序如下：

步骤7：更换外层手套。

步骤8：脱工作鞋。

步骤9：一次性脱去外层连体防护服、外层手套及防水靴套。

步骤10：收拾隔水垫及所有废弃物，放入高压灭菌袋中，然后进行手卫生。

步骤11、12、13、14、15、16和17操作应在清洁区进行，脱摘顺序如下：

步骤11：脱内层隔离衣。

步骤12：手卫生。

步骤13：脱医用防护口罩。

步骤14：脱防护帽。

步骤15：手卫生。

步骤16：脱内层手套。

步骤17：手卫生。

5.6 公共场所环境清洁消毒人员

一般情况下，公共场所污染环境清洁消毒个人防护参见5.3。当环境中存在大量患者血液、体液、呕吐物、排泄物及其污染物品时，个人防护参见5.5。

5.7 疑似病例防护

发现疑似病例后应给其戴医用防护口罩、穿一次性反穿隔离衣，戴防护手套，减少其污染面。

6 手卫生要求和标准洗手方法

6.1 手卫生要求

6.1.1 接触血液、体液、排泄物、分泌物和被污染的物品后。

6.1.2 戴手套之前，摘手套之后。

6.1.3 离开工作区域以及脱掉防护用品后。

6.2 标准洗手方法

6.2.1 掌心对掌心搓擦。

6.2.2 手指交错掌心对手背搓擦。

6.2.3 手指交错掌心对掌心搓擦。

6.2.4 两手互握互搓指背。

6.2.5 拇指在掌中转动搓擦。

6.2.6 指尖在掌心中搓擦。

6.2.7 手腕的相互搓擦。

6.3 手消毒剂

6.3.1 75%乙醇，要求遵循GB 26373。

6.3.2 有效碘含量为3000～5000mg/L的碘伏，要求遵循GB 26368。

6.3.3 快速手消毒剂（异丙醇类、洗必泰–醇、新洁尔灭–醇等消毒剂），要求遵循GB 27950。

7 防护基本要求

7.1 分级防护

本部分方案是通用要求，可做适当的调整。根据口岸现场工作情况，进行风险评估，明确各岗位、流程的风险等级，进行相应个人防护。

7.2 环境控制

建立便捷的查验通道，合理安排工作流程，避免工作环节和工作人员交叉重叠，降低相互感染污染的可能性，及时进行环境消毒。穿脱个人防护用品须在专门区域，因地制宜，设立明确的清洁区、半污染区和污染区，标识明显，区域内设施物品摆放合理到位。

7.3 严格防护

进入污染区前，必须正确穿戴好个人防护用品。进入污染区后，不得对个人防护用品进行调整。在污染区，工作人员必须保证没有一丝皮肤暴露，如防护用品发生破损须立即离开污染区，脱去防护用品，如发生暴露按暴露预案处理。脱防护用品风险巨大，动作要慢轻柔，尽可能减少气溶胶产生，脱的过程需有专人监督。

7.4 设立监督员

为了防止发生暴露，现场需安排一名防护监督员。防护监督员需熟悉防护用品及穿脱过程，知晓发生暴露后的处置流程，其本人防护应参照进入污染区工作人员。防护监督员不进入污染区，不参与具体操作工作，在指定穿脱点，对工作人员穿脱防护用品过程给予监督、指导和帮助。如接触了工作人员的个人防护用品，应立即对戴手套的手部和污染部位进行清洁消毒。

7.5　记录及时齐全

对重点航班（车船）工作流程、岗位人员、排查过程、环境物品消毒、医疗废弃物处置要做好日常登记，特别对职业暴露和评估情况需做详细记录。

7.6　严格反复训练

根据口岸现场和工作人员业务素质能力，安排相应岗位和确定个人防护要求。对进入污染区的工作人员，需反复培训和练习，确保能够正确地穿脱防护用品。

7.7　制定暴露预案

针对污染区现场暴露的处置和对潜在暴露工作人员监控和管理制定暴露预案。如果在污染区工作期间，工作人员个人防护用品有局部或全部的破损，须立即在防护监督员的提示下进行暴露评估和清洁消毒处理，并按暴露预案执行。建立现场工作人员健康申报和登记制度，对身体不适者应暂停相应岗位工作。如工作人员可能有非保护性暴露机会，且突然出现发热等相应症状，应进行评估，视情况进行隔离和诊疗。

8　个人防护注意事项

8.1　工作时不随意用污染的手触摸人体部位，脱掉个人防护用品后应用肥皂流动水洗手，必要时进行手的消毒。

8.2　使用个人防护装备的人员应选择合适的医用防护服。脱掉顺序原则上是先脱污染较重和体积较大的物品，后脱呼吸道、眼部等最关键防护部位的防护装备。脱掉过程中，避免接触面部等裸露皮肤和黏膜。

8.3　选用医用防护口罩（N95及以上）时，应做适合性检验；每次佩戴医用防护口罩（N95及以上）后，应做佩戴气密性检查；口罩如遭到分泌物飞溅或弄湿，应严格洗手并戴上手套，然后更换。口罩不得交叉使用，用过的口罩不得随意丢弃。

8.4　手套应大小合适，在佩戴之前做简易充气检漏检查，确保手套没有破损；手套套在防护服袖口外面；手套、靴套穿戴后都应做好固定，若无固定装置，用胶带固定，以防脱落。

8.5　手卫生时，可以使用含酒精的快速手消毒剂，也可以使用皂液和流动水，按照六步洗手法正确洗手。当手部有可见的污染物时，一定要用皂液在流动水下洗手。

8.6　进入受污染的地方必须穿过膝鞋套或胶靴（卫生处理人员），用后清洗消毒。

8.7　使用后的一次性防护用品放入医疗废物收集袋，外层消毒后放入新的医疗废物收集袋，按医疗废物处理；或就地高压灭菌后，按医疗废物收集、处理。

8.8　防护头套或防护面屏均为一次性用品，不可重复使用。动力送风呼吸器过滤膜为一次性使用，主机建议用0.2%以上浓度季铵盐类消毒剂或75%医用酒精擦拭、喷洒，或遵照厂家提供的产品说明书进行消毒。有可见污染物时，应先清洁再消毒，擦拭用物品按医疗废物处理。

8.9　皮肤被可疑病人的体液、分泌物或排泄物污染时，应立即用清水或肥皂水彻底清洗，或用0.5%碘伏消毒液、75%酒精洗必泰擦拭消毒，然后使用清水或肥皂水彻底清洗；黏膜应用大量清水冲洗或0.05%碘伏冲洗。

（梁启军）

附录2

国境口岸传染病流行风险判定规则

1　范围

本标准规定了对国境口岸传染病流行进行风险评估的对象、方法、技术要求、判定指标以及风险判定规则。

本标准适用于国境口岸传染病流行的风险分析和评估项目。

2　规范性引用文件

下列文件对于本文件的应用是必不可少的。凡是注日期的引用文件，仅所注日期的版本适用于本文件。凡是不注日期的引用文件，其最新版本（包括所有的修改单）适用于本文件。

GB/Z 19027—2005/ISO/TR 10017—2003 GB/T 19001—2000 的统计技术指南 GBT 15000. 3—2008/ISO Guide 35：2006标准样品工作导则（3）标准样品定值的一般原则和统计方法。

3　术语与定义

下列术语和定义适用于本标准

3.1　风险

国境口岸将在未来某个时刻或时间段内发生因传染病流行所造成损失的可能性和程度。

3.2　流行

传染病在国境口岸范围内发生，发病人数显著超过该病在该范围内历年的发病水平。

3.3　传染病

由病原微生物如细菌、病毒等侵入人体所引起的具有传染性，能在人群中或人与动物之间引起局部或广泛的流行，特别是可造成国际上播散或构成严重和直接危险事件可能性的一类疾病。

3.4　口岸传染病

由国境卫生检疫主管部门按照传染病的致病性、流行病学原则、传入传出风险和检疫处理有效性等影响因素确定的需要口岸监管的传染病名录。

3.5　入境口岸

旅行者、行李、货物、集装箱、交通工具、物品和邮包入境或出境的国际关口，以及为入境或出境的旅行者、行李、货物、集装箱、交通工具、物品和邮包提供服务的区域。

3.6　风险评估

收集全球、国内、边境地区或口岸，以及相关重点出入境人员中相关传染病发生状况，了解其流行动态和影响因素，评估口岸传染病经口岸传入传出和扩散的危险性，以及可能造成的后果，确定其风险级别或水平。

4　风险评估对象

自评估当日起，一定时间内某种传染病从国外传入国境口岸或从国内非口岸区域传至国境口岸，并在国境口岸流行的风险大小（包含可能性及危害两个层）。

5　风险评估方法

专家会商合并风险矩阵法。依据风险评估的基本理论和常用步骤，由参与会商的专家根据评估的内容及相关信息，结合自身的知识和经验进行充分讨论，对确定的传染病传播风险和易感风险，采用定量与定性相结合的分析方法，进行量化评分，将评分结果列入二维风险矩阵表中进行计算，最终得出口岸传染病流行风险等级。由会商组织者根据专家意见进一步归纳整理，形成风险评估报告。

6　风险评估要求

6.1　成立风险评估专家组

根据评估对象、涉及领域和评估方法，确定参加评估人员的数量和要求。参加风险判定的人员专业领域应覆盖流行病学、生物统计学、病原学和实验室检测专业等，且在本专业领域具有较高的权威性，必要时邀请卫生检疫系统外的相关专家参与。专家评估分工参见附录A。

6.2　充足的评估准备工作

正式风险评估前，应完成与评估对象相关的资料、信息、数据收集与整理工作，包括收集整理相关的国内外文献，如传染病风险评估可能涉及的病原体致病力、传播规律等。

6.3　明确风险评估指征

出现下列情况之一时，可启动国境口岸传染病流行风险评估：

——某一或某些国家/地区发生传染病局部暴发，可能通过出入境口岸传入我国，对我国的人民健康、生命安全构成威胁的；

——国内发生传染病，可能影响国际贸易和口岸人群健康、生命安全的；

——在口岸卫生检疫过程中发现传染病病人、受染物品、携带病原体的医学媒介生物等可能对我国人民健康、生命安全构成威胁的；

——拟对一种新发或再发传染病实施出入境卫生检疫措施的；

——医学研究的发展或传染病病原体变异等情况要求对某种传染病在国境口岸流行可能性重新进行风险评估的；

——其他需要开展风险评估的情况。

6.4　撰写风险评估报告

将风险评估指标体系中涉及的风险评估指标以精炼的文字进行阐述，特别注意要有翔实的数据及科学的统计分析结果的支持，并按一定的格式（详见附录）组成风险评估报告。

7　风险评估指标体系

7.1　传染病传播风险评估指标

7.1.1　疾病严重性指标

7.1.1.1　病原体具备高传染力

传染力是病原体引起易感宿主发生感染的能力。传染力大小可通过引发感染所需的最小病原微生物来衡量。在人群中，一般以续发率（SAR）衡量一种病原体的传染力，即易感者暴露于病原体后，在该传染病最短潜伏期到最长潜伏期之间，发生感染的比例。测算公式为：

$$续发率 = \frac{继发感染人数}{暴露总人数} \times 100\%$$

7.1.1.2　病原体具备高侵袭力

侵袭力是病原体突破宿主皮肤、黏膜等生理屏障，侵入机体并在体内定植、繁殖和扩散的能力。

7.1.1.3　病原体具备高毒力

毒力是病原体感染易感宿主后引起严重病变的能力。一般以严重病例数或病死数与所有病例数之比作为衡量指标。测算公式为：

$$毒力 = \frac{重病例数或病死人数}{总病例人数} \times 100\%$$

7.1.2　疾病超预期性指标

7.1.2.1　发病数和死亡数超过历史水平

调取我国或本地区该病历史数据资料，与当前该病发病数和死亡数进行比较分析，分析结果应进行统计学检验，要求统计量显著性检验 $p < 0.05$。

7.1.2.2　疾病的三间分布异常

空间分布异常，应用空间流行病学方法对病例空间分布情况进行分析，评估有无空间聚集性趋势；季节性分布异常，应采用时间序列分析法对病例的季节性分布情况进行分析，评估有无季节性发病趋势；人群分布异常，应采用卡方检验法，将该病当前发病资料按人群构成比进行分析，评估病例发生是否存在人群构成特征异常。以上分析均要求选用适用的统计学模型，统计量显著性检验 $p < 0.05$。

7.1.2.3　传播能力异常

突破动物与人之间传播的屏障，实现人与人之间的直接传播。

7.1.2.4　致病能力异常

致病力是病原体侵入易感宿主后引起临床疾病的能力。致病力大小取决于病原体在体内的繁殖速度、组织损伤程度以及病原体能否产生特异性毒素。一般以病原体引起的具有临床症状的病例数与暴露于感染人数之比作为衡量指标。测算公式为：

$$致病力 = \frac{发病人数}{感染总人数} \times 100\%$$

7.1.2.5　媒介生物病原体携带率超标

医学媒介生物监测中检出携带媒传性疾病病原体，且携带率超过临界值。

7.1.3　新发或再发传染病指标

7.1.3.1　属于新发传染病。

7.1.3.2　属于再发传染病，指已经宣布消除/消灭的传染病再次重现。

7.1.4　具有特殊的事件背景指标

7.1.4.1　传染病病例发生的口岸区域是人口密集地区。

7.1.4.2　传染病病例发生地刚刚发生重大自然灾害、事故灾难或其他影响正常社会功能的事件。

7.1.4.3　传染病病例发生在举办大型集会或重要活动期间。

7.1.5　国际/国内流行态势指标

7.1.5.1　国际流行态势导致高输入性风险

根据某传染病在全球的疫情形势，分析评估其输入我国或本地区的风险性大小。按照传染病疫情在全球散发、局部暴发、流行、大流行等可将风险等级分为低、中等、高、极高四个等级，其中流行和大流行属高输入性风险。

7.1.5.2　国内流行态势导致口岸高输入性风险

根据某传染病在国内的疫情形势，分析评估其在国境口岸发生并输出的风险性大小。按照传染病疫情在我国散发、局部暴发、流行等可将风险等级分为低、中等、高三个等级，其中局部暴发和流行属高输入性风险。

7.1.6　防控难度指标

7.1.6.1　潜伏期长，降低口岸卫生检疫查验检出概率。

7.1.6.2　临床症状不明显，特别是发热、咳嗽等症状不明显，给口岸卫生检疫带来防控压力。

7.1.6.3　缺乏有效防控措施。

7.1.6.4　缺乏临床有效治疗药物/方法。

7.2　传染病易感风险评估

易感度是口岸人群对某种传染病病原体的易感程度，由以下指标衡量：

——免疫水平：口岸人群对某种传染病病原体的病后获得性免疫、人群隐性感染水平。

——人工免疫能力：口岸医疗资源充足，配备足够的针对性疫苗，并通过对人群接种有效疫苗使人群获得免疫的能力。

——病原体变异性：

a.耐药性变异：原来对某种抗菌药物敏感的细菌变成对该药物不敏感或耐受菌株。

b.抗原性变异：病原体基因突变导致病原体抗原变异。

8　风险判定规则

8.1　传染病传播风险评估的判定规则

8.1.1　单项指标判定规则

8.1.1.1　疾病严重性指标项下任意一项亚指标符合即判定满足该指标；

8.1.1.2　疾病超预期性项下任意一项亚指标符合即判定满足该指标；

8.1.1.3　新发或再发传染病指标项下的任意一项亚指标符合即判定满足该指标；

8.1.1.4　具有特殊的事件背景项下的任意一项亚指标符合即判定满足该指标；

8.1.1.5　国际/国内流行态势项下的任意一项亚指标符合即判定满足该指标；

8.1.1.6　防控难度指标项下的任意一项亚指标符合即判定满足该指标；

8.1.2　综合指标判定规则

传染病传播风险评估指标是对各单项指标综合评估后判定，按照满足的单项指标数量不同，分为极低、低、中等、高、极高五个风险等级：

——满足0个单项指标的判定为极低风险（风险赋值为1）；

——满足1个单项指标的判定为低风险（风险赋值为2）；

——满足2个单项指标的判定为中等风险（风险赋值为3）；

——满足3个单项指标的判定为高风险（风险赋值为4）；

——满足4个及以上单项指标的判定为极高风险（风险赋值为5）。

8.2　传染病易感风险评估的判定规则

根据易感度指标项下不同亚指标的组合分别判定极低、低、中等、高、极高五个风险等级：

——免疫水平高、人工免疫能力强且病原体变异性低，判定该指标为极低风险（风险赋值为1）；

——免疫水平高、人工免疫能力弱且病原体变异性高，判定该指标为低风险（风险赋值为2）；

——免疫水平低、人工免疫能力强且病原体变异性高，判定该指标为中风险（风险赋值为3）；

——免疫水平低、人工免疫能力弱且病原体变异性低，判定该指标为高风险（风险赋值为4）；

——免疫水平低、人工免疫能力弱且病原体变异性高，判定该指标为极高风险（风险赋值为5）。

8.3　综合风险判定规则

8.3.1　风险判定程序

将5.1和5.2的风险评估结果，应用国境口岸传染病流行风险评估矩阵表（见表1）进行综合风险评估，判定该传染病在国境口岸流行的风险等级大小。具体程序如下：

组织专家对传染病传播风险按照5.1规定的标准进行量化评分，填入《国境口岸传染病流行风险评估综合表》附录 A；

组织专家对传染病易感风险按照 5.2 规定的标准进行量化评分，填入《国境口岸传染病流行风险评估综合表》附录 A；

将传染病传播风险和易感风险的得分列入二维矩阵表进行计算，得出相应的风险等级。

8.3.2 风险等级判定

风险分值 2～10 分，其中：

——风险分值介于 2～4 分的，或在风险矩阵表中传播风险和易感风险这二维因子交叉后定位于 2～4 分对应的右下 6 格中的，风险等级判定为低风险；

——风险分值介于 5～6 分的，或在风险矩阵表中传播风险和易感风险这二维因子交叉后定位于 5～6 分对应的右偏下 9 格中的，风险等级判定为中风险；

——风险分值介于 7～8 分的，或在风险矩阵表中传播风险和易感风险这二维因子交叉后定位于 7～8 分对应的左偏上 7 格中的，风险等级判定为高风险；

——风险分值介于 9～10 分的，或在风险矩阵表中传播风险和易感风险这二维因子交叉后定位于 9～10 分对应的左上 3 格中的，风险等级判定为极高风险。

表 1　国境口岸传染病流行风险评估矩阵表

传播风险	易感风险				
	极高（5）	高（4）	中等（3）	低（2）	极低（1）
极高（5）	10	9	8	7	6
高（4）	9	8	7	6	5
中（3）	8	7	6	5	4
低（2）	7	6	5	4	3
极低（1）	6	5	4	3	2

9　后续监管措施

9.1　信息报告

根据综合风险评估结果，形成国境口岸传染病流行风险评估报告，在 24 时内向上级主管部门报告。

9.2　风险管理措施

根据综合风险评估结果，分别从政策措施、检疫人力、设施设备包括检疫设备和防护物资、专项资金等方面实施风险管理，提出口岸防控对策。常见的对策包括提升查验比例、强化卫生处理、加强相应的监测或检测，实施严格检疫申报等措施。

附录A

（规范性附录）
国境口岸传染病流行风险评估综合表
（含专家组专业构成及职责分工）

国境口岸传染病流行风险因素	单项评估	专项评估	评估专家（主、辅）
（一）口岸传染病传播风险评估			
1.疾病严重性指标：			
（1）病原体具备高传染力	是□ 否□	是□ 否□	病原学、流行病学
（2）病原体具备高侵袭力	是□ 否□		
（3）病原体具备高毒力	是□ 否□		
2.疾病超预期性指标：			
（4）发病数和死亡数超过历史水平	是□ 否□	是□ 否□	病原学、流行病学
（5）疾病的三间分布异常	是□ 否□		
——空间分布异常	是□ 否□		
——时间分布异常	是□ 否□		
——人群分布异常	是□ 否□		
（6）传播能力异常	是□ 否□		
（7）致病能力异常	是□ 否□		
（8）媒介生物病原体携带率超标	是□ 否□		
3.新发或再发传染病指标：			
（9）新发传染病	是□ 否□	是□ 否□	病原学、流行病学
（10）再发传染病	是□ 否□		
4.具有特殊的事件背景指标：			
（11）发生口岸区域是人口密集地区	是□ 否□	是□ 否□	病原学、流行病学
（12）刚发生重大自然灾害等事件	是□ 否□		
（13）发生在举办大型集会或重要活动期间	是□ 否□		
5.国际/国内流行态势指标：			
（14）国际流行态势导致高输入性风险	是□ 否□	是□ 否□	病原学、流行病学
（15）国内流行态势导致口岸高输入性风险	是□ 否□		
6.防控难度指标：			
（16）潜伏期长降低口岸检出概率	是□ 否□	是□ 否□	病原学、流行病学
（17）临床症状不明显	是□ 否□		
（18）缺乏有效防控措施	是□ 否□		
（19）缺乏临床有效治疗药物/方法	是□ 否□		
口岸传染病风险评估结果：	极低风险□　　　高 风 险□ 低 风 险□　　　中等风险□ 极高风险□		流行病学、生物统计、病原学和检测学

续表

国境口岸传染病流行风险因素	单项评估	专项评估	评估专家(主、辅)
(二)口岸传染病易感风险评估			
(1)免疫水平	是□ 否□	极低风险□	病原学、流行病学
(2)人工免疫能力强	是□ 否□	低风险□	
(3)病原体变异性低	是□ 否□	中等风险□	
——耐药性变异	是□ 否□	高风险□	
——抗原性变异	是□ 否□	极高风险□	
(三)口岸传染病流行风险综合评估结果	极低风险□ 高风险□ 低 风险□ 中等风险□ 极高风险□ 风险综合分值: 分		流行病学、生物统计、病原学和检测学

附录B

(资料性附录)
国境口岸病流行风险评估报告模板

B.1 评估缘由

简要说明风险评估的背景原因,描述境外或境内传染病发生的基本情况,内容包括病名中英文、发生的区域、突出的临床症状简要、致病及进展情况。

B.2 评估目的

病在国境口岸流行的风险大小。

B.3 评估方法

描述本次风险评估的方法、评估流程,参与评估的人员及专业背景附专家名单。

B.4 评估内容

根据7.1风险评估指标体系中涉及的风险评估指标,逐一进行评估,详细描述相关信息和证据,对风险的具体情况进行分析。

B.4.1 传播风险评估

病原学基本情况分析:描述该病的致病病原体,内容包括:致病病原体的名称中英文,病原体的种属分类、病原体的差异性特征、敏感性特征、存活条件等。

B.4.1.1 疾病严重性评估

描述病原体具备传染力、侵袭力、毒力的情况,并以统计数据进行佐证。

B.4.1.2 疾病超预期性评估。

B.4.1.2.1 发病数和死亡数超过历史水平

描述该病发病数和死亡数,应用卡方检验法或方差分析法与历史水平进行比较,统计量显著性检验$p<0.05$可认定超过历史水平。

B.4.1.2.2 疾病的三间分布异常

——空间分布异常:应用趋势面分析等空间流行病学方法,评估病例分布是否存在空间聚集性趋势;

——时间分布异常:应用指数平滑、ARIMA模型等时间序列分析法,评估病例是否存在季节性发病趋势;

——人群分布异常:采用卡方检验法,将该病当前发病资料按人群构成比进行分析,评估病例是否存在人群构成特征异常。

B.4.1.2.3 传播能力异常

描述该病传播方式，评估是否突破或可能即将突破动物与人之间传播的屏障，实现人与人之间的直接传播。

B.4.1.2.4 致病能力异常

描述该病原体的致病力情况，并以统计数据进行佐证。

B.4.1.2.5 媒介生物病原体携带率超标

如为媒介传播性疾病，须描述该病传播媒介的生活史、生长周期、存活条件、地域分布特点，以及在评估范围内所捕获的医学媒介生物中该病原体携带率，并与相关标准或历史数据进行比较分析，确定是否超标。

B.4.1.3 新发或再发传染病指标

——评估该传染病是否为新发传染病；

——评估该传染病是否为再发传染病。

B.4.1.4 具有特殊的事件背景指标

描述发生口岸区域是否为人口密集地区，是否刚发生重大自然灾害等事件，是否发生在举办大型集会或重要活动期间。

B.4.1.5 国际/国内流行态势指标

以世界卫生组织公布的报告为主要依据，评估该病在国际上的流行态势。其中达到流行和大流行的，即属于高输入性风险；以国家卫生和计划生育委员会公布的报告为主要依据，评估该病在国内的流行态势，其中达到局部暴发和流行的，即属口岸高输入性风险。

B.4.1.6 防控难度指标

——潜伏期长：描述该病的潜伏期情况。如潜伏期较长，则口岸检出概率较低，说明防控难度较高；

——临床症状不明显：描述该病的临床症状，隐性感染率高低情况；

——缺乏有效防控措施：评估是否有有效防控措施；

——缺乏临床有效治疗药物/方法：评估是否有临床有效治疗药物/方法。

B.4.2 易感风险评估

——免疫水平高：评估该病在评估范围内的人群免疫水平；

——人工免疫能力强：描述该病是否有有效的疫苗，配备数量是否充足；

——病原体变异性低：评估该病原体的耐药性变异和抗原性变异情况。

B.5 评估结论

根据8风险判定规则中规定的标准，应用"岸传染病流行风险评估矩阵表"进行风险评估，确定口岸传染病流行风险等级及风险分值。

B.6 风险管理措施

根据综合风险评估结果，分别从政策措施、检疫人力、设施设备包括检疫设备和防护物资、专项资金等方面提出实施风险管理的措施。常见的对策包括提升查验比例、强化卫生处理、加强相应的监测或检测，实施严格检疫申报等措施。

(赵亚栋)

附录3

出入境口岸消毒技术规范总则

1 范围

本标准规定了在出入境卫生检疫消毒处理的对象、指征、药物使用原则、方法选择、程序及质量控制。

本标准适用于各级出入境检验检疫机构消毒处理工作。

2 规范性引用文件

下列文件中的条款通过本标准的引用而成为本标准的条款。凡是注日期的引用文件，其随后所有的修改单（不包括勘误的内容）或修订版均不适用本条款，然而，鼓励根据本标准达成协议的各方研究是否可使用这些文件的最新版本。凡是不注日期的引用文件，其最新版本适用于本标准。

SN/T 1758 出入境卫生检疫卫生处理通用规则。

SN/T 1759 出入境口岸卫生处理常用药物使用准则。

3 术语和定义

3.1 消毒

杀灭或清除传播媒介上病原微生物，使其达到无害化的处理。

《国际卫生条例2005》中的定义为"采用卫生措施利用化学或物理因子的直接作用控制或杀灭人体或动物身体表面或行李、货物、集装箱、交通工具、物品和邮包中（上）的传染性病原体的程序。"

3.2 消毒剂

能杀灭传播媒介上病原微生物并达到消毒要求的制剂。

4 对象

出入境口岸、交通工具、集装箱、货物、行李、邮包等物体或环境，凡存在被病原微生物污染或可能被污染的，均为消毒对象，具体包括：

——被判定为染疫或染疫嫌疑的，来自疫区或受病原微生物污染的交通工具上的生活垃圾、饮用水和压舱水；

——来自疫区或受病原微生物污染的蔬菜、水果、饮料、生活用水、食品及水产品；

——染疫或染疫嫌疑人的排泄物、呕吐物以及受污染的环境和物品；

——进口的废旧物品和曾在境外运行的废旧交通工具；

——载有废旧物品或有碍公共卫生物品的出入境交通工具、集装箱等；

——载有腐败变质物品的出入境交通工具、集装箱等；

——出入境尸体，棺柩骸骨等；

——受病原微生物污染的室内空气；

——货主申请消毒的出入境交通工具、集装箱及货物；

——受病原微生物污染，或者发现存在有与人类健康有关的医学媒介生物，数量足以为害的出入境口岸环境；

——要求实施预防性消毒的对象；

——检验检疫机构认为需要消毒的对象。

5 指征

实施消毒处理时，应科学地确定消毒处理指征。

有下列情形之一的，应实施消毒处理：

——受检疫传染病、监测传染病及国家法定的其他传染病病原体污染的；

——来自疫区，判定有受检疫传染病病原体污染可能的；

——发现有国家卫生检疫行政主管部门公告要求实施消毒对象的；

——发现其他应实施强制消毒对象的。

6　消毒药物使用总则

消毒药物使用总则，遵照 SN/T 1759 执行。

7　消毒方法的选择

7.1　基本原则

应根据消毒对象的来源、种类、数量、消毒目的以及现场检查发现传染病污染或污染嫌疑的实际情况，选择针对病原微生物特点的最佳消毒方法。国境口岸卫生处理消毒常用消毒方法有喷洒、气溶胶喷雾、熏蒸、擦拭、浸泡、直接投药等方法。

7.2　喷洒消毒

用普通喷雾器喷洒消毒液进行表面消毒的处理，喷洒液体雾滴容积中径多在100μm以上。主要用于处理占地面积大，密闭性差的场所或物品。

7.2.1　适用范围

耐湿的物体（品）表面、室内墙面和地面等。如集装箱内、外表面，船舶表面、舱室，入出境车辆的内、外表面等。

7.2.2　要求

按先上后下、先左后右的顺序依次喷洒，应先喷出一条通道，再进行处理。喷头距离墙面0.5m左右，喷洒量依据表面吸水量而定，以消毒剂溶液可均匀覆盖表面至全部湿润无液滴流下为度。

7.2.3　人员

根据消毒范围和工作量，一般由2~4人组成消毒小组，确定带班班长1名。

7.2.4　常用药品

根据具体情况可选用高效的（含氯消毒剂、过氧乙酸等），中效的（复方季铵盐类等）消毒剂。

7.2.5　注意事项

作业人员根据防治要求，佩戴防护口罩、防护眼镜、手套，穿戴相应防护服。

7.3　气溶胶喷雾消毒

用超低容量喷雾器或气溶胶喷雾器对空气或物体表面进行消毒处理，喷雾液体雾滴容积中径在50μm以下。由于雾滴较小，浮于空气中，可兼收喷雾和熏蒸之功效。

7.3.1　适用范围

污染的室内空气及物体表面。

7.3.2　要求

按自内而外、自上而下、由左向右的顺序喷雾。喷雾量根据消毒剂的要求和消毒靶目标而定。喷雾完毕后应密闭，一般密闭时间为60min。

7.3.3　人员

根据消毒范围和工作量，一般由2~4人组成消毒小组，确定带班班长1名。

7.3.4　常用药品

过氧乙酸、二氧化氯、次氯酸钠、二氯异氰尿酸钠、过氧化氢。

7.3.5 注意事项

同喷洒消毒法，应特别注意防止消毒剂气溶胶进入呼吸道；消毒结束后应通风，去除空气中残留的消毒液雾滴。

7.4 熏蒸消毒

一般指一定密闭空间如密闭的房间或专用消毒柜（箱）与消毒袋中，用消毒剂气体（如环氧乙烷、甲醛）对物品进行消毒或灭菌的处理方法。

7.4.1 适用范围

适用于怕湿、怕热、怕腐蚀的物品、器具的处理。

7.4.2 人员

根据工作量而定，一般操作人员至少6人，3人1组，另设负责人1名，共7人。

7.4.3 常用药品

环氧乙烷、过氧乙酸、甲醛。其中甲醛不适用于包装物品的熏蒸消毒，过氧乙酸不得用于精密的仪器和锋利的器械。

7.4.4 常用器械

熏蒸剂残留量检测仪、警戒标识、牛皮纸、糨糊、胶带、卷尺、笔、笔记本、磅秤或电子秤。其中，环氧乙烷熏蒸需提供投药管、接头等设备，过氧乙酸需提供电热炉、瓷或玻璃器皿（用于加热）、支架等。

7.4.5 投药浓度及密闭熏蒸时间

环氧乙烷常用浓度 $50\sim100g/m^3$，密闭熏蒸12～24小时，相对湿度30%～50%（小型物品）或60%～80%（大型物品）；过氧乙酸常用溶液浓度15%，$7mL/m^3$（$1g/m^3$），密闭熏蒸2小时；甲醛常用浓度40%，$25\sim50mL/m^3$，相对湿度70%～90%，密闭熏蒸12～24小时。

7.4.6 急救药械

2%碳酸氢钠、0.1%氨水、3%硼酸、听诊器、血压计、体温表、酒精、无菌纱布、止血带等。

7.4.7 注意事项

投药时应穿戴防毒面具、A级防护服、手套等。

投药完毕后，应在位置明显处粘贴熏蒸警戒标识。

投放环氧乙烷时投药应缓慢释放，投药管出口处应放置一扩散盘，使药物能迅速扩散避免在局部形成高浓度。

若发生急性中毒，应迅速撤离现场，视情况给予吸氧、人工呼吸、注射呼吸兴奋剂，并应注意保暖。

环氧乙烷易燃易爆，在熏蒸操作时应注意静电，避免火源。

7.5 擦拭消毒

用布或其他擦拭物浸润消毒剂溶液，擦拭物体表面。主要用于处理表面不规则，面积较小，耐湿的物品，如耐湿的仪器设备、桌椅、门把手、走廊扶手、楼梯茶几等。

7.5.1 使用要求

用干净的布或其他物品浸消毒剂溶液，依次往复擦拭拟消毒物品表面，至少往复擦拭3次，擦拭至表面湿润无液滴流下为度，按照由左至右、由上至下的顺序进行，达到消毒剂作用时间后，再用清水擦洗，去除残留消毒剂。

7.5.2 注意事项

不耐湿物品表面不可使用该方法；擦拭时应防止遗漏；污物可导致消毒剂有效浓度下降，应适时更新消毒剂。

7.6　浸泡消毒

将待消毒物品全部浸没于消毒剂溶液内，适用于耐湿器械特别是玻璃器皿、衣物等的消毒处理。

7.6.1　适用范围

适用于耐湿器械特别是玻璃器皿、衣物等，黏稠的排泄物、呕吐物及其容器等的消毒处理，以及消毒作业完毕后防护用品的处理等。

7.6.2　使用要求

对有管腔物品应使管腔内充满消毒剂溶液，达到消毒时间后，应及时取出消毒物品，用清水清洗，去除残留消毒剂。

7.6.3　注意事项

使用可连续浸泡消毒的消毒液时，消毒物品或器械应洗净沥干后再放入消毒液中。一般不主张用甲醛浸泡消毒。

7.7　直接投药

对于污染严重、含水量较高的待消毒物品，采取直接投入消毒剂原药的方法进行处理。

7.7.1　适用范围

稀薄的排泄物、呕吐物，无粪尿液、污水、舢水、压舱水、饮用水等。

7.7.2　使用要求

根据消毒对象的种类、数量、体积等，投入足量消毒剂；消毒剂应与消毒对象混合均匀。

7.7.3　注意事项

压舱水消毒时压舱水污染严重的应先采水样做需氯量测定，必须使用测水管投药时应将消毒剂充分溶解后取其上清液使用，以防水管堵塞或悬液沉淀物硬结舱底；航空器饮用水消毒不能使用液氯、臭氧。

8　程序

8.1　准备

8.1.1　人员组织

根据传染病病原微生物生物学特征，结合国境口岸及交通工具、运输设备、货物及消毒对象的特点，选择适当数量经过专业培训，取得执业资格的人员实施，具体人数根据工作量确定，一般为2～4人，在检疫医师的指导下操作。

8.1.2　制定方案

根据具体消毒对象的种类、数量、染疫或污染情况制定消毒方案：

——明确需杀灭或消除的病原体种类。测量和计算消毒对象的容积、面积或数量。

——选择适宜的消毒方法、消毒剂及其剂型。

——计算施药量，配制消毒液。

——准备消毒器具、防护用品，常用的有：消毒剂、喷雾器（常量、低容量、超低容量喷雾器）、塑料桶、药勺、漏斗、过滤网、搅棒、量杯、平板秤、工作服、工作帽、口罩、乳胶手套、防护眼镜、长筒胶靴、毛巾、指刷、有柄刷子、洗涤剂、记录表、圆珠笔、耐压塑料袋、污物袋、污物桶、踏脚垫、钢卷尺、手电筒、绳子、夹钳、警示标志等。

——根据消毒效果评价检测需要准备采样用品，如采样规格板、试管、无菌棉拭子、采样液、中和剂、无菌平皿或空气浮游菌采样器、酒精灯等。

8.2　现场消毒作业的基本步骤及操作要点

现场消毒作业的基本步骤及操作要点，遵照 SN/T 1758 执行。

9　质量控制

9.1　消毒工作质量控制要点

（1）根据消毒对象的性质特点，选择适合的消毒剂和正确的消毒方法，严格按照标准要求的浓度、用量、作业时间和施药方式操作。

（2）正确计量船舱、车厢、机舱的容积、面积及污染物数量，正确计算消毒剂用量。

（3）掌握消毒剂有效成分含量，必要时可先测试其有效成分浓度。

（4）消毒剂的浓度配制要正确、适当。

（5）保证足够的消毒时间，消毒时间的计算应从施药结束时开始。

（6）正确选用消毒器械，空气消毒必须选用气溶胶（超低容量）喷雾器，表面消毒选用常量喷雾器，并注意避免消毒剂对器械的腐蚀性。

（7）交通工具生活区是消毒的重点，必要时（如船舶、火车和汽车卫生状况较差的）应施以擦拭消毒，对可浸泡物品施以浸泡消毒。

（8）熏蒸消毒要注意严密封闭，对漏气部位要仔细检查补堵。喷雾消毒要喷洒均匀，药量足够，遇吸附性强物品应增加喷药量。

（9）垃圾、废弃物多为固体有机质，消毒剂穿透有一定困难，且消耗其有效成分多，投药量要大而且充分，作用时间要充分。

（10）船舶上的垃圾应在船上实施消毒；飞机、列车垃圾应在专用的垃圾处理场所实施消毒。焚烧处理是最彻底的一种消毒方式。

9.2　消毒效果评价

消毒效果评价遵照附录 A 执行。

附录 A

（规范性附录）消毒效果评价

A.1　原则

A.1.1　检测人员必须经过消毒及其相关专业培训，掌握相关的消毒知识，具备熟练的检验技能。

A.1.2　选择合理的采样时间。

A.1.3　严格遵循无菌操作程序。

A.2　方法

A.2.1　空气消毒效果评价

空气消毒的目的是清除或杀灭存在于空气中的各类病原微生物，以预防或控制由于空气媒介引起的各种呼吸道传染病。口岸卫生处理中空气消毒的对象主要是指染疫交通工具、口岸现场传染病排查室以及公共场所的室内空气消毒，主要采用的方法有紫外照射法、熏蒸法及气溶胶喷雾法。

A.2.1.1　微生物学指标

评价空气消毒效果微生物学指标包括细菌总数及致病菌（如溶血性链球菌等）。

A.2.1.2　采样时机

应选择消毒前采样及消毒后不同时间段进行采样，还可以按计划进行常规检测，定期、定时间对空气进行样品的采集。但要注意，在采样前应关好门窗，在无人走动的情况下，静止 10min 后进行采样。

A.2.1.3　采样方法

A.2.1.3.1　仪器采样法（空气撞击法）

（1）采样皿制作

取专用平皿，彻底洗涤干净、晾干、高压蒸气灭菌后备用，将熔化冷却在 45～50℃ 已灭菌的营养琼脂培养基约 4.5mL，倒入备用的平皿中，制成营养琼脂培养皿，冷却凝固后倒置于 37℃ 温箱内培养 24 小时，挑选无菌生长的平皿使用。

（2）采样点的选择及采样高度

①采样点的选择：

室内面积小于 15m² 的房间，只在室中央设一个点；室内面积小于 30m² 的房间，在房间的对角线上选取内、中、外三点；室内面积大于 30m² 的房间内设 5 个点，即房间的四个角和室中央各设一点；面积更大的场所，可在相应的方位上适当增加采样点。

②采样高度

一般为 1.2～1.5m，四周各点距墙 0.5～1m。

③采样时间

根据消毒前采样及消毒后不同时间段进行采样。其中消毒前采样的目的是了解消毒前空气中微生物污染水平，消毒后采样目的是了解消毒后空气中微生物的数量。

（3）采样及培养

步骤为：

①开气罩、去掉端盖、装上采样皿后再拧上端盖；

②按已选好的采样地点，接通电源，定时 1～2min，开启采样器的开关进行采样；

③采样结束后关闭电源，取出采样皿置于 37℃ 温箱内培养 24～48 小时，观察结果并记录培养皿上的菌落数（cfu）；

④计算每立方米的菌落数（cfu/m³）。

$$每立方米的菌落数 = \frac{平皿菌落数 \times 1000}{流量 \times 采样时间}$$

⑤适用场所

仪器法采样适合于各种场所及采集各种微生物。

A.2.1.3.2　沉降平板法（自然沉降法）

（1）采样皿制作

用灭菌后的普通营养琼脂培养基熔化后，冷却在 45～50℃，18～20mL，倒入无菌平皿内，盖好；室温下冷却凝固后，倒置于 37℃ 温箱内培养 24 小时，挑选无菌生长的平皿使用。

（2）采样点的选择

参见空气撞击法。

（3）采样时间

同空气撞击法。

（4）采样皿的放置

将采样皿编号后放置在相应的采样点上，然后根据室内实际布局，由内向外，按次序打开采样皿，将平皿盖扣放于采样皿端口边缘，切勿将盖口朝上，使其暴露于空气中，影响采样结果。

（5）采样

应根据所暴露环境的实际情况决定。越洁净的地方采样暴露时间越长，以期得到更准确的结果。普通场所暴露 5～30min，一般多采用 15min；污染较严重的地方暴露 5min 即可，并注意消毒前后暴露时间的一致。

（6）培养和结果计算

待采样结束后，将平皿盖盖好，反转放于 37℃恒温箱中培养 24～48 小时后；观察记录培养皿上菌落数（cfu）。

（7）该方法不适合洁净的室内空气采集，结果偏低，误差大；作为空气消毒方法考核误差也较大。但由于其使用简便、经济，在未配备空气微生物采样器的情况下，其数据可作为空气消毒效果评价的参考。

A.2.1.4 评价指标

（1）细菌总数

根据不同场所空气细菌总数的国家卫生标准来判定其消毒是否合格。

（2）杀灭率

$$杀灭率 = \frac{消毒前菌落数 - 消毒后菌落数}{消毒前菌落数} \times 100\%$$

A.2.1.5 评价标准

以空气中细菌总数消毒后减少至消毒前的 10%（所采用的空气消毒措施对空气中的微生物杀灭率达 90% 以上）判定为空气消毒合格。

A.2.2 物体表面消毒效果评价

A.2.2.1 微生物学指标

评价物体表面消毒效果的微生物学指标包括细菌总数及致病菌（如金黄色葡萄球菌、大肠杆菌和沙门氏菌等）。

A.2.2.2 采样时机

在物品表面经过消毒之后进行采样，并在消毒前同一物品表面附近采样作为对照样品，计算其杀灭率。

A.2.2.3 采样及培养方法

（1）棉拭子法

①消毒前采样：在被检物体采样面积 >100cm² 时，取全部物体表面。当采样面积 ≥100cm² 时，连续采集 4 个样品，面积合计 100cm²。用 5cm×5cm 的标准无菌规格板，放在被检物体表面，将无菌棉拭子在含有无菌生理盐水试管中浸湿，并在管壁上挤干，对无菌规格板框定的物体表面涂抹采样，来回均匀涂擦 10 次，并随之转动棉拭子。采样完毕后，将棉拭子放在装有一定量无菌生理盐水的试管管口，剪去与手接触的部位，其余的棉拭子留在试管内，充分震荡混匀后立即送检。对于门把手等不规则物体表面按实际面积用棉拭子直接涂擦采样。

②消毒后采样：在消毒结束后，在消毒前同一物体表面采样的附近类似部位进行。除采样液改用含有与化学消毒剂相应的中和剂以外，其余与消毒前采样一致。将消毒前后样本尽快送检，进行活菌培养计数以及相应致病菌与相关指标菌的分离与鉴定。

A.2.2.4 检验方法

细菌总数检测采用菌落计数法，致病菌的检测主要检测金黄色葡萄球菌、大肠杆菌和沙门氏菌等。其具体的方法请参见相关的细菌检验鉴定手册。

A.2.2.5　评价指标

（1）细菌总数

①小型物体表面结果计算，用细菌总数（cfu/件）来表示。

细菌总数＝平板上菌落平均数×稀释倍数

②采样面积大于100cm²物体表面结果计算，用细菌总数　（cfu/cm²）表示。

$$细菌总数＝\frac{平板上菌落平均数×稀释倍数}{采样面积}×100\%$$

（2）杀灭率

$$杀灭率＝\frac{消毒前平均菌落数×稀释倍数}{消毒前平均菌落数}×100\%$$

A.2.2.6　结果判定

（1）自然菌杀灭率≥90%为消毒合格。

（2）口岸传染病排查室物体表面的细菌总数≤10cfu/cm²，且未检出致病菌则判为消毒合格。

（3）交通工具上的用品如毛巾、卧具等表面的细菌总数＜200cfu/25cm²，且要求清洁无污物，并不得检出包括大肠杆菌在内任何致病菌则判为消毒合格。

（4）公用茶具要求表面必须光滑、无油渍、无水渍、无异味，其细菌总数＜5cfu/cm²，并未检出包括大肠杆菌在内的其他致病菌则判为消毒合格。

（5）饮食餐具，要求外观整洁，表面光滑，细菌总数≤5cfu/cm²，同时不得检出包括大肠杆菌在内的其他任何致病菌则判为消毒合格。

（6）衣物消毒后要求不得检出致病菌，判为消毒合格。

A.2.3　生活饮用水消毒效果评价

A.2.3.1　检测指标

评价生活饮用水消毒效果的微生物学指标包括细菌总数（cfu/mL）、总大肠菌群（cfu/100mL）、粪大肠菌群（cfu/100mL）及余氯（mg/L）。

A.2.3.2　采样时机

根据无菌操作原则将水样（500mL）采集入无菌瓶中，其中用于细菌检验的水样瓶中应事先加入中和剂，混匀，作用10min，中和余氯，阻止其继续灭菌。将水样尽快送往实验室检测。

A.2.3.3　采样及培养方法

（1）细菌总数

准确量取1mL水样，注入灭菌平皿中，再加入15mL约45℃的普通营养琼脂，水平旋转平皿，使水样与琼脂充分混匀。待琼脂冷却后，将平皿倒置，于37℃恒温箱培养24小时，计数平皿中的菌落形成数即菌落数（cfu）。

（2）总大肠菌群

①用无菌镊子夹取无菌的纤维滤膜边缘，将粗糙面向上，贴放在已灭菌滤器的滤床上，稳妥地固定好滤器。取一定量待检水样（稀释或不稀释）注入滤器中，加盖，打开抽气阀门，在负压0.05MPa下抽滤。

②水样滤完后，再抽气约5s，关上滤器阀门，取下滤器。用无菌镊子夹取滤膜边缘，移放在品红亚硫酸钠琼脂培养基平板上，滤膜截留细菌面向上。滤膜应与琼脂培养基完全紧贴，当中不得留有气泡，然后将平皿倒置。将大肠菌群数培养皿放入37℃恒温培养箱内培养24小时。

③对在滤膜上生长的，带有金属光泽的黑紫色大肠杆菌菌落进行计数，并计算出水样中含有的

总大肠杆菌群数（cfu/100mL）。

$$总大肠杆菌群数 = \frac{滤膜上菌落数 \times 稀释倍数}{被检水样体积（mL）}$$

（3）粪大肠菌群

粪大肠菌群的测定与总大肠菌群基本相同，只是在恒温培养箱内培养的温度有所不同，总大肠杆菌群的培养温度为37℃，而粪大肠菌群的培养温度为44℃，这是由于粪大肠菌群主要来源于人和温血动物粪便的特性所决定的。

（4）余氯（需在水样采集后立即进行测定）

取水样5mL，放入10mL试管中，加入甲土立丁（邻联甲苯胺）溶液3～5滴，摇匀静置2～3min。与余氯标准比色管进行对照比色，即可得出余氯的含量（其中水温最好在15～20℃）。

A.2.3.4　评价要求

卫生部颁布的我国《生活饮用水卫生规范》中规定：每1mL水中细菌菌落数不得超过100cfu，在100mL水中总大肠菌群不得检出；每100mL水中粪大肠菌群同样不得检出；余氯在接触30min后，应不低于0.3mg/L，集中式给水，除出厂水应符合上述要求外，管网末梢水中的余氯不低于0.5mg/L。

（赵亚栋）

附录4

出入境口岸医学排查室消毒技术规范

1　范围

本标准规定了在出入境口岸医学排查室的管理要求，消毒与灭菌的基本原则，清洗与清洁，消毒方法等。

本标准适用于各级出入境检验检疫机构口岸医学排查室的消毒工作。

2　规范性引用文件

下列文件中的条款通过本标准的引用而成为本标准的条款。凡是注日期的引用文件，其随后所有的修改单（不包括勘误的内容）或修订版均不适用本条款，然而，鼓励根据本标准达成协议的各方研究是否可使用这些文件的最新版本。凡是不注日期的引用文件，其最新版本适用于本标准。

WS/T 367—2012 医疗机构消毒技术规范。

3　术语和定义

3.1　消毒

消除或杀灭传播媒介上病原微生物，使其达到无害化的处理。

3.2　消毒剂

能杀灭传播媒介上病原微生物并达到消毒要求的制剂。

3.3　灭菌

杀灭或清除医疗器械、器具和物品上一切微生物的处理。

3.4　灭菌剂

能杀灭一切微生物（包括细菌芽孢），并达到灭菌要求的制剂。

3.5　高度危险性物品

进入人体无菌组织、器官，脉管系统，或有无菌体液从中流过的物品或接触破损皮肤、破损黏膜的物品，一旦被微生物污染，具有极高感染风险，如手术器械、穿刺针、腹腔镜、活检钳、心脏导管、植入物等。

3.6　中度危险性物品

与完整黏膜相接触，而不进入人体无菌组织、器官和血流，也不接触破损皮肤、破损黏膜的物品，如胃肠道内镜、气管镜、喉镜、肛表、口表、呼吸机管道、麻醉机管道、压舌板、肛门直肠压力测量导管等。

3.7　低度危险性物品

与完整皮肤接触而不与黏膜接触的器材，如听诊器、血压计袖带等；病床围栏、床面以及床头柜、被褥；墙面、地面；痰盂（杯）和便器等。

3.8　灭菌水平

杀灭一切微生物包括细菌芽孢，达到无菌保证水平。

3.9　高水平消毒

杀灭一切细菌繁殖体包括分枝杆菌、病毒、真菌及其孢子和绝大多数细菌芽孢。

3.10　中水平消毒

杀灭除细菌芽孢以外的各种病原微生物包括分枝杆菌。

3.11　低水平消毒

杀灭细菌繁殖体（分枝杆菌除外）和亲脂病毒。

3.12　终末消毒

感染源离开疫源地后进行的彻底消毒。

3.13　清洁

去除物体表面有机物、无机物和可见污染物的过程。

3.14　清洗

去除诊疗器械、器具和物品上污物的全过程，流程包括冲洗、洗涤、漂洗和终末漂洗。

4　管理要求

4.1　口岸医学排查室应根据本规范的要求，结合本单位实际情况，制定科学、可操作的消毒、灭菌制度与标准操作程序，并具体落实。

4.2　口岸医学排查室医务人员应掌握消毒与灭菌的基本知识和职业防护技能，并加强培训。

4.3　口岸医学排查室使用的诊疗器械、器具与物品，应符合以下要求：

（1）进入人体无菌组织或接触人体破损皮肤、破损黏膜或组织的诊疗器械、器具和物品应进行灭菌；

（2）接触完整皮肤、完整黏膜的诊疗器械、器具和物品应进行消毒。

4.4　口岸医学排查室使用的消毒产品应符合国家有关规定，并应对消毒产品的相关证明进行审核，存档备案。

4.5　口岸医学排查室应保持诊疗环境表面的清洁与干燥，遇污染或接诊和排查口岸传染病患者后，应及时进行有效的消毒；如未遇污染或接诊和排查口岸传染病患者，应保持清洁状态。

4.6　口岸医学排查室应为从事诊疗器械、器具和物品清洗、消毒与灭菌的工作人员提供相应的防护用品，保障医务人员的职业安全。

4.7　口岸医学排查室应定期对消毒工作进行检查与监测，及时总结分析与反馈，如发现问题应及时纠正。

5 消毒、灭菌基本原则

5.1 基本要求

5.1.1 重复使用的诊疗器械、器具和物品，使用后应先清洁，再进行消毒或灭菌。

5.1.2 环境与物体表面，一般情况下先清洁，再消毒；当受到患者的血液、体液等污染时，先去除污染物，再清洁与消毒。

5.1.3 口岸医学排查室消毒工作中使用的消毒产品应经卫生行政部门批准或符合相应标准技术规范，并应遵循批准使用的范围、方法和注意事项。

5.2 消毒、灭菌方法的选择原则

消毒、灭菌方法的选择原则遵照 WS/T 367。

5.3 职业防护

5.3.1 应根据不同的消毒与灭菌方法，采取适宜的职业防护措施。

5.3.2 在污染诊疗器械、器具和物品的回收、清洗等过程中应预防发生医务人员职业暴露。

5.3.3 处理锐利器械和用具，应采取有效防护措施，避免或减少利器伤的发生。

5.3.4 不同消毒、灭菌方法的防护如下：

（1）热力消毒、灭菌

操作人员接触高温物品设备时应使用防烫的棉手套、着长袖工装；排除压力蒸汽灭菌器蒸汽泄露故障时应进行防护，防止皮肤灼伤。

（2）紫外线消毒

应避免对人体的直接照射，必要时戴防护镜和穿防护服进行保护。

（3）气体化学消毒、灭菌

应预防有毒有害消毒气体对人体的危害，使用环境应通风良好。对环氧乙烷灭菌应严防发生燃烧和爆炸。环氧乙烷、甲醛气体灭菌和臭氧消毒的工作场所，应定期检测空气中的浓度，并达到国家规定的要求。

（4）液体化学消毒、灭菌

应防止过敏及对皮肤、黏膜的损伤。

6 清洗与清洁

6.1 适用范围

清洗适用于所有耐湿的诊疗器械、器具和物品，清洁适用于各类物体表面。

6.2 清洗与清洁方法

6.2.1 清洗

重复使用的诊疗器械、器具和物品应进行分类、清洗、干燥和检查保养。

6.2.2 清洁

治疗车、诊疗工作台、仪器设备台面等物体表面使用清洁布巾或消毒布巾擦拭。擦拭不同患者单元的物品之间应更换布巾。各种擦拭布巾及保洁手套应分区域使用，用后统一清洗消毒，干燥备用。

6.3 注意事项

6.3.1 有管腔和表面不光滑的物品，应用清洁剂浸泡后手工仔细刷洗或超声清洗。能拆卸的复杂物品应拆开后清洗。

6.3.2 手工清洗工具如毛刷等每天使用后，应进行清洁、消毒。

6.3.3 对于含有小量血液或体液等物质的溅污，可先清洁再进行消毒；对于大量的溅污，应先用吸湿材料去除可见的污染物，然后再清洁和消毒。

6.3.4　用于清洁物体表面的布巾应每次使用后进行清洗消毒，干燥备用。

7　常用消毒与灭菌方法

常用消毒与灭菌方法应遵照 WS/T 367 附录 C 的规定，对使用产品应查验相关证件。

8　高度危险性物品的灭菌

采集血液样本所用器材及快速检测试纸等实验材料，应首选压力蒸汽灭菌。甚少涉及手术器械、器具和物品的灭菌。

9　中度危险性物品的消毒

9.1　消毒方法

中度危险性物品如咽拭子、肛拭子及口腔护理用具等耐热、耐湿物品，应首选压力蒸汽灭菌，不耐热的物品如体温计（肛表或口表）、氧气面罩应采用高水平消毒或中水平消毒。

9.2　注意事项

9.2.1　待消毒物品在消毒灭菌前应充分清洗干净。

9.2.2　管道中有血迹等有机物污染时，应采用超声波和医用清洗剂浸泡清洗。清洗后的物品应及时进行消毒。

9.2.3　使用中的消毒剂应监测其浓度，在有效期内使用。

10　低度危险性物品的消毒

10.1　诊疗用品的清洁与消毒

诊疗用品如血压计袖带、听诊器等，保持清洁，遇有污染应及时先清洁，后采用中、低效的消毒剂进行消毒。

10.2　入住负压隔离病房患者生活卫生用品的清洁与消毒

生活卫生用品如毛巾、面盆、痰盂（杯）、便器、餐饮具等，保持清洁，个人专用，定期消毒；患者转院或死亡进行终末消毒；消毒方法可采用中、低效的消毒剂进行消毒。

10.3　床单元的清洁与消毒

10.3.1　负压隔离病房应保持床单元的清洁。

10.3.2　应对床单元（含床栏、床头柜等）的表面进行定期清洁和（或）消毒，遇污染应及时清洁与消毒；患者转院时应进行终末消毒。消毒方法应采用合法、有效的消毒剂，如复合季铵盐消毒液、含氯消毒剂擦拭消毒。

10.3.3　直接接触患者的床上用品如床单、被套、枕套等，应一人一更换，更换后的用品应及时清洁与消毒。消毒方法应合法、有效。

10.3.4　间接接触患者的被芯、枕芯、褥子、病床隔帘、床垫等，应定期清洗与消毒；遇污染应及时更换、清洗与消毒。甲类及按甲类管理的乙类传染病患者、不明原因病原体感染患者等使用后的上述物品应进行终末消毒，消毒方法应合法、有效，其使用方法与注意事项等遵循产品的使用说明，或按医疗废物处置。

11　朊病毒、气性坏疽和突发不明原因传染病的病原体污染物品和环境的消毒

朊病毒、气性坏疽和突发不明原因传染病的病原体污染物品和环境的消毒遵照 WS/T 367。

12　皮肤与黏膜的消毒

12.1　皮肤消毒

12.1.1　穿刺部位的皮肤消毒

12.1.1.1　消毒方法

用浸有碘伏消毒液原液的无菌棉球或其他替代物品局部擦拭2遍，作用时间遵循产品的使用说明。

使用碘酊原液直接涂擦皮肤表面2遍以上，作用时间1～3min，待稍干后再用70%～80%乙醇（体积分数）脱碘。

使用有效含量2g/L氯己定-乙醇（70%，体积分数）溶液局部擦拭2～3遍，作用时间遵循产品的使用说明。

使用70%～80%（体积分数）乙醇溶液擦拭消毒2遍，作用3min。

使用复方季铵盐消毒剂原液皮肤擦拭消毒，作用时间3～5min。

其他合法、有效的皮肤消毒产品，按照产品的使用说明书操作。

12.1.1.2 消毒范围

肌肉、皮下及静脉注射、针灸部位、各种诊疗性穿刺等消毒方法主要是涂擦，以注射或穿刺部位为中心，由内向外缓慢旋转，逐步涂擦，共2次，消毒皮肤面积应≥5cm×5cm。

12.1.2 病原微生物污染皮肤的消毒

12.1.2.1 彻底冲洗。

12.1.2.2 消毒

采用碘伏原液擦拭作用3～5min，或用乙醇、异丙醇与氯己定配制成的消毒液等擦拭消毒，作用3～5min。

12.2 黏膜、伤口创面消毒

12.2.1 擦拭法

12.2.1.1 使用含有效碘1000～2000mg/L的碘伏擦拭，作用到规定时间。

12.2.1.2 使用有效含量2g/L氯己定-乙醇（70%，体积分数）溶液局部擦拭2～3遍，作用时间遵循产品的使用说明。

12.2.1.3 采用1000～2000mg/L季铵盐，作用到规定时间。

12.2.2 冲洗法

使用有效含量2g/L氯己定水溶液冲洗或漱洗，至冲洗液或漱洗液变清为止。

采用3%（30g/L）过氧化氢冲洗伤口、口腔含漱，作用到规定时间。

使用含有效碘500mg/L的消毒液冲洗，作用到规定时间。

12.2.3 注意事项

12.2.3.1 其他合法、有效的黏膜、伤口创面消毒产品，按照产品使用说明书进行操作。

12.2.3.2 如消毒液注明不能用于孕妇，则不可用于怀孕妇女的会阴部及阴道手术部位的消毒。

13 地面和物体表面的清洁与消毒

13.1 清洁和消毒方法

13.1.1 地面的清洁与消毒

地面无明显污染时，采用湿式清洁。当地面受到患者血液、体液等明显污染时，先用吸湿材料去除可见的污染物，再清洁和消毒。

13.1.2 物体表面的清洁与消毒

室内用品如桌子、椅子、凳子、床头柜等的表面无明显污染时，采用湿式清洁。当受到明显污染时，先用吸湿材料去除可见的污染物，然后再清洁和消毒。

13.1.3 入住患者的负压隔离病房，如遇明显污染随时去污、清洁与消毒。地面消毒采用400～700mg/L有效氯的含氯消毒液擦拭，作用30min。物体表面消毒方法同地面或采用1000～2000mg/L季铵盐类消毒液擦拭。

13.2　注意事项

地面和物体表面应保持清洁，当遇到明显污染时，应及时进行消毒处理，所用消毒剂应符合国家相关要求。

14　清洁用品的消毒

14.1　手工清洗与消毒

14.1.1　擦拭布巾

清洗干净，在250mg/L有效氯消毒剂（或其他有效消毒剂）中浸泡30min，冲净消毒液，干燥备用。

14.1.2　地巾

清洗干净，在500mg/L有效氯消毒剂中浸泡30min，冲净消毒液，干燥备用。

14.2　自动清洗与消毒

使用后的布巾、地巾等物品放入清洗机内，按照清洗器产品的使用说明进行清洗与消毒，一般程序包括水洗、洗涤剂洗、清洗、消毒、烘干，取出备用。

14.3　注意事项

布巾、地巾应分区使用。

（辜吉秀）

附录5

进出境动物防疫消毒技术规范
第1部分　总则

1　适用范围

本规范规定了进出境动物防疫消毒工作的监督管理要求及防疫消毒实施的技术规范。

本规范适用于进出境动物、动物产品和其他检疫物，及其装载容器、包装物，进出境动物隔离场所，进出境动物产品贮存、加工、生产的场所，以及其他可能传播动物疫病的运输工具、场地、物品和有关人员的防疫消毒工作。

2　依据

2.1法律法规

中华人民共和国进出境动植物检疫法。

中华人民共和国动物防疫法。

中华人民共和国进出境动植物检疫法实施条例。

重大动物疫情应急条例。

进境动物隔离检疫场使用监督管理办法（质检总局令2009年第122号）。

2.2　技术标准

GB 16548病害动物和病害动物产品生物安全处理规程。

GB 16569畜禽产品消毒规范。

GB 15981消毒与灭菌效果的评价方法与标准。

消毒技术规范（2002年）卫生部。

GB 12475农药贮运、销售和使用的防毒规程。

GB 15603常用危险化学品储存通则。

GB/T 18635—2002动物防疫基本术语。

GBZ 71—2002职业性急性化学物中毒诊断总则。

3　术语及定义

3.1动物防疫消毒（以下简称防疫消毒）

通过物理、化学、生物等技术方法，清除并杀灭外界环境中所有病原体（包括动物疫病重要传播媒介节肢动物和鼠），消灭动物疫病传染源、切断传播途径，防止动物疫病发生蔓延的手段。包括熏蒸、消毒、扑杀、销毁、无害化处理、杀虫、灭鼠等处理方法。

3.2预防性消毒

在未发现传染源的情况下，经常采用一定的消毒措施，杀灭、清除动物体、动物产品及货物或外部环境可能污染的病原微生物，达到防止动物传染病发生的目的。

3.3紧急消毒（又称临时消毒）

在发生动物传染病时，为了及时清除、消灭从患病动物体内排除的病原体而采取的应急性消毒措施。

3.4　终末消毒

在病畜解除隔离、痊愈或死亡后，或者在疫区解除封锁之前，对可能残留的病原体所进行的全面彻底的消毒。

3.5　熏蒸

在密闭环境下，采用熏蒸剂这类化合物以杀灭病原体的技术措施。

3.6　无害化处理

通过焚毁、化制、掩埋或其他物理、化学、生物学等方法将带有或疑似带有病原体的动物尸体、动物产品、进境动物隔离期间产生的粪便、垫料及污物、污水，进境检出的有害生物进行处理，以彻底消灭其所携带的病原体，达到消除病害因素，保障人畜健康安全的目的。

3.7　扑杀

将被某疫病感染的动物（有时包括可疑感染动物）全部杀死并进行无害化处理，以彻底消灭传染源和切断传染途径。

3.8　销毁

将动物尸体及其产品或附属物进行焚烧、化制等无害化处理，以彻底消灭它们所携带的病原体。

3.9　杀虫

采用物理、化学、生物学等方法消灭或减少疫病媒介昆虫或动物体外寄生虫。

3.10　灭鼠

采取措施使鼠类数量减少以至消灭，以防止其危害。

3.11　效果评价

用微生物监测法、化学指示器材监测法、生物指示器材监测法、模拟包装监测法、程序监测法等一定的方法衡量分析防疫消毒所达到的预定目标和指标的实现程度，并做出科学的判断。

3.12　监管验证

检验检疫监管人员在现场判断防疫消毒从业单位的防疫消毒工作是否按照有关标准或操作规范的要求实施而进行的符合性或技术性验证活动。

3.13　防疫消毒从业单位

经检验检疫机构考核认证并取得从业资格的从事本规范适用范围内防疫消毒工作的单位。

3.14　消毒剂

防疫消毒过程中使用的用于杀灭微生物以达到消毒或灭菌要求的制剂。

3.15　非食用动物产品

未经加工或虽经加工仍存在动物卫生、公共卫生风险，但经过深加工或检疫处理能使风险降低到可接受水平的非供人类或动物食用的动物产品（不含精液、胚胎、种蛋）。

4　基本原则

4.1　依法依规

防疫消毒工作必须有充分的法律法规或行政规章规定的依据，符合相关规定，根据不同情形科学地确定不同的防疫消毒处理方法。

4.2　科学有效

防疫消毒工作必须科学有效，杜绝动物疫病的传播和扩散的风险，实现把关有效。

4.3　安全环保

防疫消毒方法应当安全可靠，在保证效果的前提下降低残毒，减少污染环境。

4.4　促进贸易

防疫消毒应在确保有效的前提下，尽量减少经济损失以促进对外贸易的发展。

5　基本要求

5.1　检验检疫监管机构及监管人员要求

5.1.1　国家质检总局动植司统一主管全国进出境动物防疫消毒工作，各直属检验检疫局动物检疫部门负责各自辖区内进出境动物防疫消毒的监管工作。

5.1.2　检验检疫机构应建立防疫消毒监督管理制度，严格实施防疫消毒从业单位的资质管理。

5.1.3　检验检疫机构采用日常监管和年审相结合的方式，对防疫消毒从业单位的从业人员资质、防疫消毒的设施、药械、工作质量、安全管理等进行监督考核管理。

5.1.4　检验检疫机构应按照国家有关规定和标准，对防疫消毒工作进行监督、指导、效果评价和监管验证工作。具体监管方式、监管频率分别按照相关文件和作业指导书要求执行。

5.1.5　检疫监管人员应按照相关规定进行防疫消毒技术培训，具备相应监管能力。

5.1.6　检验检疫机构对防疫消毒从业单位提交的防疫消毒方案进行审核，审查其处理方式、使用消毒剂、技术要求和标准以及安全防护措施等，符合要求的，予以确认，同意其实施；不符合要求的，通知其重新提交方案。

5.1.7　检验检疫机构鼓励使用自动化防疫消毒通道等现代化、自动化的先进防疫消毒设施。

5.1.8　检验检疫机构对防疫消毒方案的实施进行监管和指导。

5.1.9　对防疫消毒从业单位未按规定进行防疫消毒、防疫消毒不合格的，检验检疫机构应责令其重新实施防疫消毒。

5.1.10　检验检疫机构应做好防疫消毒监管工作记录。

5.2　防疫消毒从业单位及人员要求

5.2.1　防疫消毒从业单位应具备独立法人资格和有关营业执照，经检验检疫机构考核认证取得动物防疫消毒资质，方可从事防疫消毒业务。

5.2.2　防疫消毒从业单位应具备与防疫消毒处理业务相适应的设施设备，有符合相关要求专门的消毒剂仓库和器械仓库，有对防疫消毒进行效果评价的实验室或者委托实验室。

5.2.3　防疫消毒从业单位应建立运行有效的质量保证体系，有健全的防疫消毒处理工作程序，安全操作等方面的规章制度及应急预案。

5.2.4 防疫消毒从业单位应配备与相关业务工作相适应的专业人员，应建立从业人员档案（内容包括经历、资格、岗位、技能、培训、健康等）。

5.2.5 防疫消毒从业人员应经相关法律法规、技术标准、现场操作以及专业知识的培训，通过考试和能力评估，获得从业证书，并持证上岗。

5.2.6 防疫消毒从业人员应明确并理解自己的职责，遵守有关出入境检验检疫的法律法规的规定，保证防疫消毒处理工作安全、有效，并承担相应的法律责任。

5.2.7 防疫消毒从业人员应定期进行体检，患有相关人畜共患传染病的人员不得从事防疫消毒工作。

5.2.8 防疫消毒所用消毒剂、器械应取得国家药械主管部门的许可，不得使用国家明令禁止的消毒剂。

5.2.9 用环氧乙烷、溴甲烷等危险化学品或电离辐射等方法进行防疫消毒的，其使用贮存运输的安全与环境保护等方面要求按国家有关规定执行。

5.2.10 防疫消毒时应严格按照国家相关规范、标准、规定实施。

5.2.11 防疫消毒从业单位要做好防疫消毒处理有关记录，并及时归档，留存2年以上。

5.3 防疫消毒设施要求

口岸防疫消毒场地及设施，进出境动物隔离场，进境非食用动物产品生产、加工、存放场所，动物和动物产品无害化处理场所的选址和布局应符合国家防疫要求，规划、设计、建设应符合相应要求。

5.3.1 口岸防疫消毒场地及设施

5.3.1.1 防疫消毒处理区域应完全封闭，位于办公、生活区的下风方向，相隔距离不少于50m，面积不少于1000m²。

5.3.1.2 防疫消毒场地应地面平整、坚固、硬化，无病媒生物滋生地，场地及周围环境应具备有效的防鼠设施与防鼠带。

5.3.1.3 防疫消毒处理场地配套设施应包括标志牌、告示牌、防疫消毒平台等。

5.3.1.4 有车辆清洗、机动消毒和污水污物无害化处理设施设备，上述设施应符合国家相关标准。

5.3.1.5 对于动物卸载区域应有固定的车辆消毒场地，动物出入口应当分别设置。

5.3.1.6 从事熏蒸消毒处理的，处理场地、设施、消毒剂库建设等应符合国家相关规定。

5.3.2 进出境动物隔离场

5.3.2.1 隔离场应按相关法规和标准要求合理布局，分设不同功能区域。

5.3.2.2 隔离场与外界和场内各区之间应建有围墙及消毒通道，隔离场的出入口须有消毒设施，并配备有必要的消毒、杀虫、灭鼠药械设备。

5.3.2.3 隔离场通道须设有动物和车辆进出的消毒池，消毒池的宽度与门同宽，长度不少于4m，深度不少于0.2m。

5.3.2.4 人员的出、入通道要设有更衣、洗手消毒设施，消毒池或者消毒垫。

5.3.2.5 应建有配套的病死畜及疫畜、污水、污物等无害化处理设施或处理（置）设备。

5.3.2.6 应设有专用的运输车辆清理消毒场所，并配备必要的消毒设施。

5.3.2.7 隔离饲养区的地面和墙壁应易于清洗和消毒。

5.3.2.8 进境动物隔离场应设置饲草、饲料及垫料进行熏蒸消毒处理的场所，场所条件应符合国家相关规定。

5.3.2.9　进境水生动物隔离场应具有独立的供水系统及消毒设施，并具有无害化处理设施。

5.3.3　进境非食用动物产品生产加工存放场所

5.3.3.1　生产加工区进出通道须设置与门等宽、长度不少于4m、深度不低于0.2m的消毒池或者其他能够有效消毒的设施。

5.3.3.2　存放仓库和生产、加工车间进出口通道应设有与门等宽的消毒池（垫）。

5.3.3.3　存放仓库和生产加工区的进出口通道应设有更衣室、盥洗室和浴室，更衣室内应装有紫外灯等消毒杀菌装置，需有足够数量的更衣箱。盥洗室内应有洗手消毒设施。

5.3.3.4　应配备足够数量的消毒、杀虫、灭鼠设施和消毒剂、器械，并有专库存放。

5.3.3.5　有对运输车辆、工具、库场和车间，以及进境包装物、铺垫材料和生产、加工过程中产生的废弃物、下脚料、污水进行防疫消毒处理的场所和设施。

5.3.4　动物和动物产品无害化处理场所

5.3.4.1　场区周围建有围墙，无害化处理区与生活办公区分开，并有隔离设施。

5.3.4.2　场地符合国家有关防疫要求，地面平整硬化，排水通畅，通风良好，清洁卫生，无病媒昆虫滋生地。

5.3.4.3　场区出入口处设置与门同宽，长4m、深0.2m以上的消毒池，并设有单独的人员消毒通道。

5.3.4.4　无害化处理区内设置染疫动物扑杀间、无害化处理间、冷库等。

5.3.4.5　动物扑杀间、无害化处理间入口处设置人员更衣室，出口处设置消毒室。

5.3.4.6　配置机动消毒设备和车辆清洗、杀虫、灭鼠药械设备。

5.3.4.7　动物扑杀间、无害化处理间等配备相应规模的无害化处理、污水污物处理设施设备。

5.3.4.8　有运输动物和动物产品的专用密闭车辆。

5.4　防疫消毒技术要求

5.4.1　对拟实施防疫消毒处理的货物，我国或输入国家/地区有明确方法和技术指标要求的，按照明确的方法和技术指标要求实施处理。

5.4.2　对拟实施防疫消毒处理的货物，有方法但没有明确技术指标，拟参照采用相关技术指标的，必须组织专家对拟采用的具体指标进行评估，经评估认为可以有效杀灭病原微生物和有害生物的，方可参照相关技术指标实施处理。

5.4.3　防疫消毒使用的消毒剂要具有针对性，即对拟控制的病原微生物和有害生物有预防、消毒作用，要按照消毒剂使用说明规定的剂量（浓度）进行处理。

5.4.4　防疫消毒的具体操作必须符合相关操作规范（参见相关操作规程或作业指导书）。

6　防疫消毒方法、消毒剂的选择原则

6.1　防疫消毒方法选择原则

6.1.1　根据病原体的特性和被消毒物体的特性选择防疫消毒方法。

6.1.2　在保证防疫消毒效果的前提下，优先选择对人安全，对设施、设备及防疫消毒对象无损害的消毒方法。

6.1.3　选择消毒方法时，要充分考虑影响防疫消毒效果的各种因素。

6.1.4　防疫消毒操作时，一般采取先清洁再消毒的原则。

6.1.5　进境隔离动物发生或检出传染病时，应实施紧急消毒和终末消毒。

6.1.6　对密闭空间的表面、室内的空气、不宜浸湿的物品、需杀灭货物内部病原体对象的防疫消毒，宜采用熏蒸法。

6.1.7 对面积大且密闭性差的场所的表面、货物的表面、可浸泡的物品宜采用喷洒、浸泡、涂抹法。

6.1.8 对于场地的防疫消毒：在未发生疫情的场地为，清扫→冲洗→消毒；已发生疫情的场地为，消毒→清扫→消毒。

6.2 防疫消毒的消毒剂选择原则

6.2.1 在保证消毒效果的前提下，优先选择对人安全，对设施、设备及防疫消毒对象无损害、环境污染小的消毒剂。

6.2.2 选择防疫消毒的消毒剂时，要充分考虑影响防疫消毒效果的各种因素（如环境、温度、湿度、有机物、酸碱度等）。

6.2.3 选择消毒谱广，高效，消毒速度快，作用持久的消毒剂。

6.2.4 针对相同的防疫消毒对象，应定期轮换消毒剂。

6.2.5 要考虑不同的消毒剂的拮抗作用，尽量不要混用。

6.2.6 消毒剂应严格按说明书及有关规范进行配制和使用。

6.2.7 消毒剂应遵循现配现用的原则。

6.3 防疫消毒一般程序

6.3.1 检验检疫机构根据检疫情况确定需实施防疫消毒的对象，向行政相对人出具《检疫处理通知书》，要求其到检验检疫机构认可的防疫消毒从业单位落实防疫消毒工作。

6.3.2 防疫消毒从业单位接受防疫消毒委托，确定实施防疫消毒的具体事项。

6.3.3 防疫消毒从业单位综合评估防疫消毒处理对象的性质，制定防疫消毒实施方案，包括消毒方法、消毒剂和施药量、作用时间和温度、防疫消毒器械、防护用品、安全措施、注意事项等，并报经检验检疫机构核准。

6.3.3.1 对防疫消毒对象、方法、消毒剂等相对固定的一般性防疫消毒，如冻肉外包装、汽车轮胎的消毒等，可每年制定一份防疫消毒实施方案并报检验检疫机构核准后实施。

6.3.3.2 对重大的防疫消毒任务，如动物隔离场的防疫消毒、重大动物疫情发生的防疫消毒等，则每次实施消毒工作前须制定一份防疫消毒实施方案并报检验检疫机构核准后实施。

6.3.4 防疫消毒从业人员依据实施方案，按照相应的《防疫消毒技术规范》要求，选择符合本次防疫消毒工作任务相一致的消毒剂、器械、防护用品、应急处理用品和其他必备的工具，采用相应方法对防疫消毒对象实施防疫消毒。

6.3.5 防疫消毒从业人员必须按照具体《防疫消毒技术规范》的要求，对防疫消毒处理过程进行定期或不定期的效果评价。

6.3.6 防疫消毒从业人员每次对防疫消毒工作整个过程进行实事求是的记录，记录内容应包括防疫消毒地点、方法、施用消毒剂、施药时间、施药量、操作方式、现场温度、现场湿度等内容。

6.3.7 防疫消毒工作结束后，防疫消毒从业单位必须如实填写《动物防疫消毒结果报告单》交检验检疫机构审核。

6.3.8 检验检疫机构监管人员对防疫消毒从业单位提交的《动物防疫消毒结果报告单》进行审核并签署意见，并归档于报检资料中。

6.3.9 检验检疫机构采用日常监管和年审相结合的方式，对防疫消毒从业单位及人员从资质、设施、药械、工作质量、安全管理等项目实施监督，主要检查防疫消毒从业单位所使用的药品是否在《国家质量监督检验检疫总局发布的准许使用的消毒药品目录》上，检查药品配制使用情况、操作程序、防疫消毒处理记录填写情况等，并如实填写《动物防疫消毒监督检查记录表》，对检查发现的问题，提出整改要求，符合要求的，继续保留资质。

7　防疫消毒效果评价和监管验证

7.1　防疫消毒效果评价

7.1.1　对经过评估确定的防疫消毒处理方法和技术指标，以及参照相关技术指标实施的防疫消毒，在完成处理后，定期（每季一次）按标准或规范由从业单位对被处理货物采用重新检查和扦样送实验室检验的方法进行效果评价，并做好记录。

7.1.2　防疫消毒效果评价人员须经过专业培训，掌握相关的防疫消毒知识，具备熟练的检验技能。

7.1.3　防疫消毒效果评价须选择合理的采样时间（消毒后、使用前），灭菌效果评价严格遵循无菌操作规程。

7.1.4　对预防性消毒可采用定期或不定期的方式进行效果评价，对紧急消毒和终末消毒，每次均应进行效果评价。具体应根据不同消毒对象、消毒范围、消毒方法，参照相关标准或操作规范实施判定或验证。

7.2　防疫消毒监管验证

7.2.1　检验检疫机构根据防疫消毒处理工作执行情况，定期或不定期组织人员对防疫消毒过程进行监管验证。

7.2.2　对按照明确技术标准和指标进行的防疫消毒处理，监管验证按照有关标准或操作规范的要求进行。

7.2.3　消毒验证应根据不同的防疫消毒规范制定相应的监管验证方案。

7.2.4　消毒验证一般包括防疫消毒方法，消毒剂使用是否准确，消毒剂是否按规定配比，浓度是否达到要求，防疫消毒程序是否符合要求等。

8　防疫消毒剂和器械的管理

8.1　质检总局主管部门组织对进出境动物防疫消毒相关消毒剂进行效果及安全性评价工作，并定期发布有关信息。

8.2　消毒剂的一般管理原则

8.2.1　消毒剂的贮存参照 GB 15603 常用化学危险品贮存通则进行管理。

8.2.2　使用中的消毒剂容器外表应注明消毒剂的品名、浓度、启用时间。

8.2.3　暂时存放使用中的一般消毒剂应妥善保管，与其他物品药剂分开放置，不得混放，不得用其他不清洁容器盛装。

8.2.4　使用后剩余的危险消毒剂应立即送还指定消毒剂库房，并妥善保管。

8.2.5　对已打开包装存放过一段时期的消毒剂，在使用前应做好消毒剂中有效成分的浓度监测以保证消毒效果。

8.2.6　消毒剂库房不得存放过期或禁止使用的消毒剂。

8.3　防疫消毒所使用的器械（包括：防疫消毒所用的施药器械、检测仪器和防护设备）的质量及安全性应符合国家相关法规规定，并经过有资质的机构进行校正。

8.4　检测设备要进行登记管理并定期校准，具有使用维护记录、校准检定记录等。

8.5　未经验证的检测设备与未经效果评价的消毒剂，不得在防疫消毒中使用。

8.6　应严格执行消毒剂、器械仓库管理规定，并做好出入库记录。

9　安全和环保管理

9.1　防疫消毒从业单位应在消毒剂出入库、贮存、危险药品运输、消毒操作、危险消毒剂残留检测、消毒剂的废弃处理等环节建立安全管理制度和应急处置机制。

9.2　对防疫消毒从业人员进行安全知识、安全意识培训，对危险消毒剂使用、保管、运输的人员要定期进行专业培训，并取得检验检疫机构的认可。

9.3　使用危险消毒剂进行作业时，至少两人作业并需保持目视距离，严禁单人操作。

9.4　使用危险消毒剂进行作业时，防疫消毒从业人员作业时按有关规定做好个人防护，设置明显的警示标志和警戒线，并注意风向和脱险路线。

9.5　夜间作业时，操作区域应设置照明装置，防疫消毒从业人员应穿戴反光警示标识。

9.6　防疫消毒时应遵守不要对自己造成伤害、不要对他人造成伤害、不要对处理对象造成损害的原则。

9.7　过期或作废的消毒剂不得随意处置，应按照有关规定妥善处置，有毒消毒剂废弃物处理，参照 GB 12475 农药储运、销售和使用的防毒规程执行。危险化学品废弃物处理，按照 GB 15603 常用危险化学品储存通则执行。过期的一般消毒剂可参照药物性医疗废物进行处置。

9.8　防疫消毒过程中有泄漏、爆炸、火灾、中毒等异常情形的应立即暂停防疫消毒工作，按相关应急预案处置。

第2部分　进出境陆生动物消毒技术规范

1　适用范围

本规范适用于进出境陆生动物及其运输工具、笼具、铺垫材料、饲草以及进境动物隔离检疫场的防疫消毒工作。

2　操作程序

2.1　准备工作

2.1.1　人员要求

防疫消毒从业人员要进行相关法律法规、技术标准、现场操作以及知识的培训，通过考试和能力评估，获得从业证书，并持证上岗。

2.1.2　制定工作方案

防疫消毒从业单位在防疫消毒前，制定详细的防疫消毒方案，并在实施前，由检验检疫机构对方案进行审核，审核的内容包括：采用的防疫消毒方法、消毒剂的种类、浓度、处理时间、操作程序等。

2.1.3　消毒剂配制

2.1.3.1　消毒剂的一般分类

（1）高效消毒剂包括戊二醛、过氧乙酸和含氯消毒剂如漂白粉、次氯酸钠、次氯酸钙（漂粉精）、二氯异氰尿酸钠（优氯净）、三氯异氰尿酸等；

（2）中效消毒剂包括含碘消毒剂（碘伏、碘酊）、醇类及其复配消毒剂、酚类消毒剂等；

（3）低效消毒剂包括苯扎溴铵、苯扎氯铵等季铵盐类消毒剂，醋酸氯己定、葡萄糖酸氯己定等双胍类消毒剂等。

2.1.3.2　常用消毒剂

用于动物防疫消毒的消毒剂应具备消毒剂批准文号，使用前应详细阅读产品使用说明书，明确有效期、使用方法和注意事项。必要时进行含量检测。

2.1.4　器械及用具

根据防疫消毒处理方案，选择适当消毒器械，并应确保正常使用状态。

2.1.4.1　配药工具

塑料桶、药勺、漏斗、过滤网、搅棒、量杯、磅秤、天平等。

2.1.4.2　熏蒸、消毒器械

机动、手动喷雾器，通道式喷雾设施等。熏蒸用气体发生装置（蒸发容器、支架、加热源）、帐幕、温/湿度仪、检测仪、投药管等。

2.1.4.3　防护设备

个人防护包括操作人员防护和其他人员防护。根据各种消毒方法的原理和操作规程，应采取具有针对性的个人防护。

（1）喷洒消毒：穿戴长袖工作服、防护帽、橡胶手套、胶鞋、口罩、防护眼镜等，必要时戴防毒面罩。

（2）熏蒸消毒：穿戴长袖工作服、手套等，并佩戴带有滤毒罐的防毒面具。滤毒罐使用前，应检查密闭性、有效性和是否适合所要防护熏蒸气体的要求。

（3）在缺氧、高浓度毒气环境中应使用隔绝式呼吸器。

2.1.4.4　检测、抽样用具

采样规格板、无菌棉拭子、试管、采样液、中和剂、酒精灯、枯草杆菌黑色变种芽孢菌片、化学指示卡等。

2.1.4.5　其他物品

急救药械、封识、警示标识、毛巾、刷子、洗涤剂、记录表和笔等。

2.2　步骤与方法

2.2.1　船舶及装卸动物码头隔离区域的消毒

（1）划定隔离区域，用警戒线隔离，隔离区域清扫干净，用0.5%过氧乙酸或者含氯消毒剂（有效氯为2000～5000mg/L）溶液进行喷洒，作用半小时；

（2）在舷梯下口放置消毒脚垫，喷洒足量的0.2%～0.5%过氧乙酸或者含氯消毒剂（有效氯为2000～5000mg/L）溶液，上下船舶人员进行鞋底消毒；

（3）使用0.5%过氧乙酸或者含氯消毒剂（有效氯为2000～5000mg/L）溶液对卸装动物舷梯通道进行喷雾消毒；

（4）待动物卸装完毕，对运载动物的船舱进行消毒，使用0.5%过氧乙酸或者含氯消毒剂（有效氯为2000～5000mg/L）溶液进行喷雾消毒；

（5）待动物卸装完毕后对隔离区域进行消毒，用0.5%过氧乙酸或者含氯消毒剂（有效氯为2000～5000mg/L）溶液进行喷洒，作用半小时，然后解除隔离。

2.2.2　飞机及装卸动物停机坪隔离区的消毒

参考2.2.1进行消毒。

2.2.3　笼具和铺垫材料的消毒

用飞机装载的动物一般有笼具和铺垫材料，在动物卸离后需对装载过动物的笼具和铺垫材料进行消毒处理。具体程序为：

（1）清理笼具中的废弃物和铺垫材料，进行深埋处理。深埋点应在隔离场附近，远离居民区、水源、泄洪区和交通要道，坑底覆盖2cm厚生石灰或漂白粉，废弃物和铺垫材料混合生石灰或漂白粉埋入坑中，顶层覆土不少于1.5m，覆土夯实；

（2）对清理完废弃物的笼具用0.5%过氧乙酸或者含氯消毒剂（有效氯为2000～5000mg/L）溶液进行喷洒消毒。

2.2.4　运输车辆的消毒

（1）在装载进出境动物之前，应对运载动物的汽车进行预防性消毒。先对车辆进行彻底清洗，再使用0.5%过氧乙酸或含氯消毒剂（有效氯为2000～5000mg/L）溶液，对车厢、栏杆、车架、车轮等及用具进行彻底喷淋或喷雾消毒。消毒顺序为由上风向至下风向、从上到下对车辆进行喷洒或淋湿透，不留死角。

（2）每次进出卸载动物码头（或停机坪）隔离区域时，应对运输车辆进行消毒。用浓度为用0.5%过氧乙酸或含氯消毒剂（有效氯为2000～5000mg/L）溶液，对车厢、轮胎等表面均匀喷洒至湿润。

（3）进入指定隔离检疫场时，对运输车辆进行消毒。用浓度为0.5%过氧乙酸或含氯消毒剂（有效氯为2000～5000mg/L）溶液，对车厢、底盘等表面均匀喷洒至湿润，同时进入指定隔离检疫场时，须经过隔离消毒池，对运输车辆轮胎进行消毒。消毒池内可用碱类消毒剂（2%NaOH溶液）、过氧化物类消毒剂（0.2%～0.5%过氧乙酸）或含氯消毒剂（有效氯为2000～5000mg/L）。

（4）运输车辆离开隔离检疫场时，需用0.5%过氧乙酸或含氯消毒剂（有效氯为2000～5000mg/L）溶液对车辆进行喷雾消毒；同时须缓慢经过隔离消毒池，对运输车辆轮胎进行消毒。

（5）运载动物结束时，应彻底清扫运输车厢内的动物排泄物、垫料、废弃物，装入防漏垃圾袋内密封，按规定运到指定场所做无害化处理。

（6）使用0.5%过氧乙酸或含氯消毒剂（有效氯为2000～5000mg/L）溶液，对车厢、栏杆、车架、车轮等用具进行彻底喷淋或喷雾消毒。消毒顺序为从上到下、从里到外喷洒或淋湿透。

2.2.5　动物隔离检疫场的消毒

2.2.5.1　动物进入指定隔离检疫场前场地消毒要求

（1）彻底清扫畜舍及地周围环境的污物，运至指定地点集中堆放或运至贮粪场发酵处理。

（2）在动物进入隔离检疫场之前10天开始全场三次消毒，每次间隔3天，动物进入隔离检疫场之前一天消毒全部结束。使用0.2%～0.5%过氧乙酸、2%氢氧化钠或含氯消毒剂（有效氯为2000～5000mg/L）对隔离检疫场喷洒消毒，其中至少一次需用2%氢氧化钠。用药量为200～400mL/m²，作用时间为30～60min。首次消毒后，隔离检疫场进行全封闭管理，未经检验检疫机构许可严禁人员物品出入隔离区。

（3）用福尔马林对封闭的空畜舍及人员宿舍空气进行熏蒸消毒，按照每立方米消毒空间加入福尔马林42mL，高锰酸钾21g进行消毒。熏蒸消毒时，室温一般不应低于15℃，相对湿度60%～80%，此时可先在容器中加入高锰酸钾后再加入福尔马林溶液进行熏蒸，密闭门窗7小时以上便可达到消毒的目的，然后敞开门窗通风换气、消除残余的气味。

2.2.5.2　饲草熏蒸要求

准备供动物隔离期间使用的充足的饲草和饲料：饲草不得来自严重动物传染病或者寄生虫病疫区；饲料、饲料添加剂与农业投入品应当符合法律、行政法规的规定和国家强制性标准的规定，并建立进场检查和登记制度。饲草、饲料应当在检验检疫机构的监督下，由检验检疫机构认可的防疫消毒从业单位进行熏蒸消毒处理。

消毒剂选择：

虫菌畏熏蒸（环氧乙烷和二氧化碳2:8混合物）300g/m³，48～72小时；或者福尔马林高锰酸钾熏蒸（每立方米空间福尔马林42mL，高锰酸钾21g，处理温度不低于15℃，相对湿度60%～80%）。

具体操作如下：

（1）用不漏气的帐幕苫盖饲、草料。帐幕在货堆周边留出不少于40cm裙边，用长条状沙袋压在帐幕周边压实，沙袋与沙袋应有1/3重叠。如果一块帐幕不能覆盖整个货垛，就要采用帐幕拼接。帐幕拼接采用卷拼法，重叠双层后卷接，中间加固定绳。卷接长度要在50cm以上，用铁夹夹紧，固定绳固定。室外熏蒸时，帐幕覆盖完毕后，须在帐幕上加盖防风网罩或固定绳。

（2）准确测量帐幕覆盖后货堆的体积，计算投药量。

（3）设置警示标志。

（4）投药人员戴好防毒面具，按已计算的投药量标定好磅秤或电子秤进行投药。

（5）熏蒸期间安排值班人员监护熏蒸过程，防止意外事故发生。

（6）注意做好防护，到达规定熏蒸结束时间。室外熏蒸，可先揭起帐幕一边，0.5小时后揭起另一边，1小时后卸下帐幕；室内熏蒸，则应首先打开所有门窗，然后按室外方法散毒。室外熏蒸散毒24小时以上，室内熏蒸散毒48小时以上。

2.2.5.3　人员进场消毒要求

饲养人员和隔离场管理人员，在进入隔离场前，应当到具有相应资质的医疗机构进行健康检查并取得健康证明。未取得健康证明的，不准进入隔离场。健康检查项目应当包括活动性肺结核、布氏杆菌病、病毒性肝炎等人畜共患病。人员在进入隔离检疫场前15天内不得从事与隔离动物相关的实验室工作，也未参观过其他农场、屠宰厂或者动物交易市场等。饲养人员和隔离场管理人员在隔离场第一次消毒前进驻，非工作人员严禁进入隔离区。

（1）隔离区饲养人员的消毒要求

要经过消毒通道，先洗澡、更换衣服、鞋。最后通过20～25cm深的消毒液的消毒池后进入隔离区。

（2）生活区管理人员和检验检疫机构人员进入隔离区时，必须严格消毒程序。在消毒通道内先洗澡、更换衣服、鞋，最后通过20～25cm深的消毒液的消毒池后进入隔离区。

从隔离区回生活区同样需要通过20～25cm深的消毒液的消毒池、消毒通道内先洗澡、更换衣服。

2.2.5.4　隔离期间生活区、隔离区消毒要求

（1）隔离区的带畜消毒要求

每周至少2次，选择对人畜安全、无毒无刺激的消毒剂，常用0.1%～0.3%的过氧乙酸、0.1%次氯酸钠、0.1%新洁尔灭等。消毒宜在中午前后进行，特别是冬春季选择天气好、气温较高的中午进行。选择喷雾消毒，对过道和畜舍重点喷洒，以表面湿润为宜。

（2）病死畜栏的消毒要求

对病死畜栏消毒，使用0.5%的过氧乙酸连续消毒2～3次。每次间隔30～60min。对病畜栏每天消毒1次，使用0.1%～0.3%的过氧乙酸、0.1%次氯酸钠、0.1%新洁尔灭等向上喷出喷雾，以表面湿润为宜。

（3）生活区的消毒要求

对生活区场地、厨房等重点地区消毒，每周至少2次，使用0.1%～0.3%的过氧乙酸、0.1%次氯酸钠、0.1%新洁尔灭等喷雾消毒，以表面湿润为宜。定期更换生活区入口消毒池的消毒液。消毒池内可用碱类消毒剂（2%NaOH溶液）、过氧化物类消毒剂（0.2%～0.5%过氧乙酸）或含氯消毒剂（有效氯为2000～5000mg/L）。

2.2.5.5　检疫阳性动物及隔离期间病死畜检疫处理技术要求

（1）焚烧

将检疫阳性动物尸体及隔离期间病死畜投入焚化炉等方式烧毁碳化。

（2）深埋

①使用浓度为2%的过氧乙酸对动物病尸体表皮毛进行喷淋消毒，并用采取防渗漏的措施运送，装前卸后要对运输车辆用0.5%过氧乙酸喷雾消毒；

②掩埋坑底铺2cm厚生石灰；

③在动物病尸上覆盖2cm厚漂白粉或生石灰或喷洒浓度为2%的过氧乙酸，并保证尸表上层与地表距离不少于1.5m；

④掩埋后将掩埋土夯实，并在掩埋后的地表环境使用浓度为2%的过氧乙酸进行喷洒消毒；

⑤患有炭疽等芽孢杆菌类疫病，以及牛海绵状脑病、痒病的染疫动物及产品和组织的处理不能使用掩埋法，只能彻底焚毁；

⑥在有条件的地方，可除了对严重危害人畜健康的病害（如口蹄疫、猪水泡病、猪瘟、非洲猪瘟、牛瘟、牛传染性胸膜肺炎、牛海绵状脑病、痒病、绵羊梅迪/维斯那病、蓝舌病、小反刍兽疫、绵羊痘和山羊痘、山羊关节炎脑炎、高致病性禽流感、鸡新城疫、炭疽、鼻疽、狂犬病、羊快疫、羊肠毒血症、肉毒梭菌中毒症、羊猝狙、马传染性贫血病、猪螺旋体痢疾、猪囊尾蚴、急性猪丹毒、钩端螺旋体病、布鲁氏菌病、结核病、鸭瘟、兔病毒性出血症、野兔热）外的其他疫病动物及病变严重，肌肉发生退行性动物的病尸、胴体和内脏进行化制处理。

2.2.5.6　粪便、污水的处理要求

（1）粪便的处理要求

①隔离期间每天把动物粪便运至隔离场内的贮粪场集中堆放，进行堆粪发酵消毒；贮粪场周围要定期用2%氢氧化钠或撒生石灰的形式消毒。

②对于炭疽、气肿疽病畜的粪便，必须焚烧或经0.5%过氧乙酸或者含氯消毒剂（有效氯为2000～5000 mg/L）溶液消毒处理后，用漂白粉或生石灰1:5与粪便混合，深埋地下2m左右，并设标志，长期不能再挖掘。

（2）污水的处理

①在将污水引至沉淀池途中使用网格、格栅、除脂槽进行过滤。

②对较清的污水使用含有效氯25%的漂白粉消毒，进行抛洒搅拌，用药量为6g/m³；对混浊的污水消毒用药量为8～10g/m³。

③禁止动物隔离期内向隔离场外排放污水，必须等动物隔离期满后经消毒合格后排放。

2.2.5.7　动物出场后场地消毒要求

（1）彻底清扫畜舍及地周围环境的污物，运至指定地点集中堆放或运至贮粪场发酵处理。

（2）使用0.2%～0.5%过氧乙酸对空畜舍、周围环境、场地和通道进行喷洒消毒。隔离区、生活区等全部地面、空气环境进行消毒。用药量为200～400mL/m²，作用时间为30～60min。

2.3　效果评定

防疫消毒从业单位需对消毒处理的每个环节进行效果评价，包括药剂的有效性、处理浓度的准确性、处理程序的准确性。必要时可以设置指示菌对消毒效果进行评价。

2.3.1　防疫消毒从业单位首先要制定操作方案（表一），并且监督从业人员按照方案执行，在执行消毒过程后及时填写现场操作消毒原始记录（表二），再经过效果评价合格后开具处理结果报告单（表三）交检验检疫机构核准。

2.3.2　从业单位对经过评估确定的防疫消毒处理方法和技术指标，以及参照相关技术指标实施的防疫消毒，在完成处理后，定期（每季一次）按标准或规范对被处理货物采用重新检查和扦样送实验室检验的方法进行效果评价，并做好记录。

2.3.3　从业单位对预防性消毒可采用定期或不定期的方式进行效果评价，对紧急消毒和终末消毒，每次均应进行效果评价。具体应根据不同消毒对象、消毒范围、消毒方法，参照相关标准或操作规范实施判定或验证。

3　监管要求

检验检疫机构采用日常监管和年审相结合的方式，对防疫消毒从业单位的从业人员资质、防疫消毒的设施、药械、工作质量、安全管理等进行监督考核管理。

3.1　监督检查药品选择与配制

检验检疫机构定期对取得资质的消毒单位所使用的药品与药品配制情况进行监督检查。检查的内容主要包括：

3.1.1　检查是否使用经国家质量监督检验检疫总局发布的准许使用的消毒药品。

3.1.2　检查所选择的药剂是否适合本次防疫消毒处理。

3.1.3　检查配制所用的需计量的器具是否计量。

3.1.4　检查在消毒剂的配制时是否规范穿戴自身防护。

3.1.5　检查防疫消毒人员配制药剂时是否处于上风向。

3.1.6　检查消毒剂的配制方法是否正确。

3.1.7　检查消毒剂的配制浓度是否准确。

3.1.8　检查是否根据消毒药品性质选用不同的容器以防引起腐蚀、溶解等。

3.1.9　检查容器上是否贴有药液名称、配制浓度和配制时间的标签。

3.1.10　检查是否有保证安全、防火防爆的措施。

3.2　监督检查实际操作流程

检验检疫机构定期对取得消毒资质的单位采取的消毒方法和流程进行监督检查，根据不同消毒对象和关键环节，检查内容主要包括：

3.2.1　防疫消毒单位制定的消毒方案是否合理。

3.2.2　实施防疫消毒的人员是否经培训并取得执业资格证。

3.2.3　检查药品器械、防护工具、防护措施及采样用品是否齐全有效。

3.2.4　检查现场操作程序和步骤是否符合要求。

3.2.5　检查实施防疫消毒处理完毕后是否做后续处理。

3.2.6　检查是否有如实、详细填写防疫消毒处理记录表，整理防疫消毒处理记录表，出具防疫消毒处理报告等。

3.3　抽查效果评定

3.3.1　检查防疫消毒机构是否建立效果评定制度。

3.3.2　检查防疫消毒机构建立的消毒效果评定方法、方式是否规范、正确、有效。

3.3.3　检查防疫消毒机构的效果评定制度是否有效运行。

3.3.4　检查防疫消毒机构效果评定记录是否齐全、规范。

3.4　审核记录报告填写

检验检疫机构应审核每次防疫消毒记录是否齐全、规范，合格的签名确认；不合格的，责令整改。

4　注意事项

4.1　人员防护和操作安全

作业人员的个人防护和操作安全，遵照《卫生处理安全操作规程》SN/T 1529执行。

4.2 药剂储存与装运

化学危险品药剂应放置于国家有关部门批准许可的专用危险品库。仓库应符合国家有关规定，并有明显的标识。药剂不能与食品、药品和衣物混放。避免无关人员接触药剂。钢瓶应直立放置，并戴好瓶帽。装运前，应检查药剂的包装，注意钢瓶阀门和瓶帽。装运时，应防止药剂外溅或泄漏，要保持钢瓶直立，避免碰撞。当外界温度超过药剂规定的储存温度时，应采取降温措施。

4.3 安全浓度监测

卫生处理结束后，应检测作业场所的安全浓度，其限值应符合GB Z2.1—2007工作场所有害因素职业接触限值的规定要求。

4.4 中毒事故应急处理

发生中毒事故或出现中毒可疑情况时，遵照《口岸卫生处理事故应急处置技术方案（试行）》的有关要求执行。

4.5 污水排放

隔离场污水处理后对外排放时需达到国家有关排放标准（GB 8978—1996污水综合排放标准）。

附录A

表一 进境大动物防疫消毒方案

编号：

处理单位						
委托单位						
处理依据						
处理对象	处理时间	药物名称	浓度和剂量	处理方法和器械	处理数量(面积/体积/数量)	实施人员
隔离场场地						
隔离场场地						
隔离场场地						
饲草饲料						
船舶						
卸载						
汽车						
隔离场场地						
其他						
处理安全防护措施						
现场操作人员安排及资质						

处理单位负责人(公章)：　　　　　　日期：

监管意见：

监管部门：　　　　　监管人：　　　　　日期：

附录B

表二　进境大动物防疫消毒原始记录

编号：

处理单位			
委托单位			
处理对象		数量/体积	
处理场所		处理方法	
		药剂及浓度	
		药量	
施药时间		散毒时间	
现场负责人		操作人员	
安全人员		值班人员	
浓度效果 （浓度检测）			
残留浓度检测			
药械准备：			
技术规范：			
处理结果：			
效果评价：			
处理安全措施： 个人防护： 现场防护：			
处理单位负责人(公章)：　　　　　日期：			
监管意见： 监管部门：　　　　监管人：　　　　日期：			

备注：申请人对上述处理过程无异议请签字确认。

附录 C

表三　进境大动物防疫消毒结果报告单

编号：

处理单位			
委托单位			
报检编号		处理编号	
货物名称			
防疫消毒环节		处理方法	
药剂名称		浓度及剂量	
施药时间		散毒时间	
现场负责人			

_____：

　　经检测,防疫消毒处理过程符合要求,经效果评价,防疫消毒结果安全有效,达到消毒目的。

　　　　　　　　特此报告!

防疫消毒从业单位(公章)

负责人(签名)：　　　　　　　　日期：

结果评定：

监管部门：　　　　　　　　监管人员：

备注：

　　备注：本表一式二份，一份交检验检疫机构，一份防疫消毒从业单位留存。

第 3 部分　进出境水生动物防疫消毒技术规范

1　适用范围

本规范适用于进出境水生动物，及其装载容器、包装物、装载用水（冰）和其他铺垫材料，进出境水生动物现场查验场地、养殖场、进境水生动物临时隔离场及暂养场的防疫消毒工作。

出境水生动物输入国（地区）或合同有明确要求的，按照相关要求执行。

2　操作程序

2.1　准备工作

2.1.1　人员准备

从事进出境动物产品防疫消毒处理的人员，必须进行相关法律法规、技术标准、现场操作以及专业知识的培训，通过考试和能力评估，获得从业证书，并持证上岗。现场防疫消毒人员根据工作量确定，一般不少于 2 人。运输动物交通工具消毒应在现场检验检疫人员的指导下操作进行。

2.1.2　制定工作方案

检验检疫机构应根据货物的来源、种类、数量、运输工具、包装性质以及现场检查发现疫病污染或污染嫌疑的实际情况，提出防疫消毒要求，制定工作方案。工作方案应包括消毒对象、消毒方式、消毒药物的选择、消毒地点、消毒时间、实施人员、消毒器械、防护装备等。

2.1.3　药品配制

针对不同的运输水生动物种类、不同的运输工具、不同的消毒方法、不同的气候和环境条件，选择合适的消毒剂。消毒剂要求杀菌（毒）力强，能杀灭芽孢杆菌和病毒，易溶于水，不腐蚀，不残留毒性和异味。消毒剂使用前应详细阅读产品使用说明书，明确有效期、使用方法和注意事项，常用消毒剂的特点及配制见附件 A。

2.1.4　器械及用具

根据防疫消毒处理方案，选择适当消毒器械，并应确保正常使用状态。

2.1.4.1　配药工具

塑料桶、药勺、漏斗、过滤网、搅棒、量杯、磅秤、天平等。

2.1.4.2　消毒器械

机动、手动喷雾器，通道式喷雾设施等。

2.1.4.3　防护设备

个人防护包括操作人员防护和其他人员防护。根据各种消毒方法的原理和操作规程，应采取具有针对性的个人防护。

喷洒消毒：穿戴长袖工作服、防护帽、橡胶手套、胶鞋、口罩、防护眼镜等，必要时戴防毒面罩。

2.1.4.4　抽样用具

不同网目密度的手抄网、充氧尼龙袋、塑料箱或其他可盛装进境水生动物的箱体，充氧设备。

用于监测消毒效果的保存病毒缓冲液或细菌培养液、棉签等。

2.1.4.5　其他物品

急救药械、封识、警示标识、毛巾、刷子、洗涤剂、记录表和笔等。

2.2　步骤与方法

2.2.1　防疫性消毒

2.2.1.1　运输工具、包装物、装载用水（冰）、器具、其他铺垫材料

消毒程序为清洗→去污→消毒，使用以下方式进行消毒：

（1）1:500～1:1000的毒菌灭（复合双链季铵盐），可做喷雾、冲洗、浸泡消毒，喷洒单位用量1000mL/m²；

（2）二氧化氯（复合亚氯酸钠），可做喷雾、冲洗、浸泡消毒，浓度150～200mg/L，需现用现配；

（3）过氧乙酸，可做喷雾消毒，一般情况下0.2%～0.5%，需现用现配；

（4）热处理：115～130℃蒸汽消毒5min（器具）；60℃加热10min，70℃加热6min，75℃加热5min，80℃加热4min（水体）。

2.2.1.2　现场查验场地、养殖场、临时隔离场及暂养场

消毒程序为清洗→去污→消毒，使用以下方式进行消毒：

（1）设置消毒池（垫）

在场地进入口设置消毒池，消毒池的长度为一个车轮周长的1.5倍，与出入口同宽。在人员通道放置清毒垫。消毒池内可用20～30mg/L的生石灰（氧化钙）或1.0～1.5mg/L的漂白粉（次氯酸钙），消毒垫用上述溶液浸透。每3天更换1次，在雨雪天后消毒药应及时更换。

（2）场地消毒

消毒的顺序是"先里后外，先上后下"，即从最里头和最上面（顶棚或天花板）开始，再依次到墙壁、设备和地面，边喷边退，逐渐退至门口。使用以下方法进行消毒：

①1:500～1:1000的毒菌灭（复合双链季铵盐），可做喷雾、冲洗、浸泡消毒，喷洒单位用量1000mL/m²；

②二氧化氯（复合亚氯酸钠），可做喷雾、冲洗、浸泡消毒，浓度150～200mg/L，需现用现配；

③过氧乙酸，可做喷雾消毒，一般情况下0.2%～0.5%，需现用现配；

④高锰酸钾：全池泼洒，2～3mg/L。

2.2.1.3　鱼卵

聚乙烯吡咯烷酮碘（PVP）俗称碘伏，是以聚乙烯吡咯烷酮为载体的碘制剂，具有低毒、高效、环保等优点，鲑鱼繁殖场常用来消毒鱼卵及其密切接触工具，以防止鱼类病毒垂直传播。根据鲑鱼品种对有机碘的敏感性不同，鲑鱼卵消毒使用的碘浓度为50 mg/L、75 mg/L或100mg/L，药液pH为7.0～7.5〔可用1×10^{-4}碳酸氢钠（$NaHCO_3$）进行调节〕为宜，但对碘伏敏感性未知的鱼卵受精卵，建议降低消毒液使用浓度，如用5×10^{-5}碘伏消毒液（10L水中加入50mL的碘伏混合而成）作用15min。

消毒步骤：

（1）用净水洗涤鱼卵，清除其表面黏附的有机质；

（2）受精卵于干净的水中浸泡透水30～60min，使鱼卵充分吸水；

（3）按计算用量加入PVP，使其达到100mg/L，并稍微搅动，浸泡10min（此浓度不适合于孵化的鱼苗，因其对碘比较敏感，必须降低浓度）；

（4）逐渐加入预先配好的浓度为1.5g/L硫代硫酸钠溶液，直到水体变澄清，即已中和；

（5）器具消毒可用100mg/L的PVP浸泡30～60min。

2.2.2　紧急消毒

在水生动物感染或疑似感染动物传染病时，应采取积极有效的应急消毒措施以消灭病原体。常见水生动物传染病及特点见附录C。

2.2.2.1　运输工具、包装物、装载用水（冰）、器具、其他铺垫材料

消毒程序为消毒→清洗→去污→消毒30min后，再清洗→去污→消毒，消毒药剂的选用参考

2.2.1.1。

2.2.2.2　现场查验场地、养殖场、临时隔离场及暂养场

消毒程序为消毒→清洗→去污→消毒30min后，再清洗→去污→消毒，消毒药剂的选用参考2.2.1.2。

2.2.2.3　动物尸体

（1）焚毁

将病害动物尸体、病害动物产品投入焚化炉或用其他方式烧毁碳化。

（2）掩埋

①掩埋地应远离学校、公共场所、居民住宅区、村庄、动物饲养和屠宰场所、饮用水源地、河流等地区；

②掩埋前应对需掩埋的病害动物尸体和病害动物产品实施焚烧处理；

③掩埋坑底铺2cm厚生石灰；

④掩埋后需将掩埋土夯实，病害动物尸体和病害动物产品上层应距地表1.5m以上；

⑤焚烧后的病害动物尸体和病害动物产品表面，以及掩埋后的地表环境应使用有效消毒药喷、洒消毒。

（3）化制

利用干化、湿化机将原料分类，分别投入化制。

2.2.3　记录填写

详细记录消毒工作情况，如消毒日期、地点、消毒面积、处理方法、药物名称及用药量、现场操作人员等（见附录D）。

2.3　效果评定

参照《消毒技术规范》进行效果评价。消毒不合格的，需重新消毒处理。

3　监管要求

检验检疫机构采用日常监管和年审相结合的方式，对防疫消毒从业单位的从业人员资质、防疫消毒的设施、药械、工作质量、安全管理等进行监督考核管理。

3.1　监督检查药品选择与配制

检验检疫机构定期对取得资质的消毒单位所使用的药品与药品配制情况进行监督检查。检查的内容主要包括：

3.1.1　检查是否使用经国家质量监督检验检疫总局发布的准许使用的消毒药品。

3.1.2　检查所选择的药剂是否适合本次防疫消毒处理。

3.1.3　检查配制所用的需计量的器具是否计量。

3.1.4　检查在消毒剂的配制时是否规范穿戴自身防护。

3.1.5　检查防疫消毒人员配制药剂时是否处于上风向。

3.1.6　检查消毒剂的配制方法是否正确。

3.1.7　检查消毒剂的配制浓度是否准确。

3.1.8　检查是否根据消毒药品性质选用不同的容器以防引起腐蚀、溶解等。

3.1.9　检查容器上是否贴有药液名称、配制浓度和配制时间的标签。

3.1.10　检查是否有保证安全、防火防爆的措施。

3.2　监督检查实际操作流程

检验检疫机构定期对取得消毒资质的单位采取的消毒方法和流程进行监督检查，根据不同消毒

对象和关键环节，检查内容主要包括：

3.2.1　防疫消毒单位制定的消毒方案是否合理。

3.2.2　实施防疫消毒的人员是否经培训并取得执业资格证。

3.2.3　检查药品器械、防护工具、防护措施及采样用品是否齐全有效。

3.2.4　检查现场操作程序和步骤是否符合要求。

3.2.5　检查实施防疫消毒处理完毕后是否做后续处理。

3.2.6　检查是否有如实、详细填写防疫消毒处理记录表，整理防疫消毒处理记录表、出具防疫消毒处理报告等。

3.3　抽查效果评定

3.3.1　检查防疫消毒机构是否建立效果评定制度。

3.3.2　检查防疫消毒机构建立的消毒效果评定方法、方式是否规范、正确、有效。

3.3.3　检查防疫消毒机构的效果评定制度是否有效运行。

3.3.4　检查防疫消毒机构效果评定记录是否齐全、规范。

3.4　审核记录报告填写

检验检疫机构应审核每次防疫消毒记录是否齐全、规范，合格的签名确认；不合格的，责令整改。

4　注意事项

4.1　人员防护和操作安全

作业人员的个人防护和操作安全，遵照《卫生处理安全操作规程》SN/T 1529执行。

4.2　药剂储存与装运

化学危险品药剂应放置于国家有关部门批准许可的专用危险品库。仓库应符合国家有关规定，并有明显的标识。药剂不能与食品、药品和衣物混放。避免无关人员接触药剂。钢瓶应直立放置，并戴好瓶帽。装运前，应检查药剂的包装，注意钢瓶阀门和瓶帽。装运时，应防止药剂外溅或泄漏，要保持钢瓶直立，避免碰撞。当外界温度超过药剂规定的储存温度时，应采取降温措施。

4.3　安全浓度监测

卫生处理结束后，应检测作业场所的安全浓度，其限值应符合GBZ 2.1—2007工作场所有害因素职业接触限值的规定要求。

4.4　中毒事故应急处理

发生中毒事故或出现中毒可疑情况时，遵照《口岸卫生处理事故应急处置技术方案（试行）》的有关要求执行。

附录A

常用消毒剂使用方法

类型	药物名称	主要成分	适用范围	使用方法	注意事项
含氯类	漂白粉	次氯酸钙(32%～36%)、氯化钙(29%)、氧化钙(10%～18%)、氢氧化钙(15%)、水(10%)	器械、污水、运输工具、地面、铺垫材料等。	喷洒、浸泡,常用浓度5%～20%。	对物品有漂白和腐蚀作用。
过氧化物类	二氧化氯	分子式为:ClO_2	运输工具、装载容器、铺垫材料、场地、废弃物等。	1.浸泡或擦洗:有效氯含量200mg/L,30～60min。2.喷洒或喷雾:有效氯含量500～1500mg/L,用量20～30mL/m³,作用30～60min。	1.不适用于航空器消毒。2.药剂应在通风良好的地方现配现用。配药时应先加水,然后再往水中加消毒剂,严禁在消毒剂中加水。3.消毒物品中有机物过多时,应冲洗干净后再消毒。
过氧化物类	过氧乙酸	分子式为:$C_2H_4O_3$	运输工具、装载容器、铺垫材料、场地、废弃物等。	1.喷洒、擦拭使用浓度0.2%～1%,作用30～60min。2.熏蒸使用浓度5～15mL/m³,作用时间1～2小时。	密封熏蒸(要求现场相对湿度60%～80%,温度20℃以上)。
过氧化物类	臭氧	分子式为:O_3	水体消毒、空气消毒、物体表面。	1.水体消毒:加臭氧量0.5～1.5mg/L,水中臭氧浓度在0.1～0.5mg/L,维持5～10min。对于质量较差的水,加臭氧量可提高到3～6mg/L。2.空气消毒:30mg/m³的臭氧,作用15～30min。3.物体表面消毒:臭氧浓度>12mg/L,作用时间15～20min。	1.高浓度臭氧对人有毒,大气中允许浓度为0.2mg/m³,工作场所允许浓度为1.0mg/m³。2.臭氧为强氧化剂,对多种物品有损坏。3.臭氧对物品表面上污染的微生物有杀灭作用,但作用缓慢。
杂环类	环氧乙烷	分子式为:C_2H_4O	运输工具、装载容器、包装物、铺垫材料、场地等。	熏蒸,用量50～100g/m³,密闭24～72小时。	1.易燃易爆。2.不能用于可食用动物产品和饲料等物品的熏蒸。
季铵盐类	泰胜	双链季铵盐	运输工具、装载容器、铺垫材料、场地、废弃物等。	喷洒、擦拭或浸泡,用水稀释(1:100～1:500),作用30min。	不宜与其他消毒剂、阴离子类洗涤剂混用。

续表

类型	药物名称	主要成分	适用范围	使用方法	注意事项
含碘类	碘伏	聚乙烯吡咯烷酮碘	皮肤、鱼卵。	一般物品用含有效碘500mg/L的消毒液浸泡30min;鱼卵消毒用100 mg/L碘伏消毒10min,或用50mg/L碘伏消毒液作用15min。	1.碘伏应于阴凉处避光、防潮、密封保存。 2.碘伏对二价金属制品有腐蚀性,不应做相应金属制品的消毒。 3.消毒时,若存在有机物,应提高药物浓度或延长消毒时间。 4.避免与拮抗药物同用。
醛类	甲醛	含37%～40%甲醛的水溶液,内含8%～15%甲醛	受污染的房间、仓库及船舱的表面。	甲醛溶液40mL/m²,高锰酸钾30g/m³熏蒸12～24小时,熏蒸时房间门紧闭,熏蒸后通风换气。	熏蒸完毕后需通风1～2小时后,方可作业。
		2%碱性戊二醛强化酸性戊二醛(商品名:Sonacide)	木质、搪瓷、陶瓷、金属和玻璃器械、纺织品、橡皮制品。	喷雾或浸泡,10～180min。	
碱类	火碱液	氢氧化钠	运输工具、装载容器、铺垫材料、场地等。	常用浓度2%～5%。	对金属有腐蚀性,能灼伤皮肤和黏膜,注意自身防护。
	生石灰	主要成分是氧化钙 别名:生石灰、石灰	运输工具、装载容器、铺垫材料、场地、动物尸体等。	常用浓度10%～20%。	现配现用,不宜久贮。
酚类消毒剂	来苏儿	通用名:甲酚皂溶液,是甲酚的肥皂溶液	污染物表面消毒,如地面、墙壁、衣服和实验室污染物品等。	浸泡或喷洒,1%～5%,0.5～2小时。	本品对皮肤有一定刺激作用和腐蚀作用,而且对人体毒性很大。

附录B

消毒剂的浓度配制及投药量计算

一、消毒剂的浓度配制公式为

$$C_1 \times V_1 = C_2 \times V_2$$

式中:

C_1——原液浓度,%;

C_2——拟稀释溶液浓度,%;

V_1——原液容量,单位为毫升(mL);

V_2——稀释液容量,单位为毫升(mL)。

二、投药量计算公式

$$m = \frac{dV}{1000}$$

式中:

m——投药量,单位为千克(kg);

d——投药剂量，单位为克每立方米（g/m³）；

V——熏蒸体积，单位为立方米（m³）。

附录C

常见水生动物疾病及消毒处理方式

种类	疾病名称	基本情况	消毒方法
虾类	对虾白斑综合征	是由白斑综合征杆状病毒复合体引发的一种综合性病症。该病毒粒子为杆状，包含双链DNA，斑节对虾、日本对虾、中国对虾、南美白对虾等都能因感染而患病，一旦流行，对虾在2～7天内的死亡率可达100%。国际兽疫局（OIE）、联合国粮农组织（FAO）以及亚太地区水产养殖发展网络中心（NACA）早在1995年就将其列为需要报告的重要的水生动物病毒性疫病之一。	(1)1 mg/L NaClO处理30min； (2)5 mg/L NaClO处理10min； (3)用$1×10^{-5}$有机碘处理30 min； (4)UV(剂量:$9×10\ \mu W \cdot s/cm^2$)照射60min； (5)55℃处理90min和70℃处理5min； (6)pH1和pH12环境中10min失活； (7)经臭氧(有效浓度:0.5g/mL)处理10min； (8)经100mg/mL NaCl和有机碘以及75mg/mL四级胺处理10 min
	对虾传染性皮下及造血组织坏死病	对虾传染性皮下及造血组织坏死病，也称慢性矮小残缺综合征（RDS）。水生动物疾病诊断手册中将该病定为须报告的甲壳类其他重要疾病之一。其病原为对虾传染性皮下及造血组织坏死病毒(IHHNV)，该病毒不能引起南美白对虾大量的死亡，只引起对虾生长缓慢，造成巨大的经济损失。IHHNV粒子直径为22nm，无囊膜，20面体，线性单链DNA，长度为4.1kb，根据形态学及生物化学等特性将其分类为细小病毒科病毒。	0.5%(5000mg/L)过氧乙酸溶液浸泡30～60min。
	对虾桃拉综合征	对虾桃拉综合征病毒(TSV)是危害对虾养殖的一个主要病原之一，感染TSV的对虾体色变深，体表发红，呈深红色或褐色，尤其是尾扇和游泳足更为明显，触摸病虾体表，发现甲壳较软，体表可出现大量大小不一、散状分布的不规则黑色斑点，有些斑点部位甚至出现溃烂症状，死亡率可达60%～90%。该病于1992年首次在南美洲的厄瓜多尔地区暴发，随后向世界各地的对虾养殖区域传播。	0.5%(5000mg/L)过氧乙酸溶液浸泡30～60min。
	黄头病	黄头病是由黄头病毒(YHV)引起的对虾传染性疾病，患病对虾开始特别会吃食，然后突然停止吃食，在2～4天内就会出现临床症状并死亡，濒死虾头胸部因肝胰腺发黄而变成黄色，因此称为黄头病。我国将其列为二类疫病，OIE将其列为必须申报的疫病。	0.5%(5000mg/L)过氧乙酸溶液浸泡30～60min。

续表

种类	疾病名称	基本情况	消毒方法
蛙类	壶菌病	蛙壶菌是一种壶菌门真菌,可以引起两栖类的壶菌病。它们最初是于1998年发现,在其后的十年内,造成了大量两栖类的死亡,引发多个物种灭绝,是为全新世灭绝事件之一。	浓度为10～20mg/L的漂白粉(含有效氯30%)水溶液药浴10～30min。
	蛙病毒感染症	蛙病毒感染症是由蛙病毒(RGV)引起的感染症,病蛙精神不振,行动迟缓,食欲减退,接着在蛙的体表有出血点,幼蛙背部皮肤开始仅局部坏死脱落,很快烂斑扩大,病情不断加重;头背部皮肤失去光泽,出现白色花纹,表皮脱落,溃烂,并露出背肌;腹部皮肤有出血点,四肢发红、溃烂;有的指及趾部充血、出血或溃烂。病重的蛙很消瘦,解剖发现肠壁严重充血,肠内无食物,有的肝或胆囊肿大,不久即死。	0.5%(5000mg/L)过氧乙酸溶液浸泡30～60min。
贝类	鲍鱼凋萎病	该病由立克次体感染而致,因直接从贝足组织肌肉萎缩坏死,因而又名为肌肉萎缩症。患病高峰期为每年的4～8月水温上升期,当水温超过23℃,发病率明显增高,病鲍病情加重;而水温在13℃和25℃范围外,则发病率较低。该病主要危害体长在1.5cm左右的鲍稚贝,死亡率可达50%左右,危害性较大。	热处理,100℃10min处理。该病原对热、光照、干燥及化学药剂抵抗力差,60℃30min即可杀死,100℃很快死亡,对一般消毒剂、磺胺及四环素、氯霉素、红霉素、青霉素等抗生素敏感。
	折光马尔太虫病	该病是由折光马尔太虫寄生于牡蛎、贻贝等双壳类动物消化系统的一种寄生虫病,为OIE疫病和我国水生动物三类疫病。折光马尔太虫主要感染消化腺上皮细胞,早期感染发生在触手的上皮细胞、胃、消化管和鳃。幼虫期寄生于胃、肠和消化道的上皮细胞,并继续发育形成孢子囊。在宿主体外,折光马尔太虫可存活数天至2～3周。	浓度为8mg/L的硫酸铜或硫酸铜及硫酸亚铁合剂(5∶2)水溶液作用30min。
鱼类	病毒性出血性败血病	病毒性出血性败血症(又名鳟鱼腹水病)是由弹状病毒引起的一种虹鳟鱼传染病。以出血性败血症为特征。本病流行于欧洲及北美,日本也有检出的报道,致死率高,是鱼类口岸检疫的第一类检疫对象。OIE将其列为需要向OIE申报的疫病。	水产养殖水体消毒:使用浓度为0.01～0.1mg/L二氧化氯,3～5天1次,鱼病暴发时酌情加量。
	传染性造血器官坏死	鱼传染性造血器官坏死病是一种毒力很强的弹状病毒所引起的急性、全身性的严重传染病,主要侵害虹鳟,包括硬头鳟、大鳞大马哈鱼、红大马哈鱼和大西洋大马哈鱼。该病最初于20世纪40至50年代在美国西北部太平洋地区的一些养鱼场发现,现在已广泛流行于整个北美和日本。	1%～2%来苏水溶液用于手消毒,3%～5%用于器械物品消毒,5%～10%用于环境、排泄物的消毒。
	病毒性神经坏死病	病毒性神经坏死病(VNN)又称病毒性脑病和视网膜病,流行于除美洲和非洲外几乎世界所有地区的海水鱼类,对仔鱼和幼鱼危害很大,严重者在一周内死亡率可达100%,且近年受感染的鱼类种类和受危害程度迅速增加。病鱼表现厌食,上浮于水面,表现螺旋状或旋转游动,或腹部朝上漂浮于水面,难于下沉,病鱼腹部肿大,有的鳔肿大充血,外观无其他明显病变。	碘伏消毒液,按本章要求配制和消毒。
	鲤春病毒血症	鲤春病毒血症(又称鲤鱼传染性腹水症)是由鲤弹状病毒引起鲤鱼科的一种急性、出血性传染性病。以全身出血及腹水、发病急、死亡率高为特征。OIE将其列为需要向OIE申报的疫病。	常用10%～20%浓度的石灰乳。

附录 D

进出境水生动物防疫消毒记录表

报检号		消毒地点		
货主			天气	
使用药剂（包括浓度）	作用对象	处理方法	作用时间	
	货物□ 运输工具□ 场地□ 其他□	喷雾□ 浸泡□ 其他□	_____点_____分至 _____点_____分 共_____小时	
	货物□ 运输工具□ 场地□ 其他□	喷雾□ 浸泡□ 其他□	_____点_____分至 _____点_____分 共_____小时	
	货物□ 运输工具□ 场地□ 其他□	喷雾□ 浸泡□ 其他□	_____点_____分至 _____点_____分 共_____小时	
	货物□ 运输工具□ 场地□ 其他□	喷雾□ 浸泡□ 其他□	_____点_____分至 _____点_____分 共_____小时	
	货物□ 运输工具□ 场地□ 其他□	喷雾□ 浸泡□ 其他□	_____点_____分至 _____点_____分 共_____小时	
	货物□ 运输工具□ 场地□ 其他□	喷雾□ 浸泡□ 其他□	_____点_____分至 _____点_____分 共_____小时	
备注				
工作人员		时间		

第4部分 进出境动物产品防疫消毒技术规范

1 适用范围

本规范适用于进出境动物产品（非食用动物产品、食用动物产品、动物源性饲料）、进境动物产品运输工具、装载容器、包装物、铺垫材料、指定加工企业、仓储场所、下脚料、废弃物等的防疫消毒及其效果评价。

出境动物产品输入国（地区）或合同有明确要求的，按照相关要求执行。

2 操作程序

2.1 准备工作

2.1.1 人员准备

从事进出境动物产品防疫消毒处理的人员，必须进行相关法律法规、技术标准、现场操作以及专业知识的培训，通过考试和能力评估，获得从业证书，并持证上岗。现场防疫消毒人员根据工作量确定，一般不少于2人。

2.1.2 制定工作方案

检验检疫机构应根据货物的来源、种类、数量、运输工具、包装性质以及现场检查发现疫病污染或污染嫌疑的实际情况，提出防疫消毒要求，制定工作方案。工作方案应包括消毒对象、消毒方式、消毒药物的选择、消毒地点、消毒时间、实施人员、消毒器械、防护装备和效果评价等。

2.1.3 药品配制

防疫消毒所使用的药品应经过质检总局指定机构进行评审，未经评审效果的消毒药品，不得使用。

2.1.3.1 选择使用药品，药品应有批准文号并在有效期内。

2.1.3.2 根据防疫消毒对象和选择药品的配制要求，计算药品用量。

2.1.3.3 配制药品应在通风、光线充足（但应避免阳光直射）的地方进行，衡量器具准确。

2.1.3.4 严格按药品使用说明和安全操作规则操作，使用易燃易爆药品应严格掌握施药浓度和使用条件，防止燃烧、爆炸。

2.1.3.5 药品配制时，应做好个人防护。气体消毒剂防止有毒气体泄漏，液体消毒剂防止过敏和对皮肤黏膜的伤害。

2.1.3.6 含氯消毒剂、过氧化物类消毒剂、醛类消毒剂和季铵盐类等性质不稳定的消毒剂，宜现用现配。

2.1.3.7 常用消毒药品名称、适用对象和范围、使用方法、使用浓度、作用时间详见附录A。

2.1.3.8 常用消毒药品的配制计算方法详见附录B。

2.1.4 器械及用具

根据防疫消毒处理方案，选择适当消毒器械，并应确保正常使用状态。

2.1.4.1 配药工具

塑料桶、药勺、漏斗、过滤网、搅棒、量杯、磅秤、天平等。

2.1.4.2 熏蒸、消毒器械

机动、手动喷雾器，通道式喷雾设施等。熏蒸用气体发生装置（蒸发容器、支架、加热源）、帐幕、温/湿度仪、检测仪、投药管等。

2.1.4.3 防护设备

个人防护包括操作人员防护和其他人员防护。根据各种消毒方法的原理和操作规程，应采取具有针对性的个人防护。

（1）喷洒消毒

穿戴长袖工作服、防护帽、橡胶手套、胶鞋、口罩、防护眼镜等，必要时戴防毒面罩。

（2）熏蒸消毒

穿戴长袖工作服、手套等，并佩戴带有滤毒罐的防毒面具。滤毒罐使用前，应检查密闭性、有效性和是否适合所要防护熏蒸气体的要求。

在缺氧、高浓度毒气环境中应使用隔绝式呼吸器。

2.1.4.4 检测、抽样用具

采样规格板、无菌棉拭子、试管、采样液、中和剂、酒精灯、枯草杆菌黑色变种芽孢菌片、化学指示卡等。

2.1.4.5 其他物品

急救药械、封识、警示标识、毛巾、刷子、洗涤剂、记录表和笔等。

2.2 步骤与方法

2.2.1 运载工具的防疫消毒

2.2.1.1 运载工具外表面

喷洒消毒：用配制好的消毒药品对运载工具表面进行喷洒，顺序由上风向至下风向、由上到下、从左至右，均匀喷洒不留空白，表面喷至湿润为宜。具体用药物的使用浓度、作用时间见附录A。

2.2.1.2 运载工具内部

（1）喷洒消毒

彻底清扫运载工具内的垫料、废弃物，装入防漏垃圾袋内密封，用2.2.1.1消毒方式进行消毒处理。

（2）熏蒸消毒法

先对运载工具进行密封，可用环氧乙烷温度大于15℃，用药量为0.7kg/m³，作用时间为60min左右；福尔马林80～300mL/m³，作用时间为20～30min；使用硫酰氟10～18g/m³，作用时间为0.5小时以上等熏蒸方式进行消毒处理，具体操作按照相应的操作规程进行。

（3）其他方式

根据实际情况，可选用紫外线照射、臭氧等方式进行消毒。

2.2.2 非食用动物产品外包装（表面）的防疫消毒

外包装是指产品的外部包装，在流通过程中主要起保护产品、方便运输的作用。散装是指货物未经包装材料包装或用托盘、铁丝或绳子打包打捆成件。

2.2.2.1 带有外包装的动物产品

（1）喷洒消毒

用配制好的消毒药品逐包（件）、逐面均匀喷洒，不留空白，表面喷至湿润为宜，用药量在500mL/m²。

（2）熏蒸消毒

一般可用环氧乙烷温度大于15℃，用药量为0.7kg/m³，作用时间为2小时左右；福尔马林80～300mL/m³、作用时间为20～30min；使用硫酰氟10～18g/m³，作用时间为0.5小时以上等熏蒸方式进行消毒处理，具体操作按照GB/T 16569—1996畜禽产品消毒规范和其他相应熏蒸消毒操作规程进行。

2.2.2.2 散装动物皮张表面

（1）喷洒消毒

用配制好的消毒药品对原皮逐张、正反表面自上而下、自左向右进行喷洒，速度均匀，不留空白。用药量不少于500mL/m²。大动物皮张，如马、驴、骡、牛、驼皮等，每张皮正反面积按5m²计算，中等动物皮，如羊、犊、狗、猪皮、鹿皮、鸵鸟皮等，每张按2.5m²计算。小动物皮；如兔、猫、羔皮等，每张按0.5 m²计算。

（2）浸泡消毒

将皮张完全浸入配制好的消毒溶液中，溶液须高于物品面10cm，浸30min，浸泡后捞出，用水冲洗后晾干，具体操作参照GB/T 16569—1996畜禽产品消毒规范进行。

（3）熏蒸消毒法

按照2.2.2.1（2）方式进行。

2.2.2.3 散装动物骨、蹄、角及其他动物产品

（1）熏蒸消毒

按照2.2.2.1（2）方式进行。

（2）浸泡消毒

按照2.2.2.2（2）方式进行。

（3）喷洒消毒

将骨、蹄、角堆积20～30cm厚，面积可根据骨、蹄、角的多少而定，然后消毒人员将预先配制的消毒药品用喷雾器喷洒即可，具体操作参照GB/T 16569-1996畜禽产品消毒规范进行。

2.2.3 动物源性饲料外包装的防疫消毒

选用消毒方式和药品应符合饲料安全要求。

2.2.3.1 带有外包装的动物源性饲料

（1）喷洒消毒

用配制好的消毒药品逐包（件）、逐面均匀喷洒，不留空白，表面喷至湿润为宜，用药量一般在300mL/m²。

（2）熏蒸消毒

在密封的环境内，用环氧乙烷温度大于15℃，用药量为0.7kg/m³，作用时间为24小时左右；福尔马林80～300mL/m³，作用时间为24～37小时；使用硫酰氟10～18g/m³，作用时间为24～48小时等熏蒸方式进行消毒处理，具体操作参照GB/T 16569—1996畜禽产品消毒规范和相应的操作规程进行。

2.2.3.2 散装的动物源性饲料

参照2.2.2.3有关方法进行。

2.2.4 动物产品装卸场地的防疫消毒

2.2.4.1 装卸场地指进出境动物产品装卸的码头、车站、机场、中转仓库等。

2.2.4.2 消毒时，应划定隔离区域，避免无关车辆和人员进出。

2.2.4.3 对地面、墙壁及其他装置喷洒消毒，至湿润为止，用量为200～300mL/m²，具体药物的选择及作用时间见附录A。

2.2.4.4 如场地有土杂、废弃物较多时，消毒前应进行清扫。

2.2.5 铺垫材料、废弃物的防疫消毒

2.2.5.1 对废弃物和一次性铺垫材料，喷洒消毒后装入防漏垃圾袋内密封，运到指定的场所做生物发酵、消毒深埋或焚烧后掩埋，具体药物的选择及使用浓度见附录A。

2.2.5.2 对可重复利用的铺垫材料，按照2.2.2.1（1）要求进行消毒。

2.2.6 不合格动物产品的防疫消毒

2.2.6.1 检出口蹄疫、禽流感、炭疽等重要动物疫病病原污染时，按照《进出境重要动物疫病防疫消毒技术规范》处理。

2.2.6.2 检出粪便污染时，应清除并收集粪便。粪便按废弃物集中消毒处理。

2.2.6.3 检出蝇蛆时，首先要对蝇蛆进行除害处理，然后对货物再用相应防疫消毒措施进行处理。

2.2.6.4 检出杂草、种子及其他检疫性有害生物时，按植物检疫处理有关规定处理。

2.2.6.5 对发现严重腐败变质的动物产品的防疫消毒，按照2.2.5.1方式进行处理。

2.2.7 指定加工、仓储企业的防疫消毒

2.2.7.1 人员防护用具的消毒

（1）浸泡消毒

参照2.2.1.3（2），消毒后再进行清洗。

（2）熏蒸消毒法

参照2.2.2.1（2）福尔马林熏蒸，经熏蒸后再进行清洗。

（3）其他方式

根据实际情况，可选用紫外线照射、臭氧等方式进行消毒。

2.2.7.2　人员及车辆通道、车间、库房的消毒

（1）生产区门口通道采用消毒池，定时更换消毒液，可用2%火碱液等，北方冬季可采用生石灰；

（2）加工车间门口采用2%火碱液湿润的消毒垫进行鞋底消毒；

（3）车间、库房的消毒，参照2.2.1.2进行。

2.2.7.3　下脚料的消毒

（1）皮张下脚料的消毒处理

将待消毒的皮张浸入预先配制的消毒溶液中浸泡24小时，溶液须高于物品面10cm。浸泡后捞出，用水冲洗后晾干，具体药物选择及浓度见附录A，具体操作按照GB/T 16569—1996畜禽产品消毒规范。

有条件的可以直接送至指定明胶场进行加工处理。

（2）毛绒下脚料的消毒处理

水剪毛或灰褪毛经晒毛场晾干后，可采用用药量为0.7kg/m³，作用时间为24小时左右、福尔马林80～300mL/m³、作用24～37小时，熏蒸方式进行消毒处理，或浸泡消毒处理。具体操作按照GB/T 16569—1996畜禽产品消毒规范和相应的熏蒸消毒操作规程进行。

有条件的可以直接在检验检疫机构指定的洗毛厂洗涤加工至洗净毛。

2.2.7.4　废弃物的消毒

专门指定专用的处理场地，场地应远离学校、公共场所、居民住宅区、村庄、动物饲养和屠宰场所、饮用水源地、河流等地区。

（1）废弃物处理可参照2.2.5进行。

（2）污水的消毒

厂内污水池、下水道出口，定期用漂白粉消毒1次；对较清的污水使用含有效氯25%的漂白粉消毒，进行抛洒搅拌，用药量为6g/m³；对混浊的污水消毒用药量为8～10g/m³，也可按污水量加10%～20%的生石灰或1%～2%的火碱搅拌消毒。

2.3　效果评定

参照《消毒技术规范》进行效果评价。消毒不合格的，需重新消毒处理。

3　监管要求

检验检疫机构采用日常监管和年审相结合的方式，对防疫消毒从业单位的从业人员资质、防疫消毒的设施、药械、工作质量、安全管理等进行监督考核管理。

3.1　监督检查药品选择与配制

检验检疫机构定期对取得资质的消毒单位所使用的药品与药品配制情况进行监督检查。检查的内容主要包括：

3.1.1　检查是否使用经国家质量监督检验检疫总局发布的准许使用的消毒药品。

3.1.2　检查所选择的药剂是否适合本次防疫消毒处理。

3.1.3 检查配制所用的需计量的器具是否计量。

3.1.4 检查在消毒剂的配制时是否规范穿戴自身防护。

3.1.5 检查防疫消毒人员配制药剂时是否处于上风向。

3.1.6 检查消毒剂的配制方法是否正确。

3.1.7 检查消毒剂的配制浓度是否准确。

3.1.8 检查是否根据消毒药品性质选用不同的容器以防引起腐蚀、溶解等。

3.1.9 检查容器上是否贴有药液名称、配制浓度和配制时间的标签。

3.1.10 检查是否有保证安全,防火防爆的措施。

3.2 监督检查实际操作流程

检验检疫机构定期对取得消毒资质的单位采取的消毒方法和流程进行监督检查,根据不同消毒对象和关键环节,检查内容主要包括:

3.2.1 防疫消毒单位制定的消毒方案是否合理。

3.2.2 实施防疫消毒的人员是否经培训并取得执业资格证。

3.2.3 检查药品器械、防护工具、防护措施及采样用品是否齐全有效。

3.2.4 检查现场操作程序和步骤是否符合要求。

3.2.5 检查实施防疫消毒处理完毕后是否做后续处理。

3.2.6 检查是否有如实、详细填写防疫消毒处理记录表,整理防疫消毒处理记录表、出具防疫消毒处理报告等。

3.3 抽查效果评定

3.3.1 检查防疫消毒机构是否建立效果评定制度。

3.3.2 检查防疫消毒机构建立的消毒效果评定方法、方式是否规范、正确、有效。

3.3.3 检查防疫消毒机构的效果评定制度是否有效运行。

3.3.4 检查防疫消毒机构效果评定记录是否齐全、规范。

3.4 审核记录报告填写

检验检疫机构应审核每次防疫消毒记录是否齐全、规范,合格的签名确认;不合格的,责令整改。

4 注意事项

4.1 人员防护和操作安全

作业人员的个人防护和操作安全,遵照《卫生处理安全操作规程》SN/T 1529执行。

4.2 药剂储存与装运

化学危险品药剂应放置于国家有关部门批准许可的专用危险品库。仓库应符合国家有关规定,并有明显的标识。药剂不能与食品、药品和衣物混放。避免无关人员接触药剂。钢瓶应直立放置,并戴好瓶帽。装运前,应检查药剂的包装,注意钢瓶阀门和瓶帽。装运时,应防止药剂外溅或泄漏,要保持钢瓶直立,避免碰撞。当外界温度超过药剂规定的储存温度时,应采取降温措施。

4.3 安全浓度监测

卫生处理结束后,应检测作业场所的安全浓度,其限值应符合GB Z2.1—2007工作场所有害因素职业接触限值的规定要求。

4.4 中毒事故应急处理

发生中毒事故或出现中毒可疑情况时,遵照《口岸卫生处理事故应急处置技术方案(试行)》的有关要求执行。

附录A

常用消毒剂使用方法

类型	药物名称	主要成分	适用范围	使用方法	注意事项
含氯类	漂白粉	次氯酸钙（32%～36%）氯化钙（29%）氧化钙（10%～18%）氢氧化钙（15%）水（10%）	非食用动物产品、运输工具、装载容器、外包装、铺垫材料、场地、下脚料、废弃物等。	喷洒、浸泡,常用浓度5%～20%。	对物品有漂白和腐蚀作用。
含氯类	三氯异氰尿酸钠（片剂）	分子式为$C_3O_3N_3Cl_2Na$	非食用动物产品、食用动物产品、动物源性饲料、运输工具、装载容器、外包装、铺垫材料、场地、下脚料、废弃物等。	喷洒、浸泡、擦拭,1kg水加1～4片(有效氯含量500～2000mg/L),作用5～30min。	1.对金属和织物有腐蚀性。2.现配现用。
过氧化物类	二氧化氯	分子式为ClO_2	非食用动物产品、食用动物产品、动物源性饲料、运输工具、装载容器、外包装、铺垫材料、场地、下脚料、废弃物等。	1.浸泡或擦洗:有效氯含量200mg/L,30～60min。2.喷洒或喷雾:有效氯含量500～1500mg/L,用量20～30mL/m²,作用30～60min。	1.不适用于航空器消毒。2.药剂应在通风良好的地方现配现用。配药时应先加水,然后再往水中加消毒剂,严禁在消毒剂中加水。3.消毒物品中有机物过多时,应冲洗干净后再消毒。
过氧化物类	过氧乙酸	分子式为$C_2H_4O_3$	非食用动物产品、食用动物产品、动物源性饲料、运输工具、装载容器、外包装、铺垫材料、场地、下脚料、废弃物等。	1.喷洒、擦拭使用浓度0.2%～1%,作用30～60min。2.熏蒸使用浓度5～15mL/m³,作用时间1～2小时。	密封熏蒸(要求现场相对湿度60%～80%,温度20℃以上)。
过氧化物类	臭氧	分子式为O_3	水体消毒、空气消毒、物体表面消毒。	1.水体消毒:加臭氧量0.5～1.5mg/L,水中臭氧浓度在0.1～0.5mg/L,维持5～10min。对于质量较差的水,加臭氧量可提高到3～6mg/L。2.空气消毒:30mg/m³的臭氧,作用15～30min。3.物体表面消毒:臭氧浓度>12mg/L,作用时间15～20min。	1.高浓度臭氧对人有毒,大气中允许浓度为0.2mg/m³,工作场所允许浓度为1.0mg/m³。2.臭氧为强氧化剂,对多种物品有损坏。3.臭氧对物品表面上污染的微生物有杀灭作用,但作用缓慢。
杂环类	环氧乙烷	分子式为C_2H_4O	非食用动物产品、运输工具、装载容器、包装物、铺垫材料、指定加工企业、场地、下脚料、废弃物等。	熏蒸,用量50～100g/m³,密闭24～72小时。	1.易燃易爆。2.不能用于可食用动物产品和饲料等物品的熏蒸。

续表

类型	药物名称	主要成分	适用范围	使用方法	注意事项
季铵盐类	泰胜消毒液	单、双链季铵盐类复合剂	非食用动物产品、运输工具、装载容器、外包装、铺垫材料、场地、下脚料、废弃物等。	喷洒、擦拭或浸泡,用水稀释(1∶100～1∶500),作用30min。	不宜与其他消毒剂、阴离子类洗涤剂混用。
醛类	甲醛	含37%～40%甲醛的水溶液,内含8%～15%甲醛	非食用动物产品、动物源性饲料、运输工具、装载容器、外包装、铺垫材料、场地、下脚料、废弃物等。	熏蒸,常用量为40mL/m³,加高锰酸钾30g/m³,熏蒸消毒12小时以上。	熏蒸完毕后需通风1～2小时后,方可作业。
碱类	火碱液	氢氧化钠	运输工具、装载容器、外包装、铺垫材料、场地、下脚料、废弃物等。	常用浓度2%～5%。	对金属有腐蚀性,能灼伤皮肤和黏膜,注意自身防护。
	生石灰	主要成分是氧化钙别名:生石灰、石灰	非食用动物产品、运输工具、装载容器、外包装、铺垫材料、场地、下脚料、废弃物等。	常用浓度10%～20%。	现配现用,不宜久贮。

附录B

消毒剂的浓度配制及投药量计算

一、消毒剂的浓度配制公式为

$$C_1 \times V_1 = C_2 \times V_2$$

式中:

C_1——原液浓度,%;

C_2——拟稀释溶液浓度,%;

V_1——原液容量,单位为毫升(mL);

V_2——稀释液容量,单位为毫升(mL)。

二、投药量计算公式

$$m = \frac{dV}{1000}$$

式中:

m——投药量,单位为千克(kg);

d——投药剂量,单位为克每立方米(g/m³);

V——熏蒸体积,单位为立方米(m³)。

第5部分 进出境运输工具防疫消毒技术规范

1 适用范围

本规范适用于所有进境、过境车辆（包括机动车及非机动车）的防疫消毒；来自动物疫区经检疫需实施防疫消毒的进境和过境火车、飞机、船舶和集装箱；其他需实施防疫消毒的进出境、过境车辆、火车、飞机、船舶和集装箱（运输动物和动物产品的运输工具除外）。

2 操作程序

2.1 准备工作

2.1.1 人员组织

对运输工具的防疫消毒应由检验检疫机构认可的防疫消毒从业单位（以下称防疫消毒从业单位）实施，具体人数根据工作量确定，一般为2人以上，确定1名现场负责人，应穿着有明显标志的工作服。

2.1.2 制定工作方案

防疫消毒从业单位应及时了解运输工具状况、污染程度及防疫消毒范围，根据进境车辆及具体消毒对象的种类、数量、污染情况等制定防疫消毒方案。

2.1.3 药剂配制

根据制定消毒工作方案选用适当的消毒药剂。

药剂选择与配制、使用方法等详见附录A。

2.1.4 器械及用具

根据防疫消毒方案，选择适当消毒器械，并应确保正常使用状态。

2.1.4.1 配药工具

塑料桶、药勺、漏斗、过滤网、搅棒、量杯、磅秤、天平等。

2.1.4.2 熏蒸、消毒器械

机动、手动喷雾器，通道式喷雾设施等。熏蒸用气体发生装置（蒸发容器、支架、加热源）、帐幕、温/湿度仪、检测仪、投药管等。

2.1.4.3 防护设备

个人防护包括操作人员防护和其他人员防护。根据各种消毒方法的原理和操作规程，应采取具有针对性的个人防护。

（1）喷洒消毒

穿戴长袖工作服、防护帽、橡胶手套、胶鞋、口罩、防护眼镜等，必要时戴防毒面罩。

（2）熏蒸消毒

穿戴长袖工作服、手套等，并佩戴带有滤毒罐的防毒面具。滤毒罐使用前，应检查密闭性、有效性和是否适合所要防护熏蒸气体的要求。

在缺氧、高浓度毒气环境中应使用隔绝式呼吸器。

2.1.4.4 检测、抽样用具

采样规格板、无菌棉拭子、试管、采样液、中和剂、酒精灯、化学指示卡等。

2.1.4.5 其他物品

急救药械、封识、警示标识、毛巾、刷子、洗涤剂、记录表和笔等。

2.2 步骤与方法

2.2.1 车辆防疫消毒

2.2.1.1 车辆轮胎防疫消毒

轮胎如带有大块泥土，应在指定地点先剔除清洗后，再实施防疫消毒。

（1）消毒池消毒法

一般可选用含氯消毒剂、醛类消毒剂和酚类消毒剂等。

车辆缓慢驶过消毒池实施防疫消毒。消毒池建设标准见附录C。

（2）人工喷雾消毒法

一般可选用含氯消毒剂、季铵盐类消毒剂、酸碱类消毒剂、醛类消毒剂、酚类消毒剂和过氧乙酸等消毒剂。

①检查器械是否处于安全适用状态；

②将配制好的消毒溶液倒入消毒器械，调整喷雾器械的喷头，将喷出的雾滴颗粒调至最细；

③按照自上而下、自左向右的顺序平行均匀地对轮胎进行喷洒，不应造成遗漏，喷头与消毒对象应保持在50cm左右的距离，以使轮胎表面湿润，药液不滴下为度；

④对车辆停放的地面四周做喷雾防疫消毒，喷至地表面湿润为度。

（3）自动喷雾消毒法

有条件的口岸可以建设车辆自动化消毒通道，按设备的使用说明对车辆轮胎实施防疫消毒。

2.2.1.2 车体表面防疫消毒

车体表面是指车辆驾驶室和车厢的外表面。

（1）喷雾消毒法

参照2.2.1.1（2）进行消毒，在消毒时应关闭车辆的车厢、驾驶室等的门窗，使室内与外界有效隔绝。

（2）自动喷雾消毒法

按照2.2.1.1（3）进行消毒。

2.2.1.3 车厢厢体防疫消毒

车厢厢体是指厢体内部。

（1）喷雾消毒法

一般可选用含氯消毒剂、季铵盐类消毒剂、醛类消毒剂、酚类消毒剂和过氧乙酸等消毒剂。

①检查器械是否处于安全适用状态。

②将配制好的消毒溶液倒入消毒器械，调整喷雾器械的喷头，将喷出的雾滴颗粒调至最细。

③按先消毒污染轻、后消毒污染重的顺序脚踏消毒液浸泡的踏脚垫进入车厢对车厢内各部位进行喷雾消毒。按车厢把手、门、后底面、厢壁的顺序进行由外向内喷至表面湿润，喷厢壁时应先上后下、由左至右不应造成遗漏的喷洒，喷头与消毒对象应保持在50cm左右的距离，使车体表面湿润，药液不滴下为度，喷完厢壁后向上向空中喷雾一遍，要求雾点均匀在空中悬浮。

④退出时再由内向外重复喷雾一遍，脚踏踏脚垫退出。

（2）熏蒸消毒法

一般可选用醛类和过氧乙酸等熏蒸剂。

①脚踏消毒液浸泡的踏脚垫进入熏蒸场所。

②使车辆的车厢与外界有效隔绝，要封闭所有与外界门、窗、通风孔、洞及电线通过处的缝隙等，仔细检查不需蒸熏部分的密封情况，封厢结束应组织一次全方位密封性检查。

③防疫消毒人员做好个人防护设施，戴防毒面具。

④投放熏蒸消毒药剂。在现场指挥人员的指挥下按顺序投药，投药路线应由里往外，由下风到

上风，若蒸熏剂气体比重大于空气，蒸熏剂则投放在高处，反之则投放在低处。

⑤投药结束后，清点人数，一起退出熏蒸区，关闭车门。

⑥达到密封作用时间后，戴防毒面具，开启门窗通风排气散毒。开启顺序为先上后下，先里后外，先下风向后上风向。

⑦将熏蒸器具撤出，脚踏踏脚垫迅速离开。

2.2.1.4　装运供应香港、澳门地区动物的回空车辆的防疫消毒

应该先在指定地点进行清洗，清洗后按上述方法实施整车防疫消毒。

2.2.2　火车防疫消毒

2.2.2.1　餐车、配餐间、厨房、储藏室、食品舱、动植物产品存放、使用场所以及动植物性废弃物的存放场所等防疫消毒

餐车、配餐间、厨房、食品舱以及动植物产品存放和使用场所的防疫消毒应选用过氧乙酸、含氯消毒剂；储藏室以及动植物性废弃物的存放场所可选用含氯消毒剂、季铵盐类消毒剂、醛类消毒剂、酚类消毒剂和过氧乙酸等消毒剂。

（1）喷雾消毒法

①检查器械是否处于安全适用状态。

②将配制好的消毒溶液倒入消毒器械，调整喷雾器械的喷头，将喷出的雾滴颗粒调至最细。

③关闭车辆的餐车、配餐间、厨房、储藏室、食品舱等的门窗，使室内与外界有效隔绝。

④按先消毒污染轻、后消毒污染重的顺序脚踏消毒液浸泡的踏脚垫进入餐车、配餐间、厨房、储藏室、食品舱、动植物产品存放和使用场所以及动植物性废弃物的存放场所等相关各部位进行喷雾消毒。由外向内喷至表面湿润，喷厢壁时应先上后下、由左至右不应造成遗漏的喷洒，喷头与消毒对象应保持在50cm左右的距离，以使表面湿润，药液不滴下为度，喷完厢壁后向上向空中喷雾一遍，要求雾点均匀在空中悬浮。

⑤退出时再由内向外重复喷雾一遍，脚踏踏脚垫退出。

（2）熏蒸消毒法

①脚踏消毒液浸泡的踏脚垫进入熏蒸场所。

②使餐车、配餐间、厨房、储藏室、食品舱、动植物产品存放和使用场所以及动植物性废弃物的存放场所与外界有效隔绝，要封闭上述场所的门、窗、通风孔、洞及电线通过处的缝隙等；仔细检查不需蒸熏部分的密封情况，密封结束应组织一次全方位密封性检查。

③防疫处理人员做好个人防护设施，戴防毒面具。

④投放熏蒸消毒药剂。在现场指挥人员的指挥下按顺序投药，投药路线应由里往外，由下风到上风，若蒸熏剂气体比重大于空气，蒸熏剂则投放在高处，反之则投放在低处。

⑤投药结束后，清点人数，一起退出熏蒸区并关门。

⑥达到密封作用时间后，戴防毒面具，开启门窗通风排气散毒，开启顺序为先上后下，先里后外，先下风向后上风向。

⑦将熏蒸器具撤出，脚踏踏脚垫迅速离开。

2.2.2.2　动植物性废弃物防疫消毒

（1）喷洒消毒法

一般可选用含氯消毒剂、季铵盐类消毒剂、酸碱类消毒剂、醛类消毒剂和过氧乙酸等消毒剂。

①检查器械是否处于安全适用状态；

②收集废弃物，盛放进收集的容器；

③用消毒剂喷洒至湿透；

④对收集的容器的外表面和放置容器的场所喷洒至表面湿润；

⑤喷完后向上向空中喷雾一遍，要求雾点均匀在空中悬浮；

⑥达到有效作用时间后，将动植物性废弃物排放至指定处置场所；

⑦动植物性废弃物盛装容器经消毒后用清水清洗。

（2）浸泡消毒法

一般可选用含氯消毒剂、酸碱类消毒剂、醛类消毒剂和过氧乙酸等消毒剂。

①检查器械是否处于安全适用状态；

②收集废弃物，盛放进收集的容器；

③将配制好的消毒液倒进容器，液面要漫过废弃物，搅拌至均匀；

④对收集的容器的外表面和放置容器的场所喷洒至表面湿润；

⑤喷完后向上向空中喷雾一遍，要求雾点均匀在空中悬浮；

⑥达到有效作用时间后，将动植物性废弃物排放至指定处置场所；

⑦动植物性废弃物盛装容器经消毒后用清水清洗。

2.2.2.3 泔水防疫消毒采用浸泡消毒法，可选用含氯消毒剂、酸碱类消毒剂、醛类消毒剂和过氧乙酸等消毒剂。

（1）检查器械是否处于安全适用状态；

（2）收集泔水，盛放进收集的容器；

（3）直接将消毒剂按使用量投入泔水中，搅拌均匀；

（4）对收集的容器的外表面和放置容器的场所喷洒至表面湿润；

（5）喷完后向上向空中喷雾一遍，要求雾点均匀在空中悬浮；

（6）达到有效作用时间后，将泔水排放至指定处置场所；

（7）泔水盛装容器经消毒后用清水清洗。

2.2.3 一般船舶防疫消毒

2.2.3.1 餐车、配餐间、厨房、储藏室、食品舱、动植物产品存放和使用场所以及动植物性废弃物的存放场所等防疫消毒：参照2.2.2.1进行消毒。

2.2.3.2 动植物性废弃物防疫消毒：参照2.2.2.2进行消毒。

2.2.3.3 泔水防疫消毒：参照2.2.2.3进行消毒。

2.2.4 废旧船舶的防疫消毒

2.2.4.1 配餐间、厨房、储藏室、食品舱等动植物产品存放和使用场所、泔水以及动植物性废弃物的存放场所等防疫消毒：参照2.2.2.1进行消毒。

2.2.4.2 货舱的防疫消毒

一般可选用含氯消毒剂、酸碱类消毒剂、醛类消毒剂和过氧乙酸等消毒剂。

（1）喷洒消毒法

①检查器械是否处于安全适用状态；

②将配制好的消毒溶液倒入消毒器械，调整喷雾器械的喷头，将喷出的雾滴颗粒调至适当；

③采取包围式对货舱实施喷洒消毒处理，先喷洒货舱四周，盖上舱盖；

④消毒人员进入舱底，用喷洒方式向前开辟出行走通道，沿通道喷洒地面，直至覆盖全部舱底，然后左右移动消毒货舱顶部，再沿通道用先上后下的方式喷洒舱壁，顶部和舱壁喷洒的消毒剂溶液不宜超过其吸液量；

⑤结束后用边退边喷洒的方式再次消毒地面。沿梯子返回甲板后，再喷洒梯子，脚踏消毒垫退出。

（2）熏蒸消毒法

一般可选用醛类和过氧乙酸熏蒸剂。

①脚踏消毒液浸泡的踏脚垫进入熏蒸场所；

②根据船舶结构、污染情况，确定投药点，分布投药路线，分配熏蒸剂；

③在船方配合下密封货舱，关闭通风设施，封闭熏蒸区域与外界相通的所有通风口、舱口、洞及管线缝隙等；

④密封后再组织一次仔细检查密封情况，有漏气应重新密封；

⑤清点核对现场人员，确保熏蒸区域内无人存在，请船方负责人做出在熏蒸期间无其他船员在船的书面安全保证书并签字，非投放药物人员离开现场；

⑥按已确定的熏蒸剂量，在投药点、投药路线有序投放熏蒸剂；

⑦投药结束后退出熏蒸区，关闭舱盖；

⑧达到密封作用时间后，戴防毒面具开舱盖及开启通风排气散毒，开启顺序为先上后下，先里后外，先下风向后上风向；

⑨将熏蒸器具撤出，脚踏消毒垫迅速离开。

2.2.5　飞机防疫消毒

2.2.5.1　配餐间、储藏室、食品舱、动植物产品存放和使用场所以及动植物性废弃物的存放场所等防疫消毒。

采用喷雾消毒法，可选择季铵盐类消毒剂，如百毒杀、泰胜等经国家质量监督检验检疫总局、民航总局认可的消毒剂。

①检查器械是否处于安全适用状态。

②将配制好的消毒溶液倒入消毒器械，调整喷雾器械的喷头，将喷出的雾滴颗粒调至最细。

③关闭飞机舱内空调。

④按先消毒污染轻、后消毒污染重的顺序脚踏消毒液浸泡的踏脚垫进入配餐间、储藏室、食品舱、动植物产品存放和使用场所以及动植物性废弃物的存放场所等相关各部位进行喷雾消毒。由外向内喷至表面湿润，喷厢壁时应先上后下、由左至右不应造成遗漏的喷洒，喷头与消毒对象应保持在50cm左右的距离，以使表面湿润，药液不滴下为度，喷完厢壁后向上向空中喷雾一遍，要求雾点均匀在空中悬浮。

⑤退出时再由内向外重复喷雾一遍，脚踏踏脚垫退出。

⑥对上述部位进行喷雾消毒时，应避免喷洒到食品和食用动植物产品。

2.2.5.2　动植物性废弃物防疫消毒

（1）喷洒消毒法

一般可选用含氯消毒剂、过氧化物消毒剂、季铵盐类消毒剂等，参照2.2.2.2（1）的消毒方法进行消毒。

（2）浸泡消毒法

一般可选用含氯消毒剂、过氧化物消毒剂、季铵盐类消毒剂等，参照2.2.2.2（2）的消毒方法进行消毒。

2.2.5.3　泔水防疫消毒

采用浸泡消毒法，可选用含氯消毒剂、过氧化物消毒剂、季铵盐类消毒剂等，参照2.2.2.3的消毒方法进行消毒。

2.2.6　集装箱防疫消毒

（1）喷雾消毒法

参照2.2.1.2（1）的消毒方法进行消毒。

（2）熏蒸消毒法

一般可选用醛类和过氧乙酸等熏蒸剂。

①脚踏消毒液浸泡的踏脚垫进入熏蒸场所；

②应用粘胶带密封集装箱的前后通气孔及所有漏气缝隙，仔细检查密封情况；

③防疫消毒人员做好个人防护设施，戴防毒面具；

④投放熏蒸消毒药剂，在现场指挥人员的指挥下按顺序投药，投药路线应由里往外，由下风到上风，若蒸熏剂气体比重大于空气，蒸熏剂则投放在高处，反之则投放在低处；

⑤投药结束后，清点人数，一起撤离退出熏蒸区，关闭集装箱门；

⑥达到密封作用时间后，戴防毒面具，开启集装箱门通风排气散毒；

⑦将熏蒸器具撤出，脚踏踏脚垫迅速离开。

2.3　后续处理

2.3.1　及时清点、整理消毒器材，并处理残留药剂。

2.3.2　及时将污染工作衣物脱下，污染面向内包裹带回，分类做最终消毒处理或焚烧处理。

2.3.3　所用消毒器械做表面擦拭消毒。

2.3.4　消毒结束及时通知有关单位、货主或代理，并告知注意事项。

2.4　低温环境下常用消毒剂的配制。

常用防冻消毒剂的配制见附录D。

2.5　记录填写

详细记录消毒工作情况，如消毒日期、地点、消毒面积、处理方法、药物名称及用药量、现场操作人员等。详细按照附录记录表单（原始记录、结果报告单）填写。

2.6　效果评定

按GB 15981—1995《消毒与灭菌效果的评价方法与标准》执行，细菌杀灭率大于70%为防疫消毒处理合格。

3　监管要求

检验检疫机构采用日常监管和年审相结合的方式，对防疫消毒从业单位及从业人员的资质、防疫消毒的设施、药械、工作质量、安全管理等进行监督考核管理。

3.1　监督检查药剂选择与配制

检验检疫机构定期对防疫消毒从业单位所使用的药剂与药剂配制情况进行监督检查。检查的内容主要包括：

3.1.1　检查是否使用经国家质量监督检验检疫总局发布的准许使用的消毒药剂。

3.1.2　检查所选择的药剂是否适合本次防疫消毒。

3.1.3　检查配制所用的需计量的器具是否计量。

3.1.4　检查在消毒剂的配制时是否规范穿戴自身防护。

3.1.5　检查防疫消毒人员配制药剂时是否处于上风向。

3.1.6　检查消毒剂的配制方法是否正确。

3.1.7　检查消毒剂的配制浓度是否准确。

3.1.8　检查是否根据消毒药剂的性质选用不同的容器以防引起腐蚀、溶解等。

3.1.9　检查容器上是否贴有药液名称、配制浓度和配制时间的标签。

3.1.10　检查是否有保证安全、防火防爆的措施。

3.2　监督检查实际操作流程

检验检疫机构定期对防疫消毒从业单位采取的消毒方法和流程进行监督检查,根据不同消毒对象和关键环节,检查内容主要包括:

3.2.1　防疫消毒单位制定的消毒方案是否合理。

3.2.2　实施防疫消毒的人员是否经培训并取得执业资格证。

3.2.3　检查药剂器械、防护工具、防护措施及采样用品是否齐全有效。

3.2.4　检查现场操作程序和步骤是否符合要求。

3.2.5　检查实施防疫消毒完毕后是否做后续处理。

3.2.6　检查是否有如实、详细填写防疫消毒记录表,整理防疫消毒记录表,出具防疫消毒报告等。

3.3　抽查效果评定

3.3.1　检查防疫消毒从业单位是否建立效果评定制度。

3.3.2　检查防疫消毒从业单位建立的消毒效果评定方法、方式是否规范、正确、有效。

3.3.3　检查防疫消毒从业单位的效果评定制度是否有效运行。

3.3.4　检查防疫消毒从业单位效果评定记录是否齐全、规范。

3.4　审核记录报告填写

检验检疫机构应审核每次防疫消毒记录是否齐全、规范,合格的,签名确认;不合格的,责令整改。

4　注意事项

4.1　防止对任何人、畜的健康造成危害。消毒处理时严禁抽烟、进食,严格按照工作流程进行操作。

4.2　防止对车辆、机械、行李、货物等造成损害。

4.3　在配制药剂、现场喷洒消毒过程中,人应尽量处于上风向。

4.4　消毒后采样时,应注意采样液改用含有与化学消毒剂相应的中和剂。

4.5　有异常情形应暂停处理,并立即向现场负责人报告。

附录 A

常用消毒剂使用方法、消毒对象

消毒剂类别	消毒剂名称	常用剂型或主要成分	宜消毒对象	使用方法、浓度及作用时间	注意事项
醛类消毒剂	甲醛溶液	含37%～40%甲醛的水溶液，内含8%～15%甲醇	受污染的房间、仓库及船舱的表面。	甲醛溶液40mL/m³，高锰酸钾30g/m³熏蒸12～24小时，熏蒸时房间门紧闭，熏蒸后通风换气。	熏蒸完毕后需通风1～2小时后，方可作业。
		2%碱性戊二醛或强化酸性戊二醛（商品名：Sonacide）	木质、搪瓷、陶瓷、金属和玻璃器械、纺织品、橡皮制品。	喷雾或浸泡，10～180min。	2%酸性戊二醛对金属有腐蚀性；2%碱性戊二醛室温只可保存2周，其余剂型可保存4周。
含氯消毒剂	漂白粉	次氯酸钙（32%～36%）氯化钙（29%）氧化钙（10%～18%）氢氧化钙（15%）水（10%）	畜舍、用具、污水、车辆、船舶、土壤、墙壁、地面、路面等。	2%～20%喷洒或浸泡，15～120min。处理污水时有效氯含量应为50～2000mg/L。	无机氯性质不稳定，易受光、热和潮湿的影响，丧失其有效成分，有机氯则相对稳定，但是溶于水之后均不稳定。这类消毒剂使用时溶液pH值越高，杀菌作用越弱，pH值8.0以上，可失去杀菌活性；有机物明显影响其杀菌作用；温度每升高10℃，杀菌时间可缩短50%～60%。
	三合二	次氯酸钙（56%～60%）氢氧化钙（20%～24%）氯化钙（6%～8%）	畜舍、用具、车辆、船舶、土壤、污水、墙壁、地面、路面等。	0.5%～10%喷洒或浸泡，15～120min。处理污水时有效氯含量应为50～2000mg/L。	
	次氯酸钙	次氯酸钙	畜舍、用具、车辆、船舶、土壤、污水、墙壁、地面、路面等。	0.3%～6%喷洒或浸泡，15～120min。处理污水时有效氯含量应为50～2000mg/L。	
过氧化物消毒剂	过氧乙酸	商品名：Persteril	畜舍、车辆、船舶、用具、服装、畜禽体表等。	喷洒或浸泡，0.04%～1%，0.5～2小时。	密封熏蒸（要求现场相对湿度60%～80%，温度20℃以上）。
			室内空气。	熏蒸1～3g/m³，相对湿度60%～80%，1～2小时。	
	惠福星	过氧乙酸＋过氧化氢＋表面活性剂＋稳定剂	厩舍、地面、墙壁、饲槽、用具、车辆、船舶、实验室、仓库等消毒，也可用于皮肤、黏膜消毒。	喷洒或浸泡，1:500 用于以上场地、环境、用具严重污染时的喷洒浸泡消毒。	稀释好的药液不能久贮，应现用现配。稀释使用后剩余的消毒液禁止倒回原瓶。

消毒剂类别	消毒剂名称	常用剂型或主要成分	宜消毒对象	使用方法、浓度及作用时间	注意事项
酚类消毒剂	来苏儿	通用名：甲酚皂溶液，是甲酚的肥皂溶液	污染物表面消毒，如地面、墙壁、衣服和实验室污染物品、畜舍等。	浸泡或喷洒，1%～5%，0.5～2小时。	对皮肤有一定刺激作用和腐蚀作用，而且对人体毒性很大。
季铵盐类消毒剂	新洁尔灭	十二烷基二甲基苯基溴化铵	医疗器械及其他用具。	浸泡，0.1%，30min。	不宜与其他消毒剂、阴离子类洗涤剂混用。
	度来芬（消毒宁）	十二烷基二甲基乙苯氧乙基溴化铵	医疗器械及其他用具。	浸泡，0.02%～0.05%10min。	
	百毒杀	癸甲溴铵	车辆、船舶、飞机、用具、土壤、污水、墙壁、地面、路面等。	疫病感染消毒时1:200倍水稀释使用。定期消毒时1:600倍水稀释使用。农舍消毒，改善水质时1:600倍水稀释使用。喷雾消毒时1:600倍水稀释使用。口蹄疫，皮肤病消毒时1:100倍水稀释。消毒时可根据需要使用喷雾、冲洒、洗涤浸泡等方式，及增减用量。作用时间5～36min。	
	泰胜消毒剂	单、双链季铵盐的复配剂	皮肤消毒、手消毒、物体表面消毒、环境消毒、飞机消毒、空气消毒、清洗餐具等。	物体表面、环境、洁具及公共场所消毒：原液按1:50至1:100稀释，喷洒或拭擦消毒，作用时间20min。手部消毒：原液按1:50至1:100稀释、浸泡或拭擦消毒，作用时间1min。按1:100稀释后使用：客舱、货舱、驾驶舱喷洒。	
酸碱类消毒剂	氢氧化钠	氢氧化钠	畜禽舍、车辆、船舶、非金属用具、地面、道路。	1%～3%热溶液喷洒。	对金属有腐蚀性，能灼伤皮肤和黏膜，注意自身防护。
	碳酸钠	碳酸钠	畜禽舍、车辆、船舶、用具、地面、道路及衣服等。	4%热溶液喷洒，洗刷。	具有弱刺激性和弱腐蚀性。直接接触可引起皮肤和眼灼伤。

附录B

消毒剂的浓度配制及投药量计算

一、消毒剂的浓度配制公式为

$$C_1 \times V_1 = C_2 \times V_2$$

式中：

C_1——原液浓度，%；

C_2——拟稀释溶液浓度，%；

V_1——原液容量，单位为毫升（mL）；

V_2——稀释液容量，单位为毫升（mL）。

二、投药量计算公式

$$m = \frac{dV}{1000}$$

式中：

m——投药量，单位为千克（kg）；

d——投药剂量，单位为克每立方米（g/m³）；

V——熏蒸体积，单位为立方米（m³）。

附录 C

消毒池建设标准

采用轮胎消毒池消毒的，轮胎消毒池设计技术要求按照《国家对外开放口岸出入境检验检疫设施建设管理规定》执行。

一、货车轮胎消毒池

1.轮胎消毒池的宽度等同于道路的宽度，并在道路两侧建设挡水墙。

2.轮胎消毒池浸水槽水面的长度为5.74～6.3m。

3.消毒池浸水槽底部为水平平面，底部长度为货车轮胎的周长。

4.轮胎消毒池浸水槽水深为0.30m。

5.轮胎消毒池浸水槽的坡度为12°～15°（当坡度为12°，轮胎消毒池浸水槽的水面长度为6.3m，截面积为1.47m²；当坡度为15°，轮胎消毒池浸水槽的长度为5.74m，截面积为1.38m²），轮胎消毒池浸水槽上的坡长为10m，坡度为5°～6°。

二、客车、小汽车轮胎消毒池

1.轮胎消毒池的宽度=道路的宽度，并在道路两侧建设挡水墙。

2.轮胎消毒池浸水槽水面的长度为3.87～4.35m。

3.消毒池浸水槽底部为水平平面，底部长度为小车轮胎的周长。

4.轮胎消毒池浸水槽水深为0.25m。

5.轮胎消毒池浸水槽的坡度为12°～15°（当坡度为12°，轮胎消毒池浸水槽的长度为4.35m，截面积为0.79m²；当坡度为15°，轮胎消毒池浸水槽的长度为3.87m，截面积为0.73m²），轮胎消毒池浸水槽上的坡长为8m，坡度为5°～6°。

附录D

常用防冻消毒剂的配制

一、过氧乙酸防冻液的配制

在配制过氧乙酸消毒液的过程中，加入一定比例的醇类，醇类对过氧乙酸消毒效果有增效作用。醇的比例根据温度确定，见表1。

表1　醇类抗冻范围

温　度	0℃	−10℃	−20℃	−30℃
甲醇含量	10%	20%	30%	40%
乙醇含量	5%	15%	20%	33%

二、泰胜防冻液的配制

在配制泰胜消毒液的过程中，加入一定比例的乙醇，乙醇的比例根据温度确定，见表2。

表2　不同温度下防冻剂乙醇浓度的配比

气　温	乙醇浓度	气　温	乙醇浓度
−5℃	6.5%	−17℃	25.5%
−8℃	8.4%	−18℃	28.4%
−10℃	14.4%	−19℃	29.1%
−11℃	16.2%	−20℃	31.6%
−12℃	19.3%	−21℃	32.4%
−13℃	19.4%	−22℃	32.4%
−14℃	21.4%	−25℃	35.2%
−15℃	23.1%	−30℃	38.5%
−16℃	22.4%	−40℃	42.8%

三、次氯酸钠防冻液的配制

在1%～2%的次氯酸钠消毒液中加入食盐溶解、−15℃以下要达到食盐饱和液。

四、火碱防冻液配制

在2%氢氧化钠溶液中加入5%～10%食盐、1%福尔马林和5%生石灰。

第6部分　重要动物疫病防疫消毒技术规范
（摘录）

1　禽流感

1.1　禽流感病毒属性

禽流感是由正黏病毒科流感病毒属A型流感病毒引起的禽类烈性传染病。世界动物卫生组织（OIE）将其列为必须报告的动物传染病，我国规定为一类动物疫病。

禽流感病毒属正黏病毒科流感病毒属，有囊膜，囊膜上有含血凝素和神经氨酸酶活性的糖蛋白纤突。禽流感病毒对热比较敏感，56℃加热30min、60℃加热10min或煮沸（100℃）2min以上即可灭活。直射阳光下40～48h即可灭活该病毒，如果用紫外线照射，可迅速破坏其感染性。病毒在粪便中可存活1周，在水中可存活1个月，在pH<4.1的条件下也具有存活能力。禽流感病毒对乙醚、氯仿、丙酮等有机溶剂均敏感。常用消毒剂容易将其灭活，如氧化剂、稀酸、十二烷基硫酸钠、卤素化合物（如漂白粉和碘剂）等都能迅速破坏其传染性。

1.2 有效灭活和消毒药剂

主要有氢氧化钠溶液、过氧乙酸溶液、漂白粉澄清液、碘溶液、福尔马林溶液。

1.3 传带禽流感病毒动植物产品的防疫消毒方法

本消毒方法适用于可疑污染禽流感病毒的进出境动植物产品及其包装物，或者为保障进出境动植物产品贸易的开展需要采取的有效杀灭禽流感病毒的加工方法。

1.3.1 蛋及蛋制品：

名　称	中心温度（℃）	持续时间
整个鸡蛋	60	188 s
蛋白液	56.7	232 s
10%腌制蛋黄	62.2	138s
蛋白粉	67	20 小时

1.3.2 禽肉及制品：

名　称	中心温度（℃）	持续时间
禽肉及制品	70.0	3.5s
禽肉及制品	73.9	0.51s

1.3.3 羽毛粉、肉粉和肉骨粉

（1）热蒸汽加热：最低温度118℃持续40min以上。

（2）水解加工：最低温度122℃，至少3.79×100kPa的压强，持续15min以上。

1.4 发生禽流感的紧急防疫消毒规程

本规程适用于口岸对禽流感的一般预防消毒，以及来自境内外疫区的运输工具、集装箱外表和疫点、疫区的消毒。

1.4.1 消毒准备

1.4.1.1 人员组织

清洗消毒队应至少配备一名专业技术人员负责技术指导。

1.4.1.2 制定消毒方案

根据消毒对象的种类、数量、疫情情况制定消毒方案。

1.4.1.3 药品器械及防护用具

（1）消毒剂

过氧乙酸、含氯消毒剂

（2）消毒器械

喷洒罐车、机动喷雾机、常量喷雾器、超低容量喷雾机等。

（3）防护用具

口罩、眼罩、防护服、橡胶手套、胶靴。

（4）配药工具

塑料桶、药勺、漏斗、过滤网、搅棒、量杯。

（5）其他物品

毛巾、指刷、有柄刷子、洗涤剂、隔离带、消毒垫、铁锹、扫把、大号垃圾袋及记录表和笔等。

1.4.2　操作程序

1.4.2.1　使用药剂及浓度

0.1%～0.5%过氧乙酸、500～10000mg/L有效氯含氯消毒剂溶液。

1.4.2.2　消毒方法

（1）疫点的紧急防疫消毒

①禽舍清理

彻底将禽舍内的污物、鸡粪、垫料、剩料等各种污物清理干净，并做无害化处理，可移动的设备和用具搬出鸡舍，集中堆放到指定的地点清洗、消毒。

②火焰消毒

禽舍清扫后，应用火焰喷射器对禽舍的墙裙、地面、笼具等非易燃物品进行火焰消毒。

③冲洗

对禽舍的墙壁、地面、笼具，特别是屋顶木梁桁架等，用高压水枪进行冲刷，清洗干净。

④喷洒消毒药物

待禽舍地面水干后，用消毒液对地面和墙壁等进行均匀地、足量地喷雾、喷洒消毒。

⑤熏蒸消毒

关闭门窗和风机，用福尔马林密闭熏蒸消毒24小时以上。

⑥禽舍外环境消毒

对疫点养禽场内禽舍外环境清理后进行消毒。

（2）疫点、疫区交通道路、运输工具的消毒

①封锁期间，疫区道口消毒站对出入人员、运输工具及有关物品进行消毒。

②运输工具必须进行全面消毒。

（3）工作人员的消毒

参加疫病防控工作的各类人员应进行消毒，其中包括穿戴的工作服、帽、手套、胶靴及器械等，消毒方法可采用浸泡、喷洒、洗涤等；工作人员的手及皮肤裸露部位应清洗、消毒。

（4）疫区的终末消毒

在解除封锁前对疫区进行彻底消毒。消毒方法参照紧急消毒措施。

（5）污水处理

以上消毒所产生的污水应进行无害化处理。

（6）受威胁区的预防消毒

受高致病性禽流感威胁区的养禽养殖场、家禽产品集贸市场、禽类产品加工厂、交通运输工具等场所应加强预防消毒工作。

1.4.3　填写消毒记录

详细记录消毒工作情况，包括消毒日期、人员、地点、消毒对象、消毒剂及浓度等内容。

1.4.4　注意事项

消毒工作应避免盲目性，如采取其他有效措施可以使污染物品无害化时，可以不进行消毒

处理。

2 炭疽

2.1 炭疽属性

炭疽是由炭疽芽孢杆菌引起的一种人畜共患传染病。世界动物卫生组织（OIE）将其列为必须报告的动物疫病，我国将其列为二类动物疫病。炭疽的传染源是病畜（羊、牛、马、骡、猪等）和病人，人与带有炭疽杆菌的物品接触后，通过皮肤上的破损处或伤口感染可以形成皮肤炭疽，通过消化道感染可以形成肠炭疽，通过呼吸道感染可以形成肺炭疽。

本菌繁殖体对日光、热和常用消毒剂都很敏感，在日光下12小时死亡，加热到75℃时，1min死亡。在有氧气与足量水分的条件下，能形成芽孢。其芽孢的抵抗力很强，在煮沸10min后仍有部分存活，在干热150℃可存活30～60min，在湿热120℃40min可被杀死。在5%的石碳酸中可存活20～40天。炭疽杆菌的芽孢可在动物、尸体及其污染的环境和泥土中存活多年。

2.2 有效灭活和消毒药剂

20%漂白粉溶液、0.1%碘溶液、0.5%过氧乙酸、5%甲醛溶液、4%高锰酸钾溶液、0.2%升汞、10%氢氧化钠溶液。

2.3 传带炭疽动植物产品的防疫消毒方法

本消毒处理办法适用于可疑污染炭疽杆菌的进出境动植物产品及其包装物，或者为保障进出境动植物产品贸易的开展需要采取的有效杀灭炭疽杆菌的加工方法。

2.3.1 进口奶及奶制品

用巴斯德消毒法进行快速加热处理。

2.3.2 猪鬃

在沸水中加热60min以上。

2.3.3 野生动物皮中炭疽杆菌芽孢的消毒方法

环氧乙烷（500mg/L），相对湿度20%～40%，55℃，烟熏30min；或者剂量为40kiloGray的γ-射线。

2.3.4 反刍动物、马匹和猪的骨头和排骨中炭疽芽孢的消毒方法

将骨头和排骨切成最大不超过50mm的块状；用133℃，3×100kPa压力的饱和蒸汽法加热20min。

2.3.5 反刍动物的皮张、毛发中芽孢的消毒方法

γ辐照，剂量为25kiloGray；或者进行以下五步：

（1）40.5℃，0.25%～0.3%苏打液，10min。

（2）40.5℃，肥皂液，10min。

（3）40.5℃，2%的甲醛溶液，10min。（第一次）

（4）40.5℃，2%的甲醛溶液，10min。（第二次）

（5）冷水冲洗后用热空气干燥。

2.3.6 骨粉和肉骨粉

（1）湿热法

湿热120℃、40min以上。

（2）干热法

干热150℃、60min以上

2.3.7 肥料、粪便和垫料中芽孢的消毒方法

（1）小剂量焚烧。

（2）堆肥热化疗处理法：

A. 以1～1.5L/m³的密度混合以下物质：10%甲醛（大约30%的福尔马林）；4%戊二醛（pH8～8.5）；

B.5周后翻转料。

C.再过5周后弃去。

2.4　发生炭疽的紧急防疫消毒规程

本规程适用于口岸对炭疽的一般预防消毒，以及来自境内外疫区的运输工具、集装箱外表和疫点、疫区的消毒。

2.4.1　消毒准备

2.4.1.1　人员组织

清洗消毒队应至少配备一名专业技术人员负责技术指导。

2.4.1.2　制定消毒方案

根据消毒对象的种类、数量、疫情情况制定消毒方案。

2.4.1.3　药品器械及防护用具

（1）消毒剂：碘溶液、过氧乙酸溶液、甲醛溶液、漂白粉溶液。

（2）消毒器械：喷洒罐车、机动喷雾机、常量喷雾器、超低容量喷雾机等。

（3）防护用具：口罩、眼罩、防护服、橡胶手套、胶靴。

（4）配药工具：塑料桶、药勺、漏斗、过滤网、搅棒、量杯。

（5）其他物品：毛巾、指刷、有柄刷子、洗涤剂、隔离带、消毒垫、铁锹、扫把、大号垃圾袋及记录表和笔等。

2.4.2　操作程序

2.4.2.1　使用药剂及浓度

20%漂白粉、0.1%碘溶液、0.5%过氧乙酸、5%甲醛溶液。

2.4.2.2　消毒方法

（1）一般防疫性消毒

在口岸对来自疫区的运输工具、集装箱外表和污染的场地、用器具和在定点生产加工存放企业对动物产品外表包装进行全面的喷洒消毒或在口岸出口通过自动喷雾设施对目标集装箱、运输车辆和轮胎进行消毒；消毒时，保证药液均匀，不留死角。

（2）疫点

出入口必须设立消毒设施。限制人、易感动物、车辆进出和动物产品及可能受污染的物品运出。对疫点内动物舍、场地以及所有运载工具、饮水用具等必须进行严格彻底地消毒。

患病动物和同群动物全部进行无血扑杀处理。其他易感动物紧急免疫接种。

对所有病死动物、被扑杀动物，以及排泄物和可能被污染的垫料、饲料等物品产品按附件2要求进行无害化处理。

动物尸体需要运送时，应使用防漏容器，须有明显标志，并在动物防疫监督机构的监督下实施。

（3）疫区

交通要道建立动物防疫监督检查站，派专人监管动物及其产品的流动，对进出人员、车辆须进行消毒。停止疫区内动物及其产品的交易、移动。所有易感动物必须圈养，或在指定地点放养；对动物舍、道路等可能污染的场所进行消毒。

对疫区内的所有易感动物进行紧急免疫接种。

（4）受威胁区

对受威胁区内的所有易感动物进行紧急免疫接种。

（5）各种污染对象的常用消毒方法

①炭疽动物尸体

应结合远离人们生活、水源等因素考虑，因地制宜，就地焚烧。如需移动尸体，先用5%福尔马林消毒尸体表面，然后搬运，并将原放置尸地及尸体天然孔出血及渗出物用5%福尔马林浸渍消毒数次，在搬运过程中避免污染沿途路段。焚烧时将尸体垫起，用油或木柴焚烧，要求燃烧彻底。无条件进行焚烧处理时，也可按规定进行深埋处理。

②粪肥、垫料、饲料

应混以适量干碎草，在远离建筑物和易燃品处堆积彻底焚烧，然后取样检验，确认无害后，方可用作为肥料。

③房屋、厩舍

开放式房屋、厩舍可用5%甲醛喷洒消毒3遍，每次浸渍2小时，也可用20%漂白粉液喷雾，200mL/m²作用2小时。对砖墙、土墙、地面污染严重处，在离开易燃品条件下，亦可先用酒精或汽油喷灯地毯式喷烧1遍，然后再用5%福尔马林喷洒消毒3遍。

对可密闭房屋及室内橱柜、用具消毒，可用福尔马林熏蒸。在室温18℃条件下，对每25～30m³空间，用10%浓甲醛液（内含37%甲醛气体）约4000mL，用电煮锅蒸4小时。蒸前先将门窗关闭，通风孔隙用高粘胶纸封严，工作人员戴专用防毒面具操作。密封8～12小时后，打开门窗换气，然后使用。

熏蒸消毒效果测定，可用浸有炭疽弱毒菌芽孢的纸片，放在含组氨酸的琼脂平皿上，待熏后取出置37℃培养24小时，如无细菌生长即认为消毒有效；也可选择其他消毒液进行喷洒消毒，如4%戊二醛（pH8.0～8.5）2小时浸洗、5%甲醛（约15%福尔马林）2小时、3%小时$H_2O_2$2小时或过氧乙酸2小时。其中，H_2O_2和过氧乙酸不宜用于有血液存在的环境消毒；过氧乙酸不宜用于金属器械消毒。

④泥浆、粪汤

猪、牛等动物死亡污染的泥浆、粪汤，可用20%漂白粉液1份（处理物2份），作用2小时；或甲醛溶液50～100mL/m³比例加入，每天搅拌1～2次，消毒4天，即可撒到野外或田里，或掩埋处理（做深埋处理）。

⑤污水

按水容量加入甲醛溶液，使其含甲醛液量达到5%，处理10小时；或用3%过氧乙酸处理4小时；或用氯胺或液态氯加入污水，于pH4.0时加入有效氯量为4mg/L，30min可杀灭芽孢，一般加氯后作用2小时流放1次。

⑥土壤

炭疽动物倒毙处的土壤消毒，可用5%甲醛溶液500mL/m²消毒3次，每次2小时，间隔1小时；亦可用氯胺或10%漂白粉乳剂浸渍2小时，处理2次，间隔1小时；亦可先用酒精或柴油喷灯喷烧污染土地表面，然后再用5%甲醛溶液或漂白粉乳剂浸渍消毒。

⑦衣物、工具及其他器具

耐高温的衣物、工具、器具等可用高压蒸汽灭菌器在121℃高压蒸汽灭菌1小时；不耐高温的器具可用甲醛熏蒸，或用5%甲醛溶液浸渍消毒。运输工具、家具可用10%漂白粉液或1%过氧乙酸喷雾或擦拭，作用1～2小时。凡无使用价值的严重污染物品可用火彻底焚毁消毒。

⑧皮毛、猪鬃、马尾的消毒

采用97%～98%的环氧乙烷、2%的CO_2、1%的十二氟混合液体，加热后输入消毒容器内，经48小时渗透消毒，启开容器换气，检测消毒效果。但须注意，环氧乙烷的熔点很低（＜0℃），在空气中浓度超过3%，遇明火即易燃烧发生爆炸，必须低温保存运输，使用时应注意安全。

骨、角、蹄在制作肥料或其他原料前，均应彻底消毒。如采用121℃高压蒸汽灭菌，或5%甲醛溶液浸泡，或用火焚烧。

2.4.3　填写消毒记录

详细记录消毒工作情况，包括消毒日期、人员、地点、消毒对象、消毒剂及浓度等内容。

2.4.4　注意事项

炭疽杆菌可形成芽孢，故在消毒中不得使用中、低效消毒剂。疫源地内要同时开展灭蝇、灭鼠工作。消毒人员要做好个人防护，必要时进行12天的医学观察。

（马成霞）

附录6

国境口岸登革热疫情监测规程

1　范围

本标准规定了国境口岸登革热的疫情监测对象、监测内容及方法、疫情处理和预防原则。

本标准适用于各级检验检疫机构对国境口岸登革热的疫情监测和疾病控制。

2　术语和定义

下列术语和定义适用于本标准。

2.1　登革热

登革病毒引起的一种急性虫媒传染病，包括登革出血热、登革热休克综合征两种类型。

2.2　监测点

对入出境人群登革热疫情、媒介昆虫种属及密度进行长期的系统观察的地区。

2.3　媒介

传播登革热的主要蚊媒埃及伊蚊和白纹伊蚊。

2.4　染疫人

正在患登革热的人，或经卫生检疫机构初步诊断，认为已经感染登革热或者已经处于登革热潜伏期的人。

2.5　染疫嫌疑人

接触过登革热的感染环境，并且可能传播登革热的人。

3　监测对象

3.1　国境口岸。

3.2　国境口岸服务场所。

3.3　为入出境交通工具或口岸提供食品、饮用水服务的单位。

3.4　入出境人员、国境口岸工作人员及为国际交通工具和国境口岸提供食品、饮用水服务的从业人员。

3.5　入出境交通工具、运输设备、货物、行李、邮包等。

4 监测点选择

检验检疫机构应以国境口岸为监测点,在辖区内开展监测工作。

5 疫情监测

5.1 疫情信息收集

5.1.1 应定期收集国内外登革热疫情信息,并报告或通报。

5.1.2 应与当地卫生防疫部门建立密切联系。了解本地区疫情动态和监测情况。

5.2 疫情报告

检验检疫机构发现登革热或疑似登革热疫情后,应在12小时内报告国家主管机关,同时通知当地卫生行政主管部门,并填写"出入境人员登革热报告卡",参见附录A。

5.3 疫情评估与风险预警

国家质量监督检验检疫总局根据收集的疫情信息,结合实际情况进行风险分析,对疫情的传入与传出以及扩散的危险性做出风险评估,并发布疫情风险预警。各地检验检疫机构应根据疫情风险预警,结合实际情况,制定疫情控制措施。

5.4 人群疫情监测

5.4.1 对临床疑似病例或原因不明的发热者,应采集急性期血分离登革热病毒、双份血清检测登革热抗体,发现及核实疫情。

5.4.2 对需确认诊断的可疑病例以及暴发疫情的病例,应全部或抽样进行流行病学个案调查。

5.4.3 统计分析登革热疫情和感染的人群间、时间、空间分布参见附录B。

5.5 媒介监测

5.5.1 监测内容

5.5.1.1 口岸媒介监测应作为常年监测任务进行蚊虫本底调查,掌握伊蚊种群分布、蚊虫密度、季节消长及对杀虫药的抗性,了解滋生地的性质、种类、分布。

5.5.1.2 外来媒介监测应对出入境的交通工具、运输设备进行蚊虫监测。

5.5.2 监测方法

5.5.2.1 成蚊调查采用人工小时法,定期调查一次当地伊蚊成蚊的季节消长、生态学、对杀虫药的抗药性等雌蚊指数(人工小时),成蚊密度按式(1)计算:

成蚊密度〔只/(人·小时)〕=4×只数/(人·15min) ················· (1)

5.5.2.2 幼虫调查采用幼虫指数调查法,检验检疫机构应对伊蚊做本底调查,调查伊蚊的种群、滋生地的性质、种类、分布,统计布雷图指数(BI)、房屋指数(HI)、容器指数(CI)。

调查房屋数应不少于50户,以保证结果可靠。

布雷图指数、容器指数和房屋指数的计算方法分别按式(2)、式(3)和式(4)

布雷图指数=伊蚊幼虫或蛹阳性容器数/检查房屋数×100% ··············· (2)

容器指数=伊蚊幼虫或蛹阳性容器数/检查容器数×100% ··············· (3)

房屋指数=伊蚊幼虫或蛹阳性房屋数/检查房屋数×100% ··············· (4)

5.5.3 蚊卵调查采用诱卵器法,开展诱蚊器指数调查。

5.6 实验室监测

5.6.1 采集口岸人群血清,监测登革热抗体,了解口岸人群的免疫水平。

5.6.2 捕获的埃及伊蚊、白纹伊蚊应进行病毒分离并鉴定型别,分析登革热流行可能性及发展趋势。

6 监测结果

依据患者的流行病学资料、临床表现及实验室检查结果综合判断进行临床诊断,确诊应有血清学或病原学检查结果，登革热的诊断参见附录C。

7 疫情处理

7.1 疫点划定

7.1.1 国境口岸监测区。

7.1.2 以病原为中心50m内的居民区。

7.1.3 交通工具则以独立的船舶、飞机、列车车厢或其他独立一体的交通工具、运输设备为主。

7.2 疫点处理

对登革热疫点和来自登革热疫区及发现有蚊的交通工具、集装箱、货物进行卫生处理，登革热的预防和控制参见附录D。

7.3 病人处理

各级检验检疫机构在检疫查验、卫生监督或巡诊医疗发现登革热病例（染疫人）或疑似病例（染疫嫌疑人）时应采取以下措施：

——应将染疫人或染疫嫌疑人送医院治疗并采血标本做病毒分离及血清学检验。

——宜采集染疫人或染疫嫌疑人曾经居住过的场所内的伊蚊做病毒分离。

——染疫人或染疫嫌疑人应当在经过彻底灭蚊并有防蚊设施的病房内接受自发病之日算起不少于五天的隔离治疗。

7.4 密切接触者

应发给就诊方便卡或实施14天的健康观察。

8 预防原则

应采取以防治伊蚊为主的综合性防治措施。预防原则为：

——应实施对交通工具、重点货物灭蚊和对有关人员进行检疫观察。

——应采用综合方法，以清除伊蚊滋生地和消灭幼虫为主。处理滋生地应针对不同蚊种采取相应的措施，将伊蚊布雷图指数控制在20以下。

——加强宣传教育，提高群众防蚊、防病的卫生意识。加强个人防护，白天防止伊蚊叮咬传播。在国际旅行时宜避开登革热流行区，如前往疫区应注意个人防护。

预防和控制措施参见附录D。

附录A

（资料性附录）
出入境人员登革热报告卡

卡片编码：

姓名：_____ 性别：_____男、女 出生日期：_____年___月___日

身份证明：_____身份证、护照、海员证号码：_____

国籍：_____ 联系电话：_____

户籍所在地：_____

现住址：_____

发病地点：_____

文化程度：小学、初中、高中、大专以上、文盲

职业：农民、工人、公务员、职员、学生、船员、饮食从业人员、商人、服务员、驾驶员、技

术人员、家务或无业人员、其他

发病日期：_____年___月___日　初诊日期：_____年___月___日

确诊日期：_____年___月___日　死亡日期：_____年___月___日

传播媒介：埃及伊蚊、白纹伊蚊

诊断依据：临床、流行病学调查、特异性诊断

诊断（病名）：_____

处理结果：_____

报告人：_____　　　　　　联系电话：_____

审核人：_____　　　　　　报告单位：_____

报告日期：_____年___月___日___时

附录B

（资料性附录）
登革热人群监测统计表

填报单位：（盖章）　　　　　　　　　　　　　　　　统计时间：

时间	发病数/例	确诊人数/例	登革热出血热例数/例	死亡数/例

填报人：_____　　　　　　填报时间：_____

附录C

（资料性附录）
登革热的诊断

C.1　流行病学资料

居住于流行地区或曾去过流行区旅行，发病前5～9天曾有被蚊虫叮咬史。

C.2　临床表现

C.2.1　突然起病，畏寒、发热（24～36小时内达38～40℃，少数患者表现为双峰热），伴疲乏、恶心、呕吐等症状。

C.2.2　伴有较剧烈的头痛、眼眶痛、肌肉、关节和骨骼痛。

C.2.3　伴面、颈、胸部潮红，结膜充血。

C.2.4　表浅淋巴结肿大。

C.2.5　皮疹：于病程5～7天出现为多样性皮疹（麻疹样皮疹、猩红热样疹）、皮下出血点等。皮疹分布于四肢躯干或头面部，多有痒感，不脱屑，持续3～5天。

C.2.6　少数患者可表现为中枢神经症状和体征。

C.2.7　有出血倾向（束臂试验阳性），一般在病程5～8天牙眼出血、鼻衄、消化道出血、皮下出血、咯血、血尿、阴道出血或胸腹腔出血。

C.2.8　多器官大量出血。

C.2.9　肝大。

C.2.10　伴有休克者。

C.3　实验室检查

C.3.1　末梢血检查血小板减少（低于$100×10^9$/L）。白细胞总数减少而淋巴细胞和单核细胞分类计数相对增多。

C.3.2　血红细胞容积增加20%以上。

C.3.3　单份血清特异性IgG抗体阳性。

C.3.4　血清特异性IgM抗体阳性。

C.3.5　恢复期血清特异性IgG抗体比急性期有四倍及以上增长具有诊断意义。

C.3.6　病毒分离阳性

从急性期病人血清、血浆、血细胞层或尸解脏器分离到登革病毒或检测到登革病毒抗原。

C.4　病例分类

C.4.1　疑似病例

具备C.1及C.2.1，C.2.2及C.2.3至C.2.7之一以上者。

C.4.2　临床诊断病例

疑似病例加C.3.1（登革热流行已确定）或加C.3.3（散发病例或流行尚未确定）。

C.4.3　确诊病例

——登革热：临床诊断病例加C.3.4、C.3.5、C.3.6中的任一项。

——登革出血热：登革热确诊病例加C.2.8、C.2.9、C.3.1、C.3.2。

——登革休克综合征：登革出血热加C.2.10。

C.5 鉴别诊断

登革热需同流行性感冒、流行性出血热、麻疹、猩红热、流行性斑疹伤寒、钩端螺旋体病、败血症、疟疾、流行性脑炎等鉴别。

附录D

(资料性附录)
登革热的预防和控制措施

D.1 防治方法

D.1.1 灭蚊防蚊

控制和消灭埃及伊蚊和白纹伊蚊是当前最有效的预防登革热的措施。

D.1.2 消除伊蚊滋生地、消灭幼虫。

D.1.3 杀灭成蚊

针对不同蚊种特点，选择最优时机和方法，室内用喷洒或烟熏等方法施用对人畜毒性低的杀虫剂杀灭成蚊。

D.2 组织措施

D.2.1 监测区域登革热防治领导机构，在国家质量监督检验检疫总局的直接领导下，收集各地的媒介密度、动态、发病数及死亡数，分析疫情趋势。另外成立专家组，研究联防技术，做好技术指导。

D.2.2 位于流行区的国境口岸，要根据流行程度组织专业队伍，在登革热防治领导小组的指导下，与当地防疫部门及口岸爱国卫生委员会等部门协调，宣传发动群众，做好防蚊灭蚊、清除蚊虫滋生地，统计疫情数字，定期报告的工作。

D.2.3 充分利用广播、电视、报刊、墙报等手段开展宣传，普及登革热的防治知识。

D.3 技术措施

D.3.1 流行病学调查

D.3.1.1 个案调查

应按登革热流行病学调查方法进行一定数量个案调查并核实诊断。

D.3.1.2 查明本次流行的分布，包括地区、年龄、性别、职业、病死率、死亡率，确定疫区范围和流行特点。

D.3.1.3 追踪本次流行的传染来源。

D.3.1.4 查清疫区中的自然条件、人群居住条件和环境卫生设施、卫生习惯，分析流行的自然因素和社会因素。

D.3.1.5 流行期间随时对伊蚊、滋生性质、种类进行调查（调查户数至少为50）计算布雷图指数、房屋指数、容器指数。

D.3.1.6 病毒监测：采集病人（疑似病人）急性期血清和定期捕捉伊蚊分离病毒，鉴定型别。

D.3.1.7 对密切接触人员进行医学观察。

D.3.2 隔离和管理病人

应早诊断、早报告、早隔离、早就地治疗。新发疫点的病人住院隔离期限从发病日起不少于6天。隔离室应有防蚊措施，并在隔离室周围100m范围定期杀灭成蚊和清除伊蚊滋生地。对疫点、疫区内接触者要进行15天医学观察。

D.3.3 防蚊、灭蚊

处理滋生地时应针对不同蚊种采取措施。

D.3.3.1　水缸加盖：每隔3～5天清、刷、洗、烫1次，以清除水缸内壁幼虫及蚊卵。

D.3.3.2　生物灭蚊蚴：在水缸中放养吞食蚊虫的鱼类如柳条鱼、中华斗鱼、非洲鲫鱼、塘虱鱼等；或在水缸中投放苏云杆菌H-14制剂等，每隔7～10天投放1次，浓度应根据效价确定投药浓度（1000～5000IU/L）。

D.3.3.3　开展以防治伊蚊为中心的群众性爱国卫生运动。翻盆倒罐填平洼地，清除室内外各种积水，如碗柜、泡菜缸口周边小积水等要勤换水或加盐半匙以防蚊虫滋生，花瓶、盆景每5～7天换水1次，废旧轮胎不应露天堆放，或用塑料布覆盖，不得积水。

D.3.3.4　处理滋生地期限要求

疫点及半径100m周围国境口岸限期5天、疫区限期10～15天内把布雷图指数降至五以下，可以兼收应急和远期效果。

D.3.3.5　紧急灭蚊

室内用压缩喷雾器于1.5～2m高度的空间喷洒使用敌敌畏，剂量按4～5mg/m³。杀螟松、马拉硫磷按相同剂量喷雾。野外用马拉硫磷或杀螟松超低容量空间喷雾，用量1～4mL/m³。

生物苄呋喃菊酯、溴氰菊酯、二氯苯醚菊酯、苄呋菊酯，分别按（有效成分 g/hm²）5～10、0.5～1.0、5～10、7～16的用量在室外环境伊蚊栖息场所进行大面积喷洒。

对交通工具、运输设备实施灭蚊。

D.4　保护易感人群

在流行区加强个人防护（使用蚊虫驱避剂），防止蚊虫叮咬传染。

D.5　预防措施效果评价

预防措施效果常用的评价指标包括发病率（罹患率）、二代发病率、流行持续时间、伊蚊成蚊密度和幼虫指数等，其中伊蚊幼虫密度布雷图指数可供登革热防治目标管理工作作为参考指标。

（赵亚栋）

附录7
国境口岸疟疾疫情监测规程

1　范围

本标准规定了国境口岸疟疾疫情监测对象、内容、结果评定及疫情处置。

标准适用于出入境检验检疫机构在国境口岸地区的疟疾疫情监测和疟疾预防控制。

2　规范性引用文件

下列文件中的条款通过本标准的引用而成为本标准的条款。凡是注日期的引用文件，其随后所有的修改单（不包括勘误的内容）或修订版均不适用于本标准。凡是不注日期的引用文件，其最新版本适用于本标准。

GB15989-1995疟疾诊断标准及处理原则。

3　术语和定义

下列术语和定义适用于本标准。

3.1　疟疾

由疟原虫经按蚊传播，寄生于人体内，使人体内红细胞周期性破坏所引起的传染病。典型的临床表现以周期性发作、寒战、高热和大汗，伴贫血及脾肿大为主要特征。严重者发生脑型疟疾，常导致死亡。疟疾为目前六种国际监测传染病之一，也是我国法定的乙类传染病。

3.2 病原体

疟疾的病原体为间日疟原虫、恶性疟原虫、三日疟原虫及卵形疟原虫四种。

3.3 媒介

按蚊是传播疟疾的媒介，全球约有450种，我国已报道按蚊属有61种（含亚种），几乎所有按蚊对疟原虫都有易感性，我国口岸有资料统计的22种，传播疟疾的有9种（含亚种），主要有中华按蚊、雷氏按蚊嗜人血亚种、微小按蚊及大劣按蚊（旧称巴拉巴按蚊）。传疟媒介符合以下条件：

（1）是当地数量较多的按蚊；

（2）嗜吸人血；

（3）对疟原虫易感；

（4）在流行区能捕获到自然感染子孢子的成蚊；

（5）滋生季节与当地疟疾流行季节相符；

（6）寿命必须长于子孢子增殖期。

3.4 疟区

疟疾流行地区，世界卫生组织各国卫生行政部门公布。疟疾在全球北纬60°和南纬4°之间广大区域内流行，主要流行于热带、亚热带；北纬33°以北为非稳定性低疟区，以间日疟为主，北纬25°～33°范围为非稳定性中疟区，以间日疟为主，亦有恶性疟、三日疟散发；北纬25°以南为高疟区，三种疟疾均有。

4 监测对象

4.1 口岸入出境人员，重点是病人和疑似病人。

4.2 口岸入出境的交通工具、运输设备、集装箱、废旧物品、废旧轮胎等易藏匿传播疟疾的媒介按蚊。

5 监测点选择

5.1 口岸检验检疫局、办事处、口岸医院、国际旅行卫生保健中心设立监测点工作组，由专业技术人员承担监测点工作。

5.2 口岸区域的涉外宾馆、饭店、公共娱乐场所、商店、民居；口岸区的仓库、临时居所、牲畜圈舍；口岸通道周围外环境，所有媒介按蚊易活动范围均为监测工作区域，在此区域选设监测点。

6 监测内容

6.1 国际疫情信息监测

6.2 国内疫情信息监测

6.3 传染源监测

6.3.1 对入出境人员和国际交通工具上发现疑似病人时，应询问与疟区的接触情况，对入境人员要填报《入境检疫申明卡》，了解有无疟疾史，对有疟疾史者，应采血检查疟原虫和疟疾抗体。

6.3.2 对入出境人员曾于疟疾传播季节在疟疾流行区住宿或有输血史者，有间歇性定时发作，每天、隔天或隔两天发作一次，发作时有发冷、发热、出汗等临床症状，发作多次可出现脾肿大和贫血，重症病例出现昏迷等症状，应做进一步诊断并隔离、留验。

6.3.3 对有疟疾症状的疑似病人用抗疟药做假定性治疗，3天内症状消失或得到控制，继续用间接荧光抗体试验或酶联免疫吸附试验抗体为阳性，同时作血涂片查检疟原虫，对疑似病例、临床诊断病例送医院隔离治疗。

6.3.4　国境口岸地处热带、亚热带区域的，应开展对该区域的疟疾病例观察，做好登记、报告、治疗、随访，并掌握抗药株的发生、分布情况，采取控制措施。

6.4　病媒按蚊的监测

6.4.1　国境口岸分布有媒介按蚊的区域，应全面监测按蚊的种群数量、分布情况、生态习性、密度和叮咬率调查（见附录A）。除对成蚊调查外，还应对幼虫滋生地及密度调查。如该流行区存在恶性疟，按GB15989—1995中4.1.2治疗，并及时掌握疟原虫抗药株发生、分布情况，为杀灭媒介按蚊提供科学依据。

6.4.2　国境口岸无按蚊分布或基本消灭了按蚊的区域，应全面监测蚊媒种群，及时发现可能经入境的交通工具、运输设备、集装箱、容易藏匿蚊虫的货物、物品中携带输入的按蚊。

6.4.3　应对入出境的交通工具船舶、航空器、列车及其他车辆、运输设备集装箱及容易藏匿蚊虫的货物、物品、旧轮胎等严格检验检疫，注意截获活蚊和幼蚊，采集标本进行蚊种鉴定和药敏试验，灭蚊并进行效果观察。

6.4.4　应联同当地卫生防疫医疗单位相关部门，掌握区域内与疟疾相关的基本情况动态变化，如人口资料、自然环境、水文气象资料、媒介按蚊分布、滋生地情况、居住条件、风俗习惯、卫生状况、疟疾发生风险性进行评估，加强监测，实施预防控制。

7　国境口岸疟疾疫情监测结果评定及处理原则

遵照附录B规定。

8　疟疾疫情处置

8.1　国境口岸对疟疾病人的处置

8.1.1　将病人隔离安置于经过灭蚊且有防蚊设施，装置纱窗，纱门和蚊香驱蚊的房间并及时送医院隔离治疗，按GB 15989—1995的第4章处理。要彻底治疗病人，对病人给予快速有效的抗疟治疗；对症状缓解、血象转阴治愈后的病人，要跟踪检查，预防复发。

8.1.2　责任疫情报告人发现疟疾病人、病原携带者和疑似传染病病人时，按《中华人民共和国传染病防治法》的规定，向发病地的检验检疫机构或疾病预防控制机构报出传染病报告卡，并做好疫情登记。密切注意疫情动态，按8.1.1处置。

8.1.3　国境口岸在10～30天内发现疟疾病人成倍增长；病人及疑似病人、传疟按蚊流动扩散；大批易感人群进入疟区；监测到按蚊密度增加，引起疟疾暴发；责任疫情报告人应以最快的方式报告上级检验检疫机构并向当地疾病预防控制机构和卫生行政部门报告疫情。按8.1.1处置。

8.2　国境口岸对与疟区病人密切接触者的处置

8.2.1　国境口岸对与疟区病人密切接触者，应采血检查疟原虫和疟疾抗体，实施医学检查和防治措施。

8.2.2　国境口岸对将前往疟区者，应进行个人防蚊，携带使用蚊虫驱避剂、预防服药等，按GB 15989—1995的4.2处理。

8.3　国境口岸对疟疾的防治

8.3.1　药物防治、灭蚊，按GB 15989—1995的4.3，4.4处理。

8.3.2　生物防治，稻田、水塘静水中养鱼可达灭蚊经济效果。除柳条鱼外，青鱼、草鱼及鲤鱼等都能吞食蚊幼虫。微生物制剂苏云金杆菌血清型H-14对中华按蚊有毒杀作用。

8.3.3　环境防治和环境治理按GB 15989—1995的4.5处理。

附录 A

（规范性附录）
蚊媒监测方法及注意事项

A.1　蚊媒监测方法

A.1.1　人员组织

成立由3～5人组成的专业小组，由中级以上职称人员负责，对工作人员进行专业培训，人员组成后，工作期间全程不宜换人。

A.1.2　研究制定监测方案

决定监测内容、监测方法、监测范围和始末时限。

A.1.3　监测内容

成蚊的监测内容主要有蚊种、密度和叮咬率调查。

（1）蚊种调查：摸清该地区常见蚊群的组成，界定主要、次要和少见蚊种，为防治蚊媒疾病提供科学依据。

（2）密度调查：了解掌握该地区常见蚊种的季节消长，为蚊媒疾病的流行病学调查及防治评价、考核提供依据。

（3）叮咬率调查：是衡量蚊虫接触人体频率的一个定量指标。

A.1.4　成蚊调查常用方法

A.1.4.1　人工小时法

选择成蚊栖息场所，如卧室、宿舍、牲畜圈舍等作为捕集点，以一个人一小时内捕获的某一种成蚊数，即为该蚊种的成蚊密度（只/人工·小时）。

A.1.4.2　电动吸蚊器吸捕法

在居室内，一手握手电筒照明，一手握电动吸蚊器，吸捕室内的成蚊15min，将吸捕的蚊子用乙醚麻醉放入标本盒内，带回实验室鉴定蚊种及计数（只/人工·小时）。此方法适应于夜晚或白天检查居室内的蚊种及密度。一般在晚18：00至20：00，早5：00至7：00。

A.1.4.3　肃清计数法

选择成蚊栖息房间，不计人工、不计时间，把该处所有成蚊捕完为止，鉴定蚊种及计算密度（只/人工·房间）。

A.1.4.4　诱蚊器收集法

在适当的成蚊活动场所，如卧室、宿舍、值班室等窗洞上装置诱蚊器或诱蚊灯，成蚊即可诱集于器内，每天收集一次。收集到的成蚊分类鉴定计数，即得到各种成蚊的指数。应用此法应注意选择诱集场所与装设诱蚊器的位置，如屋顶四通八达，蚊子均可入侵，即不可采用此法。

A.1.4.5　成蚊叮咬率

以三人组成小组，选择清晨或傍晚日落时，在无限量光和避风场所，三人呈三角形，面对面坐好不动，诱蚊叮咬，凡是身上停留过的蚊子都相互计数，以连续1小时为1次。最后统计时剔除雄蚊，以雌蚊（只/人工·小时）计算叮咬率。

A.1.5　蚊媒幼虫监测调查（主要为幼虫指数调查）

A.1.5.1　水瓢（勺）取法

选择适当的蚊类幼虫滋生场所，如水塘、水池、水田等处，以白铁、塑料、搪瓷做的标准水瓢

（勺）容积约为400mL，于幼虫滋生的水面，勺取20～30瓢水，计算幼虫总量，求其平均数即为幼虫密度（只/瓢）。同时由于勺取的幼虫大小不一，要分别计算各年龄期，尤其在检查药物喷洒灭幼虫效果时，要进行按龄期计数。各年龄期幼虫鉴别要点如下：

（1）一龄幼虫：体小，头狭长，颈围宽，毛简单，有裂卵器。

（2）二龄幼虫：体略大，头略宽，毛有细分支，无裂卵器。

（3）三龄幼虫：体较大，头较宽，颈围狭，毛多分支。

（4）四龄幼虫：胸粗圆，颈围细狭，毛分枝发达，有明显的成虫眼。

A.1.5.2 单位面积计算法

此法适用于大面积蚊类幼虫滋生场所，如河滨、大池塘、水田、大片积水洼地等处。以1m²面积上勺取幼虫数作为密度计算单位（只/m²）。用直径10cm的水瓢在水面上勺取1m距离，在上面勺取10次（相当于1m²）捕获的幼虫总数即为幼虫密度。

A.1.5.3 100mL计算法

此法适用于少量积水，如瓦罐、树洞、石穴、缸、竹筒、旧轮胎等积水处，用吸管、吸瓶、小水勺吸取100mL积水，计算幼虫密度（只/100mL）。

A.2 蚊媒监测注意事项

A.2.1 根据不同的地理情况，选择有代表性场所监测，按不同监测方法、内容确定监测时间。一般从春季开始，到秋季结束。每月监测几天，并确定监测每日的时间不变。

A.2.2 准备监测工具和设备。除交通、通信工具外，实验室要具备解剖镜、解剖针、小镊子、载玻片、乙醚、捕蚊工具、电动吸蚊器、吸蚊管、手电筒、蚊帐、诱蚊灯、捕蚊网、标本盒、监测幼蚊的水瓢、吸瓶等。

A.2.3 定点，经梅花五点或三角形三点式确定监测点不变；定时，根据不同监测内容和方法选择监测起始时间不变；定人，在监测工作过程中，要求每点监测人员不变。

A.2.4 用人工小时法在室内捕成蚊，每小时不得超过五只（指夏、秋季）；室内吸蚊器捕捉，100个房间阳性率低于5%，每室成蚊不超过3只；室外人诱法15min，平均每人每次不超过3只；检查蚊幼虫滋生地100m×100m（1000m²）不得有蚊幼虫5处。阳性者不得超过2处；口岸地区内外环境各种存水容器和积水的蚊媒滋生场所，蚊幼及蛹的阳性率不超过3%；口岸地区成蚊超过上述指标，应灭蚊并进行灭蚊效果观察。

附录 B

（规范性附录）
国境口岸疟疾疫情监测结果判定及处置

B.1 监测结果判定

B.1.1 监测对象的确定是否准确，操作是否符合本标准。

B.1.1.1 查验入境人员《入境检疫申明卡》，了解有无疟疾临床症状。

B.1.1.2 疑似病人是否采血查疟原虫、疟疾抗体、隔离、留验并及时送医院进一步确诊。

B.1.1.3 国境口岸交通工具飞机、船舶、列车及其他车辆、货物、集装箱、物品等易藏匿蚊子的地方，是否严格检疫查验，发现蚊子是否及时做种群鉴定，实施灭蚊及效果观察。

B.1.2 监测点是否已选定设立，按本标准实施监测

B.1.2.1 口岸检验检疫机构中是否已设监测点，并由卫生专业人员组成监测组，工作期间不宜

随意更换组员。

B.1.2.2　监测点是否按规定监测区域，定期对口岸区的室内外环境、监测对象、人员及传疟按蚊进行了监测。

B.1.3　监测内容是否符合本标准

B.1.3.1　监测点是否配备了电脑、链接因特网收集国内外疫情资料，及时查阅《国际传染病疫情》，每天上网查阅疫情1次以上，掌握疫情动态情况。

B.1.3.2　对传染源的监测及病媒按蚊的监测是否按本标准操作。监测调查方法内容是否正确，是否进行必要的灭蚊。监测结果登记、总结、书面留存。

B.1.3.3　国境口岸发生疟疾疫情后是否及时报告疫情，按本标准处置。

B.2　处置

对B.1评定内容达不到要求的，要进行整改，采取有效措施，按本标准实施。

（辜吉秀）

附录8
输入性蚊类携带的黄热病毒检测方法

1　范围

本标准规定了国境口岸输入性蚊类中携带的黄热病毒检测的检测对象、生物安全要求、检测方法、结果的报告及处置。

本标准适用于检验检疫机构对输入性蚊类体内携带黄热病毒的检测和报告。口岸发现的蚊类携带黄热病毒检测可参考本标准执行。

2　规范性引用文件

下列文件中的条款通过本标准的引用而成为本标准的条款。凡是注日期的引用文件，其随后所有的修改单（不包括勘误的内容）或修订版均不适用于本标准。凡是不注日期的引用文件，其最新版本适用于本标准。

SN/T 1243国境口岸黄热病检验规程。

WS 233微生物和生物医学实验室生物安全通用准则。

3　术语和定义

下列术语和定义适用于本标准。

3.1　输入性蚊类

通过入境交通工具、集装箱、货物、行李及邮包携带入境的伊蚊属。

3.2　黄热病毒

为黄热病的病原体，属虫媒病毒中披膜病毒科黄病毒属。黄热病毒颗粒呈球形，直径22～38μm，外有脂蛋白包膜包绕，包膜表面有刺突，病毒基因组为单股正链RNA。

4　检测对象

输入性蚊类中伊蚊属，主要为埃及伊蚊。

5　实验室生物安全要求

实验室生物安全要求见SN/T 1243及WS 233。

下列操作必须在生物安全3级（BSL-3）实验室进行：

——用蚊胸腔接种的方法分离病毒；

——收集或浓缩病毒，或其培养产物；

——溶解、固定或其他方法处理灭活的病毒；

——可能产生含病毒气溶胶的样品处理；

——离心管和离心机转头的封闭和开启。

6　反转录聚合酶链式反应（RT-PCR）

6.1　器材与试剂

6.1.1　器材

PCR扩增仪及PCR管、电泳仪及电泳槽、微量移液器及吸头、紫外观测灯、恒温培养箱、普通冰箱、低温冰箱（-80℃）、组织研磨器、电动匀浆器、台式高速离心机（10000r/min）和离心管、旋涡混合器、倒置显微镜、剪刀、镊子、台式高速离心机和离心管。

6.1.2　常用试剂

6.1.2.1　实验用水

用于PCR（包括核酸抽提）所用的水应不含RNA酶。

6.1.2.2　BA-1稀释液

Hanks液内含50mmol/L Tris（pH7.6），BSA，0.35g/L碳酸氢钠，链霉素100μg/mL，二性霉素1μg/mL。

6.1.2.3　TaqDNA聚合酶

-20℃保存，不要反复冻融或温度剧烈变化。

6.1.2.4　TE缓冲液

10mmol/L，pH8.0，Tris-HCl，加入1mmol/LEDTA。

6.1.2.5　RNA抑制剂（RNasin）

-20℃保存，不要反复冻融或温度剧烈变化。

6.1.2.6　dNTP

含dCTP、dGTP、dATP、dTTP各10mmol/L。

6.1.2.7　裂解液

4mol/L异硫氰酸胍，25mmol/L枸橼酸钠，pH7.0，0.5%Sarkosyl及100mmol/L β-巯基乙醇。

6.1.2.8　TBE电泳缓冲液（5×浓缩液）

Tris54.0g，硼酸27.5g，EDTA2.9g，加水溶解至1000mL，用5mol/L盐酸调节至pH8.0。

6.1.2.9　PCR反应缓冲液

终浓度为50mmol/L Tris-Cl，室温pH8.3，40mmol/L，6mmol/L氯化镁，1mmol/L DTT，0.1mg/mL BSA或明胶β。

6.1.2.10　其他

酚-三氯甲烷混合液，异丙醇，溴化乙啶，琼脂糖等。

6.1.2.11　引物

引物可以直接使用试剂盒，按说明书进行操作，也可根据要求选择其中一对引物，其序列分别如下：

（1）引物对1如下：

上游引物VD8：5′-GGGTCTCCTCTAACCTCTAG-3′；

下游引物NS5YF：5′-ATGCAGGACAAGACAATGGT-3′。

（2）引物对2如下：

上游引物Vg228F：5′-GAACACACAATCGGAACAGCTG-3′；

下游引物 Df229R：5′-ATTCCGGCAGACGCACACCTT-3′。

6.2 操作方法

6.2.1 样品制备

6.2.1.1 样品采集

将采集的蚊虫样本用 10%葡萄糖水喂养 2 天以上，待胃内血液全部消化后将其冷冻致死。分类、分雌雄编号，按 30～50 只为 1 组，置-70℃的液氮或干冰中保存，在 2 天内送交实验室。

6.2.1.2 样品制备

将待检蚊虫样本每组分别用含青、链霉素的无菌生理盐水清洗 3 次，每组蚊样加入 2.0mL BA-1 稀释液后，在组织研磨器中研磨或置电动匀浆器中匀浆 20～30s，使样品匀浆成糊状，1000r/min 离心 3min，取上清液作为样品。

6.2.2 RNA 抽提

在 Eppendorf 管内加入蚊样匀浆 100μL 及 300μL 酚-三氯甲烷混合液，涡旋混匀 30s 后；加入等量异丙醇沉淀 RNA，10000r/min 离心 3min，吸去上清，将 RNA 沉淀重悬于 100μL 不含 RNA 酶的纯水中，立即用于 RT-PCR 检测，剩余样品置-80℃低温保存。

6.2.3 变性和退火

将 1μL（30ng）引物 VD8 与 10μL 重悬于纯水的样品 RNA 混合，95℃加热 2min，立即置冰浴后，低速离心约 5s，使液体集中在底部。

6.2.4 cDNA 合成

在上述反应管中加入四种三磷酸脱氧核苷酸（dNTP）各 0.2mmol/L、20IU RNA 抑制剂（RNasin）和 2IU 禽成髓细胞瘤病毒（AMLV）反转录酶，42℃反应 1 小时，以扩增出模板 cDNA。反应结束后，70℃、10min 灭活反转录酶，立即置冰浴。

6.2.5 PCR 扩增 DNA

取 4μL cDNA 和 46μL 反应缓冲液混合，其中含 2mmol/L 氯化镁，四种三磷酸脱氧核苷酸（dNTP）各 0.5mmol/L，300ng 引物 VD8 和变性引物 EMF1（5′-TGGATGACSACKGARGAYATG3′S=C，G；K=G，T；R=A，G；Y=C，T）及 0.5IU TaqDNA 聚合酶。95℃变性 5min。将混合物进行 30 个 PCR 循环，95℃、30s，53℃、90s，随后 72℃聚合 10min。将 1/200 PCR 扩增产物引用引物 VD8 和 NS5YF 进行半嵌套式 PCR 扩增。经过变性步骤，进行 25 个循环扩增 DNA，94℃、30s，55℃、60s 和 72℃、120s，在 72℃延伸 12min，最后 4℃保温。

6.2.6 设立对照

在下列操作中应设立对照：

——在样品处理过程中应设立阳性样品对照、阴性样品对照和空白对照；

——以感染黄热病毒的蚊虫匀浆提取 RNA 作为阳性对照；

——取正常未染毒的伊蚊匀浆提取 RNA 作为阴性对照；

——取等体积的水代替模板作为空白对照。

6.2.7 琼脂糖凝胶电泳

用 TBE 电泳缓冲液配制 2%的琼脂糖（含 0.5μg/mL 溴化乙啶，EB）平板。将平板放入水平电泳槽，使电泳缓冲液刚好淹没胶面。将 6μL 样品和 2μL 样品缓冲液混匀后加入样品孔。在电泳时设立 DNA 标准分子量作为对照，推荐使用 pUC19 DNA/Msp。5V/cm 电泳约 0.5 小时，当溴酚蓝到达底部时停止。

6.2.8　结果判定

在紫外灯下观察核酸带并判断结果：

——PCR后阳性对照会出现一条DNA片段带，阴性对照和空白对照没有该核酸带。DNA片段带的位置根据所选引物对的不同而不同。

——待测样品与阳性对照电泳后在相同位置出现特异性病毒核酸显色条带者为阳性。

——无核酸带或核酸带的大小不是相应BP数的为阴性。

7　病毒分离鉴别与酶联免疫吸附试验检测方法

参见附录A。

8　检测结果报告

8.1.1　反转录聚合酶链式反应法检测为阳性的，报告为"检出黄热病毒特异性基因（RT-PCR法）"。

8.1.2　血凝抑制试验（HI试验）检测阳性的，报告为"黄热病毒检测阳性（HI试验）"。

8.1.3　ELISA双抗体夹心法检测结果阳性，报告为"检出黄热病毒抗原（ELISA双抗体夹心法）"。

9　阳性结果处置

采用RT-PCR法或其他检测方法进行检测，出现阳性结果的相应标本应送有资质的实验室做复检或鉴定。确定阳性结果后应立即向上级主管部门报告。

附录A

（资料性附录）
黄热病毒的分离鉴别与酶联免疫吸附试验检测法

A.1　仪器、常用器材与试剂

A.1.1　仪器

超净工作台、蚊虫饲养箱、普通光学显微镜、倒置显微镜、荧光显微镜、立体显微镜、微型研磨器、离心器与离心管、冷冻切片机、分析天平、离心机（4000r/min）、微型振荡器、煮沸消毒器、高压消毒器、37℃恒温培养箱、37～65℃可调试水浴箱、二氧化碳孵育箱、普通冰箱、低温冰箱（-80℃）、液氮罐、滤器和微孔滤膜、玻璃蒸馏器或离子交换纯水器、-20℃冷冻切片机、酶标检测仪等。

A.1.2　常用器材

细胞培养瓶、滴头、多通道移液器、96孔微量板、40孔酶标板、洗板机、培养皿、医用脱脂棉、有盖玻瓶、加样器、Eppendorf管及一般实验室常用玻璃器材。

A.1.3　试剂

A.1.3.1　C6/36细胞培养生长液：

Leibovitz L15基础营养液内加10%胰蛋白胨，10%胎牛血清（FCS）及青霉素（100IU/mL），链霉素（100μg/mL），细胞维持液加5%FCS。

A.1.3.2　底物TMB溶液

用二甲基亚砜（DMSO）将3，3′，5，5′四甲基联苯胺（TMB）配成10mg/mL原液，4℃保存。临用前以枸橼酸-磷酸盐缓冲液（pH5.4）稀释成0.1mg/mL，每毫升加入0.75%过氧化氢4.2μL。此溶液应在1小时内使用。

A.1.3.3　PBS吐温洗涤液（PBS-T）：

氯化钠8g，磷酸二氢钾0.2g，磷酸氢二钠（Na$_2$HPO$_4$·12H$_2$O）2.9g，氧化钾0.2g，吐温-20 0.5mL，迭氮钠0.2g，加双蒸水至1000mL，pH7.4，保存于4℃冰箱中备用。

A.1.3.4　抗黄热病毒特异性抗体及酶标记抗体。

A.1.3.5　抗黄热病毒单克隆抗体。

A.1.3.6　封闭液：PBS（内含1%去脂奶粉，0.1%吐温-20）。

A.1.3.7　终止反应液：2mol/L硫酸。

A.1.3.8　ELISA实验洗液：0.01mol/L，pH7.4 PBS内加0.1%吐温-20（PBS-T）。

A.1.3.9　TE缓冲液：10mmol/L Tris-HCl，1mmol/L EDTA，取上述1mol/L Tris10mL，取0.5mol/L EDTA 2mL，加水至1000mL，高压灭菌。

A.2　病毒的分离和鉴定

A.2.1　样品采集

一般同6.2.1.1。

A.2.2　样品制备

将待检蚊虫样本每组用含10倍于常规细胞培养用量青、链霉素的无菌生理盐水漂洗3次，然后按每只蚊虫加0.04mL无菌生理盐水（内含青霉素1000IU/mL，链霉素1000μg/mL），用玻璃研磨器制成匀浆，置4℃作用4～8小时；以3000r/min离心10min，取上清液用0.22μm微孔滤膜滤器过滤后用于接种、分离病毒。

A.3　病毒分离培养

A.3.1　胸腔接种法

将实验室内喂养羽化的正常伊蚊放在冰浴的试管里5～10min，待其不活动后，放在解剖镜下的载玻片上，以接种用注射针头刺入蚊虫体内。雌蚊注射部位是中胸前侧片的前部与气孔下部之间的膜。雄蚊是注入于其颈膜，一刺入蚊体就将玻璃管刻有标记的部位置于解剖镜视野下，看到液柱时推动注射器的柱塞。当已达到接种的液体量，即对注射器的柱塞减压或稍向后拉。注意不要刺穿蚊体，并检查所接种的液体是否都注入蚊体。每只蚊接种0.17μL后，用小镊子把蚊虫从接种用注射针头上取下，放入蚊笼中，置27～30℃培养10天，同时设置未染毒正常蚊虫作为对照组。

A.3.2　细胞培养法

将待检蚊虫匀浆接种C6/36细胞单层培养，每管接种100μL，每份样品接种3～4管细胞，置28℃培养，黄热病毒所致细胞病变表现为折光性增强、圆缩、脱落，可收取细胞培养上清液低温保存，供传代或做进一步鉴定之用。如未发现有上述变化，应于第7天取培养液重复冻融两次，取上清液接种新鲜正常细胞，盲传3代后，仍无细胞病变的可判断为阴性。

A.3.3　乳鼠脑内接种

取待检蚊虫匀浆，在乙醚麻醉下注入3～4天龄同窝乳鼠脑内，0.025mL/只，每份样品接种5～8只，在防蚊的条件下观察14天乳鼠，每天两次（接种后24小时内死亡的，应判断为非病毒感染死亡，不必继续做病毒培养分离）。发现有松毛、震颤、步履蹒跚等症状，说明可能有病毒感染，应在其濒死前取病鼠脑组织制备匀浆或低温冷冻切片，用于进一步鉴定。盲传2代（盲传方法为：按无菌操作取出鼠脑组织，用pH7.2～8.0含血清或白蛋白的缓冲液制成10%脑悬液，脑内注射1～3天龄乳鼠）后，未出现上述病变的，初步可判断为阴性。

A.4　病毒鉴定方法

A.4.1　病毒鉴别（血凝抑制试验，HI试验）

A.4.1.1　血凝素滴定

每次进行血凝抑制实验前必须做血凝素滴定，50μL的PBS或盐水加入96孔微量板A-H行的2～12孔，被检病毒各50μL分别加入A-H行的第一孔，然后倍比稀释至第11孔，弃去50μL，12孔为阴性对照。加50μL的1%鹅红细胞于每一孔，注意从低浓度至高浓度加入。混匀、室温静止45～60min。完全血凝的最高稀释度的倒数为血凝滴度。完全凝集为"+"，不完全凝集为"+/-"，无凝集为"-"。结果判定以"++"作为一个血凝单位（HAU），血凝抑制实验用4HAU。

A.4.1.2　血凝抑制试验（HI试验）

阴性血清和阳性血清作为对照。加PBS或生理盐水25μL于96孔板的第B行至H行的每一孔。加1∶10稀释的标准血清50μL于A行的每一孔。用多通道移液器从A行各孔取25μL血清，倍比稀释至H排各孔，弃去25μL被检病毒的4HAU抗原加至各孔，混匀，室温静置15～30min，然后加50μL的1%鹅红细胞，室温静置30～60min后观察结果。在阴性对照孔中RBC完全沉淀后判定血凝抑制效价。

A.4.1.3　结果判定

阴性血清对照均无自凝现象，阳性血清对照应抑制相应血凝素凝集细胞。血凝被完全抑制的血清最大稀释度的倒数为血凝抑制试验的终点，该孔稀释度即为HI试验的效价。

——血清抗体滴度4倍或以上升高者为阳性。

——血清抗体滴度4倍以下者为阴性。

A.4.2　病毒抗原检测-双抗体夹心酶联免疫吸附试验（ELISA）

A.4.2.1　包被抗黄热病毒抗体

将抗黄热病毒特异性抗体以50mmol/L，pH9.6碳酸盐缓冲液稀释为最适浓度，用于包被酶标板，用包被液将纯化的黄热病毒McAb按1∶100稀释后，每孔中加100μL，同时设正常小鼠腹水对照，37℃1小时后置4℃过夜。

A.4.2.2　洗涤

倒出孔内液体，用洗液（PBS-T）加入小孔，3min后倒出，拍干。如此反复洗涤3次，甩干酶标板。

A.4.2.3　封闭

每孔加入封闭液300μL，37℃孵育1小时后倒出。用PBS-T洗涤3次，方法同前。

A.4.2.4　加入待测样品

每份样品（蚊虫匀浆、细胞上清液或鼠脑匀浆）加两孔，每孔100μL。同时将黄热病毒悬液（阳性对照）、未染毒蚊虫匀浆（阴性对照）和PBS-T洗液（空白对照）也各加两孔。在加样前，待测蚊虫匀浆的上清液以PBS-吐温液（0.5%吐温-20）室温处理15～30min（可降低本底或提高试验的敏感性）。4℃过夜或37℃孵育3小时，用PBS-T洗涤3次，方法同前。

A.4.2.5　消除非特异性过氧化物酶

每孔加100μL 0.1%的双蒸水（用双蒸水临用前配置），37℃反应15min，倒出孔内液体。用PBS-T洗涤3次，方法同前。

A.4.2.6　加入酶标记的检测抗体

在每孔中加入100μL用PBS-T稀释（1∶10000）的辣根过氧化物酶（HRP）标记的抗黄热病毒单克隆抗体，37℃孵育1小时。倒出孔内液体，用PBS-T洗涤3次，方法同前。

A.4.2.7　加底物TMB溶液

每孔中加入100μL双蒸水/3，3′，5，5′-四甲基联苯胺（TMB）底物溶液，室温下避光反应显色

15min。

A.4.2.8　加终止反应液

当阳性对照充分显色，阴性对照无色时，立即于每孔中加入 $50\mu L\ 2mol/L$ 硫酸以终止反应。尽快用目测法定性，用酶标仪测各孔吸光度 A 值。

A.4.2.9　结果判定

用酶标仪测量各孔在 450nm 波长时的吸光度（A 值）。以空白对照的吸光度校正零点。样品孔的 A 值（P）与阴性对照孔的 A 值（N）之比大于或等于 2.1（$P/N \geqslant 2.1$）判定为阳性。

（辜吉秀）

附录9

国境口岸埃博拉出血热和马尔堡出血热
疫情监测与控制规程

1　范围

本标准规定了国境口岸埃博拉出血热和马尔堡出血热的监测对象、疫情监测、疫情控制、疫情报告和个人防护原则。

本标准适用于国境口岸埃博拉出血热和马尔堡出血热疫情的监测与控制。

2　规范性引用文件

下列文件对于本文件的应用是必不可少的。凡是注日期的引用文件，仅注日期的版本适用于本文件。凡是不注日期的引用文件，其最新版本（包括所有的修改单）适用于本文件。

可感染人类的高致病性病原微生物菌（毒）种或样本运输管理规定（卫生部 2008-02-01）。

卫生部办公厅关于印发埃博拉出血热等6种传染病预防控制指南和临床诊疗方案的通知（卫生部 2008-07-12）。

实验室生物安全手册（WHO2004版）。

国际卫生条例（2005版）。

3　术语和定义

下列术语和定义适用于本文件。

3.1　埃博拉出血热

由属丝状病毒科丝状病毒属的埃博拉病毒引起的一种急性出血性传染病。人主要通过接触病人或感染动物的体液、排泄物、分泌物而感染，临床表现为突然高热、乏力、出血和多器官损害。传染性强，病死率高。

3.2　马尔堡出血热

由属丝状病毒科丝状病毒属的马尔堡病毒引起的以急性发热、肌肉酸痛伴有严重出血为主要临床表现的传染性疾病，经密切接触传播，传染性强，病死率高。

3.3　染疫人

正在患埃博拉出血热或马尔堡出血热，或通过流行病学调查、医学检查等措施初步诊断，认为已感染或已处于上述疾病潜伏期的人。

3.4　染疫嫌疑人

来自埃博拉出血热或马尔堡出血热疫区、疫点或接触过感染环境，具有上述疾病的一般临床症状或体征，或通过流行病学调查、医学检查等措施不能排除感染或排除处于上述疾病潜伏期的人。

3.5　密切接触者

在最近的21天内，与染疫人、染疫嫌疑人或受染动物、受染嫌疑动物发生直接接触或接触过染疫人、染疫嫌疑人或受染动物、受染嫌疑动物的体液、排泄物、分泌物、尸体（骸骨）或受到污染的物品及环境，未出现任何症状或体征，但有机会感染并可能传播上述疾病的人。

3.6　受染动物

携带埃博拉出血热或马尔堡出血热病原体，可能引起人类感染的动物。

3.7　受染嫌疑动物

可能携带埃博拉出血热或马尔堡出血热病原体，可能引起人类感染的动物。

4　监测对象

4.1　入出境人员

监测的重点是：

——来自受染地区或最近21天内曾经到过受染地区；

——最近21天内有与染疫人、染疫嫌疑人或受染动物、受染嫌疑动物的接触史，且未超过潜伏期；

——已出现附录A和附录B所提及的疑似临床症状。

4.2　入出境交通工具

监测的重点是：

——来自受染地区或最近21天内曾经到过受染地区；

——可能载有或最近21天内曾经载有染疫人或染疫嫌疑人；

——可能携带或最近21天内曾经携带受染动物、受染嫌疑动物或其他可能被污染的物品。

4.3　入出境物品

监测的重点是：

——来自受染地区，可能受到污染或携带污染源的行李、货物、集装箱、邮包等；

——染疫人或染疫嫌疑人接触过的行李、货物、集装箱、邮包等。

4.4　入出境尸体（骸骨）

监测重点是来自受染地区，或生前为染疫人或染疫嫌疑人，可能受到污染或携带污染源的尸体（骸骨）。

4.5　入出境动物

监测的重点是：

——来自受染地区的受染动物、受染嫌疑动物；

——与染疫人或染疫嫌疑人接触过的动物。

4.6　入出境特殊物品

监测的重点是来自受染地区，或含有来自受染地区原材料的，可能受到污染或携带污染源的特殊物品。

5　疫情监测

5.1　疫情信息收集

主要来源包括：

——世界卫生组织（WHO）的疫情周报；

——其他国家卫生当局和国际卫生机构的疫情通报；

——我国卫生行政部门和疾病预防控制中心的疫情通报；

——国家质量监督检验检疫总局发布的疫情公告；

——我国驻外使馆通讯社的疫情通报；

——其他来源（如：经官方证实的媒体报道等）。

5.2　日常监测

5.2.1　入出境人群监测

5.2.1.1　采用快速的红外体温监测仪器对出入境人员开展体温筛查。

5.2.1.2　在入出境旅客检疫现场进行医学巡查。

5.2.1.3　对可疑对象采取流行病学调查、医学检查等医学排查方式。如不能排除，应采集样本送符合生物安全要求的实验室进行病原体检测。

5.2.2　入出境交通工具、行李、货物、集装箱、邮包等

5.2.2.1　审查入出境交通工具负责人或货主提交的健康申报材料。

5.2.2.2　对来自受染地区或最近21天内曾经到过受染地区，可能受到污染或携带污染源的上述物品应采样进行病原学检测。

5.2.3　入出境尸体（骸骨）

5.2.3.1　审查相关负责人提交的健康申报材料。

5.2.3.2　对来自受染地区或最近21天内曾经到过受染地区，可能受到污染或携带污染源的尸体（骸骨）应采样进行病原学检测。

5.2.4　入出境动物监测

5.2.4.1　加强对国外进口动物，尤其是猩猩、猕猴、绿猴等灵长类动物和蝙蝠等野生动物的检疫工作，审查货主提交的健康申报材料。

5.2.4.2　来自受染地区，可能传播疾病的动物，应在检验检疫机关指定的动物隔离区实施隔离观察，必要时采样进行病原学检测。

5.2.5　入出境特殊物品

5.2.5.1　审查相关物品货主提交的特殊物品审批单。

5.2.5.2　对来自受染地区或含有来自受染地区的原材料，可能受到污染或携带污染源的特殊物品应采样进行病原学检测。

5.3　疫情资料分析

5.3.1　检查收集和日常监测的疫情资料的完整性，避免有重要内容遗漏。

5.3.2　对疫情资料的时间、地理和人群分布进行统计分析。

5.3.3　建立风险预警机制。根据收集的疫情信息进行风险分析，对疫情的传入与传出以及扩散的危险性做出评估，发布疫情风险预警。各地检验检疫机构根据疫情风险预警，结合口岸实际情况，制定具体疫情控制措施。

6　疫情控制

6.1　国外发生重大疫情

国外重大疫情存在着传入我国的威胁时，由国家质量监督检验检疫总局发布疫情风险预警，各地检验检疫机构遵照国境口岸疫情紧急控制预案采取控制措施。对于来自受染地区的入出境人员、交通工具、行李、货物、集装箱、物品、邮包、特殊物品、动物或尸体（骸骨）实施严格检疫。

6.2　国境口岸发现染疫人、染疫嫌疑人

6.2.1　隔离治疗

对染疫人、染疫嫌疑人立即按附录A、附录B、附录C相关规定实施现场隔离或移送至指定医院

进行隔离，控制传染源，并做进一步诊断及治疗。

　　6.2.2　评估和通报

　　成立疫情调查小组，发现染疫人或染疫嫌疑人后在6小时内填写相关表格（参见附录D）上报国家质量监督检验检疫总局，并向当地卫生行政部门通报；同时对疫情的严重程度以及传播危险性参照《国际卫生条例（2005版）》的决策程序（附件2）进行评估，判断其是否属于应向世界卫生组织通报的事件，并开展流行病学调查，搜索病例及受染动物、确定密切接触者及接触范围，掌握疫情态势，判断是否需要划定半径为3km的隔离圈。

　　6.2.3　密切接触者的控制

　　按照3.5的规定划定密切接触者，登记密切接触者的姓名、地址、联系电话、接触方式、接触时间、健康状况等，开展流行病学调查，并要求在指定地点进行隔离观察，每日测量两次体温，观察期限以疾病潜伏期为标准（埃博拉出血热和马尔堡出血热均不得少于21天）。一旦密切接触者出现体温高于38.3℃或出现其他临床症状应按附录A、附录B、附录C相关规定立即实施现场隔离或移送至指定医院进行诊断治疗。21天后未出现任何症状者则可以解除隔离。

　　6.2.4　密切接触动物的控制

　　所有与染疫人、染疫嫌疑人接触的动物应进行登记、追踪、隔离、观察。

　　6.2.5　危险区域和物品消毒

　　将染疫人或染疫嫌疑人接触过的空间环境确定为危险区域，未经检验检疫机构批准任何人员不得进入。按附录C规定对所有可能被污染的空间环境、交通工具、行李、货物、集装箱、邮包、体液、分泌物、排泄物或其尸体（骸骨）等实施消毒处理。

　　6.2.6　采样、包装、运输

　　对染疫人、染疫嫌疑人及上述物品进行采样、包装与运输时应按照附录E相关规定执行。

　　6.2.7　口岸控制措施

　　在口岸宣传疫病防控知识以及预防措施。存在疫情传播的重大危险时，由国家质量监督检验检疫总局会同有关部门报请国务院决定中断有关航线往来；如疫情发生在与我国接壤的地区，则报请国务院决定关闭有关口岸。

　　6.3　国境口岸发现受染动物或受染嫌疑动物

　　6.3.1　在发现受染动物或受染嫌疑动物后6小时内填写相关表格（参见附录D）上报国家质量监督检验检疫总局，并向有关部门通报。同时对疫情的严重程度以及传播危险性参照《国际卫生条例（2005版）》的决策程序进行评估，判断其是否属于应向世界卫生组织通报的事件。

　　6.3.2　受染或受染嫌疑动物应立即按附录C要求就地隔离，给予治疗或规范性扑杀，对动物尸体进行焚烧处理。

　　6.3.3　对受染或受染嫌疑动物的密切接触者或密切接触动物按6.2.3和6.2.4进行处理。

　　6.3.4　对受染或受染嫌疑动物停留过的空间环境，接触过的物品、体液、分泌物、排泄物，及其尸体（骸骨）等按6.2.5进行处理，并立即停止从该国进口猩猩、猕猴、绿猴等灵长类动物及蝙蝠等其他易感动物。

　　6.3.5　对受染或受染嫌疑动物进行采样、包装、运输等应按照附录E相关规定执行，口岸控制措施按6.2.7进行处理。

　　7　个人防护原则

　　7.1　所有从事疫情监测与卫生处理的工作人员应接受专业培训，了解疫情知识并掌握安全操作规程。

7.2　直接接触染疫人、染疫嫌疑人、受染或受染嫌疑动物以及被污染物品或环境的工作人员应按照WHO《实验室生物安全手册（2004版）》中生物安全四级防护要求穿戴全套防护用具，包括防护服、防护手套、防护镜、防护面罩、防护鞋、防护帽等。防护服的穿戴与更换应严格遵照生物安全四级防护要求进行操作。

7.3　工作人员在工作结束后应立即用肥皂和清水进行全身清洗，应选用对皮肤无损害的消毒剂。

7.4　对现场使用的所有物品，包括防护服装应按附录C规定彻底消毒。

7.5　处理锐器时应格外小心，防止引起刺伤。

7.6　工作人员在操作过程中发生意外时应立即撤离至安全区域，并报告上级领导，采取有效控制措施，实施医学观察。

7.7　所有现场工作人员应给予医学观察，观察期限从最后接触之日起不少于疾病的潜伏期（埃博拉出血热和马尔堡出血热均不得少于21天）。

8　资料汇总

对监测资料定期进行分析，参照附录D填写相关表格并提出防控措施建议，及时上报国家质量监督检验检疫总局。

附录A

（规范性附录）
埃博拉出血热的诊断、治疗与预防

A.1　埃博拉出血热的诊断与治疗

详见《卫生部办公厅关于印发埃博拉出血热等6种传染病预防控制指南和临床诊疗方案的通知》。

A.2　预防

A.2.1　控制传染源

严格隔离染疫人和染疫嫌疑人，应收入负压病房进行隔离治疗。对其体液、排泄物、分泌物及可能受到污染的交通工具、行李、货物、集装箱、邮包、特殊物品或尸体（骸骨）均应按附录C要求严格消毒。受染及受染嫌疑动物的处理按6.3规定操作。

A.2.2　切断传播途径

按附录C要求严格规范污染环境的消毒工作，严格标本采集程序，病毒的分离和培养应在BSL-4实验室中进行。

A.2.3　保护易感人群

目前对埃博拉出血热无特异性疫苗可供预防接种。主要措施是通过宣传教育提高人们对该病的认识，注意自我防护。尤其疫情发生或前往疫区时，避免接触染疫人、染疫嫌疑人；受染动物、受染嫌疑动物及上述人员和动物的体液、排泄物、分泌物及可能被污染的交通工具、行李、货物、集装箱、物品、邮包、尸体（骸骨）或环境空间。一旦出现相关症状，应立即就诊。

A.2.4　医护人员应时刻提高警惕，尤其在非流行时期。对有相关症状的患者，应注意其可能性，尽快做出诊断。一旦怀疑发生埃博拉出血热，应立即采取安全防护与隔离措施，避免引起进一步的传播。

附录B

(规范性附录)
马尔堡出血热的诊断、治疗与预防

B.1　马尔堡出血热的诊断与治疗

详见《卫生部办公厅关于印发埃博拉出血热等6种传染病预防控制指南和临床诊疗方案的通知》。

B.2　预防

B.2.1　控制传染源

严格隔离染疫人和染疫嫌疑人,应收入负压病房进行隔离治疗。对其体液、排泄物、分泌物及可能受到污染的交通工具、行李、货物、集装箱、邮包、特殊物品或尸体(骸骨)均严格消毒。受染及受染嫌疑动物的处理按6.3规定操作。

B.2.2　切断传播途径

按附录C要求严格规范污染环境的消毒工作,严格标本采集程序,病毒的分离和培养应在BSL-4实验室中进行。

B.2.3　目前对马尔堡出血热无特异性疫苗可供预防接种,加强宣传教育,提高公众对该病的认识,注意自我防护。

B.2.4　在疫情发生或前往疫区时,要避免接触染疫人、染疫嫌疑人;受染动物、受染嫌疑动物及上述人员和动物的体液、排泄物、分泌物及可能被污染的交通工具、行李、货物、集装箱、物品、邮包、尸体(骸骨)或环境空间。一旦出现相关症状,应立即就诊。

B.2.5　医护人员应时刻提高警惕,尤其在非流行时期,对有疑似症状的患者,应注意其可能性,尽快做出诊断。一旦怀疑发生马尔堡出血热,应立即采取安全防护与隔离措施,避免引起进一步的传播。

附录C

(规范性附录)
埃博拉出血热和马尔堡出血热隔离与消毒原则

C.1　隔离

C.1.1　一般按照就地隔离原则,确诊病例应在传染病专业医院进行严格负压隔离治疗,隔离区内采取呼吸防护措施。

C.1.2　移送染疫人、染疫嫌疑人的前提条件:

——当地医疗条件差,不能对染疫人、染疫嫌疑人进行安全的隔离治疗;

——增加当地居民的暴露危险性;

——可以在良好、安全的条件下实施移运;

——目的地有良好的负压隔离措施可以对染疫人、染疫嫌疑人进行隔离。

C.1.3　必须移送染疫人、染疫嫌疑人时,应选择最安全以及最短的运送途径。实施移运时,应考虑对参与移运人员的保护、染疫人、染疫嫌疑人的隔离以及移运结束后运输工具的消毒等。所有参与移运的工作人员应接受系统的安全防护措施培训。按第7章的规定采取全套个人防护措施。

C.1.4　负压隔离室应远离公共场所,隔离病房外面应设立缓冲区。隔离室的工作人员以及物品应避免与其他区产生交叉或循环使用，需要循环使用的器具应严格消毒。

C.1.5　负压隔离室外面应悬挂明显的生物危险警示标志，严格限制无关人员的进入。

C.1.6　所有进入病区的工作人员要严格遵守安全防护制度以及操作规程。

C.1.7　染疫人、染疫嫌疑人使用的餐具应单独使用，清洗与消毒都要在隔离区内进行。吃剩的食物应作为污染物，进行相应的消毒处理。

C.1.8　隔离室内不应有记录性材料，所有记录应在隔离区以外完成。

C.2　消毒

C.2.1　消毒对象

C.2.1.1　染疫人、染疫嫌疑人的用具、接触过的所有物品以及空间环境。

C.2.1.2　染疫人、染疫嫌疑人的体液、呕吐物以及排泄物等。

C.2.1.3　受染或存在受染嫌疑的交通工具、行李、货物、集装箱、邮包等。

C.2.1.4　受染或存在受染嫌疑的尸体（骸骨）等。

C.2.1.5　受染或存在受染嫌疑的特殊物品。

C.2.1.6　工作人员的防护服装及其他物品。

C.2.1.7　实验室检测的所有实验器具。

C.2.1.8　染疫人、染疫嫌疑人出院或死亡后的终末消毒。

C.2.2　消毒方法

上述消毒对象，均要选择敏感消毒剂进行喷洒、喷雾或熏蒸消毒处理：

——普通含氯消毒剂：埃博拉病毒与马尔堡病毒对含氯消毒剂非常敏感。含有效氯1%以上的消毒剂基本上可以立即杀灭病毒，或用含有效氯0.5%的消毒剂（如：次氯酸钠、过氧乙酸、福尔马林或加去污剂的苯酚等）浸泡10min以上可以杀灭所有病毒。

——热力灭菌：需要特殊装置，如高压灭菌器或蒸汽灭菌器。如果没有该类设施，将耐热物品放入水中煮沸20min可以杀灭所有病毒。

——熏蒸消毒：对染疫人、染疫嫌疑人接触过的空间、病房以及其他可以穿透的物品应用甲醛与高锰酸钾熏蒸消毒。

C.2.3　尸体处理

染疫人、染疫嫌疑人死亡后，应尽量减少尸体的搬运和转运，应对尸体表面进行全面消毒。消毒后用密封性防渗漏材料包装。不应对尸体进行防腐处理，需立即用密封性灵柩埋葬或火化。必须转移处理时，也应该在密封容器中进行。需要尸体解剖时，应严格实施消毒隔离措施。染疫人、染疫嫌疑人使用过的衣物应进行蒸汽消毒或焚化。

C.3　受染动物

需要采取隔离、消毒措施的受染动物、受染嫌疑动物可按C.1至C.2相应步骤进行操作。

附录 D

（资料性附录）
国境口岸埃博拉出血热和马尔堡出血热病例报告表示例

D.1　国境口岸埃博拉出血热和马尔堡出血热个案调查表
基本资料

姓名：_____　　编号：

性别：_____　　男/女：_____　　年龄：_____　　职业：_____

地址：_____　　邮政编码：_____

亲属姓名：_____　亲属关系：_____　　联系电话：_____

医院名称：_____

入院时间：_____　　　　出院时间：_____

该病例通过下列途径发现（选择下列其一）：

1.传言　2.死亡　3.回顾性调查　4.主动性调查

该病例周围有其他病人吗？有　无

如果有，详细列明，并说明症状：

旅行经历：

临床状况

生存　死亡　→死亡时间

（死后皮肤组织样本采集时间：_____）

高热　有　→开始时间　无　不知道

与染疫人、染疫嫌疑人或受染动物、受染嫌疑动物接触：

有　无　不知道

最后接触者姓名：　　　　　　关系：

最后接触时间：

接触方式：

医生/诊所：

姓名：　　　　　　　　　　　日期：

症状/体征

组别	有	体征/症状	持续时间/观察结果
A		头痛	
		呕吐/恶心	
		厌食/无食欲	
		腹泻	
		极度疲劳	
		腹痛	
		肌肉/关节痛	
		吞咽困难	
		呼吸困难	

续表

组别	有	体征/症状	持续时间/观察结果
		呃逆	
		出血体征	
B		牙龈出血	
		结膜充血	
		瘀斑/紫癜	
		黑粪、呕血	
		鼻出血	
		其他	

病例判定：（选择一个）嫌疑可能非病例

实验室检测：

样本 1：＿＿＿＿＿＿＿＿＿　日期：＿＿＿＿＿＿＿＿＿　结果：＿＿＿＿＿＿＿

样本 2：＿＿＿＿＿＿＿＿＿　日期：＿＿＿＿＿＿＿＿＿　结果：＿＿＿＿＿＿＿

调查人：＿＿＿＿＿＿＿＿＿　调查时间：＿＿＿＿＿＿＿

备注：如怀疑患者为埃博拉或马尔堡出血热染疫人、染疫嫌疑人，请按本标准个人防护要求做好个人防护后方可进行流行病学调查。

D.2 国境口岸埃博拉出血热和马尔堡出血热病例汇总表

疾病名称：＿＿＿＿＿＿　填报单位：＿＿＿＿＿＿　填报人：＿＿＿＿＿＿　统计年度：＿＿＿＿＿＿

姓名	性别	年龄	国籍	发病症状	发现方式	入境口岸	入境时间	确诊时间	出院时间	转归
发现方式指体温监测健康申报医学巡查或其他。										

D.3　国境口岸埃博拉出血热和马尔堡出血热受染或受染嫌疑动物报告表

疾病名称：　　　　　填报单位：　　　　　填报人：　　　　　统计年度：

品种	来自国家	数量	发病数量	入境口岸	入境时间	发病症状	可疑疾病	处理方式

D.4　国境口岸埃博拉出血热和马尔堡出血热疫情监测统计表

疾病名称：　　　　　填报单位：　　　　　填报人：　　　　　统计年度：

月份	疑似感染人数	确诊感染人数	死亡人数	原发感染人数	继发感染人数
1					
2					
3					
4					
5					
6					
7					
8					
9					
10					
11					
12					
合计					

附录 E

（规范性附录）

埃博拉出血热和马尔堡出血热样品的采集、包装与运输

E.1　采样

E.1.1　急性期全血：在染疫人、染疫嫌疑人发病后7天内采集。

E.1.2　恢复期血清：在染疫人、染疫嫌疑人发病后至少14天采集。采集一组血清最理想，通常

连续采取7～20天。

E.1.3　死后样本的采集：包括皮肤组织样本和其他组织样本（如：肝脏）。

E.1.4　急性期全血不需要进行分离（该过程可能显著增加感染风险）。

E.1.5　建议使用干燥无菌密封性试管。最好将血样保存在原始试管内，并在4℃下保存。如果血样仅用于血清学或生化检验，应冷冻保存。

E.1.6　样本应对应患者资料认真编号和登记，提前准备好标签以及病例报告表。

E.2　包装

E.2.1　运输高致病性病原微生物菌（毒）种或样本的容器或包装材料应当达到国际民航组织《危险物品航空安全运输技术细则》规定的A类包装标准，符合防水、防破损、防外泄、耐高温、耐高压的要求，并应当印有卫生部规定的生物危险标签、标识、运输登记表、警告用语和提示用语。

E.2.2　应按照《卫生部可感染人类的高致病性病原微生物菌（毒）种或样本运输管理规定》进行包装，要求采取三层包装系统，由内到外分别为主容器、辅助容器和外包装。

E.2.3　包裹内应附有最新的关于样本的详细资料，如病例编号、症状或临床诊断、样本采集日期、建议采取的实验室检验以及负责运送者的姓名和相关资料。

E.3　运输

E.3.1　当地不具备检测条件时，样本应送往有资质进行病毒检测的BSL-4级实验室进行出血热病毒鉴定，应提前联系对方实验室，获得对方同意，并及时通知对方大约日期和到达条件。

E.3.2　血样或其他样本的运送应当经省级以上卫生行政部门批准。未经批准，不得运输。

E.3.3　在运输过程中用固体二氧化碳（干冰）、冰盒或冰块冷藏，应避免反复冷冻和融化，具体运输要求按卫生部《可感染人类的高致病性病原微生物菌（毒）种或样本运输管理规定》执行。

E.3.4　如果需要经过航空运输，通过民航运输的，托运人应当按照《中国民用航空危险品运输管理规定》和国际民航组织文件《危险物品航空安全运输技术细则》的要求，正确进行分类、包装、加标记、贴标签并提交正确填写的危险品航空运输文件，交由民用航空主管部门批准的航空承运人和机场实施运输。如需未经批准的航空承运人和机场实施运输的，应当经民用航空主管部门批准。

E.3.5　运输高致病性病原微生物菌（毒）种或样本，应当有专人护送，护送人员不得少于两人。申请单位应当对护送人员进行相关的生物安全知识培训，并在护送过程中采取相应的防护措施。样本的运输过程中，送检人、传递人以及接受人应共同合作，选定送检路线，保证样本的安全传送，按时到达，且样本情况正常。

E.4　其他

在样本的采集、包装、运输过程中均应严格遵照WHO《实验室生物安全手册（2004版）》中生物安全四级防护要求进行个人防护，安全操作。受染动物、受染嫌疑动物相关样本的采集、包装与运输可按本附录的相应步骤进行操作。

（赵亚栋）

附录10

国境口岸拉沙热疫情监测规程

1　范围

本标准规定了国境口岸拉沙热的疫情监测及疫情处理的一般原则。

本标准适用于国境口岸拉沙热的疫情监测。

2　规范性引用文件

下列文件对于本文件的应用是必不可少的。凡是注日期的引用文件，仅注日期的版本适用于本文件。凡是不注日期的引用文件，其最新版本（包括所有的修改单）适用于本文件。

SN/T 1240国境口岸鼠类监测规程。

SN/T 1502国境口岸拉沙热检验规程。

SN/T 1862出入境口岸医学媒介生物实验室病原学检测生物安全标准。

SN/T 1834出入境口岸疾病监测实验室生物安全操作标准。

可感染人类的高致病性病原微生物菌（毒）种或样本运输管理规定（中华人民共和国卫生部令第45号）。

医疗废器物管理规定（中华人民共和国国务院令第380号）。

3　术语和定义

下列术语和定义适用于本文件。

3.1　拉沙热

由拉沙病毒引起，经多乳鼠为主的啮齿类动物传播的一种急性传染病，主要流行于尼日利亚、利比亚、塞拉利昂、几内亚等西非国家。1969年在尼日利亚拉沙镇首次分离病毒而得名。临床表现主要为发热、寒战、咽痛、咳嗽、胸痛和蛋白尿等，可出现多系统病变。本病具有传染力强、传播迅速、发病率高的特点，症状不明显，传染源不易被发现，从而容易造成疫情蔓延。

3.2　拉沙病毒

这是一种具有包膜的两节段RNA病毒，属沙粒病毒科的旧世界群。电镜下可观察到病毒，呈圆形或卵圆形，直径110～130nm，内部存在一个由包膜包绕的典型粒状结构。

3.3　多乳鼠

啮齿动物。其普通名称纳塔尔多乳鼠（Natal multimammate Rat）。为拉沙病毒的储存宿主。从外表看与褐家鼠或小家鼠相似，体型较小，雌性多乳鼠有8～12对乳头。食性很杂并且繁殖能力强。分布在整个非洲，以撒哈拉以南为主。病毒感染多乳鼠后在其体内长期存在，可传给子代并通过排泄物排出体外。

3.4　疫区

传染病人群中暴发或者流行，其病原体向周围传播时可能波及的地区。此地区无须与行政边界相符合，人口特征、密度、流行性或媒介和潜在的动物储存宿主能支持所报告疫病的传播。

3.5　疫情

传染病发生、发展、终息的情况。

3.6　密切接触者

曾接触过拉沙热病人或污染的环境而有机会得到感染的人。

3.7　留验

将拉沙热的密切接触者收留在指定的处所进行诊查和检验。

3.8 输入病例

经乘坐国际航行交通工具方式到达我国国境口岸的拉沙热病人。

3.9 隔离

将拉沙热病人、疑似病人收留在指定场所，限制其活动并进行治疗，直到消除传染病传播的危险。

4 对象

4.1 入出境人员。

4.2 入出境交通工具及货物、集装箱、行李、邮包。

4.3 以多乳鼠为主要监测对象的啮齿动物。

5 内容和方法

5.1 疫情资料的收集、分析和应用

5.1.1 疫情资料的收集

5.1.1.1 应收集国内外拉沙热的疫情资料。

5.1.1.2 国内外疫情资料的来源包括：

——世界卫生组织（WHO）的疫情周报；

——其他国家卫生当局和国际卫生机构的疫情通报；

——我国卫生行政部门和疾病预防与控制中心的疫情通报；

——国家质量监督检验检疫总局发布的疫情公告；

——我国驻外使馆、通讯式的疫情通报。

5.1.2 疫情资料的分析

5.1.2.1 检查所报告疫情资料的完整性，避免有重要内容遗漏。

5.1.2.2 计算疑似拉沙热病人和确诊拉沙热病人的数量、发病率、死亡率及病死率。

5.1.2.3 对疫情资料进行时间、地理和人群分布的统计分析。

5.1.3 疫情资料的应用

5.1.3.1 研究疫情发生、发展和流行趋势，对拉沙热疫情的传入及扩散的危险性进行风险评估。

5.1.3.2 确定国外拉沙热疫区，给拉沙热的诊断和监测提供信息。

5.1.3.3 国外疫情暴发时及时发布疫情风险预警，启动快速反应系统。

5.2 入出境人员监测

5.2.1 检疫查验

周内到过拉沙热疫区或接触过拉沙热疑似病人、确诊病人的入出境人员进行流行病学调查和医学观察。

5.2.2 个案调查

5.2.2.1 对拉沙热疑似和确诊病人进行个案调查以确认疫情，并填写个案调查表（格式参见附录A）

5.2.2.2 追查输入病例的接触史，确定密切接触者。

5.2.2.3 采集病人的血液等标本以供进一步确诊。

5.2.2.4 收集信息，调查传染源，描述传播途径。

5.3 鼠监测

5.3.1 在来自拉沙热疫区的交通工具或货物、集装箱、行李、邮包中捕获鼠，应立即送实验室检测，捕获多乳鼠进行鉴定时可参考附录B。

5.3.2　按SN/T 1240进行国境口岸鼠类监测，捕获鼠应立即送实验室检测。

5.4　病原学监测

5.4.1　标本来源包括：

——病人（确诊／疑似病人）的血液、组织。标本的采集、包装、处理和运送见附录C。

——5.3中捕获鼠的血液、器官及组织。标本的处理按照SN/T 1862相应的规定执行。

5.4.2　实验室检验

按SN/T 1502执行。

6　结果判定

6.1　判定依据

6.1.1　流行病学

来自拉沙热疫区，或近期有与拉沙热病人（确诊病人和疑似病人）或疫区啮齿动物排泄物接触史。

6.1.2　临床表现

疾病呈渐进性发病伴随以下一种或多种症状／体征：全身不适、发热、头痛、咽痛、咳嗽、恶心、呕吐、腹泻、肌痛、胸痛、耳失聪，排除流感、疟疾、伤寒／斑疹伤寒、黄热病及其他病毒性出血热如埃博拉出血热等。

6.1.3　实验室检测结果

检测项目和结果按SN/T 1502判定。

6.2　判定结果

6.2.1　疑似病例

符合6.1.1及6.1.2条件的病例。

6.2.2　确诊病例

符合6.1.1及6.1.2并经实验室确诊的病例。

6.2.3　密切接触者

包括与拉沙热病人从发热开始到以后周的任何时间内通过下列一种途径接触的人员：

——与病人直接接触；

——与病人同住一处；

——与病人乘坐同一交通工具；

——接触过病人的血、尿、唾液等污染物。

6.3　入境交通工具及货物、集装箱、行李、邮包疫情判定

6.3.1　当入境交通工具抵达时载有拉沙热病人的，为染疫。

6.3.2　在入境交通工具、进口货物、集装箱、行李和邮包中，捕获多乳鼠并经实验室检测出拉沙热病毒的，为染疫。

7　处置

7.1　疫情报告

7.1.1　监测中发现拉沙热确诊病人或疑似病人时应在最短的时间内（不超过12小时）向主管部门报告，同时向当地卫生行政部门通报。

7.1.2　报告主要内容应包括病人性质（确诊／疑似）、病人个人资料、流行病学资料、临床资料及实验室检验结果。

7.1.3　原报告的拉沙热病人死亡时，应在12小时内向原报告的机构报出死亡报告。

7.1.4 原报告的疑似拉沙热病人应尽快确诊或排除，并在确诊或排除后12小时内向原报告机构报出疫情订正报告。

7.2 医学措施

7.2.1 隔离

7.2.1.1 对疑似或确诊拉沙热病人应立即就地隔离治疗或送地方传染病医院隔离。隔离时间3～4周。

7.2.1.2 应使用带分级负压的隔离病房。

7.2.1.3 所有人员在进入隔离病房前应穿戴好易于处理的防护衣、手套、鞋套、眼罩等，并进行洗手、消毒。

7.2.2 留验

7.2.2.1 对拉沙热病人的密切接触者实施留验。

7.2.2.2 留验时间从与拉沙热病人最后一次接触算起。

7.2.2.3 留验期内，若体温超过38℃并伴咽痛等症状者按7.2.1的规定处理。

7.3 卫生措施

7.3.1 消毒

7.3.1.1 消毒对象应包括被污染的环境、物品、病人的吐泻物及5.3.1中的货物、集装箱等。

7.3.2.1 消毒处理方法见附录D。

7.3.2 灭鼠

7.3.2.1 灭鼠对象应包括5.3.1中的入境交通工具及货物、集装箱、行李、邮包。

7.3.2.2 国境口岸监测中发现多乳鼠时，应立即灭鼠并增加灭鼠频次。

7.3.2.3 应采取熏蒸或毒饵（速效药物）灭鼠。

8 生物安全及防护

8.1 实验室生物安全及防护措施

8.1.1 拉沙热病原体检测所需生物安全防护级别应符合SN/T 1862相应的规定。

8.1.2 拉沙热检测实验室的生物安全及防护应按SN/T 1834的规定执行。

8.2 个人防护

8.2.1 在对入境人员监测、个案调查和国境口岸鼠类监测时，应做好个人防护，捕捉鼠时应穿戴防护服。

8.2.2 所有接触、护理拉沙热病人（确诊病人和疑似病人）及进行疫点处理的工作人员应穿戴全套防护服和防病毒面罩进行操作。

8.2.3 对疑似拉沙热病人的尸体进行解剖时，应采取严格的预防措施，做好终末消毒后将尸体就近火化。确诊拉沙热病人的尸体应就近火化。

8.2.4 工作人员工作完毕后对使用过的个人防护用品进行消毒处理。

附录 A

（资料性附录）
疑似／确诊拉沙热病例个案调查表

调查机构名称：_____　　　调查人员：_____

联系地址：_____　　　电话/传真：_____

调查日期：_____　　　联系人：_____

诊断单位：_____　　　诊断依据：_____

病人基本资料：

姓名：_____　年龄：_____　性别：_____

住址：_____　职业：_____

发病前三周旅行史：_____

发病日期：_____

死亡日期：_____　　　　入院日期：_____

（若未就医，谁护理病人：_____）　尸解日期：_____

家庭或接触者中是否有其他人患病？若有,关系是：

患病人员的主要症状及病程：

病人临床症状：

症状	症状出现时间	症状		症状出现时间
□发热		□关节痛		
□咳嗽		□胸痛		
□腹泻		□呼吸困难		
□虚弱		□短暂听力丧失		
□恶心		出血症状	□咯血	
□呕吐			□黑便	
□咽痛			□鼻衄	
□头痛			□血尿	
□肌痛			□皮肤表现	
□结膜炎			□其他部位出血	

附录 B

（资料性附录）
多乳鼠的形态及习性

B.1 名称

多乳鼠属的学名为 Mastomys，其普通名称有纳塔尔多乳鼠、非洲鼠、软毛鼠和非洲软毛鼠。

B.2 形态特征

头体长 60～170mm，尾长 60～150mm，体重 20～80g，毛发通常较长、柔软有弹性，但有时较短、粗糙。背部颜色多样，如褐色、淡红色、微黄色和浅灰色，腹部为白色或浅灰色。尾长相当于头体长之和，肉眼观几乎无毛，但实际上有密集的短毛。耳朵圆、大小中等，脚爪较窄小。其腭骨向前不超过第 2 上白齿的中线，并且前颚孔通常在第 1 和第 2 白齿之间。雌性多乳鼠有乳头 8～12 对，比其他任何鼠种都多。

B.3 生活习性

多乳鼠性情温和，善攀登、游泳，但挖掘能力较差，喜欢群居。常可栖息在多种地带。喜欢在耕地、荒野、建筑物和村庄中生活，很少出没在较大的城镇。多乳鼠生活在陆地，栖息在岩石裂缝或洞穴内，有夜行性。

多乳鼠的食性较杂，在合适的栖息地它们能吃动物性食物、昆虫和植物。野外则主要以草、蔬菜、水果、谷粒和其他种子为食，是一种对农作物危害严重的生物。

多乳鼠全年均可繁殖，繁殖高峰在雨季结束后和旱季前。多乳鼠的孕期一般为 23 天（最短 21 天，最长 26 天）。雌鼠每季可产仔 1～22 只，通常为 10～12 只。幼仔出生时最小仅重 1.8g，14～16 天睁开眼睛，21～24 天后断奶并独立生活，约 3.5 个月后成熟。一般情况下，雄鼠的寿命为 3 年，雌鼠约 2 年。

附录 C

（规范性附录）
标本的采集、包装、处理和运送

C.1 标本的采集

C.1.1 收集标本

C.1.1.1 将咽拭子浸在含 1%人血白蛋白或 25%兔血清白蛋白或 10%牛血清白蛋白的 1mL 无菌磷酸中性盐水缓冲液中，收集在带螺旋盖的塑料容器中。

C.1.1.2 无菌容器截留中段尿样 5mL，在尿样中加入人血白蛋白或兔血清白蛋白、牛血清白蛋白，分别稳定在 1%、25%或 10%的浓度，放在带螺旋盖的塑料容器中。

C.1.1.3 静脉穿刺采集静脉血 40mL：

——取 5mL 静脉血装在含乙二胺四乙酚盐的密封塑料管内，供测定血红蛋白水平和白细胞计数使用；

——将凝结的 10mL 静脉血密封在透明的塑料管里供血液化学和血清学检测使用，这些血液标本不可离心或分离，以防实验室人员感染；

——将 10mL 静脉血装在含柠檬酸盐的试管内供研究凝血使用（血液与柠檬酸盐比例 9∶1，枸橼酸钠浓度：3.2%～3.8%）。

C.1.1.4　静脉穿刺采集静脉血10mL供血培养使用。

C.1.1.5　厚、薄血涂片各一个以排除疟原虫感染。75%酒精棉球消毒耳垂，待干后以左手拇指与食指捏住耳垂下方，使耳垂血液充盈，下侧皮肤绷紧，右手持采血针刺破皮肤，挤出血滴。制作厚、薄血涂片各一个，吉姆萨染剂染色后镜检。

C.1.1.6　对疑似拉沙热病人的尸体，为明确诊断可采集肝、脾或肾脏组织作为标本送检。

C.1.2　标本采集中的注意事项和原则

C.1.2.1　采集标本尽量不使用玻璃试管以防破裂。

C.1.2.2　标本采集中使用过的针管、针头及其他医疗器械应按照《医疗废弃物管理条例》（国务院380号令）规定处置。

C.2　标本的包装和处理

C.2.1　将标本放在一个绝对密封的内层容器内（带螺旋盖的试管或小瓶），并用胶布将盖封住，做好标签。

C.2.2　标本的包装按照《可感染人类的高致病性病原微生物菌（毒）种或样本运输管理规定》的规定，应符合防水、防破损、防外泄、耐高温、耐高压的要求，并应当印有卫生部规定的生物危险标签、标识、警告用语和提示用语。

C.2.3　每个装标本的容器表面应用0.5%次氯酸钠棉拭子擦拭，装标本的最外层容器从隔离病房拿出来之前需泡在0.5%次氯酸钠溶液中。

C.3　标本的运送

标本运送应按照《可感染人类的高致病性病原微生物菌（毒）种或样本运输管理规定》的规定，应当有专人护送，护送人员不得少于两人。护送人员应进行相关的生物安全知识培训，并在护送过程中采取相应的防护措施。

附录 D

（规范性附录）
病人污染物品及环境的消毒方法

D.1　对被污染的隔离设备、房间、运输工具和运输设备的内部空间，及被污染的货物、集装箱等物品，用甲醛气体熏蒸消毒。甲醛气体由加热的福尔马林（17.67mL/m³）或三聚甲醛（10.6mL/m³）形成，滞留时间不少于4小时。

D.2　隔离设备、医院房间和运输工具的污染表面用10%的次氯酸钠溶液以1:10稀释后喷雾。

D.3　对病人的衣物如耐热、耐湿宜用流通蒸汽或煮沸消毒30min，毛衣、毛毯、被褥、化纤尼龙制品宜用过氧乙酸熏蒸消毒，每立方米用15%的过氧乙酸20mL（3g/m³）放置于瓷或玻璃容器中，加热熏蒸2小时。

D.4　病人使用餐、饮具用1%的碳酸钠溶液煮沸消毒30min，或0.5%次氯酸钠溶液浸泡30min后用清水洗净。

D.5　蔬菜、瓜果类食物可用0.2%～0.5%过氧乙酸溶液浸泡10min。病人的剩余饭菜不可再食用，用1%有效氯的次氯酸钠溶液浸泡消毒2小时后处理。

D.6　对病人的尿和粪便、呕吐物以及痰、唾液、脓等分泌物用0.5%的次氯酸钠作用2小时后处理。

D.7　对垃圾和废弃物，可燃性物质焚烧处理，不可燃的喷洒含有效氯25000mg/L的含氯消毒剂溶液作用30min后深埋。

D.8 用过的实验室物品如吸量器尖端、塑料试管和剩余的样品放在0.5%次氯酸钠溶液中浸泡1小时后再进行高压蒸汽消毒。

D.9 对动物尸体，疑为拉沙热传播媒介的啮齿动物一经发现立即深埋或焚烧，死鼠周围30～50cm范围内喷洒漂白粉进行消毒。

D.10 对病人尸体用0.5%过氧乙酸溶液浸湿的布单严密包裹，口、鼻、耳、肛门、阴道用浸过0.5%过氧乙酸的棉球堵塞，尽快火化。

（赵亚栋）

附录11

病原微生物实验室生物安全管理条例

第一章　总则

第一条　为了加强病原微生物实验室（以下称实验室）生物安全管理，保护实验室工作人员和公众的健康，制定本条例。

第二条　对中华人民共和国境内的实验室及其从事实验活动的生物安全管理，适用本条例。

本条例所称病原微生物，是指能够使人或者动物致病的微生物。

本条例所称实验活动，是指实验室从事与病原微生物菌（毒）种、样本有关的研究、教学、检测、诊断等活动。

第三条　国务院卫生主管部门主管与人体健康有关的实验室及其实验活动的生物安全监督工作。

国务院兽医主管部门主管与动物有关的实验室及其实验活动的生物安全监督工作。

国务院其他有关部门在各自职责范围内负责实验室及其实验活动的生物安全管理工作。

县级以上地方人民政府及其有关部门在各自职责范围内负责实验室及其实验活动的生物安全管理工作。

第四条　国家对病原微生物实行分类管理，对实验室实行分级管理。

第五条　国家实行统一的实验室生物安全标准。实验室应当符合国家标准和要求。

第六条　实验室的设立单位及其主管部门负责实验室日常活动的管理，承担建立健全安全管理制度，检查、维护实验设施、设备，控制实验室感染的职责。

第二章　病原微生物的分类和管理

第七条　国家根据病原微生物的传染性、感染后对个体或者群体的危害程度，将病原微生物分为四类：

第一类病原微生物，是指能够引起人类或者动物非常严重疾病的微生物，以及我国尚未发现或者已经宣布消灭的微生物。

第二类病原微生物，是指能够引起人类或者动物严重疾病，比较容易直接或者间接在人与人、动物与人、动物与动物间传播的微生物。

第三类病原微生物，是指能够引起人类或者动物疾病，但一般情况下对人、动物或者环境不构成严重危害，传播风险有限，实验室感染后很少引起严重疾病，并且具备有效治疗和预防措施的微生物。

第四类病原微生物，是指在通常情况下不会引起人类或者动物疾病的微生物。

第一类、第二类病原微生物统称为高致病性病原微生物。

第八条 人间传染的病原微生物名录由国务院卫生主管部门商国务院有关部门后制定、调整并予以公布；动物间传染的病原微生物名录由国务院兽医主管部门商国务院有关部门后制定、调整并予以公布。

第九条 采集病原微生物样本应当具备下列条件：

（一）具有与采集病原微生物样本所需要的生物安全防护水平相适应的设备；

（二）具有掌握相关专业知识和操作技能的工作人员；

（三）具有有效地防止病原微生物扩散和感染的措施；

（四）具有保证病原微生物样本质量的技术方法和手段。

采集高致病性病原微生物样本的工作人员在采集过程中应当防止病原微生物扩散和感染，并对样本的来源、采集过程和方法等做详细记录。

第十条 运输高致病性病原微生物菌（毒）种或者样本，应当通过陆路运输；没有陆路通道，必须经水路运输的，可以通过水路运输；紧急情况下或者需要将高致病性病原微生物菌（毒）种或者样本运往国外的，可以通过民用航空运输。

第十一条 运输高致病性病原微生物菌（毒）种或者样本，应当具备下列条件：

（一）运输目的、高致病性病原微生物的用途和接收单位符合国务院卫生主管部门或者兽医主管部门的规定；

（二）高致病性病原微生物菌（毒）种或者样本的容器应当密封，容器或者包装材料还应当符合防水、防破损、防外泄、耐高（低）温、耐高压的要求；

（三）容器或者包装材料上应当印有国务院卫生主管部门或者兽医主管部门规定的生物危险标识、警告用语和提示用语。

运输高致病性病原微生物菌（毒）种或者样本，应当经省级以上人民政府卫生主管部门或者兽医主管部门批准。在省、自治区、直辖市行政区域内运输的，由省、自治区、直辖市人民政府卫生主管部门或者兽医主管部门批准；需要跨省、自治区、直辖市运输或者运往国外的，由出发地的省、自治区、直辖市人民政府卫生主管部门或者兽医主管部门进行初审后，分别报国务院卫生主管部门或者兽医主管部门批准。

出入境检验检疫机构在检验检疫过程中需要运输病原微生物样本的，由国务院出入境检验检疫部门批准，并同时向国务院卫生主管部门或者兽医主管部门通报。

通过民用航空运输高致病性病原微生物菌（毒）种或者样本的，除依照本条第二款、第三款规定取得批准外，还应当经国务院民用航空主管部门批准。

有关主管部门应当对申请人提交的关于运输高致性病原微生物菌（毒）种或者样本的申请材料进行审查，对符合本条第一款规定条件的，应当即时批准。

第十二条 运输高致病性病原微生物菌（毒）种或者样本，应当由不少于2人的专人护送，并采取相应的防护措施。

有关单位或者个人不得通过公共电（汽）车和城市铁路运输病原微生物菌（毒）种或者样本。

第十三条 需要通过铁路、公路、民用航空等公共交通工具运输高致病性病原微生物菌（毒）种或者样本的，承运单位应当凭本条例第十一条规定的批准文件予以运输。

承运单位应当与护送人共同采取措施，确保所运输的高致病性病原微生物菌（毒）种或者样本的安全，严防发生被盗、被抢、丢失、泄漏事件。

第十四条　国务院卫生主管部门或者兽医主管部门指定的菌（毒）种保藏中心或者专业实验室（以下称保藏机构），承担集中储存病原微生物菌（毒）种和样本的任务。

保藏机构应当依照国务院卫生主管部门或者兽医主管部门的规定，储存实验室送交的病原微生物菌（毒）种和样本，并向实验室提供病原微生物菌（毒）种和样本。

保藏机构应当制定严格的安全保管制度，做好病原微生物菌（毒）种和样本进出和储存的记录，建立档案制度，并指定专人负责。对高致病性病原微生物菌（毒）种和样本应当设专库或者专柜单独储存。

保藏机构储存、提供病原微生物菌（毒）种和样本，不得收取任何费用，其经费由同级财政在单位预算中予以保障。

保藏机构的管理办法由国务院卫生主管部门会同国务院兽医主管部门制定。

第十五条　保藏机构应当凭实验室依照本条例的规定取得的从事高致病性病原微生物相关实验活动的批准文件，向实验室提供高致病性病原微生物菌（毒）种和样本，并予以登记。

第十六条　实验室在相关实验活动结束后，应当依照国务院卫生主管部门或者兽医主管部门的规定，及时将病原微生物菌（毒）种和样本就地销毁或者送交保藏机构保管。

保藏机构接受实验室送交的病原微生物菌（毒）种和样本，应当予以登记，并开具接收证明。

第十七条　高致病性病原微生物菌（毒）种或者样本在运输、储存中被盗、被抢、丢失、泄漏的，承运单位、护送人、保藏机构应当采取必要的控制措施，并在2小时内分别向承运单位的主管部门、护送人所在单位和保藏机构的主管部门报告，同时向所在地的县级人民政府卫生主管部门或者兽医主管部门报告，发生被盗、被抢、丢失的，还应当向公安机关报告；接到报告的卫生主管部门或者兽医主管部门应当在2小时内向本级人民政府报告，并同时向上级人民政府卫生主管部门或者兽医主管部门和国务院卫生主管部门或者兽医主管部门报告。

县级人民政府应当在接到报告后2小时内向设区的市级人民政府或者上一级人民政府报告；设区的市级人民政府应当在接到报告后2小时内向省、自治区、直辖市人民政府报告。省、自治区、直辖市人民政府应当在接到报告后1小时内，向国务院卫生主管部门或者兽医主管部门报告。

任何单位和个人发现高致病性病原微生物菌（毒）种或者样本的容器或者包装材料，应当及时向附近的卫生主管部门或者兽医主管部门报告；接到报告的卫生主管部门或者兽医主管部门应当及时组织调查核实，并依法采取必要的控制措施。

第三章　实验室的设立与管理

第十八条　国家根据实验室对病原微生物的生物安全防护水平，并依照实验室生物安全国家标准的规定，将实验室分为一级、二级、三级、四级。

第十九条　新建、改建、扩建三级、四级实验室或者生产、进口移动式三级、四级实验室应当遵守下列规定：

（一）符合国家生物安全实验室体系规划并依法履行有关审批手续；

（二）经国务院科技主管部门审查同意；

（三）符合国家生物安全实验室建筑技术规范；

（四）依照《中华人民共和国环境影响评价法》的规定进行环境影响评价并经环境保护主管部门审查批准；

（五）生物安全防护级别与其拟从事的实验活动相适应。

前款规定所称国家生物安全实验室体系规划，由国务院投资主管部门会同国务院有关部门制定。制定国家生物安全实验室体系规划应当遵循总量控制、合理布局、资源共享的原则，并应当召开听证会或者论证会，听取公共卫生、环境保护、投资管理和实验室管理等方面专家的意见。

第二十条　三级、四级实验室应当通过实验室国家认可。

国务院认证认可监督管理部门确定的认可机构应当依照实验室生物安全国家标准以及本条例的有关规定，对三级、四级实验室进行认可；实验室通过认可的，颁发相应级别的生物安全实验室证书。证书有效期为5年。

第二十一条　一级、二级实验室不得从事高致病性病原微生物实验活动。三级、四级实验室从事高致病性病原微生物实验活动，应当具备下列条件：

（一）实验目的和拟从事的实验活动符合国务院卫生主管部门或者兽医主管部门的规定；

（二）通过实验室国家认可；

（三）具有与拟从事的实验活动相适应的工作人员；

（四）工程质量经建筑主管部门依法检测验收合格。

国务院卫生主管部门或者兽医主管部门依照各自职责对三级、四级实验室是否符合上述条件进行审查；对符合条件的，发给从事高致病性病原微生物实验活动的资格证书。

第二十二条　取得从事高致病性病原微生物实验活动资格证书的实验室，需要从事某种高致病性病原微生物或者疑似高致病性病原微生物实验活动的，应当依照国务院卫生主管部门或者兽医主管部门的规定报省级以上人民政府卫生主管部门或者兽医主管部门批准。实验活动结果以及工作情况应当向原批准部门报告。

实验室申报或者接受与高致病性病原微生物有关的科研项目，应当符合科研需要和生物安全要求，具有相应的生物安全防护水平，并经国务院卫生主管部门或者兽医主管部门同意。

第二十三条　出入境检验检疫机构、医疗卫生机构、动物防疫机构在实验室开展检测、诊断工作时，发现高致病性病原微生物或者疑似高致病性病原微生物，需要进一步从事这类高致病性病原微生物相关实验活动的，应当依照本条例的规定经批准同意，并在取得相应资格证书的实验室中进行。

专门从事检测、诊断的实验室应当严格依照国务院卫生主管部门或者兽医主管部门的规定，建立健全规章制度，保证实验室生物安全。

第二十四条　省级以上人民政府卫生主管部门或者兽医主管部门应当自收到需要从事高致病性病原微生物相关实验活动的申请之日起15日内做出是否批准的决定。

对出入境检验检疫机构为了检验检疫工作的紧急需要，申请在实验室对高致病性病原微生物或者疑似高致病性病原微生物开展进一步实验活动的，省级以上人民政府卫生主管部门或者兽医主管部门应当自收到申请之时起2小时内做出是否批准的决定；2小时内未做出决定的，实验室可以从事相应的实验活动。

省级以上人民政府卫生主管部门或者兽医主管部门应当为申请人通过电报、电传、传真、电子数据交换和电子邮件等方式提出申请提供方便。

第二十五条　新建、改建或者扩建一级、二级实验室，应当向设区的市级人民政府卫生主管部门或者兽医主管部门备案。设区的市级人民政府卫生主管部门或者兽医主管部门应当每年将备案情况汇总后报省、自治区、直辖市人民政府卫生主管部门或者兽医主管部门。

第二十六条　国务院卫生主管部门和兽医主管部门应当定期汇总并互相通报实验室数量和实验室设立、分布情况，以及取得从事高致病性病原微生物实验活动资格证书的三级、四级实验室及其从事相关实验活动的情况。

第二十七条　已经建成并通过实验室国家认可的三级、四级实验室应当向所在地的县级人民政府环境保护主管部门备案。环境保护主管部门依照法律、行政法规的规定对实验室排放的废水、废气和其他废物处置情况进行监督检查。

第二十八条　对我国尚未发现或者已经宣布消灭的病原微生物，任何单位和个人未经批准不得从事相关实验活动。

为了预防、控制传染病，需要从事前款所指病原微生物相关实验活动的，应当经国务院卫生主管部门或者兽医主管部门批准，并在批准部门指定的专业实验室中进行。

第二十九条　实验室使用新技术、新方法从事高致病性病原微生物相关实验活动的，应当符合防止高致病性病原微生物扩散、保证生物安全和操作者人身安全的要求，并经国家病原微生物实验室生物安全专家委员会论证，经论证可行的，方可使用。

第三十条　需要在动物体上从事高致病性病原微生物相关实验活动的，应当在符合动物实验室生物安全国家标准的三级以上实验室进行。

第三十一条　实验室的设立单位负责实验室的生物安全管理。

实验室的设立单位应当依照本条例的规定制定科学、严格的管理制度，并定期对有关生物安全规定的落实情况进行检查，定期对实验室设施、设备、材料等进行检查、维护和更新，以确保其符合国家标准。

实验室的设立单位及其主管部门应当加强对实验室日常活动的管理。

第三十二条　实验室负责人为实验室生物安全的第一责任人。

实验室从事实验活动应当严格遵守有关国家标准和实验室技术规范、操作规程。实验室负责人应当指定专人监督检查实验室技术规范和操作规程的落实情况。

第三十三条　从事高致病性病原微生物相关实验活动的实验室的设立单位，应当建立健全安全保卫制度，采取安全保卫措施，严防高致病性病原微生物被盗、被抢、丢失、泄漏，保障实验室及其病原微生物的安全。实验室发生高致病性病原微生物被盗、被抢、丢失、泄漏的，实验室的设立单位应当依照本条例第十七条的规定进行报告。

从事高致病性病原微生物相关实验活动的实验室应当向当地公安机关备案，并接受公安机关有关实验室安全保卫工作的监督指导。

第三十四条　实验室或者实验室的设立单位应当每年定期对工作人员进行培训，保证其掌握实验室技术规范、操作规程、生物安全防护知识和实际操作技能，并进行考核。工作人员经考核合格的，方可上岗。

从事高致病性病原微生物相关实验活动的实验室，应当每半年将培训、考核其工作人员的情况和实验室运行情况向省、自治区、直辖市人民政府卫生主管部门或者兽医主管部门报告。

第三十五条　从事高致病性病原微生物相关实验活动应当有2名以上的工作人员共同进行。

进入从事高致病性病原微生物相关实验活动的实验室的工作人员或者其他有关人员，应当经实验室负责人批准。实验室应当为其提供符合防护要求的防护用品并采取其他职业防护措施。从事高致病性病原微生物相关实验活动的实验室，还应当对实验室工作人员进行健康监测，每年组织对其进行体检，并建立健康档案；必要时，应当对实验室工作人员进行预防接种。

第三十六条　在同一个实验室的同一个独立安全区域内，只能同时从事一种高致病性病原微生物的相关实验活动。

第三十七条　实验室应当建立实验档案，记录实验室使用情况和安全监督情况。实验室从事高致病性病原微生物相关实验活动的实验档案保存期，不得少于20年。

第三十八条　实验室应当依照环境保护的有关法律、行政法规和国务院有关部门的规定，对废水、废气以及其他废物进行处置，并制定相应的环境保护措施，防止环境污染。

第三十九条　三级、四级实验室应当在明显位置标示国务院卫生主管部门和兽医主管部门规定的生物危险标识和生物安全实验室级别标志。

第四十条　从事高致病性病原微生物相关实验活动的实验室应当制定实验室感染应急处置预案，并向该实验室所在地的省、自治区、直辖市人民政府卫生主管部门或者兽医主管部门备案。

第四十一条　国务院卫生主管部门和兽医主管部门会同国务院有关部门组织病原学、免疫学、检验医学、流行病学、预防兽医学、环境保护和实验室管理等方面的专家，组成国家病原微生物实验室生物安全专家委员会。该委员会承担从事高致病性病原微生物相关实验活动的实验室的设立与运行的生物安全评估和技术咨询、论证工作。

省、自治区、直辖市人民政府卫生主管部门和兽医主管部门会同同级人民政府有关部门组织病原学、免疫学、检验医学、流行病学、预防兽医学、环境保护和实验室管理等方面的专家，组成本地区病原微生物实验室生物安全专家委员会。该委员会承担本地区实验室设立和运行的技术咨询工作。

第四章　实验室感染控制

第四十二条　实验室的设立单位应当指定专门的机构或者人员承担实验室感染控制工作，定期检查实验室的生物安全防护、病原微生物菌（毒）种和样本保存与使用、安全操作、实验室排放的废水和废气以及其他废物处置等规章制度的实施情况。

负责实验室感染控制工作的机构或者人员应当具有与该实验室中的病原微生物有关的传染病防治知识，并定期调查、了解实验室工作人员的健康状况。

第四十三条　实验室工作人员出现与本实验室从事的高致病性病原微生物相关实验活动有关的感染临床症状或者体征时，实验室负责人应当向负责实验室感染控制工作的机构或者人员报告，同时派专人陪同及时就诊；实验室工作人员应当将近期所接触的病原微生物的种类和危险程度如实告知诊治医疗机构。接诊的医疗机构应当及时救治；不具备相应救治条件的，应当依照规定将感染的实验室工作人员转诊至具备相应传染病救治条件的医疗机构；具备相应传染病救治条件的医疗机构应当接诊治疗，不得拒绝救治。

第四十四条　实验室发生高致病性病原微生物泄漏时，实验室工作人员应当立即采取控制措施，防止高致病性病原微生物扩散，并同时向负责实验室感染控制工作的机构或者人员报告。

第四十五条　负责实验室感染控制工作的机构或者人员接到本条例第四十三条、第四十四条规定的报告后，应当立即启动实验室感染应急处置预案，并组织人员对该实验室生物安全状况等情况进行调查；确认发生实验室感染或者高致病性病原微生物泄漏的，应当依照本条例第十七条的规定进行报告，并同时采取控制措施，对有关人员进行医学观察或者隔离治疗，封闭实验室，防止扩散。

第四十六条　卫生主管部门或者兽医主管部门接到关于实验室发生工作人员感染事故或者病原微生物泄漏事件的报告，或者发现实验室从事病原微生物相关实验活动造成实验室感染事故的，应当立即组织疾病预防控制机构、动物防疫监督机构和医疗机构以及其他有关机构依法采取下列预防、控制措施：

（一）封闭被病原微生物污染的实验室或者可能造成病原微生物扩散的场所；

（二）开展流行病学调查；

（三）对病人进行隔离治疗，对相关人员进行医学检查；

（四）对密切接触者进行医学观察；

（五）进行现场消毒；

（六）对染疫或者疑似染疫的动物采取隔离、扑杀等措施；

（七）其他需要采取的预防、控制措施。

第四十七条　医疗机构或者兽医医疗机构及其执行职务的医务人员发现由于实验室感染而引起的与高致病性病原微生物相关的传染病病人、疑似传染病病人或者患有疫病、疑似患有疫病的动物，诊治的医疗机构或者兽医医疗机构应当在2小时内报告所在地的县级人民政府卫生主管部门或者兽医主管部门；接到报告的卫生主管部门或者兽医主管部门应当在2小时内通报实验室所在地的县级人民政府卫生主管部门或者兽医主管部门。接到通报的卫生主管部门或者兽医主管部门应当依照本条例第四十六条的规定采取预防、控制措施。

第四十八条　发生病原微生物扩散，有可能造成传染病暴发、流行时，县级以上人民政府卫生主管部门或者兽医主管部门应当依照有关法律、行政法规的规定以及实验室感染应急处置预案进行处理。

第五章　监督管理

第四十九条　县级以上地方人民政府卫生主管部门、兽医主管部门依照各自分工，履行下列职责：

（一）对病原微生物菌（毒）种、样本的采集、运输、储存进行监督检查；

（二）对从事高致病性病原微生物相关实验活动的实验室是否符合本条例规定的条件进行监督检查；

（三）对实验室或者实验室的设立单位培训、考核其工作人员以及上岗人员的情况进行监督检查；

（四）对实验室是否按照有关国家标准、技术规范和操作规程从事病原微生物相关实验活动进行监督检查。

县级以上地方人民政府卫生主管部门、兽医主管部门，应当主要通过检查反映实验室执行国家有关法律、行政法规以及国家标准和要求的记录、档案、报告，切实履行监督管理职责。

第五十条　县级以上人民政府卫生主管部门、兽医主管部门、环境保护主管部门在履行监督检查职责时，有权进入被检查单位和病原微生物泄漏或者扩散现场调查取证、采集样品，查阅复制有关资料。需要进入从事高致病性病原微生物相关实验活动的实验室调查取证、采集样品的，应当指定或者委托专业机构实施。被检查单位应当予以配合，不得拒绝、阻挠。

第五十一条　国务院认证认可监督管理部门依照《中华人民共和国认证认可条例》的规定对实验室认可活动进行监督检查。

第五十二条　卫生主管部门、兽医主管部门、环境保护主管部门应当依据法定的职权和程序履行职责，做到公正、公平、公开、文明、高效。

第五十三条　卫生主管部门、兽医主管部门、环境保护主管部门的执法人员执行职务时，应当有2名以上执法人员参加，出示执法证件，并依照规定填写执法文书。

现场检查笔录、采样记录等文书经核对无误后，应当由执法人员和被检查人、被采样人签名。被检查人、被采样人拒绝签名的，执法人员应当在自己签名后注明情况。

第五十四条　卫生主管部门、兽医主管部门、环境保护主管部门及其执法人员执行职务，应当自觉接受社会和公民的监督。公民、法人和其他组织有权向上级人民政府及其卫生主管部门、兽医主管部门、环境保护主管部门举报地方人民政府及其有关主管部门不依照规定履行职责的情况。接到举报的有关人民政府或者其卫生主管部门、兽医主管部门、环境保护主管部门，应当及时调查处理。

第五十五条　上级人民政府卫生主管部门、兽医主管部门、环境保护主管部门发现属于下级人民政府卫生主管部门、兽医主管部门、环境保护主管部门职责范围内需要处理的事项的，应当及时告知该部门处理；下级人民政府卫生主管部门、兽医主管部门、环境保护主管部门不及时处理或者不积极履行本部门职责的，上级人民政府卫生主管部门、兽医主管部门、环境保护主管部门应当责令其限期改正；逾期不改正的，上级人民政府卫生主管部门、兽医主管部门、环境保护主管部门有权直接予以处理。

第六章　法律责任

第五十六条　三级、四级实验室未依照本条例的规定取得从事高致病性病原微生物实验活动的资格证书，或者已经取得相关资格证书但是未经批准从事某种高致病性病原微生物或者疑似高致病性病原微生物实验活动的，由县级以上地方人民政府卫生主管部门、兽医主管部门依照各自职责，责令停止有关活动，监督其将用于实验活动的病原微生物销毁或者送交保藏机构，并给予警告；造成传染病传播、流行或者其他严重后果的，由实验室的设立单位对主要负责人、直接负责的主管人员和其他直接责任人员，依法给予撤职、开除的处分；有资格证书的，应当吊销其资格证书；构成犯罪的，依法追究刑事责任。

第五十七条　卫生主管部门或者兽医主管部门违反本条例的规定，准予不符合本条例规定条件的实验室从事高致病性病原微生物相关实验活动的，由做出批准决定的卫生主管部门或者兽医主管部门撤销原批准决定，责令有关实验室立即停止有关活动，并监督其将用于实验活动的病原微生物销毁或者送交保藏机构，对直接负责的主管人员和其他直接责任人员依法给予行政处分；构成犯罪的，依法追究刑事责任。

因违法做出批准决定给当事人的合法权益造成损害的，做出批准决定的卫生主管部门或者兽医主管部门应当依法承担赔偿责任。

第五十八条　卫生主管部门或者兽医主管部门对符合法定条件的实验室不颁发从事高致病性病原微生物实验活动的资格证书，或者对出入境检验检疫机构为了检验检疫工作的紧急需要，申请在实验室对高致病性病原微生物或者疑似高致病性病原微生物开展进一步检测活动，不在法定期限内做出是否批准决定的，由其上级行政机关或者监察机关责令改正，给予警告；造成传染病传播、流行或者其他严重后果的，对直接负责的主管人员和其他直接责任人员依法给予撤职、开除的行政处分；构成犯罪的，依法追究刑事责任。

第五十九条　违反本条例规定，在不符合相应生物安全要求的实验室从事病原微生物相关实验活动的，由县级以上地方人民政府卫生主管部门、兽医主管部门依照各自职责，责令停止有关活动，监督其将用于实验活动的病原微生物销毁或者送交保藏机构，并给予警告；造成传染病传播、流行或者其他严重后果的，由实验室的设立单位对主要负责人、直接负责的主管人员和其他直接责任人员，依法给予撤职、开除的处分；构成犯罪的，依法追究刑事责任。

第六十条　实验室有下列行为之一的，由县级以上地方人民政府卫生主管部门、兽医主管部门依照各自职责，责令限期改正，给予警告；逾期不改正的，由实验室的设立单位对主要负责人、直接负责的主管人员和其他直接责任人员，依法给予撤职、开除的处分；有许可证件的，并由原发证部门吊销有关许可证件：

（一）未依照规定在明显位置标示国务院卫生主管部门和兽医主管部门规定的生物危险标识和生物安全实验室级别标志的；

（二）未向原批准部门报告实验活动结果以及工作情况的；

（三）未依照规定采集病原微生物样本，或者对所采集样本的来源、采集过程和方法等未做详细记录的；

（四）新建、改建或者扩建一级、二级实验室未向设区的市级人民政府卫生主管部门或者兽医主管部门备案的；

（五）未依照规定定期对工作人员进行培训，或者工作人员考核不合格允许其上岗，或者批准未采取防护措施的人员进入实验室的；

（六）实验室工作人员未遵守实验室生物安全技术规范和操作规程的；

（七）未依照规定建立或者保存实验档案的；

（八）未依照规定制定实验室感染应急处置预案并备案的。

第六十一条　经依法批准从事高致病性病原微生物相关实验活动的实验室的设立单位未建立健全安全保卫制度，或者未采取安全保卫措施的，由县级以上地方人民政府卫生主管部门、兽医主管部门依照各自职责，责令限期改正；逾期不改正，导致高致病性病原微生物菌（毒）种、样本被盗、被抢或者造成其他严重后果的，由原发证部门吊销该实验室从事高致病性病原微生物相关实验活动的资格证书；造成传染病传播、流行的，该实验室设立单位的主管部门还应当对该实验室的设立单位的直接负责的主管人员和其他直接责任人员，依法给予降级、撤职、开除的处分；构成犯罪的，依法追究刑事责任。

第六十二条　未经批准运输高致病性病原微生物菌（毒）种或者样本，或者承运单位经批准运输高致病性病原微生物菌（毒）种或者样本未履行保护义务，导致高致病性病原微生物菌（毒）种或者样本被盗、被抢、丢失、泄漏的，由县级以上地方人民政府卫生主管部门、兽医主管部门依照各自职责，责令采取措施，消除隐患，给予警告；造成传染病传播、流行或者其他严重后果的，由托运单位和承运单位的主管部门对主要负责人、直接负责的主管人员和其他直接责任人员，依法给予撤职、开除的处分；构成犯罪的，依法追究刑事责任。

第六十三条　有下列行为之一的，由实验室所在地的设区的市级以上地方人民政府卫生主管部门、兽医主管部门依照各自职责，责令有关单位立即停止违法活动，监督其将病原微生物销毁或者送交保藏机构；造成传染病传播、流行或者其他严重后果的，由其所在单位或者其上级主管部门对主要负责人、直接负责的主管人员和其他直接责任人员，依法给予撤职、开除的处分；有许可证件的，并由原发证部门吊销有关许可证件；构成犯罪的，依法追究刑事责任：

（一）实验室在相关实验活动结束后，未依照规定及时将病原微生物菌（毒）种和样本就地销毁或者送交保藏机构保管的；

（二）实验室使用新技术、新方法从事高致病性病原微生物相关实验活动未经国家病原微生物实验室生物安全专家委员会论证的；

（三）未经批准擅自从事在我国尚未发现或者已经宣布消灭的病原微生物相关实验活动的；

（四）在未经指定的专业实验室从事在我国尚未发现或者已经宣布消灭的病原微生物相关实验活动的；

（五）在同一个实验室的同一个独立安全区域内同时从事两种或者两种以上高致病性病原微生物的相关实验活动的。

第六十四条　认可机构对不符合实验室生物安全国家标准以及本条例规定条件的实验室予以认可，或者对符合实验室生物安全国家标准以及本条例规定条件的实验室不予认可的，由国务院认证认可监督管理部门责令限期改正，给予警告；造成传染病传播、流行或者其他严重后果的，由国务院认证认可监督管理部门撤销其认可资格，有上级主管部门的，由其上级主管部门对主要负责人、直接负责的主管人员和其他直接责任人员依法给予撤职、开除的处分；构成犯罪的，依法追究刑事责任。

第六十五条　实验室工作人员出现该实验室从事的病原微生物相关实验活动有关的感染临床症状或者体征，以及实验室发生高致病性病原微生物泄漏时，实验室负责人、实验室工作人员、负责实验室感染控制的专门机构或者人员未依照规定报告，或者未依照规定采取控制措施的，由县级以上地方人民政府卫生主管部门、兽医主管部门依照各自职责，责令限期改正，给予警告；造成传染病传播、流行或者其他严重后果的，由其设立单位对实验室主要负责人、直接负责的主管人员和其他直接责任人员，依法给予撤职、开除的处分；有许可证件的，并由原发证部门吊销有关许可证件；构成犯罪的，依法追究刑事责任。

第六十六条　拒绝接受卫生主管部门、兽医主管部门依法开展有关高致病性病原微生物扩散的调查取证、采集样品等活动或者依照本条例规定采取有关预防、控制措施的，由县级以上人民政府卫生主管部门、兽医主管部门依照各自职责，责令改正，给予警告；造成传染病传播、流行以及其他严重后果的，由实验室的设立单位对实验室主要负责人、直接负责的主管人员和其他直接责任人员，依法给予降级、撤职、开除的处分；有许可证件的，并由原发证部门吊销有关许可证件；构成犯罪的，依法追究刑事责任。

第六十七条　发生病原微生物被盗、被抢、丢失、泄漏，承运单位、护送人、保藏机构和实验室的设立单位未依照本条例的规定报告的，由所在地的县级人民政府卫生主管部门或者兽医主管部门给予警告；造成传染病传播、流行或者其他严重后果的，由实验室的设立单位或者承运单位、保藏机构的上级主管部门对主要负责人、直接负责的主管人员和其他直接责任人员，依法给予撤职、开除的处分；构成犯罪的，依法追究刑事责任。

第六十八条　保藏机构未依照规定储存实验室送交的菌（毒）种和样本，或者未依照规定提供菌（毒）种和样本的，由其指定部门责令限期改正，收回违法提供的菌（毒）种和样本，并给予警告；造成传染病传播、流行或者其他严重后果的，由其所在单位或者其上级主管部门对主要负责人、直接负责的主管人员和其他直接责任人员，依法给予撤职、开除的处分；构成犯罪的，依法追究刑事责任。

第六十九条　县级以上人民政府有关主管部门，未依照本条例的规定履行实验室及其实验活动监督检查职责的，由有关人民政府在各自职责范围内责令改正，通报批评；造成传染病传播、流行或者其他严重后果的，对直接负责的主管人员，依法给予行政处分；构成犯罪的，依法追究刑事责任。

第七章　附则

第七十条　军队实验室由中国人民解放军卫生主管部门参照本条例负责监督管理。

第七十一条　本条例施行前设立的实验室，应当自本条例施行之日起6个月内，依照本条例的规定，办理有关手续。

第七十二条　本条例自公布之日起施行。

（尚龙业）

附录12

可感染人类的高致病性病原微生物菌（毒）种或样本运输管理规定

第一条　为加强可感染人类的高致病性病原微生物菌（毒）种或样本运输的管理，保障人体健康和公共卫生，依据《中华人民共和国传染病防治法》《病原微生物实验室生物安全管理条例》等法律、行政法规的规定，制定本规定。

第二条　本规定所称可感染人类的高致病性病原微生物菌（毒）种或样本是指在《人间传染的病原微生物名录》中规定的第一类、第二类病原微生物菌（毒）种或样本。

第三条　本规定适用于可感染人类的高致病性病原微生物菌（毒）种或样本的运输管理工作。

《人间传染的病原微生物名录》中第三类病原微生物运输包装分类为A类的病原微生物菌（毒）种或样本，以及疑似高致病性病原微生物菌（毒）种或样本，按照本规定进行运输管理。

第四条　运输第三条规定的菌（毒）种或样本［以下统称高致病性病原微生物菌（毒）种或样本］，应当经省级以上卫生行政部门批准。未经批准，不得运输。

第五条　从事疾病预防控制、医疗、教学、科研、菌（毒）种保藏以及生物制品生产的单位，因工作需要，可以申请运输高致病性病原微生物菌（毒）种或样本。

第六条　申请运输高致病性病原微生物菌（毒）种或样本的单位（以下简称申请单位），在运输前应当向省级卫生行政部门提出申请，并提交以下申请材料（原件一份，复印件三份）：

（一）可感染人类的高致病性病原微生物菌（毒）种或样本运输申请表；

（二）法人资格证明材料（复印件）；

（三）接收高致病性病原微生物菌（毒）种或样本的单位（以下简称接收单位）同意接收的证明文件；

（四）本规定第七条第（二）、（三）项所要求的证明文件（复印件）；

（五）容器或包装材料的批准文号、合格证书（复印件）或者高致病性病原微生物菌（毒）种或样本运输容器或包装材料承诺书；

（六）其他有关资料。

第七条　接收单位应当符合以下条件：

（一）具有法人资格；

（二）具备从事高致病性病原微生物实验活动资格的实验室；

（三）取得有关政府主管部门核发的从事高致病性病原微生物实验活动、菌（毒）种或样本保藏、生物制品生产等的批准文件。

第八条　在固定的申请单位和接收单位之间多次运输相同品种高致病性病原微生物菌（毒）种或样本的，可以申请多次运输。多次运输的有效期为6个月；期满后需要继续运输的，应当重新提出申请。

第九条　申请在省、自治区、直辖市行政区域内运输高致病性病原微生物菌（毒）种或样本的，由省、自治区、直辖市卫生行政部门审批。

省级卫生行政部门应当对申请单位提交的申请材料及时审查，对申请材料不齐全或者不符合法定形式的，应当即时出具申请材料补正通知书；对申请材料齐全或者符合法定形式的，应当即时受理，并在5个工作日内做出是否批准的决定；符合法定条件的，颁发《可感染人类的高致病性病原微生物菌（毒）种或样本准运证书》；不符合法定条件的，应当出具不予批准的决定并说明理由。

第十条　申请跨省、自治区、直辖市运输高致病性病原微生物菌（毒）种或样本的，应当将申请材料提交运输出发地省级卫生行政部门进行初审；对符合要求的，省级卫生行政部门应当在3个工作日内出具初审意见，并将初审意见和申报材料上报卫生部审批。

卫生部应当自收到申报材料后3个工作日内做出是否批准的决定。符合法定条件的，颁发《可感染人类的高致病性病原微生物菌（毒）种或样本准运证书》；不符合法定条件的，应当出具不予批准的决定并说明理由。

第十一条　对于为控制传染病暴发、流行或者突发公共卫生事件应急处理的高致病性病原微生物菌（毒）种或样本的运输申请，省级卫生行政部门与卫生部之间可以通过传真的方式进行上报和审批；需要提交有关材料原件的，应当于事后尽快补齐。

根据疾病控制工作的需要，应当向中国疾病预防控制中心运送高致病性病原微生物菌（毒）种或样本的，向中国疾病预防控制中心直接提出申请，由中国疾病预防控制中心审批；符合法定条件的，颁发《可感染人类的高致病性病原微生物菌（毒）种或样本准运证书》；不符合法定条件的，应当出具不予批准的决定并说明理由。中国疾病预防控制中心应当将审批情况于3日内报卫生部备案。

第十二条　运输高致病性病原微生物菌（毒）种或样本的容器或包装材料应当达到国际民航组织《危险物品航空安全运输技术细则》（Doc9284包装说明PI602）规定的A类包装标准，符合防水、防破损、防外泄、耐高温、耐高压的要求，并应当印有卫生部规定的生物危险标签、标识、运输登记表、警告用语和提示用语。

第十三条　运输高致病性病原微生物菌（毒）种或样本，应当有专人护送，护送人员不得少于两人。申请单位应当对护送人员进行相关的生物安全知识培训，并在护送过程中采取相应的防护措施。

第十四条　申请单位应当凭省级以上卫生行政部门或中国疾病预防控制中心核发的《可感染人类的高致病性病原微生物菌（毒）种或样本准运证书》到民航等相关部门办理手续。

通过民航运输的，托运人应当按照《中国民用航空危险品运输管理规定》（CCAR276）和国际民航组织文件《危险物品航空安全运输技术细则》（Doc9284）的要求，正确进行分类、包装、加标记、贴标签并提交正确填写的危险品航空运输文件，交由民用航空主管部门批准的航空承运人和机场实施运输。如需由未经批准的航空承运人和机场实施运输的，应当经民用航空主管部门批准。

第十五条　高致病性病原微生物菌（毒）种或样本在运输之前的包装以及送达后包装的开启，应当在符合生物安全规定的场所中进行。

申请单位在运输前应当仔细检查容器和包装是否符合安全要求，所有容器和包装的标签以及标本登记表是否完整无误，容器放置方向是否正确。

第十六条　在运输结束后，申请单位应当将运输情况向原批准部门书面报告。

第十七条　对于违反本规定的行为，依照《病原微生物实验室生物安全管理条例》第六十二条、六十七条的有关规定予以处罚。

第十八条　高致病性病原微生物菌（毒）种或样本的出入境，按照卫生部和国家质检总局《关于加强医用特殊物品出入境管理卫生检疫的通知》进行管理。

第十九条　本规定自2006年2月1日起施行。

（吴刚）

参考文献

［1］李兰娟，任红.传染病学［M］.8版.北京：人民卫生出版社，2013.

［2］张萍，吴翠萍，徐君，等.常见传染病的防治［M］.吉林：吉林科学技术出版社，2016.

［3］魏孔福.常见急性传染病防控指导手册［M］.兰州：甘肃民族出版社，2017.

［4］中华人民共和国国家卫生和计划生育委员会.埃博拉出血热防控方案（第三版）［J］.中华临床感染病杂志，2014，7（5）：385-386.

［5］包凤华.朊病毒致病机理的研究进展［J］.国际病毒学杂志，2010，17（1）：27-31.

［6］Kristiansen M，Deriziotis P，Dimcheff D E，et al. Disease-associated prion protein oligomers inhibit the 26S proteasome［J］. Mol Cell，2007，26（2）：175-188.

［7］徐琨，楚雍烈.内质网应激与prion疾病［J］.中国病理生理杂志，2011，27（1）：196-199.

［8］Wang S W，Li J D，Niu G Y，et al. SFTS virus in ticks in an endemic area of china［J］. Am J Trop Med Hyg，2015，92（4）：684-689.

［9］Ham H，Jo S，Jang J，et al. No detection of severe fever with thrombocytopenia syndrome virus from ixodid ticks collected in Seoul［J］.Korean J Parasitol，2014，52（2）：221-224.

［10］Kim W Y，Choi W Y，Park S W，et al. Nosocomial transmission of severe fever with thrombocytopenia syndrome in Korea［J］.Clin Infect Dis，2015，60（11）：1681-1683.

［11］李昱，周航，牟笛，等.中国2011-2014年发热伴血小板减少综合征流行特征分析［J］.中华流行病学杂志，2015，36（6）：598-602.